충북대학교 교양문고

신체활동과 스트레스

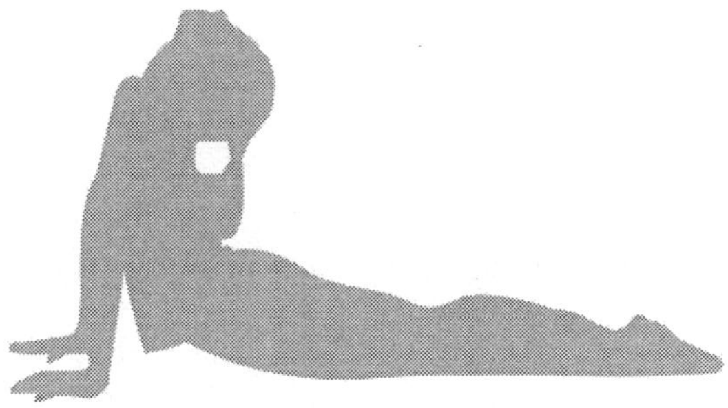

Physical Activity & Stress

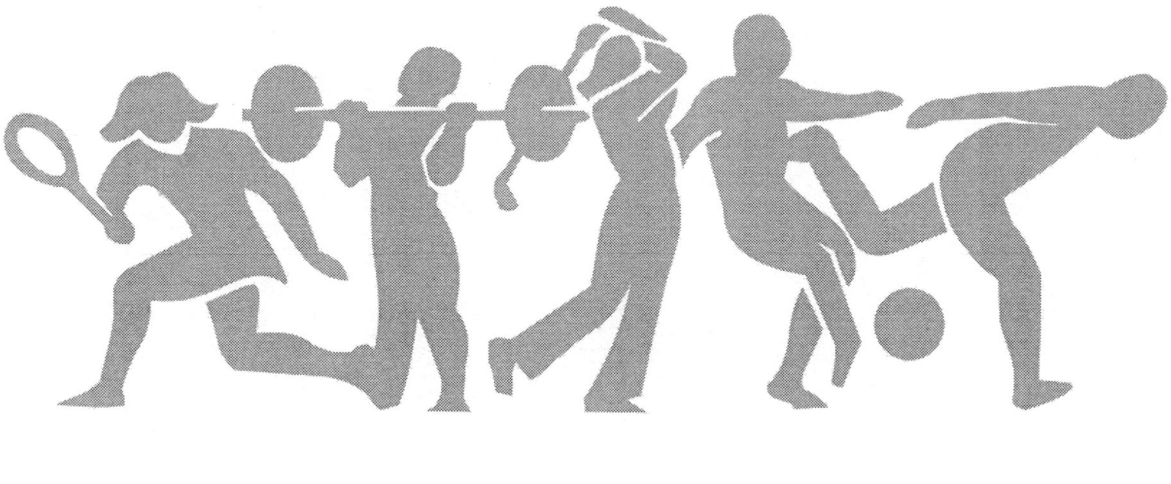

충북대학교 출판부

머리말

만물의 영장은 인간이다. 인간만이 희망과 미래를 설계할 수 있기 때문이다. 희망과 미래를 설계하는 시간은 아름다운 것이다. 그래서 아름다운 사람은 자신의 미래를 실현하도록 노력하는 사람이라 할 수 있다.

우리의 미래는 젊은이들의 꿈에 달려있다. 젊은이들이 훌륭한 미래를 설계할 수 있도록 장장 20년(초중고대학/원) 내외의 공교육기간을 할애 하고 있다. 활동적인 인생이 80년이라고 하면 약 25%에 해당하는 적지 않은 시간이다. 이 긴 시간에 자신의 꿈이 없다면 말이 되겠는가. 그러나 비록 없다 해도 아직도 늦지 않았다. 젊은이들은 세계를 향한 원대한 포부와 야망을 위해 항상 실천하도록 노력하여야 한다. 바로 그 노력은 활기차고 끊임없는 에너지에 의해 실현되는 것이다. 그 꿈을 힘차게 펼쳐 비상할 수 있도록 건강한 몸과 마음을 이해하여야 한다. 젊은이들의 몸과 마음이 강건하고 맡은 분야에서 얼마나 창조적이며 경쟁력이 있느냐에 따라 자신과 나라의 미래가 보장된다.

요즘 국내외적인 경제여건이나 부족한 일자리는 우리 젊은이들의 희망을 송두리째 앗아가려는 암울한 태세이다. 그러나 아무리 힘든 상황이라도 세계를 향한 비상하는 꿈을 갖는다면 아무 문제될게 없다. 마음을 활짝 열고 세계를 향해 보라. 희망을 활기차게 실현할 수 있는 세상은 아주 넓다.

바로 이 책은 여러분의 미래를 활기차게 열어줄 신체활동의 이해와 여러분의 능력을 충분히 발휘할 수 있도록 정신건강에 관한 의지를 엮어 밝은 미래에 도움이 되길 빌었다. 이러한 부분을 위해 스포츠심리학박사과정원생들의 성심껏 자료 정리 및 탈고와 졸작을 발간토록 성심껏 도와주신 한양정판사 사장께 깊은 감사를 드린다.

엮은이 씀

|차|례|

운동이 인체에 미치는 영향 / 151

운동과 정신건강 / 187

운동과 면역 / 219

음주와 흡연의 영향 / 245

운동과 영양 / 267

요약하기:

신체활동과 체력

요약하기:

신체활동의 개념

인간은 움직임 없이 살아 갈 수 없다. 움직이지 못하는 사람을 무릇 식물인간이라 부른다. 그러므로 신체활동 없이 원만한 삶은 불가능 하다. 살아있다는 것은 움직인다는 뜻이며 움직일 수 있다는 것은 삶에 활력소로서 인간에게 주어진 존재를 인식하는 즐거운 부분이다. 이 생명과도 같은 신체활동을 올바로 이해하고 실천한다는 것은 사실 인간으로서 당연한 것이다. 그럼에도 공기나 물의 소중함을 알면서도 이에 관한 실천은 거의 없는 것처럼, 요즈음 많은 현대인이 운동에 적극적이나 아직 규칙적으로 운동하는 사람은 6% 내외에 지나지 않는다. 선진국과 비교하면 턱 없이 부족하다. 먹고 살기가 아직 피곤한가 아니면 자신의 건강을 위해 운동을 해야 함을 느끼면서도 게을러서 못하는 것인가? 더욱이 자신에게 알맞은 운동이 무엇인가를 이해하는 사람은 이외로 적다. 이와 더불어 움직임 주체자의 정신건강과 올바른 마음가짐 또한 매우 중요하다. 자신과 접촉하는 외부 자극에 대한 이성적인 판단과 감성적 조절능력 그리고 자존과 관련된 자아 존중감, 자아 효능감, 자기 확신감 등은 오늘날과 같은 다양화 급변화 경쟁화가 가속화되는 지구촌의 젊은이들에게는 더불어 강조되어야 할 중요한 변인이라 하겠다. 인간이 처해있는 다양한 환경에 현명하게 적응할 수 있는 관련 감성심리학적 조절 변인과 신경생리학적 강건한 변인을 이해하여 장차 행복한 가정과 즐겁고 품위 있는 삶을 지속할 수 있는 신체적 심리적으로 조화로운 인간을 추구하도록 노력하여야 하겠다.

신체활동이란 일상생활을 위한 외현적인 신체적인 움직임이 핵심이나 이를 보다 체계적인 이해를 위해 생리심리적인 움직임도 포함한다. 즉 신체활동은 미시적micro이며 거시적macro인 물리학physics적 범주의 움직임으로 유기체organism로서 이성적reasonable인 인간의 움직임이다. 눈에 보이는 시각적인 신체활동은 거시적인 활동이며 운동, 행동, 동작, 스트레칭, 움직임 등과 그리고 휴식, 명상, 선, 요가, 수면 및 최면과 같은 것 까지도 포함한다. 미시적인 신체활동은 무의식, 세포의 활동, 감성과 마음의 변화 및 신경내분비학적인 정보 전달 매개체를 뜻한다. 왜냐하면 인간의 움직임은 동물과 달라 이성체로서 신체의 움직임이며, 움직임 주체자의 목적에 따라 미시적인 활동(영양소 기능, 감성적 신호, 세포 활성화 등)과 관련된 내용을 준비하고 고려하여 외현적인 움직임을 멋있게 의도적으로 숙련되게 움직(운동, 스포츠, 신체활동 등)일 수 있기 때문이다. 즉 단순한 움직임이라도 그 움직임을 위해 관련된 영양 섭취 내용과 휴식 그리고 운동을 적절히 조절할 수 있는 이성적인 능력을 갖고 있기 때문이다. 그래서 단순히 동물적인 움직임과는 사뭇 다르다고 할 수 있다. 따라서 신체활동을 정확히 이해하기 위해서는 이러한 미시적 거시적인 물리적인 움직임을 포함한 신체적 심리적인 변화를 알아야 올바른 건강을 이해를 할 수 있기 때문이다.

한 예로, 아래의 씨름 그림처럼 움직이는 개체의 기본 단위는 하나의 세포에서 각각의 신경시스템과 연계되어 일상생활을 위한 움직임마다 사고하고 생각하는 심리적 시스템과 신체적 시스템이 상호 협력하여 사회 속에서 행동(씨름)을 취하게 된다.

어느 움직임이든 움직임의 기본단위는 반응시간reaction time과 운동시간movement time으로 구성되어 있다. 반응시간이란 하나의 어떤 자극stimulus이 주어져 그 자극에 반응response까지의 시간을 말한다(단위는 흔히 milli second=1/1000초로 사용함). 즉 다음 그림에서 서로 샅바나 띠를 잡고 심판이 시작 구령(외부 소리자극)이 끝나자마자 씨름하기 최초 움직이기 전까지의 시간(반응)을 반응시간이고 한다. 반응시간은 근반응시간premotor time과 근운동시간motor time로 나뉜다. 근반응시간은 외부 환경으로부터 정보를 받아들여 움직임 동작을 계획하기 위한 지각-인지적 분석과 반응선택 동작이 이루어져 그러한 정보를 뇌 정보 체계를 통하여 골격근으로 보내려는 과정을 포함한다. 이 후 이어지는 근운동시간은 뇌의 중추신경의 전기적 신호가 말초신경에 도달 외현적인 움직임이 시작되기 전까지의 그야말로 어느 동작의 실행단계를 말한다. 즉 스크린에 근전도electromyography(EMG) 그래프가 관찰될 뿐 실제 동작이 없는 상태이다. 다음은 움직임 즉, 운동시간으로 전개되는 것이다. 반응시간은 사실 운동시간이 아니라 정보처리 시간이다. 운동시간과 인접된 전초전의 짧은 시간으로 뇌와 중추신경의 신체적 심리적 생리적 종합 정보처리 시스템의 작동 기간을 말한다. 반응시간은 후에 다시 알아본다. 운동시간은 씨름이 시작되어 한 동작이 끝나는 시점까지를 말한다. 아마 어떤 한 판의 씨름은 여러 동작이 합쳐져 있을 것이다. 이런 경우 반응시간은 계속되며 이와 관련된 운동시간 또한 계속하여 연접해서 진행된다.

그림처럼 인간이 살아가기 위해 하나의 세포의 미시적인 움직임을 기저로 신경정보처리 시스템과 연계하여 그에 적절한 움직임이 이루어져 먼 인생의 행로에서 생활하고 아울러 심한 경쟁까지 움직임이 가능하다는 것을 보여주고 있다.

이처럼 사람이 살아감에 있어서 신체활동과 삶이란 불가분의 관계에 있다. 기본적으로 움직이지 않고는 사람이 정상적인 삶을 영위할 수 없다. 그만큼 신체활동이 우리의 삶에 끼치는 영향은 매우 중요하다고 하겠다. 진정한 신체활동이 갖는 의미는 무엇일까?

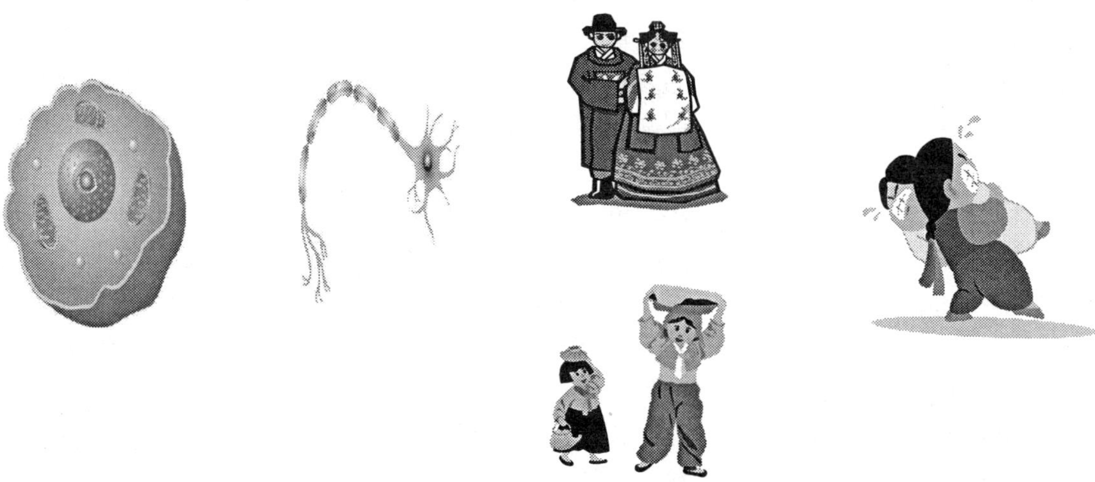

세포에서 움직임까지

특히 이케우에(1990)는 방위체력을 건강과 생명을 위협하는 스트레스와 침습에 대한 저항력이라고 생각하고, 스트레스를 네 가지로 분류하고 있다(하성, 2000).

물리화학적 스트레스 : 한랭, 서열, 저 산소, 고 산소, 저압, 고압, 진동, 화학물질 등
생물적 스트레스 : 세균, 바이러스, 그 밖의 미생물, 이종 단백질 등
생리적 스트레스 : 운동, 공복, 구갈, 불면, 피로, 시차 등
정신적 스트레스 : 불쾌, 고통, 공포, 불만 등

다음으로 행동체력이란 외부에 대하여 일할 때의 작업능력을 의미한다. 바꾸어 말하면, 그 일에 적당한 수준의 신체기능을 접목시키는 능력인 것이다. 아사히나(1981)는 행동체력이란, 적극적인 의지에 의하여 행동을 유발하는 능력을 주 내용으로 한 신체능력이라고 한다. 행동능력을 생리 기능과 관련시켜 분류하고 있다. 즉, 행동을 일으키는 능력, 행동을 지속시키는 능력, 행동을 조절하는 능력이 있다. 이것들을 발휘시키는 능력으로서 근력, 근 파워, 근지구력, 전신지구력, 평형성, 민첩성, 유연성을 예로 들고, 이것들에 관계하는 능력으로서 근 기능, 호흡 순환기능, 신경기능, 관절기능을 들고 있다(하성, 2000).

건강의 개념으로 전쟁이나 자연의 재앙도 많았었지만 질병이 사람의 생사를 좌우하던 옛날에는 단순히 신체적으로 질병이 없는 것을 건강하다고 말해왔다. 이것은 위생의 개념과 관련시켜서 사람을 단지 생물학적인 측면에서 바라본 것으로 아래 표와 같이 연속체적인 개념에서는 질병, 아픔, 불완전한 기능이나 무능한 상태 등과는 반대되는 것으로 이해되어 왔다.

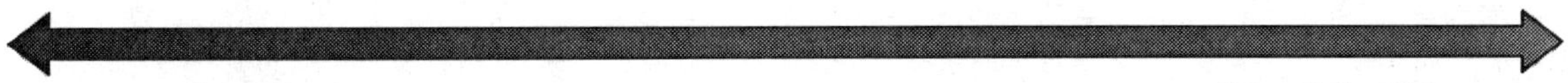

연속체적인 건강개념(조국래 등, 1999)

그러나 인간의 존재는 생물학적인 유기체로서만 이해하기는 힘들게 되었다. 즉, 인간은 정서적, 정신적, 사회적인 측면을 포함시켜야만 이해할 수 있을 것이다(조국래 등, 1999). 그리하여 1984년 세계보건기구(WHO)의 헌장 속에 "건강이란 신체적, 정신적 그리고 사회적으로 완전한 상태에 놓여 있는 것이며 다만 병들지 않았다거나 허약하지 않다는 것만을 뜻하는 것이 아니다." 라고 정의하고 있다(현송자 등, 1996). 이 정의에 따르면 건강을 구성하는 것은 몸의 형태와 기능(양호한 감각, 질병에 대한 저항력, 회복능력, 운동능력 등)이 온전한 신체적 적성, 스트레스에 대한 저항력, 지적능력, 문제해결능력, 올바른 사고와 합리적인 판단 등을 할 수 있는 정신적 적성, 그리고 타인과 적절한 관계유지 능력, 사회생활의 적응력 등의 사회적 적성을 포함하고 있다. 건강은 단지 신체 형태상으로 이상(기형이나 골절 등)이 없고, 모든 기능이 생리적으로 원활하게 작용하여 질병이 없는 것만을 나타내는 것이 아니라 개인생활 및 사회생활에서도 항상 지적, 정서적으로 안정 상태를 나타내며, 자신의 일뿐만 아니라 사회에 적극적으로 봉사할 수 있는 상태로 보는 것이다.

이런 개념에서 발전하여 요즘은 자신의 감정을 적당하게 그리고 적절하게 통제하는(특히 흥분, 좌절, 고독 등을 조절하는)정서적인 측면, 외부 환경에 대한 평가 및 환경상태를 보존하고 증진하기 위한 환경적인 측면, 삶에 대한 가치관, 인생의 의미, 다른 것들에 대한 존중이나 관심, 삶의 경험에 대한 경이 등을 경험할 수 있는 능력인 영적인 측면까지도 건강의 개념에 포함시키고 있다. 또한 이러한 견해는 현실적으로 개인적 잠재력의 범위 내에서 최적의 안녕 상태에 도달하려는 시도에 초점을 두고 있는 것으로서 건강은 여러 가지 서로 다른 요소들이 조화를 이룬 상태이며, 다른 관점에서는 잠재적 위험에 대처할 수 있는 능력이 축적된 상태이지만 가변적인 것으로 보아야 할 것이다. 질병이 없는 상태, 정신적으로 건전한 상태, 정서적으로 안정된 상태, 사회에서 다른 사람과 잘 어울릴 수 있는 상태, 영적으로 좋은 상태와 같이 이러한 다섯 가지가 고루 포함된 상태를 건강한 상태라 하는 것이다(조국래 등, 1999).

신체적성, 체력, 건강을 종합하여 신체활동의 개념을 정리하자면, 신체활동은 인간에 의해 수행되는 관찰 가능한 몸의 움직임이라는 의미를 강하게 내포한다. 즉, 신체활동을 하는 개인의 내적인 능력과 개인을 둘러싼 다양한 환경들이 복합적으로 상호작용하여 개인이 일상적으로 수행하는 신체활동이 습관적인 것이라 하더라도 의미가 있으며 여기에는 개인의 특성이 반영된다(최정안 등, 2004). 따라서 여가활동으로써의 스포츠 활동에 참가함으로써 자신의 신체를 발달시킴은 물론 일로부터 벗어나 자신들이 선택한 스포츠 활동에 몰두함으로써 결과적으로 즐거움을 추구하고 해방감을 맛봄으로써 자신감과 활동에 대한 조절력 그리고 여가에 대한 욕구표출에 따른 자유로움을 느끼게 되는 것이다(박순오 등, 2008).

규칙적인 신체활동은 우리의 생리적 기능을 향상시키고 건강을 확보하는데 무엇보다도 중요한 요건이다. 습관화되고 규칙적인 적당한 운동은 인체 내의 신진대사를 촉진시키며 신체발달과 체력증진에 도움을 주나 너무 지나친 운동이나 격심한 운동 및 비과학적인 훈련에 의한 운동은 신체에 무리를 주어 질병에 대한 저항력을 감소시킴에 따라 여러 가지 질병에 감염될 가능성을 증가시킨다.

신체활동의 효과로 생리적 효과가 있는데, 규칙적인 운동은 인체의 구조와 기능에 많은 변화와 효과를 가진다. 이러한 효과는 운동에 따라 다르나 주로 유산소 운동에 의해 일어나며, 생리적 효과는 5가지로 요약 할 수 있는데 다음과 같다.

첫째, 순환기능의 향상이다. 우리의 심장은 특수한 근육조직으로 되어 있으며, 일정한 강도 이상의 규칙적인 운동을 지속적으로 하면 심장의 근육은 비대해져서 그 용적이 커지게 된다. 이러한 심장을 스포츠 심장이라고 하는데 심장의 강한 수축으로 1회에 보다 많은 혈액을 내뿜어 인체의 각 기관과 조직에 공급하게 된다. 그렇게 됨으로써 전신의 혈액순환을 위해 평상시에도 심장이 수축하는 심박수를 줄여주어 심장의 부담을 덜어주고, 힘든 일이나 격렬한 운동 시에는 많은 양의 혈액을 효율적으로 공급해 줄 수 있어 오랫동안 운동을 지속할 수 있게 해준다.

둘째, 산소섭취능력의 향상이다. 신체활동을 강하고 왕성하게 할수록 에너지의 소모량은 증가하게 되어, 필연적으로 많은 양의 산소를 섭취해야만 한다. 우리가 1분간 최대로 섭취할 수 있는 산소의 양을 최대산소섭취량이라고 한다. 이것은 [1회 심박출량 * 1분간 심박수 * 동정맥 산소 함량의 차이]로 나타낼 수 있다. 따라서 최대산소섭취량을 증가시키기 위해섭취량심장의 근육을 강화시키고 용적을 크게 하여 1회 심박출량을 증가시켜야 하고, 심박수를 많게 해야 하며, 동맥과 정맥의 산소 함량의 차이를 높여야 한다. 최대산소섭취능력이 좋으면 쉽게 피로해지지 않고 운동지속능력이 강화되어 운동뿐만 아니라 일상생활도 여유를 가지고 할 수 있다.

셋째, 혈압감소이다. 적당한 강도의 규칙적인 운동은 고혈압인 사람의 혈압을 감소시킬 수 있다.

넷째, 신진대사의 촉진이다. 운동에 의한 혈액순환의 증가는 호르몬의 운반을 도와준다. 대부분의 호르몬들은 운동을 하면 분비량이 증가되어 우리 몸의 각 기관이 운동에 적절히 반응하도록 도와준다.

다섯째, 면역력의 향상이다. 강렬한 운동은 일시적으로 백혈구의 수를 증가시키고, 백혈구의 증가는 각종 세균으로부터의 저항력을 높인다는 것이다. 일반적으로 운동을 하면 할수록 백혈구 수는 더 증가한다.

운동은 몸의 긴장을 완화해 줄 뿐만 아니라 스트레스를 해소함으로써 마음의 여유를 찾아 정신건강에 효과를 미치기도 한다. 정신건강에 미치는 효과는 6가지가 있는데 다음과 같이 요약할 수 있다.

첫째, 스트레스를 극복하는 능력이다. 스트래스에 대한 반응으로 인해 생성된 화학적 부산물을 제거시키는 것으로 알려져 있다.

둘째, 불안과 우울증의 완화이다. 운동은 우울증을 완화시키는데 효과가 있는 세로토닌과 노어에피네프린 등을 증가시킨다.

셋째, 긍정적 기분이다. 운동은 혈액 속으로 엔도르핀을 발산한다. 엔도르핀은 고통을 줄여주어 평화롭고 안정된 마음상태로 만드는 촉진제로 작용한다. 운동 강도가 높을수록, 운동시간이 길어질수록 엔도르핀의 분비는 증가하게 된다.

넷째, 자아 존중감의 향상이다. 운동은 신체의 지방을 제거하여 몸매를 아름답게 만들어 줄 수 있다. 자신의 몸매가 좋아지면 자신이 느끼는 감정도 좋아지고 자신을 갖게 해준다.

다섯째, 인지기능의 향상이다. 규칙적인 장시간의 유산소 운동은 최대산소섭취량의 증가에 따라 뇌의 활동에 필요한 산소를 충분하게 공급할 수 있기 때문에 인지기능을 유의하게 촉진시킨다.

여섯째, 편안한 수면의 증가이다. 장기간의 운동은 전체 수면시간을 증가시키고, 빨리 잠이 오게 하며, 깊게 잠을 잘 때 나타나는 느린 서파를 증가시켜 편안하고 깊게 잠잘 수 있게 해주는 것으로 밝혀졌다(조국래 등, 1999).

모든 내용을 종합하였을 때, 신체의 건강 즉, 정신적, 육체적 건강과 안정은 여러 부류로 분류되며, 육체와 정신 모두의 건강을 유지하기 위해서는 사회적인 신체활동 수행을 통한 자기활동을 통해 성찰된다. 현대인들은 이러한 이유로 다양한 방법을 통해 신체활동을 수행해야 하며, 이를 통해 질병에 강하고, 정신적, 정서적으로 안정된 사회성 깊은 인간으로 생활하게 될 것이다.

참고문헌

박순오, 권오일(2008). 여가스포츠 활동참여자의 신체적 자기개념, 인지된 자유감과 심리적 웰빙의 관계. 한국여가레크리에이션학회지 제32권 제4호(통권41호). p106.

장봉우, 김진배, 동중영(2009). 신체활동과 정신건강. 예원사. p1-2.

조국래, 손흥기, 권태동, 박덕일, 이동수, 김기진(1999). 운동과 건강생활. 정립사. p13~16. 29~33.

최정안, 최명애(2004). 신체활동(Physical activity)의 개념분석. The Journal of Korean Biological Nursing Science Vol6 No1. p17~31.

하성(2000). 신체활동과 체력트레이닝. 홍경. p23~27.

현송자, 윤영학, 백승국(1996). 운동과 건강. 동아대학교출판사. p9. 10~16.

신체활동의 정보처리

정보처리 접근에서는 인간을 정보 처리자로 간주하면서 행동주의 접근에서 설명하지 못한 많은 사실들을 규명할 수 있게 되었고, 이는 인간의 운동행동에 대한 연구 분야의 발전에 많은 기여를 하게 되었다.

정보처리 과정은 환경에서 제공되는 정보가 감각 기관을 통해 들어와 지각되고(감각·지각), 그 자극에 대한 적절한 반응을 선택하여(반응선택), 그 반응을 실행하는(반응실행) 단계를 거치게 된다. 또한 이와 같은 단계를 거치는 데에 소요되는 시간은 반응시간을 측정함으로써 알 수 있기 때문에, 반응시간은 정보처리 과정을 연구하는 데에 있어서 매우 중요한 변인으로 사용되었다.

정보처리 시스템

감각시스템sensory system 정보란 외부로부터 감각기관을 통하여 들어온 감각정보의 총칭을 말한다(김선진, 2005; 장봉우외, 2009). 즉 외부로 오는 정보는 거의 오감을 통하여 들어오는 소리, 빛, 촉감, 느낌과 같은 자극되어지는 정보를 뜻한다. 이미 일상생활에서 알게 모르게 감각시스템은 매우 능숙하게 처리되고 있다.

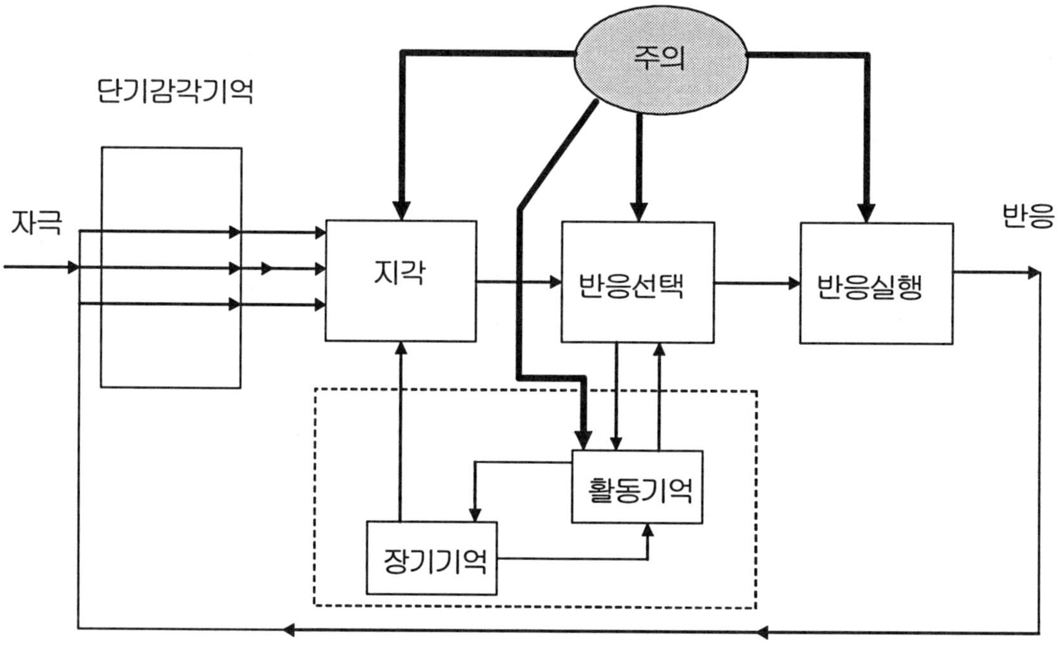

인간의 정보처리 모형

지각시스템 정보

지각시스템perception system이란 외부로부터 들어온 감각 정보를 올바로 해석하는 것을 말한다. 정확한 해석은 학습이나 경험 등에 의한 장단 기억에 의해 이루어지는데, 기억의 저장고인 해마, 움직임의 하드웨어 저장고인 기저핵, 그리고 다양한 운동 신경시스템과 협조하여 이루어지는 움직임의 협주곡이다. 운동감각 정보는 대부분 단기저장 형이라 48시간이 지나면 대부분 점점 상실되어지는 것들이다. 선수들이 매일 비슷한 동작을 반복하는 이유가 바로 운동감각은 쉽게 잊어버리기 때문이다.

반응선택시스템 정보

반응선택 시스템은 지각에 대한 확인이 끝나고 그 지각된 정보에 대하여 어떠한 동작이나 혹은 반응해야 할지를 선택하는 시스템을 말한다. 올바른 반응 선택은 해야 하는 동작을 정확하게 할 수 있게 된다. 실례로 자극과 반응의 선택 대안 수, 즉 Hick의 법칙은 반응시간의 정확성에 영향을 미친다. 탁구 경기에서 서브의 경우 한 가지 기술만 있다면 상대는 정확한 반응 동작을 쉽게 취할 수 있을 것이다. 그러나 서브의 기술이 두 가지, 세 가지, 네 가지 등등 다양한 기술을 가지고 있을수록 정확한 반응을 하기에는 그만큼 점점 어려워질 것이다. 서브에 대한(외부 자극) 정확한 반응을 선택하여 처리하는 데에 서브 기술 수만큼 점점 많은 시간이 소요되어 어려워 질 것이다.

자극반응의 대안 수란 탁구 서브 가지 수로, 바로 선택해야 할 반응의 수가 증가할수록 그 동작들 중에서 한 가지에 반응하는 소요 시간, 즉, 선택반응시간(MT)이 점차 길어지는 현상이 나타난다{운동시간 Movement Time=a+b X log2(N)=Hick의 법칙}.

한 예로 여기서 N은 탁구 서브 기능 가지의 수를 말하며, 탁구 서브 기능 가지 수가 많을수록 상대가 대응하는 데에 로그 함수 크기로 적절히 반응하는 시간(MT)이 많이 걸린다는 뜻이다. 또한 이중동작이 가능하다. 이중자극 지연, 즉 심리적 불응기psychological refractory period란 일종의 페인트 모션feint motion으로 남을 속이는 동작이 가능한 것을 말한다. 연속적으로 두 개의 자극을 제시하고 각각의 자극에 대하여 모두 반응하도록 하였을 때 나타나는 반응시간의 지연 현상. 즉, 하나의 자극(아래 그림의 속임수 동작)에 대한 반응이 끝나기 전에는 두 번째 자극(실제 농구 슛 동작)에 대한 반응을 생성할 수 없다(방에 실패한다). 따라서 자극간 시간차가 짧을수록 지연시간은 크게 나타난다.

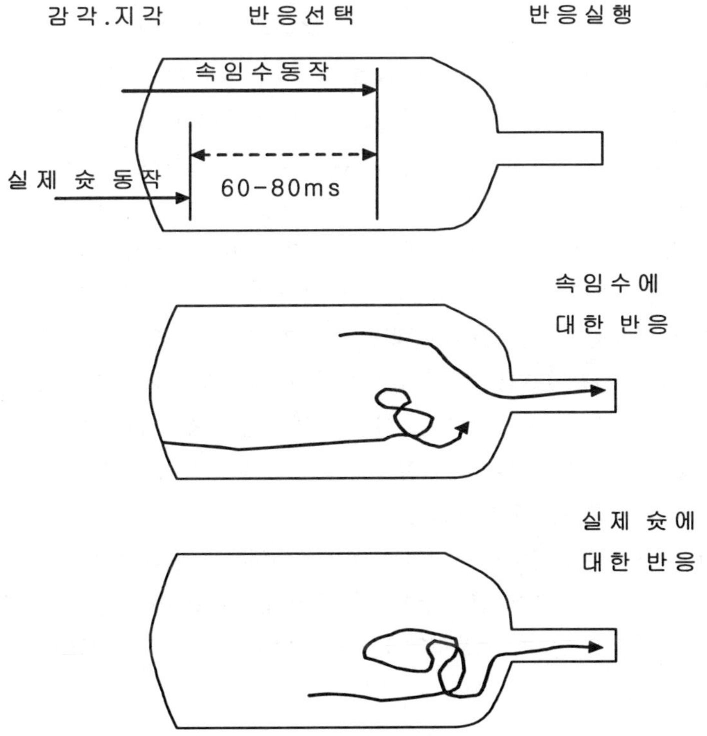

반응실행시스템 정보

정보처리 마지막 단계 실제로 움직임을 생성하기 위하여 운동 체계를 조직하는 중추신경과 말초신경의 신호체계를 말한다. 외형상 움직임은 보이지 않으나 근전도 상의 움직임이 나타난다. 반응실행시스템에서는 실제 반응을 구별하는 것이 중요하다.

심리적 정상인

1) 질병으로 시달리지 않아야 한다.

2) 바람직한 상태, 최적의 상태, 충분한 기능을 발휘하는 것을 최상의 목표(자아실현)를 가져야 한다.

3) 성격 혹은 행동 양상이 보편적이다.

4) 문화적 사회적 규범과 일치되는 언행을 한다.

자신의 능력을 충분히 발휘할 능력이 있어야 한다. 미래에 대한 전망이 있어야 한다. 자신의 이익보다는 진지한 인생의 문제에 대한 관심을 가져야 한다. 欲求挫折을 이겨내고 상대방에 대한 믿음을 가져야 한다. 현실적 지각으로써 정확한 문제를 직시하고 자기 일에 전념해야 한다. 자신에 대한 통찰과 유모가 있어야 한다. 인생에 대한 철학이 있어야 한다.

건전한 사람은 심리적 기능이 충분히 분화되었을 뿐만 아니라 일에 대한 동기가 충만 되어 있으며, 主體感이 있고, 현실적 자아존중이 강하고, 자신과 남을 존경한다. 그리고 경쟁심이 강하며 강한 자아를 가지고 있으며 행동에 융통성이 있고 스트레스를 이겨내는 堪耐力이 강해야 한다. 일에 대한 방어보다는 그에 직면하여 극복한다. 또 환경에서 일어나고 있는 문제, 내적 욕구에 따라 피동적으로 움직이는 것이 아니고 적극적으로 참여하여 극복해 나아가야 한다. 남을 동정하고 양심과 가치에 대해 일관성을 띤 태도를 가져야 한다. 결국 정신적으로 건전한 사람은 항상 마음이 편하고 남으로부터 충분한 가치를 인정받을 수 있어야 한다(그러나 건전한 사람이라고 해서 갈등, 근심, 걱정, 불안이 전혀 없는 것은 아니다 높은 이상과 굳은 자신을 가지고 있기 때문에 실패와 욕구좌절을 극복할 수 있을 뿐이다. 남을 해치는 일도 있으나 그에 대해 죄의식을 느낀다. 어리석고 자기를 기만하는 행동도 한다. 자진해서 일을 떠맡아 보고 싶기도 하며 기기에서 오는 좌절과 실망이 올 것이라는 것도 미리 예상하고 방어하기보다는 지혜로써 그것을 극복하고 그것을 통해서 교훈을 얻는 것이 보통이다). 그리고 지속적으로 전진하는 것이 특징이다.

병적인 성격은 일반적으로 자발적 통제능력이 없고, 자아가 약하며, 융통성과 적응성이 결여되어 있는 점이 특징이다. 자아개념은 왜곡되어 있으며 현실성이 결여되어 있다. 즐거움이나 사랑의 감정보다는 그와 상반되는 부정적 감정이 더 지배한다. 병적으로 강력한 방어를 하지만 정신적 증후가 두드러지게 나타나서 불안에 쌓는 일이 많다. 자기 자신에 대한 지식이 빈약하기 때문에 자기를 스스로 속이는 일이 빈번하다. 다른 사람을 진정으로 동정할 수 없다. 그러므로 다른 사람들은 그를 위험한 사람, 이해할 수 없는 사람, 당치 않게 젠체하며 주제 넘는 사람 혹은 존경할 수 없는 사람으로 보기 쉽다. 더 나아가서는 지능과 감정과 같은 심리적 기능이 심히 장애를 입고 있다.

사람의 성격은 극히 건전한 특징부터 병적인 상태까지 매우 다양하다. 사람은 서로 다른 상황 하에서 서로 다르게 행동하는 것이 보통이다. 절대적으로 병적인 행동이란 있을 수가 없다. 수의적 행동, 즉 의도적인 행동을 조절하지 못하는 것이 신경증적 환자나 정신병 환자의 공통적인 특징에서 보듯이 상호 인간관계의 이해가 중요한 핵심이다.

운동과 창의성

미래를 지식기반 사회라 한다. 지식 기반 사회란 경쟁력 있는 지식을 말한다. 즉 지식을 상품화하는 능력에 따라 재화의 가치가 결정되고, 이러한 고부가가치를 창출할 능력 있는 사람을 미래는 요구하고 있다. 따라서 운동에 있어서도 운동과 관련된 지식을 경쟁력 있게 하기 위해서는 기계적인 연습보다는 항상 발전된 새로운 방법이 모색되어야 한다. 이러한 아이디어와 창의력은 어떻게 생성되는 것일까?

지능지수Intelligence Quotient

기억력이 좋고 논리적이며 체계적인 인간형-산업사회의 인간형(1900년대), 이미 존재하는 것에 다른 질서를 만드는 기능, 물질을 이용하고 가공하는 사회로 사물이 질서정연하게 liner로 움직일 때의 개념을 뜻하며 논리로 설명되지 않는 변화를 인정하지 않는 것들이다.

감성지수Emotional Quotient

누구나 화를 내기는 쉽다. 그러나 적당하게, 적절한 때에, 올바른 목적과 방법으로 화를 내는 것은 쉬운 일이 아니다. 정서적인 능력을 측정하는 지수, 산업사회의 기능주의 퇴장과 인성의 재발견을 시도한 그러나 EQ는 AQ(Analogy Quotient)로 가는 과정에 불과하다. 느낌과 감정만으로 무정형(無定形)의 세계를 극복하지 못한다.

자신의 감정을 인식하는 능력

자기인식은 감성지능의 핵심이다. 자신의 감정을 확실하게 알고 있는 사람은 자신의 인생에 대한 주도적 위치에 서서 현명한 의사결정과 자신이 원하는 바를 분명히 인식한다. 순간마다의 감정을 탐지하는 능력은 심리적 통찰력과 자기 이해에 없어서는 안되는 능력이다.

자신의 감정을 조절하는 능력

자신의 감정을 잘 다루어서 적절하게 발휘되도록 하는 능력은 자기 인식을 바탕으로 구축할 수 있다. 인간의 마음은 좋은 씨앗과 나쁜(악) 씨앗이 있는데, 이 악의 씨앗을 다스리는 것은 섭생에서 시작되며, 항상 수도하는 마음을 느껴야 한다.

자신에게 동기를 부여하는 능력

목표 달성을 위해 감정을 잘 정리해 나가면 주의 집중과 동기 부여, 자기 극복, 창의성이 증가하게 된다. 순간의 희열을 잠시 뒤로 미루고 충동을 억제하는 자기감정의 통제야말로 온갖 종류의 소양에 바탕이 된다(의지력). 자연스러운 흐름의 상태로 몰입하는 것은 모든 우수한 성취를 가능케 한다.

타인의 감정을 인식하는 능력

인간관계 능력의 근본이 되는 것으로 감정이입을 말함-이타주의. 감정 이입적인 인간은 타인이 무엇을 원하고 요구하는가를 파악할 수 있는 미묘한 사회적 신호에 매우 민감하다. 이 능력은 봉사단체나 교직, 경영관리 담당자에게 많은 기회를 제공하게 된다.

인간관계를 관리하는 능력

타인의 감정을 관리하는 기술, 인기와 리더십(집단의 공동 목표로 이끌어 가는 힘), 인간 내부의 변화를 포착하는 능력과 관계의 지속성 및 친밀도를 말함

상상지수Analogy Quotient

눈에 보이지도 손에 잡히지도 않는 무형의 세계. 확률 제로에서도 모든 일이 일어날 수 있는 불가 측의 세계로 상상과 창의적인 능력을 말한다.

81년 노벨상을 수여한 켈리포니아 공대 로저 스페리 교수는 인간의 양쪽 뇌가 다른 기능을 한다는 사실을 발견, 남성보다 여성이 감각과 직관이 앞서기 때문에 창의력을 요구하는 미래세계를 주도한다고 강조하고 있다. Explicit Knowledge형지식으로 논리적이고 기계적인 지식, 서류작성 문서관리 창구업무 등을 뜻하며, Tacit Knowledge암묵지식으로 감성적이고 직관적인 지식. 고객상담, 상품개발, 비전 설정, 조직 문화 창조, 이미지 홍보 등을 말한다. 좌뇌인간형/우뇌인간형 - IQ/AQ, 계산 논리/직관 유추, 언어 숫자/영상 음향, 과학/예술, 객관적 사실/주관적 인식, 형식 지식/암묵지식, 규범/자율, 보수/혁신, 이성/감성, 산업사회/창조사회 등 양 쪽 뇌의 역할을 담당한다.

AQ는 어디에 존재하는 것일까? 단적으로 말하면 AQ의 존재는 전혀 엉뚱하고 어처구니없는 곳에 많이 있을 수 있다. 남이 생각하지 못하는 것은 황당하거나, 버려지거나, 눈에 보이지 않는, 생각하지 않은 곳에 종종 발견하는 것을 볼 수 있다. 스필버거의 쥬라기 영화가, 퀴리 부인의 X선 발견이, 최초의 바이러스 발견자, 2002년 노벨 경제학상을 받은 Joseph Tiglitiz의 정보의 비대칭성이나, 푸로스베리의 높이뛰기 동작이, 골프의 헤리 바든 그립, 그리고 볼링의 역삼각형 핀 세팅이 그렇다. 따라서 운동의 AQ동작이란 이미 보았던 동작이 아니라 숨겨진 동작일 수 있다. 이미 보았던 동작은 그 동작의 가치에 한정된다. 그러나 새로운 동작은 학습자로 하여금 호감과 상상력을 갖거나 길러주게 마련이다.

운동은 지혜의 실천의 장

운동exercise이란 신체단련이나 건강을 위해하는 신체활동을 말한다. 단련과 건강을 위해서는 체계적이고 과학적으로 해야 효율적이다. 지혜(知慧: wisdom)란 사물의 도리나 선악 따위를 분별하는 슬기를 말한다. 즉 사물을 합당하게 올바로 사용하거나 분별하는 능력을 말한다. 여기서 道理란 마땅한 방법이란 뜻으로, 운동 기구나 도구를 올바르게 다루는 방법이라 할 수 있다. 또한 선악이란 좋은 것인가 나쁜 것인가를 평가하는 것으로, 바람직한 움직임 즉 발전 가능한 동작이냐 아니면 잘 못된 동작인가를 구별하는 뜻으로 적용할 수 있다. 여기서 슬기란 사리를 바르게 판별하고 일을 잘 처리해 나가는 능력을 말한다. 따라서 운동은 신체 혹은 기구나 도구를 자신에게 있어서 가장 올바르게 잘 사용하는 방법을 연습을 통하여 익히는 것으로 지혜를 실천하는 건강한 장이라고 할 수 있다. 이 얼마나 값진 의미를 갖고 있는가! 운동이란 단순히 움직임이나 건강의 효과를 벗어나 다양한 인간의 삶에 절대적인 가치를 갖고 있으면서 저항력 증가, 자아성취, 원만한 인간관계 등 高尙(elegance)한 품성을 익힐 수 있는 기회의 장이라고 할 수 있다.

事理 : 일의 이치

理致 : 사물의 정당한 條理(어떤 일이나 말, 글 등에서 앞뒤가 들어맞고 체계가 서는 갈피: 사물의 갈래가 구별되는 어름: 두 물건이 맞닿는 자리)

私物 : 기구나 도구 혹은 개인이 가지고 있는 물건, 운동은 신체 혹은 기구를 올바르게 사용할 줄 아는 방법을 단련하는 실천의 장으로 동작의 다양성이 요구된다. 예를 들어 배구 토스동작을 중심으로 변형될 수 있는 동작은 수 없이 많으며, 운동감각의 다양한 경험 학습자에게 움직임의 다양성으로 상상력을 실현할 수 있는 교수법이 요구된다 하겠다.

高尙 : 지조가 높고 깨끗하여(正正堂堂: 태도나 수단이 공정하고 떳떳함) 속된 것에 몸을 낮추거나 굽히지 않음(학문 예술 수준이 높고 깊어 저속하지 않음)

사람 : 1) 땅에 두발로 꼿꼿이 서서 다니고(움직인다-동물)

2) 말과 글(인지적), 그리고 기구 따위를 만들어(창의력) 쓰는(올바른 사용법) 등

3) 가장 이지적이고 모든 도덕 관념(규칙)을 갖춘 만물의 영장

理智 : 사물을 분별하고 이해하는 슬기 혹은 이성과 지혜

참고문헌

김선진(2005). 운동학습과 제어. 대한미디어. p32. 88-95.

장봉우, 김진배, 동중영(2009). 신체활동과 정신건강. p11-17.

운동기능 관련 체력

우리들이 흔히 이야기 하는 체력physical fitness은 인간의 활동이나 생존의 기초가 되는 신체적 능력을 말한다. 체력은 크게 신체적 요소와 정신적 요소로 나뉘고 이는 다시 행동체력과 방위체력으로 나뉜다. 인간의 활동에 관여하는 것을 행동체력이라 하고 생존에 관여하는 것은 방위체력이라 부른다(김성수, 채정용, 권양기, 1996).

신체적 요소에서 행동체력은 형태와 기능으로 나뉘는데 형태에는 체격이 있고 기능에는 근력, 민첩성, 지구력, 파워, 평형성, 유연성, 협응성이 있다.

유럽에서는 Clarke(1971)가 나타낸 것처럼 근력, 근지구력, 순환계 지구력(전신 지구력)이 체력의 중심 요소가 되고, 기타 요인이 부수적으로 운동능력을 형성하고 있다고 하는 이론이 주류가 되어 있다(성동진, 1997). 이와 같이 체력의 개념은 명확하게 정해진 것이 아니라 학자마다 견해가 조금씩 다르고 다양하다.

운동기능 관련 체력이란 운동을 하는데 있어서 필요한 신체적 능력인데 순발력, 스피드, 민첩성, 평형성, 협응성이 있다(장봉우, 김진배, 동중영, 2009).

순발력이란 가장 짧은 시간 내에 최대의 힘을 발휘할 수 있는 능력이다(김선응, 2007). 단위 시간당 수행한 일의 양으로 정의되며 힘과 속도에 의해 표시된다. 거의 모든 운동경기에서 순발력은 운동능력을 결정짓는 가장 중요한 요인의 하나이며 순간적인 근 수축에 의해 발휘되는 힘이라는 의미에서 '근 파워' 라고도 한다(강기방, 2004). 순발력의 측정에는 높이뛰기, 멀리뛰기, 단거리 달리기, 포환던지기 등의 운동이 응용되며, 순발력 향상을 위한 방법으로는 인터벌 트레이닝과 웨이트 트레이닝처럼 몸 안의 힘을 순간적으로 발휘할 수 있는 운동이 좋다(손준배, 2005).

스피드는 운동의 관점에서 비순환 운동계의 스피드 능력과 순환 운동계의 스피드 능력으로 구분된다. 비순환 운동의 스피드는 육상 경기에서 도약할 때처럼 아주 빠른 속도로 근력을 발휘하는 것이 중요한 종목에서 중시된다. 순환 운동계는 동작 스피드, 이동 스피드로 나누어지는데 동작 스피드는 신체 각 부위의 운동 스피드를 의미하고 이동 스피드는 신체 전체의 운동 스피드를 의미한다. 순환운동의 스피드 능력은 달리기나 스케이트 등에서 중시된다.

민첩성은 몸의 위치와 방향을 빠르고 정확하게 바꿀 수 있는 통제된 능력이며, 즉 재빠른 동작으로 신체를 잘 조정하고 부드럽게 반응할 수 있는 능력 혹은 신체 동작에 있어서 전신적인 동작이나 부분적인 동작을 신속하게 변경한다든지 운동방향을 재빠르게 바꿀 수 있는 능력이라 할 수 있다(강기방, 2004). 민첩성은 신경계 발달에 따라 향상된다. 신경섬유의 수초형성이 어루어지면 반응속도가 빨라지므로 숙련된 수행을 할 수 있으며 대뇌피질의 수초형성은 어린 시기에 가장 급속히 일어나며 사춘기를 지나도 지속된다(김선응, 2007). 측정 종목으로는 반응시간 측정과 스타트 대시 때의 반응 동작, 다리의 스탭핑, 셔틀 런, 부메랑 런, 지그재그 런 등이 있다(김병섭, 2006).

평형성은 신체를 어떤 일정한 자세로 유지하는 능력으로서 일상생활이나 스포츠 장면에서 움직임의 평형이나 미, 능률, 안전, 균형 등에서 중요한 역할을 하고 있는 요소이다. 자세의 유지는 반사운동에 의해 무의식적으로 행하여지는 경우가 많다(강기방, 2004). 평형성은 전정 기관의 작용만으로는 완벽하게 이루어질 수 없고 시각, 촉각, 자기감각 등의 감각기관들과 감각통로를 포함하는 신경생리학적 과정과의 상호작용을 통해 이루어진다(김기홍, 이민석, 2003). 이러한 움직임의 조절은 신체내의 자동 능력, 피드백 메커니즘이 관계하고 있다. 평형성은 일반적으로 정적 평형성과 동적 평형성으로 분류하는데 동적 평형성이 스포츠 현장에서 필요로 하며, 이 가운데서도 속도를 가한 일련의 큰 활동 과정에서 평형을 유지하려는 능력이 필요하게 된다(강기방, 2004). 정적 평형성은 정지된 상태에서 전체적인 몸의 균형을 유지하는 능력이다. Fleishman은 동적 평형성, 정적 평형성 외에 물체 평형성을 포함시켰는데 물체 평형성은 수행하는 물체의 균형을 유지하는 능력인데 체력 측정에는 일반적으로 정적 · 동적 평형성의 평가만 측정하고 있다(김기홍, 이민석, 2003). 측정종목으로는 막대 위에 외발서기, 바스bass의 밸런스 테스트, 직선보행검사 등이 있다(김병섭, 2006).

협응성은 적절한 시기에 목표의 위치를 설정할 수 있거나 움직이는 물체를 정확하게 잡거나 맞추고(김선응, 2004), 신체의 근육이나 근육 군의 동시적 · 협응적 사용을 의미한다(박화문, 1995). 신체운동의 제어, 조절 또는 조정력으로 표현되기도 한다(김선응, 2004). 협응성의 발달은 신경계의 발달과 함께 이루어지고 간단한 것부터 복잡한 활동으로 진행된다. 그러므로 신경계의 발달이 불충분한 시기의 유아나 신경이 노쇠한 고령자의 경우, 혹은 질병으로 인해 신경기능이 원활히 발휘할 수 없는 경우에는 동작을 능숙하게 수행해 내지 못하는 것이다. 협응성은 평형성, 스피드, 민첩성에 영향을 받으나 근력, 근지구력과는 관련이 없고 개인차가 크다(김선응, 2004). 협응성은 인간운동의 질적 분석을 통해서 유효한 정보를 얻을 수 있다. 이런 분석을 통해 유효한 정보를 얻기 위해서는 스포츠심리학적, 생체 역학적, 교과 교육학적, 운동 학습론적 접근 등 여러 학문분야가 관여하는 학제적으로 접근해야 한다. 그 절차적 모델로서는 준비단계(동작의 기본지식, 평가준거, 동작목표, 수행지식), 관찰단계(관찰도구, 전략, 동작 국면, 득점화, 평가수), 동작수행의 평가 · 진단단계, 조정단계(평가에 대한 각종 결과의 지식, 피드백 정보)로 나눌 수 있다(김선응, 2004). 측정항목으로는 케이블 점프, 볼 드리블, 풋 드리블 등이 있다(김선응, 2007).

특정 운동이나 스포츠 기술을 습득하거나 활동력 향상을 위해 절대적으로 필요한 체력 요소들을 운동기능 체력이라고 한다. 이는 운동의 조정 능력 및 일부 운동 발현 능력과 밀접한 관계가 있다(김용남, 2005).

참고문헌

장봉우, 김진배, 동중영(2009). 신체활동과 스트레스. 한양출판사. p5-6.

김성수, 채정용, 권양기(1996). 스포츠의학입문. 보경문화사, p205.

성동진(1997). 운동처방을 위한 운동생리학. 형설출판사. p169-171.

강기방(2004). 초등학교 학생의 신체형태 및 체력의 발육 · 발달에 관한 연구. 제주교육대학교 교육대학원 석사학위논문. p17. 19.

박화문(1995). 발달장애아의 감각-운동 지도 프로그램. 국립특수교육원. p69.

김용남(2005). 댄스스포츠의 왈츠가 초등학생들의 운동능력 요인에 미치는 영향. 한국체육대 교육대학원. 30p.

김선응(2007). 발육발달학. 대한미디어. p278. 282. 287.

손준배(2005). FIN 수영이 중년여성의 기초체력 변화에 미치는 영향. 동국대 교육대학원. p12-13.

김병섭(2006). 대학생들의 생활습관이 체력에 미치는 영향. p22-23.

김기홍, 이민석(2003). 스포츠 활동 경험이 시각장애인의 평형성 차이에 미치는 영향. 용인대학교 특수체육연구. p100.

김선응(2004). 기초운동기능 수행에 있어서 협응성의 특성과 그 공헌도. 발육발달. p10.

건강 관련 체력

건강관련 체력health-related physical fitness은 인간의 생활과 생존에 필요한 체력으로서 과도한 피곤함이 없이 직업적인, 오락적인, 일상 활동을 수행해 나가는 능력을 말한다. 호흡 순환계의 기능을 종합적 지표로서 많이 이용되어 온 최대 산소섭취량은 심폐지구력을 나타내며 관상동맥인자나 사망률과 상관이 높아 성인의 건강도와 밀접한 관련이 있다. 또한 근력, 유연성도 심폐지구력과 같이 질환이나 건강도와 관계가 있다는 선행연구가 많다. 이러한 선행연구 결과를 고려하여 심폐지구력, 근력, 유연성 등 세 가지 체력요소의 수준이 운동부족으로 저하되면 성인병이나 건강장해를 일으키는 확률이 크게 높아진다는 관점에서 체력을 기능관련체력보다는 건강관련체력의 개념을 중요하게 여겨야 한다. 즉, 신체활동량의 감소에 따른 체력 수준의 저하는 건강한 생활을 영위하기 위한 잠재적 능력의 저하를 가져오기 때문에 건강의 큰 부분을 차지하는 요인으로서 체력, 특히 건강관련체력이 중요시 되고 있다. 이와 같이 건강관련체력에 대한 사람들의 가치관은 시대 흐름에 따라 크게 변화하고 있다. 이제 우리는 건강한 삶을 위한 개인의 체력을 평가하여 이를 토대로 건강을 유지 · 증진시키기 위한 운동을 하는 것이 중요한 과제이다.

병원에서 의료행위가 진단에서 시작되는 것처럼 운동처방이나 운동지도 역시 측정과 평가에서 출발한다. 즉 질병의 원인이나 증상이 분명하지 않은 상태에서 치료 할 수 없는 것과 같다. 마찬가지로 체력 증진을 위한 처방을 내리기 위해서는 대상자의 체력 수준을 아는 것이 불가결 하다. 이러한 건강 관련 체력의 종류는 일상생활에서 적극적으로 활동할 수 있는 신체적 능력으로, 근력 · 지구력 · 유연성 등이 있고 여기에 두 가지를 보충하여서 심폐지구력 · 신체구성 등을 들 수 있겠다(김기학, 1999).

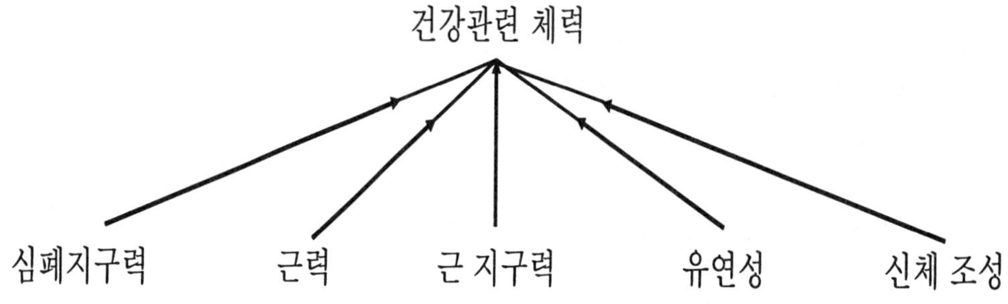

건강관련 체력의 요소 5가지(안병철, 1992)

심폐지구력

가장 중요한 체력 요건 중의 하나이다. 필요한 영양분을 특히 산소를 근육에 공급하고 장시간 운동 결과 생기는 노폐물을 제거하는 능력을 말한다. 이는 심장, 폐장, 혈관의 효율적인 기능을 포함한 의미이다. 심폐지구력은 최대 산소 섭취량(max VO2)으로 자주 표현된다. 힘을 사용할 동안 많은 양의 산소가 필요하게 되고 활력적인 운동은 심폐 지구력을 늘이고 심장병의 위험을 줄인다. 미국 심장 협회는 "운동은 사람의 건강에 매우 중요한 역할을 한다." 고 말하고 있다. 이 말은 운동만 하면 심장 질환에 안 걸린다는 것은 아니다. 유전적인 요소와 생활방식 또한 포함하고 있다. 즉, 잦은 흡연과 고혈압 또는 다른 관상동맥 쪽의 위험 요소를 가지고 있으면 운동을 한다 해도 큰 위험을 안고 있는 것이다(안병철, 1992).

근력과 근 지구력

근력이란 저항에 대하여 근육이 한 번에 최대로 낼 수 있는 힘으로써 근육의 능력을 말한다. 고강도에서 잠깐 동안 행해지는 것이다. 이는 무거운 무게의 물체를 한 번에 들어 올리는 것과 같은 것이다. 근력이 강하다는 것은 근육 발달이 좋다는 뜻이며, 근육을 바로 제2의 심장이라 한다. 근육에 영양소를 공급하기 위한 모세혈관 분포망이 많으므로 혈압을 저하시킨다. 근 지구력이란 저항에 대하여 반복하여 힘을 내는 것 또는 수축을 지속적으로 할 수 있는 능력을 말한다. 이것은 낮은 강도의 긴 시간 동안 행해진다. 예로써 팔 굽혀 펴기, 앉았다 일어서기, 턱걸이 등이 있다. 힘과 지구력은 가정일, 밖의 일, 취미 활동 등에도 매일 필요로 하는 힘이다. 근육의 크기가 커지는 것을 근 비대라고 하며 근섬유가 커지기 때문이다. 그러나 근섬유의 수는 증가하지 않는다. 근섬유의 수는 유전적이기 때문이다. 운동에 의해 근 비대 현상이 일어나며 강하고 단단해 진다. 여성에게서는 낮은 남성 호르몬 테스토스테론으로 인해 근육이 비대해 지는 것이 용이하지 않다. 근 위축이란 그 반대조건으로 근육양이 적어지고 힘이 약해지는 것으로써 사용을 안 할 경우(팔다리를 못 움직이거나 오랜 시간 침대에 누워 지낸 경우) 위축이 일어난다. 사람들이 헬스클럽에 가입하거나 웨이트 기구를 사용하고 있으며 그 결과 체격도 좋아지고 매일 활동을 하는데도 활력적이고 갑작스런 위험에도 잘 대처한다(안병철, 1992).

유연성

유연성은 관절이 큰 폭으로 움직이는 것으로 볼 수 있으며 부드럽고 효율적으로 움직이는데 필수적이고 인대나 관절이 다치는 것을 유연성이 극복해 준다. 무릎을 굽히지 않고 앉아서 발가락을 건드리는 것으로 오금의 건 유연성을 측정할 수 있으며 어깨나 팔을 등 뒤로 뻗어 그 유연성을 알아 볼 수 있다. 일반적으로 여자가 남자보다 유연성이 좋은데 이것은 남자가 근육 골격이 더 크기 때문이다. 나이든 사람이 차에 오르내리거나 운전하면서 관찰하는 것, 그리고 옷을 입는 속도가 느린 것은 나이에 따라 유연성이 감소하기 때문이다. 일상생활의 운동 프로그램 중에 스트레칭을 같이 한다면 유연성의 감소를 막을 수 있다(안병철, 1992).

신체 조성

신체 조성이란 제지방 조직에 대한 지방의 양으로 정의한다. 신체지방과 제지방 사이의 비율은 단지 몸무게만 측정하는 것보다 더 비만도를 알 수 있는 척도가 된다. 신체 조성을 측정하는 방법은 피부 두겹집기법, 바이오 일렉트릭 임피던스, 수중체중법 등 여러 가지가 있고 이 모두는 신장(키)/몸무게를 이용한 기록 측정법보다 우수하다. 예를 들어, 180Cm 키에 100Kg인 축구선수는 피부 두겹 집기법으로 측정하면 10%의 지방밖에 없음에도 불구하고 키/몸무게 노모그램을 사용하여 측정하면 과체중의 범주에 속한다. 반면 청바지의 사이즈가 커 보이는 마른 여성의 신체 조성을 분석해 보면 32%의 지방이 계산된다. 이로 말미암아 뚱뚱하다는 것은 단순히 건강하지 않다거나 불편하다는 것이 아니라 심장질환, 당뇨병, 고혈압 그리고 관절과 요통 등의 질환 위험이 증가되는 것과 깊은 관련이 있다는 것을 알 수 있다(안병철, 1992).

참고문헌

안병철, 반기봉(1992). 운동과 건강. 태근문화사. p3-4. 10-11. 41-43.

김기학, 김기봉, 최민동, 허정, 이동수, 박정화, 조국래, 김현경, 정도상(1999). 체육측정평가. 형설출판사. p117-122.

정신건강 관련 체력

정신건강 관련 체력의 요소는 마음과 정신의 건강함을 나타내주는 체력요소이다. 신체적인 체력이 아무리 좋다하더라도 신체를 총괄하는 것은 정신력이 건강하지 못하다면 아무 소용이 없다. 신체도 건강하고 마음도 건강해야 한다. 몸과 마음은 불가분의 관계이며, 건강한 신체에 건강한 정신이 깃들도록 해야 한다. 급변하는 현대사회에서 자신의 일을 효율적으로 수행할 수 있는 강인한 체력은 필수적이다. 사람의 행동성과나 운동성과 등의 능력에는 신체요인, 생리적 요인뿐만이 아닌 정신요인 또한 밀접하게 관련되어 있음을 알 수 있다. 따라서 광범위하게 체력은 신체적인 체력과 정신력을 총합한 힘의 발현력이라 할 수 있다.

자기효능감

자기효능감self-efficacy는 개인이 어떠한 상황에서의 결과를 산출해 내는데 요구되는 행위를 조직하고 실행해 나가는 자신의 능력에 대한 판단이다. 주어진 상황의 성공적인 결과를 위해 정보와 기술을 습득하고 조직함으로서, 이를 행동으로 옮길 수 있는 능력에 대한 믿음과 판단이 자기효능감인 것이다. 자기효능감은 효능기대와 결과기대로 분류할 수 있다. 효능기대란 결과를 만들어 내는데 요구되는 행위를 성공적으로 수행할 수 있다는 확신으로 얼마만큼의 끈기와 노력을 요구하는지를 결정하도록 한다. 효능기대는 수준, 강도, 일반성에 의해 각각 사람마다 다양하게 나타난다. 결과기대는 요구된 행위가 어떤 결과를 가져올 것인지를 판단하는 것으로, 결과기대는 신체적, 생리적, 또는 정신적인 면에 의해 긍정적 혹은 부정적인 형태로 나타난다.

집중력

집중력은 최상의 경기수행을 위한 주의 집중 상태이다. 주의 집중은 많은 정보 중 필요한 정보만을 선택하고 필요하지 않은 정보는 배제할 수 있어야 하며, 상황에 따라 적절한 주의 집중의 상태로 전환시킬 수 있어야 한다. 선수가 경기상황에서 좋은 성적을 얻기 위해 자신이 최대로 발휘할 수 있는 상태를 유지시키고 신체적 정신적인 상태를 최적의 상태로 나타내주는 것이 집중력이다. 어떠한 상황에 있어서의 집중력은 심상훈련이 필요하다. 이 심상훈련은 기술 동작을 머리에 연상시킴으로서 모든 감각 체계를 동원하여 이전에 경험한 이미지를 회상하거나 경험하지 못한 새로운 이미지를 창조해내는데 실제로 동작을 수행하지 않고서도 모든 동작을 연습 할 수 있으며 심리적으로 자신감을 얻고 불안을 조절하며 긍정적인 마인드를 지닐 수 있게 된다.

불안

불안anxiety은 어떤 상황에 닥쳤을 때 그 상황에 대하여 개인이 느끼는 감정 상태이다. 그 중 경쟁불안은 상대와 경기를 하는 상황이라는 일종의 자극을 위협적인 것으로 느끼는 성격적 특성을 의미한다. 불안의 종류로 크게 두 가지로 분류한다. 하나는 특성불안trait anxiety으로 어느 특정한 상황이나 대상에 대해 불안을 의식하는 일종의 선천적 불안을 뜻한다. 또 하는 상태불안state anxiety으로 상황이나 대상에 대해 의식하는 일시적인, 즉 일종의 단기적인 불안이다. 불안에 관한 이론 중 대표적인 이론은 다음과 같다.

첫째, 욕구이론으로 각성수준이 높아짐에 따라 수행도 이에 비례하여 증가한다는 이론이다. 욕구이론 또는 자극 반응 강화 이론이라고도 한다. 운동수행은 욕구가 높을수록, 정적 습관강도가 높을수록, 유인동기가 높을수록 운동수행은 증가한다(오정환, 2004).

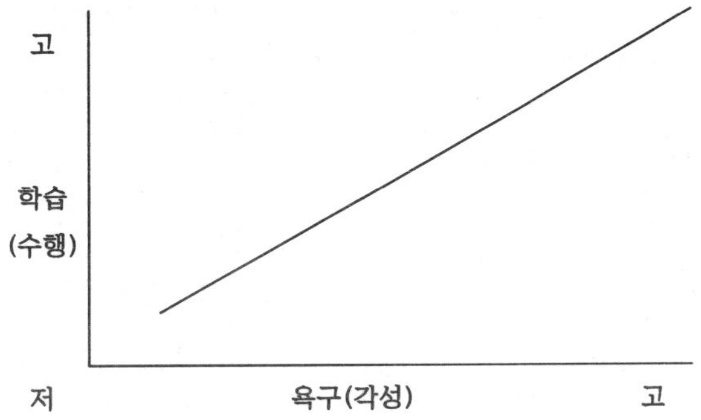

각성과 수행의 직선관계(최영곤, 표내숙, 1992)

둘째, 역U 이론은 각성이 너무 낮거나 높으면 수행에 방해가 된다는 이론이다. 중간 정도의 각성수준이 가장 효율적인 운동수행을 할 수 있다는 이론으로 적정 수준이론이라고도 한다. 개인이나 운동 형태에 따라 다르게 나타난다.

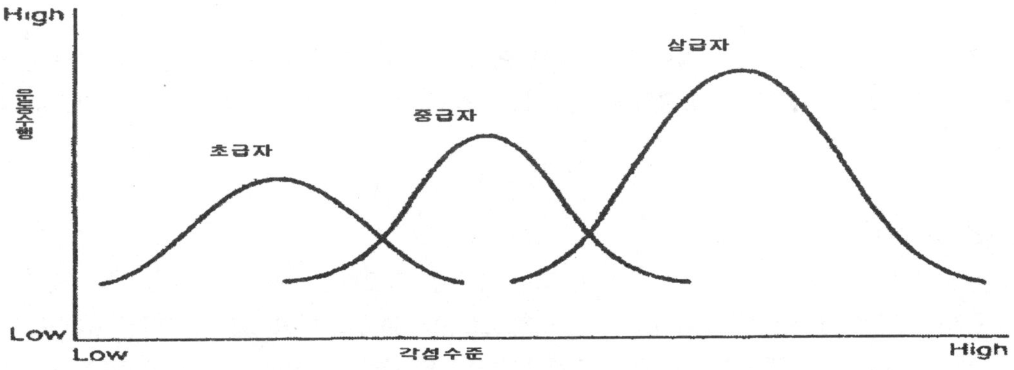

테니스 선수의 기술수준과 욕구이론

초급자 : 각성 수준이 낮을 때 운동수행이 높다.
중급자 : 각성 수준이 중간일 때 운동수행이 높다.
상급자 : 각성 수준이 높을 때 운동 수행이 높다. (오정환, 2004)

동기유발

동기유발motivation은 욕구를 만족시키기 위해 나타나는 행동을 말한다. 그 행동이 얼마나 적극적이고 지속적인 역동적 힘에 따라 성공을 결정짓는다. 내적 동기는 특정한 행동을 수행하는데 있어서 외적보상보다는 자율적이고 자신의 의지에 의해 행동에 참여한다는 것을 의미한다. 내적동기를 높일 수 있는 방법으로는 첫째, 성공 경험을 갖게 한다. 둘째, 언어적, 비언어적 칭찬을 자주 한다. 셋째, 연습 내용과 순서를 바꾼다. 넷째, 목표 설정과 의사 결정에 참여시킨다. 마지막으로 실현가능한 목표를 설정한다(오정환, 2004).

내적동기 중 성취동기이론은 어떤 종류의 경기나 자신의 목표달성을 이루어 냄으로서 나오는 성취감 때문에 행동을 하는 경우를 의미한다. 따라서 성취동기가 크면 클수록, 실패기피 동기는 적으면 적을수록 성취욕구는 커지며, 유인가치와 성공확률은 각각 반반일 때 성취욕구가 가장 커진다.

외적동기유발은 보상이나 칭찬 혹은 벌과 같은 것을 제기하여 행동을 유발케 하는 수동적인 의미를 말한다. 자신의 의지와는 관련 없는 외적 물질적 보상 형태가 주류를 이룬다.

성취동기가 높은 사람과 낮은 사람의 비교 (권민혁, 2001)

성취동기가 높은 사람과 낮은 사람 비교		
구 분	성취동기가 높은 사람	성취동기가 낮은 사람
달성목표	과제성향목표를 세운다	자기성향목표를 세운다
내적동기	내적동기가 높다	내적동기가 낮다
동기성향	성공성취의 동기가 높다 실패의 동기가 낮다 성공의 긍지에 관심이 있다	성공성취의 동기가 낮다 실패의 동기가 높다 실패의 창피함을 걱정한다
귀인유형	성공이유를 안정적이며 내적요인으로 돌린다 실패이유를 불안정적이며 외적요인으로 돌린다	성공이유를 불안정하며 외적요인으로 돌린다 실패이유를 안정적이며 내적요인으로 돌린다
과제선택	도전을 좋아하고 도전적인 상대나 과제를 선택한다	도전을 회피하고 매우 어렵거나 쉬운 과제를 선택한다
수 행	평가 상황에서 수행이 우수하다	평가 상황에서 수행이 저조하다

외적 동기는 칭찬과 처벌, 상금, 메달 등과 같은 외적보상이나 타인의 강요나 기대에 의해 유발되는 것이다. 무동기는 지각된 무능력감을 조장하여 내적 동기를 감소시키고 무동기를 촉진하는 것으로 동기의 상실을 의미한다.

스트레스 저항력

스트레스는 어떤 자극에 의한 각성 반응이며, 각성 반응을 일으키는 자극은 스트레스의 유발인자라고 할 수 있다. 우리는 주변에서 일어나는 여러 가지 스트레스로부터 영향을 받고 있지만 왜 스트레스를 받는지 모를 때가 있다. 스트레스를 일으키는 원인은 외적인 환경조건으로부터 내적인 생리적 현상까지 다양한 자극들을 포함한다. 스트레스는 현대사회에 살아가는데 있어서 자극을 주는 긍정적인 면이 있는 반면, 스트레스로 인해 우리는 성인병 또는 각종 질병을 얻거나 정신건강을 약하게 만든다. 스트레스가 많은 현대를 살아간다는 것은 어느 때보다도 정신건강상의 문제가 심각한 시대에 살고 있다는 이야기다. 스트레스가 심리적 · 신체적 건강상의 문제를 일으키는 것을 이해하는 것만큼이나 적절하게 대처하는 것 또한 매우 중요한 일이다.

인내심과 의지력

정신적으로 강인한 성격은 인내와 끈기가 강하다는 것을 말한다. 선수가 경기 상황에서 좋은 성적을 거두는 것은 그만큼의 고된 훈련과 힘든 상황을 참고 견뎌내는 인내심과 정신력이 있었기 때문이란 것을 잘 보여준다. 어떠한 마음을 이루고자 하는 마음이 강한 사람을 의지력이 강한 사람으로 볼 수 있다. 의지력이 강하면 자신이 원하는 성과를 얻을 수 있지만 의지력이 약하면 목표달성조차 힘들어 지게 된다. 그만큼 사회생활에 살아가는데 있어 인내심과 의지력은 정신건강의 매우 중요한 요소라고 할 수 있다.

참고문헌

안문경(2005). 예비교사들과 나누는 체육학 기초지식. 도서출판 교육과 미래. p70-75.

오정환(2004). 체육과 내용학. 박문각. p188-193. 208-215.

권민혁(2001). Click 전공체육. 무지개사. p396-404.

요약하기:

운동의 에너지 대사

요약하기:

유산소성 및 무산소성 운동 개념

유산소 운동이란 내 몸의 근육들이 산소를 소비하는 운동으로 몸 안의 지방을 태우는 효과가 있다. 유산소 운동을 위해서는 30분 이상의 지속적인 운동을 해야 한다. 그리고 전신의 큰 근육들-대퇴, 등배, 가슴 등을 낮은 강도로 사용하는 운동을 할 때 유산소 운동이 될 수 있다. 스트레스와 긴장을 감소시키며 면역기능을 강화시키고 혈중지방 및 혈압을 감소시킨다. 또한 심혈관계 질환을 감소시키며 불면증을 해소하는데 매우 효과적이다(김재란, 2008).

유산소 운동은 심장 부담이 비교적 가벼워서 무리하지 않고 심장을 단련 하고 심장의 펌프기능이 증대하고 심근의 모세혈관이 발달해서 심근경색의 예방 또는 치료효과가 크며 유산소 에너지의 소비가 적어서 젖산의 체내축적이 적고 산성화가 일어나지 않으며, 운동 초기에는 혈중에 젖산이 조금은 높아지지만 운동을 계속하면 산소의 이용이 활발해져 젖산이 감소되고 심장의 부담이 줄어 젖산축적이 가벼워지기 때문에 유산소 운동이 오래 계속됨으로써 총에너지소비가 많아져서 건강에 효과가 커지고 소비에너지는 운동 강도와 운동 시간의 곱에 비례되면서 지방의 소비가 적지만 운동을 계속하면 지방의 소비가 활발해진다(정삼홍, 2008).

이러한 유산소 운동은 우리 몸에 있는 근육의 50% 이상 활발히 움직일 수 있어야 하고, 5분 이상 지속되어야 건강에 도움을 줄 수 있다. 또한 너무 힘들지 않을 정도로 하는 것이 좋으며, 심장의 기능이 원활해지고 혈관의 탄력성이 좋아지는 효과가 있다. 오랫동안 계속하다 보면 심폐지구력이 증가하며, 지방을 주 에너지원으로 쓰게 돼 소비 칼로리가 많아지게 된다. 우리가 주변에서 쉽게 할 수 있는 유산소 운동으로는 걷기, 조깅, 마라톤, 수영, 달리기, 에어로빅댄스, 등산 등이 있다(김덕진, 2005).

운동의 종류		에너지 대사율
달리기	100m	200
	400m	88
	800m	45
	3000m	22
	마라톤	15
수영	100m자유형	47
	1300m자유형	22
	100m평형	40
	100m배형	45
	장거리	10
테니스	남자	9.0
	여자	7.0
골프		3.6
댄스(에어로빅)		7.5
농구		8.0
배구		2.5
역도		100
자전거		5.0
맨손체조		3.0

건강 유지에 좋은 유산소 운동

한편 장시간 계속할 수 있는 가벼운 운동에는 에너지의 사용속도가 늦기 때문에 산소공급을 기다려 충분한 에너지를 생산할 수 있다. 따라서 이때는 산소가 존재하는 상태(유산소 혹은 에어로빅)에서 작용하는 에너지 공급 루트를 주로 사용하여 화학반응이 진행된다. 이와 같은 반응으로 운동하는 것을 유산소운동이라고 한다. 물론 이때 유산은 발생하지 않는다. 또 중간적인 강도의 운동으로 유산소와 무산소의 양 루트를 적절한 비율로 사용하여 필요에너지를 만들어 낸다. 육상경기선수로서는 800m~1500m경주다. 일반인으로는 400m~800m달리기 등이 그 전형적인 중간도의 운동이라 할 수 있다.

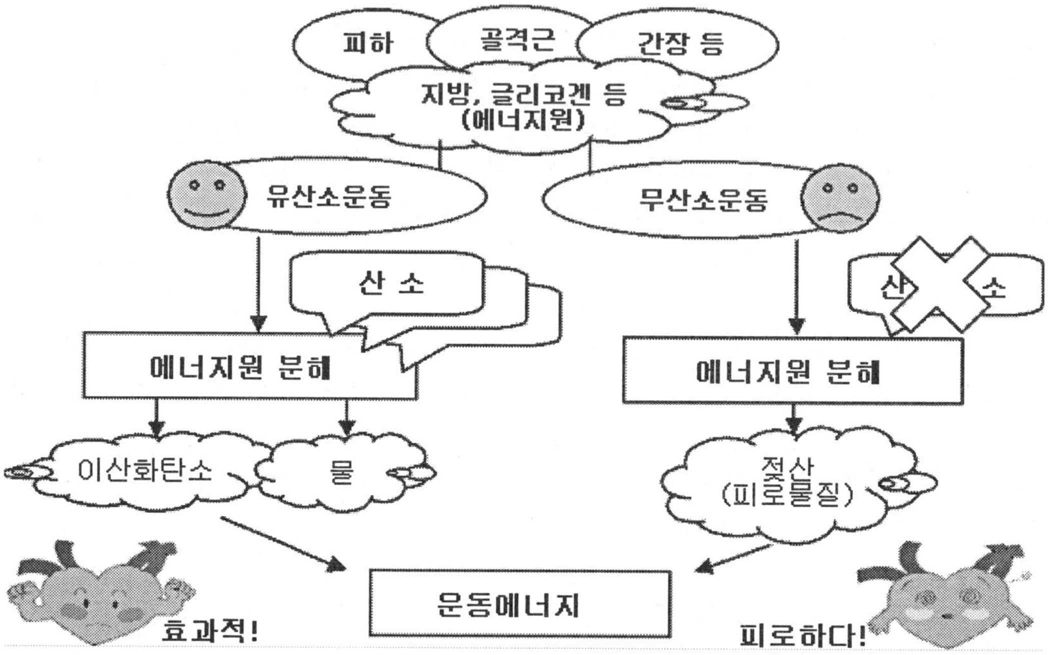

유산소운동과 무산소운동의 에너지대사

	유산소운동	무산소운동
에너지변환속도	늦다. 에너지가 생산되는데 산소공급의 시간이 필요	즉효성이고 돌발적인 운동에도 반응한다.
에너지의 지속성	장시간 지속한다	단시간밖에 지속하지 못한다.
산소의 필요성	필요	불필요
에너지원이 되는 것	글리코겐, 지방	글리코겐
대사산물	이산화탄소, 물	젖산(유산)
운동의 예	조깅, 걷기, 천천히 하는 수영, 자전거타기 등	단거리주, 덤벨, 복근운동 등

유산소운동과 무산소운동의 비교

유산소운동이 신체에 좋은 이유는 심장의 부담을 줄여주기 때문이다. 운동을 계속해가면 근육중의 모세혈관이 발달하고 근육에서의 에너지변환능력이 향상되어 간다. 또 근육에 의한 펌프작용으로 혈액이 심장에 잘 순환되기 때문에 심장일호의 박동으로 보내는 혈액의 양(박출양)도 증가한다. 폐의 환기능력도 좋아진다. 산소를 대량으로 섭취할 수 있게 되는 것이다. 또한 지방을 잘 연소시키는 역할도 한다. 지방은 신체에 있어 필요한 것이지만 필요이상으로 축적되면 건강에 해가 된다. 지방의 연소에는 산소가 필요하기 때문에 적절한 강도의 유산소운동은 지방을 효율적으로 연소할 수 있다.

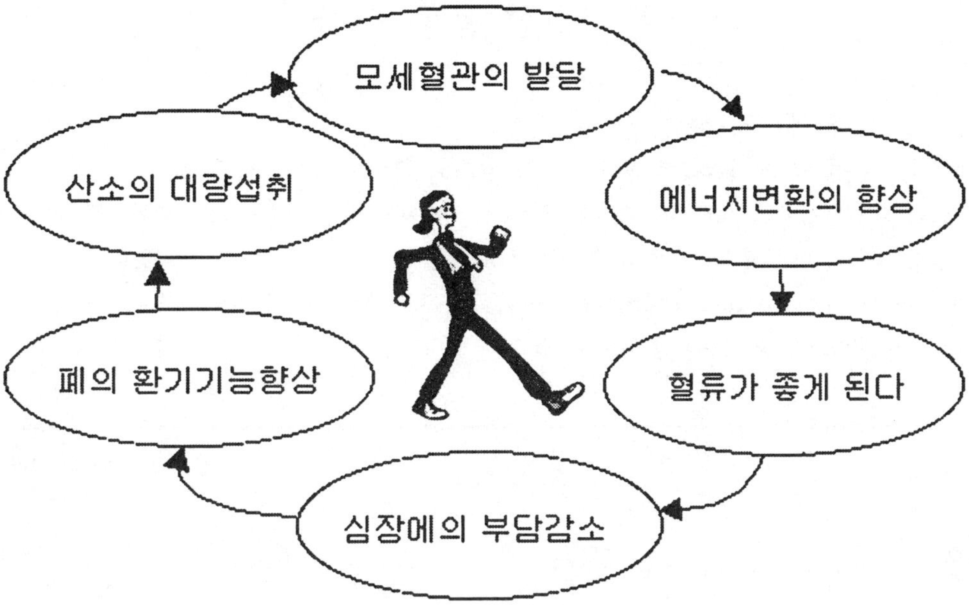
모세혈관의 발달
에너지변환의 향상
혈류가 좋게 된다
심장에의 부담감소
폐의 환기기능향상
산소의 대량섭취

유산소운동이 신체에 좋은 이유

유산소 시스템에는 해당과정, Krebs cycle, 전자전달계의 과정을 거치게 되며, 무산소성 시스템에 비해 무척 복잡하다. 유산소 에너지 과정은 지방과 탄수화물 분해 과정에 산소를 사용하여 효율적으로 에너지를 생산한다. 탄수화물 한 분자는 산소를 사용하지 않으면 3개의 ATP와 젖산을 생성할 수 있으나, 산소를 사용해서 분해할 경우 39개의 ATP를 만들어 낼 수 있다. 이러한 차이 때문에 유산소 운동은 가볍게 느껴지고 힘이 들지 않으며, 효율적인 반면 무산소 운동은 고통스럽고 운동 지속시간이 한정된다는 것을 쉽게 이해할 수 있을 것이다. 근육세포 내에서 탄수화물은 산소와 반응하여 이산화탄소, 물 그리고 에너지를 생산한다(장봉우 외, 2009).

참고문헌

김재란(2008). 월경시 유산소 운동 강도가 여성 호르몬 및 스트레스 호르몬에 미치는 영향. 한양대학교 교육대학원 석사학위논문, p5.

정삼홍(2008). 유산소 운동과 저항 트레이닝 운동이 신체조성 및 혈중지질에 미치는 영향. 부경대학교 대학원 석사학위논문, p6-7.

김덕진(2005). 조깅운동이 정신지체 학생의 신체조성 및 심폐지구력에 미치는 영향. 공주대학교 특수교육대학원 석사학위논문, p8.

육종락(2006). 國民健康體力運動敎本:公務員 敎員硏修敎材, 전국천만인자전거타기운동본부, p169.

장봉우, 김진배, 동중영, 이송우, 장태영, 김재연, 박진혁(2009). 신체활동과 스트레스, 한양출판사, p29.

무산소성 운동 대사

ATP와 ATP분해 에너지 생성

인체는 우리가 섭취하는 음식물을 화학적 에너지 형태로 흡수하고 대사작용(metabolism)을 통해 활동적인 형태인 운동에너지(kinetic energy)를 생성시킨다. 이 운동에너지가 근육의 활성화를 이루어 신체활동을 가능케 하는 것이다(조성봉 외, 1999). 하지만 신체활동에 동반되는 근 수축을 위한 근 수축 활성화 에너지(active muscle contraction energy)는 음식물 분자의 형태로 결합된 아데노신 삼인산(adenosine triphosphate : ATP)으로 근세포에 저장되어 있다.

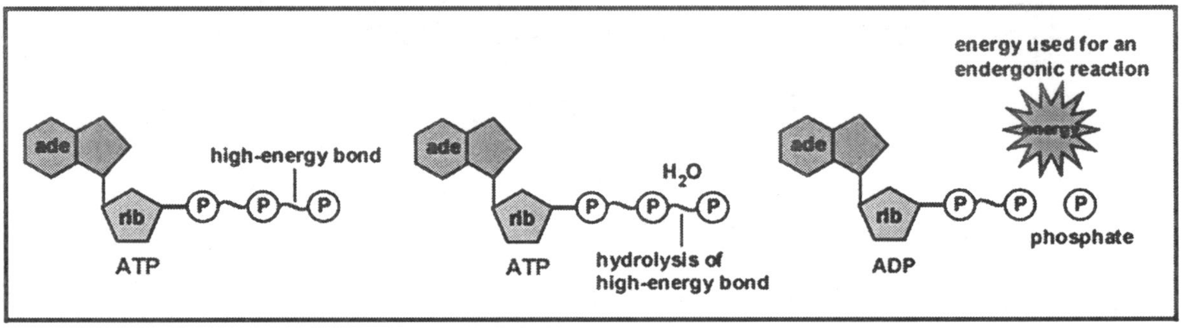

ATP 분자구조의 고 에너지 결합과 분해 에너지 생성과정

위의 그림은 고 준위 에너지 상태의 ATP와 분해 후 저 준위 에너지 상태의 ADP, Pi 분자모형을 보여준다. ATP는 아데노신이라는 복잡한 대형분자 1개와 단순한 부분인 인산기(phosphate group) 3개로 구성되어 있다. 이들 인산기 사이에는 2개의 연결고리가 고에너지 결합(high energy bond)형태로 고 준위의 잠정적인 화학에너지형태로 저장되어 있다.

이 고에너지 결합(high energy bond)형태의 ATP는 안정된 상태에서 벗어나 분해될 때 ADP(adenosine diphosphate)와 유리 인산염(inorganic phosphate: Pi)으로 분해되고 약 7~12㎉의 유용한 에너지(effective energy)를 방출한다. ADP와 Pi로 분해된 상태는 저 준위 에너지 상태가 되고, 분해과정에서 방출된 유용한 에너지는 근세포 조직 내에 제한적으로 쓰이므로 인체의 즉각적인 일 수행에만 한시적으로 사용되는 것이다(조성봉 외, 1999).

ATP-PC 시스템의 재합성

근 내부에 존재하는 ATP량은 극히 미량이기 때문에 그것만으로 운동을 행한다면 근은 1초 이상 수축을 계속 할 수 없다(김재규 외, 2001). 따라서 지속적인 신체활동을 위해서는 근 수축 활성화 에너지가 지속적으로 공급되어야 한다. 이는 분해에 의해 생성된 ADP가 ATP로 재합성됨으로써 가능하다. ATP의 재합성 과정에서도 에너지가 필요하게 되는데 이 과정에서 산소의 이용유무에 따라 크게 무산소성과 유산소성 대사로 나누어진다. 무산소성 대사는 다시 인원질 과정(ATP-PC 시스템)과 무산소성 해당과정(젖산 시스템)으로 구분된다(조성봉 외, 1999).

여기서는 무산소성대사 중 인원질 과정(ATP-PC시스템)에 대해 알아본다. 근 조직 내의 세포에는 ATP 이외에 크레아틴 인산(phosphocreatine: PC)라는 고 준위 에너지 인산분자가 저장되어 있다. 크레아틴 인산은 근 세포 활동에 직접적으로 이용되지 않고 우선적으로 재합성하는데 이용되며, 근 수축 시 ADP와 Pi로 분해되는 것과 함께 크레아틴(C)과 무기인산(Pi)으로 분해된다. 그리고 ATP가 분해되면서 발생되는 에너지로 크레아틴과 인산을 재합성하는데 쓰이고 크레아틴과 인산이 분해되면서 나오는 에너지로는 ADP와 Pi가 다시 ATP로 재합성되는데 이용된다. ATP-PC 시스템은 인체가 ATP를 합성하는 데 가장 간단한 방법으로, 다음 그림과 같은 과정을 거친다(정일규, 2000).

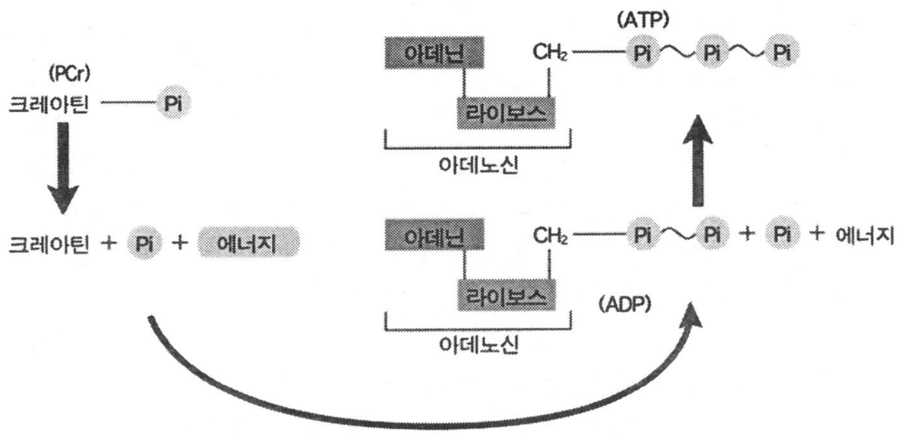

크레아틴인산에 의한 ATP 재합성(김재규 외, 2001)

이처럼, ATP가 재합성되기 위해서는 크레아틴 인산(PC)의 방출된 에너지가 필요하고, PC가 재합성되기 위해서는 ATP의 힘이 필요하다. 이처럼 ATP와 PC는 서로 보완적으로 계를 이루며 반응하므로 ATP-PC 시스템이라고 한다.

ATP의 대사 과정의 근본적인 원리는 생화학적인 관점에서 보면, ADP와 Pi는 ATP로 결합 된 결합반응(coupled reaction)으로 생각해 볼 수 있다. 이 결합이 대사적 생산에 관여하는 근본적인 원리인 것이다(조성봉 외, 1999). 다음은 결합반응의 원리이다.

AB → A +B +Energy

Energy +C +D → CD

이 같은 원리를 ATP 재합성 과정에 적용해 보면 다음과 같이 정리된다.

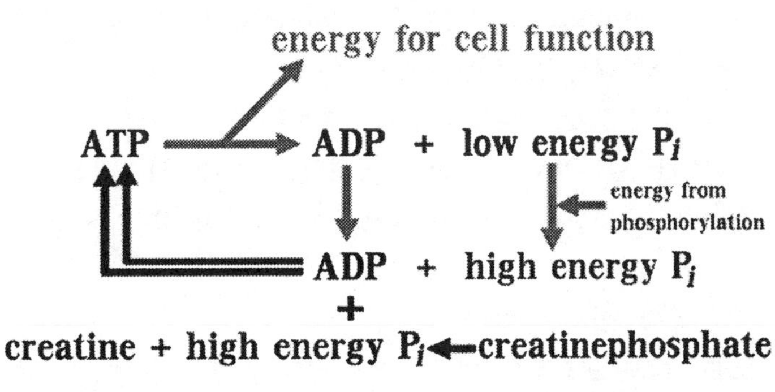

그리고 ADP와 크레아틴인산(PC)의 ATP로의 재합성은 크레아틴 분해효소(CK: creatine kinase)에 의하여 촉진된다(정일규, 2000).

분해효소(creatine kinase)

PC(크레아틴 인산) + ADP ----------------------> ATP + C(크레아틴)

ATP-PC시스템의 특성과 에너지 연속체계

ATP시스템의 특성을 보면, 무산소성 대사의 다른 하나인 젖산계와는 달리 ATP-PC 시스템은 대사과정에서 젖산이 생성되지 않기 때문에 비젖산 시스템이라고 하기도 한다. 그리고 PC의 분해에 의해 발생한 에너지는 매우 신속하게 이루어지기 때문에 단시간의 최대의 에너지가 공급되어야 하는 100m 달리기, 투척운동, 도약운동 등은 대부분의 ATP-PC 시스템에 의해 에너지 공급이 이루어진다. 즉, ATP와 PC 모두 근 조직의 수축기전에 저장되어 있기 때문에 여러 단계의 화학반응이나 산소의 공급없이 비교적 짧은 7~8초 내에 에너지가 고갈된다(조성봉 외, 1999). 그렇기 때문에 이러한 운동 시 ATP는 빠르게 재생산되어야 한다. 참고적으로 우리 인체가 한 번에 사용할 수 있는 ATP의 총 양은 85g이다(이근일 외, 2006).

이에 반해 400m나 800m 달리기와 같이 중간 정도의 강도나 시간이 소모되는 신체활동에 있어서는 주로 젖산시스템에 의해 에너지가 공급된다(조성봉 외, 1999). 다음은 각 시스템의 에너지공급 속도와 시간적인 특성을 보여주고 있으며, 그래프는 각각의 에너지 대사 시스템별로 운동시간과 에너지 공급과의 관계를 나타내고 있다.

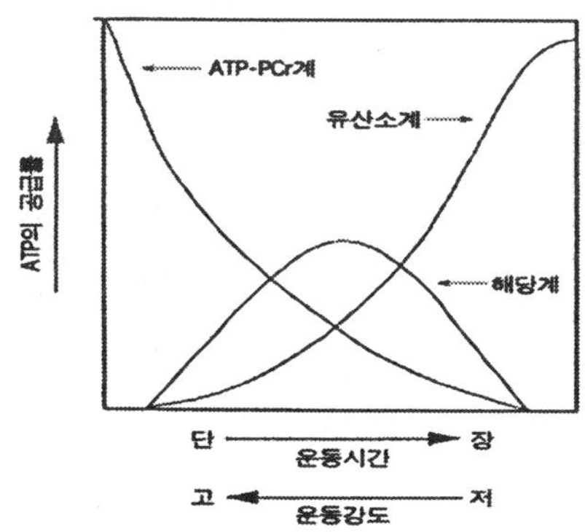

운동시간과 에너지 공급과의 관계
(김재규 외, 2001)

	에너지공급속도	에너지공급시간	특징
ATP-PC계	가장 빠르다	7~8초	산소 불필요
해당계 (젖산계)	중 간	32~33초	
유산소계	가장 느리다	∞	산소 필요

각 에너지 공급계의 비교

무산소성 대사능력을 에너지 연속체계의 개념에서 세분화하면 10-30sec 동안의 최대 스피드 발현 시 ATP-PC energy system에 의해서 생성되며 60-90sec의 최대운동 시 젖산계(lactic acid energy system)이 주로 사용되며 ATP-PC energy system은 부수적으로 동원된다(성기홍 외, 1993). 여기서 에너지 연속체계의 개념은, 1500m 달리기처럼 특정한 신체활동에 있어서 ATP-PC 시스템, 젖산 시스템이 혼재되는 등의 ATP 공급방법이 변화하는 것을 말한다(조성봉 외, 1999).

ATP-PC 시스템의 에너지 대사 능력

위에서 살펴 본, 각 에너지 대사 과정들은 기본적으로 신체의 운동 능력 향상을 위한 연구에 많이 응용되고 있다. 에너지 대사 과정을 이론적으로 분석해 보면 ATP-PC 시스템의 에너지 대사는 근 조직 속의 크레아틴과 밀접한 연관성을 가지고 있다고 생각해 볼 수 있다. 실제로 농도와 관련해서, 크레아틴 섭취가 무산소성 운동 시 즉각적인 에너지원으로 동원되는 포스포크레아틴의 농도를 증가시켜 ATP 재합성률을 증가시킨다(이한성, 1998). 또한, PC의 고갈은 짧고 강한 무산소성 운동을 제한하는 요인이 되므로 많은 양의 크레아틴의 섭취는 운동능력을 향상시킬 수 있다(파시코, 2004). 즉 ATP-PC 시스템에서 크레아틴의 농도 증가는 ATP의 재합성률을 증가시켜 무산소성 운동 능력을 극대화 시킨다. 결론적으로, 무산소성 운동 수행에 있어서 근 수축을 위한 ATP-PC 시스템의 에너지 대사능력은 자연적으로 생성되거나 몸 안에 축적되어 있는 크레아틴의 양과 그에 따른 ATP의 재합성 능력에 달려 있음을 알 수 있다.

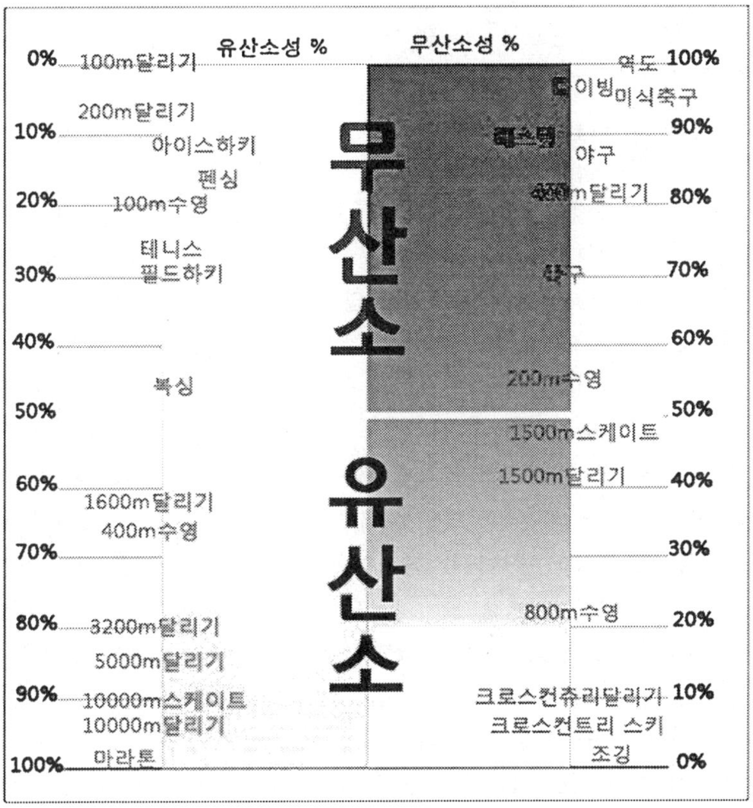

참고문헌

김재규, 류부걸(2001). DK운동생리학. 대경북스. p49-50. 56-57.

이성기홍, 임태환, 이대근, 문치웅, 김상태, 신명진, 이덕분(1993). ATP-PC, ATP-PC & LACTIC ACID, O2 Energy System 운동에 의한 생체 내 골격근섬유의 고 에너지인(P) 대사변화. 31회 하계학술발표회 학술저널. p139.

이근일, 김도준, 김동제, 김갑수, 강성기, 조재혁, 천윤석(2006). 스포츠 영양학. 신아출판사. p17-18.

이한성(1998). 크레아틴 섭취가 무릎관절의 최대 등속성 운동능력에 미치는 영향. 동아대학교 교육대학원 석사학위논문. p41.

정일규(2000). 운동 영양학(최신). 대경북스. p264.

조성봉, 강형숙, 김현태, 서연태, 서재명, 유호길, 이상욱, 이종복(1999). 운동과 건강. 도서출판 홍경. p64-66. 74-75.

파시코 (2004). 알고 싶은 스포츠심리학. 스포츠와 영양(계간지). p2.

젖산 운동 대사

젖산(lactic acid)이란 카르복시기, 수산기, 메틸기, 수소의 네 원자단이 결합한 비대칭 탄소원자를 가지는 유기화합물이다. 젖산은 대사물질 중 무산소성 대사물이며, 신체활동 등으로 인하여 체내에 축적되면 피로를 수반하며 기능퇴화 현상을 보인다(장봉우, 김진배, 동중영, 2009).

젖산은 포도당(glucose)을 에너지원으로 이용할 때 산소가 부족한 상태에서 여러 가지 화학적 과정을 거치면서 일부의 포도당이 최종적으로 젖산을 생성하게 되는데, 활동 중의 근육세포가 필요로 하는 ATP의 수요량이 미토콘드리아(mitochondria)에서 재합성하는 ATP의 양을 초과할 경우에 생성된다. 뿐만 아니라 젖산은 인체의 조직에서 근육의 수축이 활발하게 일어나는 동안 생성된다고 하였으며, 이러한 사실은 근육 내 젖산농도의 측정과 근조직자체에서 젖산농도를 측정함으로서 밝혀졌다. 근육에서 측정된 젖산농도가 어느 정도 증가한다는 사실은 근육이나 신체의 다른 부위에 있어서 젖산농도의 증가를 말한다(김병조, 2003).

젖산 시스템은 근육 중의 글리코겐을, 산소를 쓰지 않고 분해해서 ATP를 재합성하기 위한 에너지를 얻는 방법이다. ATP-PC시스템에 비해 운동을 오래 계속할 수 있으나, 일정 시간에 나타낼 수 있는 에너지의 출력이 떨어진다. 또, 분해 과정에서 젖산이 생기는데, 이 젖산이 다음의 분해를 방해하기 때문에 계속 ATP를 만들 수 없게 된다(Newton, 2008).

인간이 수행하는 운동을 포함한 신체적 활동은 골격근의 수축을 통해서 이루어지며 이를 위해서는 에너지를 필요로 하는데, 인간의 체내에서 이루어지는 에너지 대사의 작용은 정교하고 복잡하여 극히 순간적으로 이루어지는 폭발적인 운동으로부터 지속되는 장기간의 운동에 이르기까지 에너지를 공급할 수 있는 형태는 다양하다. 음식물의 분해과정에서 방출되는 에너지는 생리학적 일에 직접 기여하지 않으며, 근세포에 저장되어 있는 아데노신 3인산(adenosine triphosphate : ATP)이라는 화학 합성물을 합성하는데 이용된다. 그리고 ATP가 분해를 통하여 방출되는 에너지만이 인체세포가 특정일을 수행하는데 이용될 수 있으므로 직접적으로 사용하는 에너지원은 ATP인 것이다. 근세포에 저장된 ATP 총량은 한정되어 있으므로 필요에 따라 수시로 재합성 되어야 하며 이를 위해서는 에너지가 필요하고, 산소 유, 무의 정도에 따라 일반적으로 3가지 방법이 있다. 이는 ATP-PC 시스템과 젖산 시스템과 유산소 시스템이다. 이 중 젖산이 생성되는 시스템은 젖산 시스템이다.

젖산 곡선Lactate curve

심박수-젖산 곡선으로 알려진 심박수와 젖산 수준 간의 연관성은 사람에 따라 다르고 또한 개인의 상태가 변함에 따라 다르다. '숙련도에 따른 무산소성 역치 수준의 차이'에서 왼쪽의 곡선은 트레이닝 받지 않은 사람의 것으로 그 사람의 심박수 편향 포인트는 분당 130회이다. 오른쪽의 곡선은 그 사람이 일정기간의 트레이닝을 한 후를 보여주는 것으로 심박수 편향 포인트가 분당 180회로 변화했다. 비숙련자의 경우 심박수 130에서 오랜 시간 동안 운동을 계속할 수 있다. 숙련된 선수는 심박수 180에서 오랫동안 운동할 수 있다. 이 운동 강도는 4mmol/l의 젖산 양과 부합한다. 이 경계선은 무산소/무산소성 역치(anaerobic threshold)라고도 불린다. 이 무산소/무산소성 역치보다 높은 강도의 트레이닝은 젖산의 급격한 증가를 초래한다(조성봉 외, 2008).

젖산역치란 운동 강도가 강해질수록 피로물질인 젖산이 근육에 축적되는 데 그 상승정도가 갑자기 증가하는 지점을 역치라 한다. 단련자일수록 젖산 역치가 나타나는 시점이 늦다. 젖산 축적의 이유는, 점증부하 운동검사의 초기단계에서 근수축을 위한 거의 모든 ATP생산은 유산소적인 근원에서 나온다고 일반적으로 알고 있다. 그러나 운동 강도가 증가함에 따라 혈중 젖산농도는 비직선적(exponential fashion)으로 증가한다. 이런 현상은 비훈련 피험자에서는 최대산소섭취량의 50~60%정도에서 나타나는 반면, 훈련된 피험자에서는 보다 높은 운동 강도에서 일어난다. 이런 젖산농도의 변화시점을 젖산 역치와 "혈중 젖산 축적지점"이라고 부른다(정성태, 2001). 심박수가 증가한다는 것은 운동 강도가 높아진다는 뜻이며 이로 인해 젖산 농도는 그만큼 비례하여 증가하게 된다. 또한 산소섭취량이 증가할수록 젖산 농도도 아울러 같은 이치이다.

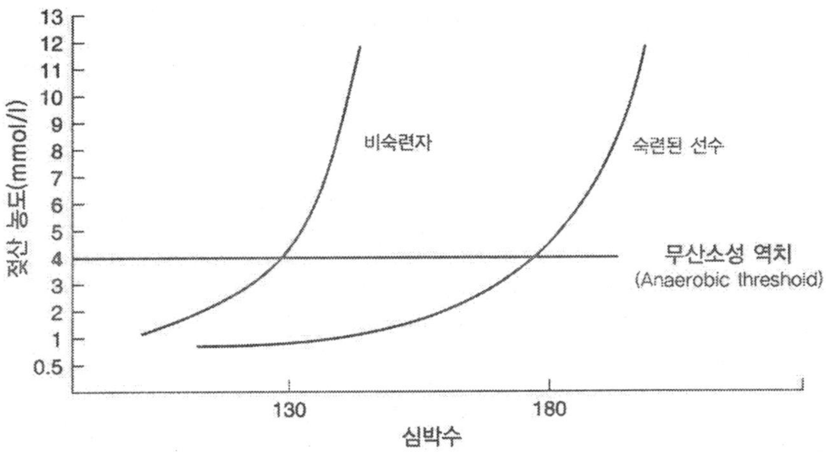

숙련도에 따른 무산소성 역치 수준의 차이(조성봉 외, 2008)

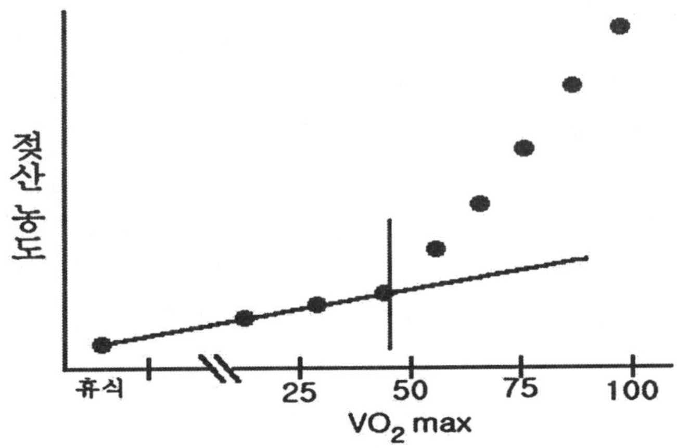

젖산 역치

사람의 골격근은 일반적으로 3개의 다른 섬유형태로 분류된다. 간단히 하면, 이들 섬유형태 중 두 가지는 "속근(fast twitch)" 다른 하나는 "지근(slow twitch)"으로 나뉜다. 이름이 의미하는 바와 같이, 지근섬유가 낮은 강도의 운동에 기본적으로 이용되는 반면, 속근섬유는 격렬하고 빠른 운동시 동원된다. 속근섬유에서 관찰되는 젖산탈수소효소(LDH) 동질효소는 피루빅산에 친화력이 더 커서 젖산의 형태를 촉진한다. 대조적으로, 지근섬유은 LDH형태를 가지며 젖산의 피루빅산으로의 전환을 촉진한다. 그리하여, 단순히 LDH형이 존재하기 때문에 운동시 속근에서 젖산형성이 이루어진다. 그러므로, 다시 말해 젖산 생성은 근세포에서 산소이용능력과 관계없다. 점증부하 운동실험에서 초기에는 지근섬유가 우선 활동한다. 그러나 운동 강도가 증가함에 따라, 근력도 증가해야 하기 때문에 속근섬유의 참여요구가 더욱 증가한다. 그 결과, 속근섬유의 영향의 증가로 젖산생성이 증가하고, 이에 따라 젖산 역치를 초래한다(정성태, 2001).

젖산 시스템은 근육 내에서 ATP를 재합성 할 수 있는 방법이다. 이는 탄수화물이 젖산으로 분해되면서 에너지를 방출하는 무산소성 해당작용(anaerobic glycolysis)이다. 이 과정은 세포질 내에서 이루어지며 glucose 혹은 glycogen이 초성포도산을 거쳐 젖산탈수효소(lactate dehydrogenase)의 작용으로 최종 대사산물인 젖산으로 분해되면서 2-3mole의 ATP를 생성하는 대사과정을 의미한다. 운동 중 근육에 젖산이 과도하게 축적되면 운동능력이 제한되는데 그 원인은 근육 내에 젖산이 축적됨에 따라 세포내에 pH가 떨어짐으로써 해당계의 대표적인 효소인 phosphofructokinase(PFK)의 억제가 일어나기 때문이라고 하였다. 젖산 시스템은 ATP-PC 시스템과 마찬가지로 에너지를 신속하게 공급하는데 큰 의미가 있다(김병조, 2003).

피루브산은 미토콘드리아로 이동하여 CO_2 와 아세틸 CoA로 전환된 뒤 아세틸 CoA는 CO_2 와 H_2O로 완전히 분해된다. 그러나 생장과 분열에 산소를 필요로 하지 않는 혐기성 생물에 있어서는 해당작용이 세포 내 ATP의 주 공급원이다. 이러한 현상은 골격근과 같은 일부 동물조직에서도 일어나며 따라서 골격근은 산소가 부족한 상태에서도 계속 작용할 수 있다. 이와 같은 무산소 상태에서는 피루브산과 NADH 전자들이 세포기질에 그대로 남아 있게 된다. 피루브산은 세포 밖으로 방출되는 물질로 전환되는데, 예를 들면 술과 빵을 만드는 데 쓰이는 효모에서는 알코올과 CO_2 로, 근육에서는 유산으로 전환된다. 이 과정에서 NADH는 자신의 전자를 내놓고 다시 NAD^+ 상태로 돌아가는데, 이 NAD^+ 의 재생산이 해당작용을 계속 일으키는 데 꼭 필요한 과정이다. 이와 같은 무산소 상태에서의 에너지 생산과정을 발효라 부른다(Bruce의, 2005).

인체의 최대젖산 내성능력, 즉 운동 시 견딜 수 있는 최대젖산축적량은 60~70g으로서 그에 대한 적응상태나 트레이닝의 정도에 따라 그 이상의 축적에도 견딜 수 있게 된다. 실제로 충분히 트레이닝된 운동선수의 경우 100~120g의 젖산축적에도 견딜 수 있게 된다. 근피로의 원인이 되는 과다한 젖산축적현상은 결과적으로 ATP 이용을 저해하고 더 이상의 근수축을 억제시키는 효과를 야기하면서 휴식과 충분한 산소공급을 요구하는 것이다(김기진, 조성계, 1988).

등속성 테스트 결과가 윈게이트 테스트 결과와 비슷한 수준을 나타내기는 하였으나 안정 시부터 회복 10분까지 다른 측정 방법에 비해 혈중 젖산 농도의 수치가 낮은 것으로 나타났다. 안정 시와 운동 직후 이후로도 가장 낮은 농도를 보였다. 트레이드밀 테스트 결과 혈중 젖산 농도는 다른 두 측정 방법에 의해 측정된 농도보다 유의하게 높게 나타났고 안정 시와 운동직후 이후로도 가장 높은 농도를 나타냈다(조채현, 2005).

참고문헌

장봉우, 김진배, 동중영 (2009). 신체활동과 스트레스. 한양출판사 p25-27,

Bruce Alberts, Dennis Bray, Karen Hopkin, Alexander Johnson, Julian Lewis, Martin Raff, Keith Roberts, Peter Walter (2005). essential cell biology second edition. Garland Science. p429-430.

조채현(2005). 무산소성 운동능력의 평가방법 비교. p20-22,42-43.

김병조(2003). 고농도 산소가 운동 강도에 따른 회복시 심박수 및 혈중 젖산농도에 미치는 영향. p5-6, 8-9.

김기진, 조성계(1988). 젖산(lactic acid)과 운동1. 스포츠 과학정보. p35.

정성태(감수), 최대혁, 김광희, 김동희, 남상남, 신호수, 옥정석, 이동규, 이복환, 이용수, 전태원, 최희남, 한종우(공역)(2001). Power 운동생리학. 라이프사이언스. p50-51.

조성봉, 김기진, 이상욱, 김선영(공역)(2008). 젖산역치 트레이닝. 대한미디어. p40-41. 113. 119-120. 131-132.

유산소성 운동 대사

유산소성 대사

우리 몸은 운동을 포함한 모든 신체 활동 시 에너지 생성을 위한 대사로 크게 유산소성과 무산소성 대사로 구분된다. 유산소성 대사는 3분 이상의 긴 시간 동안 운동 수행 시 주 에너지 시스템으로 관여하며 크렙스회로 및 전자전달계에 의하여 산소를 적절하게 이용하여 에너지를 생성한다. 유산소성 대사 능력은 주로 심폐기능을 토대로 일정한 강도에서의 운동지속능력과 관련성이 높으며 최대산소섭취량, 무산소역치 등으로 평가된다(김규남, 2006). 유산소성 대사는 무산소성 대사보다 상당히 복잡하고 많은 반응과 효소의 활성화를 필요로 한다. 무산소성 해당작용은 세포 원형질 속에서 반응하지만, 유산소성 대사는 미토콘드리아 내에서 반응한다. 특히 미토콘드리아는 크리스타라는 접혀진 내막과 정교한 내막 시스템을 갖추고 있어 유산소성 대사에 필요한 대부분의 효소 시스템을 가지고 있다(김현, 권순일, 한창효, 김영언, 채창훈, 이상룡, 최영한, 2004).

탄수화물 유산소성 운동대사의 반응

유산소성 대사의 여러 가지 반응으로 유산소성 해당작용과 크렙스회로 Krebs cycle, 전자전달계 Electron transport system : ETS가 있는데 자세한 내용에 앞서 간단히 설명하자면, 먼저 유산소성 해당적용은 글리코겐을 이산화탄소와 물로 분해하는 유산소분해의 첫 번째 단계인 해당작용이다. 무산소성 경로와 동일 하지만, 젖산이 생성되지 않는 것이 차이점이다. 여기서 1mole의 글리코겐은 2mole의 초성포도산으로 분해되면서 3mole의 ATP를 재합성하여 에너지를 방출한다. 크렙스회로는 발견자 한스 크렙스 Hans Krebs의 이름을 따서 부르게 되었다. 유산소성 해당작용의 다음 단계로 피루빅산은 미토콘드리아를 지나 크렙스회로의 일련의 반응 속에서 분해된다. 이 분해에서는 이산화탄소 CO_2의 생성과 전자가 분리된다. 마지막으로 전자전달계는 크렙스회로에서 이탈된 수소이온과 전자는 급속히 이동되어 H_2O를 형성한다. 이런 일련의 반응을 전자전달계라고 한다. 여기서 39 ATP가 생성되는데 이는 유산소 해당작용으로 생성된 3 ATP와 전자전달계로 가는 NADH 전달을 통해 생성된 30 ATP, $FADH_2$의 전달을 통해서 합성된 4 ATP, 그리고 크렙스회로 자체에서 생성된 2 ATP를 합친 것이다(김현, 권순일, 한창효, 김영언, 채창훈, 이상룡, 최영한, 2004).

유산소성 해당작용

유산소성 해당작용은 글리코겐이 ATP의 재합성과 함께 초성포도산 Pyruvic acid로 분리 되는데 산소공급이 충분한 경우 유산소성 해당작용이 되어, 더 많은 ATP를 재합성하고 최종 부산물인 CO_2와 H_2O로 분해된다. 초성포도산은 화학반응 후 크렙스회로로 들어가 2가지 화학 반응을 일으키는데 첫째는 이산화탄소 CO_2가 이탈되어 폐를 통해 호기되어 체외로 배출되고, 두 번째로 산화가 일어나는데 이 과정에서 제거된 수소이온(H^+)과 전자(e)는 다시 전자전달계로 들어가 화학적 반응을 일으킨다(김현, 권순일, 한창효, 김영언, 채창훈, 이상룡, 최영한, 2004).

크렙스회로 Krebs cycle

크렙스회로는 수소의 수송체인 NAD nicotinamide adenine dinucleotide, FAD flavin adenine dinucleotide를 이용하여 탄수화물, 지방, 단백질의 산화로 가속화하는 기능을 말한다. 크렙스회로에서 발생된 에너지는 전자전달계에서 ATP를 합성하는데 사용되고, 이산화탄소(CO_2)를 생성하며, 전자가 분리(산화)된다(김현, 권순일, 한창효, 김영언, 채창훈, 이상룡, 최영한, 2004).

〈 NAD : 산화형 - NAD+ , 환원형 - NADH 〉
〈 FAD : 산화형 - FAD+ , 환원형 - FADH2 〉

크렙스회로는 한 분자의 acetyl-CoA(2C)가 oxaloacetate(4C)와 중합되어 citrate(6C)가 생성되면서 처음 경로가 시작되고, 8단계의 반응을 거치는 동안 두 분자의 탄소는 이산화탄소로 전환되어 소실되고, 다시 ocx가 재상성되어 cycle을 이루는 경로이다. 이러한 과정에서 생성된 전자는 NAD와 FAD에 전달되어 NADH와 FADH2가 되고, 전자전달계에 전달되면서 산화적 부인산반응을 통해 ATP를 생성하게 된다. 또한 5단계 반응에서는 기질 수준의 부인산 반응을 통해 GTP가 생성되고, GTP는 결국 ATP로 전환될 수 있기 때문에 한 분자의 ATP가 생성된다고 할 수 있다.

1단계 반응 - 미토콘드리아 내막의 안쪽에 있는 효소 pyruvate dehydrogenase에 의해 pyruvate에서부터 생선된 acetyl-CoA(2C)는 미토콘드리아의 내강 mitochondrial matrix에 있는 효소 citrate synthase에 의해서 oxaloacetate(4C)와 중합되면서 citrate(6C)를 형성하게 된다. citrate(6C)를 생성하는 에너지는 acetyl-CoA(2C)가 지니고 있는 고에너지의 thioester 결합이 분리되면서 나오고 acetyl-CoA(2C)에서부터 co-enzyme이 분리되어 나오게 된다. 그리고 oxaloacetate(4C)가 acetyl-CoA(2C)를 운반하는 역할로부터 시작되어 citrate(6C)를 생성하는 크렙스회로의 1단계 반응은 3단계, 4단계 반응과 함께 전체 크렙스회로의 흐름을 조절하는 가장 중요한 반응의 하나이다(백일영, 2006).

2단계 반응 - citrate(6C)는 미토콘드리아의 내강에 있는 이성화 isomerization 효소인 aconitase의 두 단계 전환인 탈수 dehydration와 재수화 rehydration과정을 거치며 분자 구조를 다시 정렬하여 이성체인 isocitrate(6C)로 전환된다.

3단계 반응 - isocitrate(6C)는 미토콘드리아의 내강에 있는 산화적 탈카복실화 oxidative decarboxylation, 6C→5C 효소인 isocitrate dehydrogenase의 촉매 활동을 통해 α -ketoglutarate(5C)가 된다. 이러한 과정에서 한 개의 이산화탄소 CO2가 생성되고 함께 생성된 전자는 NAD와 FAD에 전달되어 NADH와 FADH2가 되고, 전자전달계에 전달되면서 산화적 부인산반응을 통해 ATP를 생성하게 된다. 효소 isocitrate dehydrogenase는 크렙스회로의 흐름을 조절하는 가장 중요한 효소이다.

4단계 반응 - α -ketoglutarate(5C)는 미토콘드리아의 내강에 있는 α -ketoglutarate dehydrogenase complex의 산화적 탈카복실화 oxidative decarboxylation, 6C→5C 촉매 작용에 의해서 succinyl-CoA(4C)로 전환된다. 3단계 반응과 마찬가지로 이러한 과정에서 1개의 이산화탄소가 생성되고, 생성된 전자는 전자전달계로 전달되면서 ATP를 생성하게 된다.

5단계 반응 - succinyl-CoA(4C)는 효소 succinyl-CoA synthetase의 촉매 활동에 의해 succinate(4C)로 전환된다.

6단계 반응 - 크렙스회로의 다른 효소들과는 달리 유일하게 미토콘드리아의 내막 안쪽 면inner face of the inner mitochondrial membrane에 위치하고 있는 succimate dehydrogenase는 succinate(4C)를 산화시켜 fumarate(4C)로 전환시키는 반응을 촉매하는 효소이다. 이 반응과정에서 succinate(4C)는 2개의 수소와 전자를 FAD에 전달하고, 따라서 생성된 FADH2는 전자전달계로 전달되어 ATP를 생성하게 된다.

7단계 반응 - fumarate(4C)는 효소 fumarase의 촉매 작용을 통해 fumarate(4C)에 있는 이중 결합을 수화 hydration시키면서 malate(4C)로 전환된다.

8단계 반응 - malate(4C)는 효소 malate dehydrogenase의 촉매 활동을 통해 산화되면서, 또 다른 크렙스회로가 시작될 때 acetyl-CoA(2C)와 중합될 수 있는 oxaloacetate(4C)의 상태로 다시 돌아가게 된다. 이 8단계 반응 과정에서도 malate는 2개의 수소와 함께 수소가 지닌 전자를 NAD+에 전달하고, 따라서 생성된 NADH + H+는 전자전달계로 전달되어 ATP를 생성하게 된다. 따라서 전체적인 반응은 다음과 같이 요약할 수 있다(백일영, 2006).

전자전달계 Electron transport system: ETS

전자전달계는 에너지를 생성하는 과정에서 ATP를 재합성하며 전자와 수소 이온을 결합하여 최종 생산물인 물 H2O이 형성되는 특별한 일련의 화학반응을 말한다. 이는 미토콘드리아 내에서 일어나며, 전자수용계, 전자전달계 혹은 호흡연쇄, 전자운반연쇄 등 다양하게 불린다(장봉우, 김진배, 동중영, 2009).
전자전달계는 세포질 cytosol에서 해당과정을 통해 형성된 NADH와 미토콘드리아에서 크렙스회로와 β-oxidation을 통해 생성된 NADH와 FADH2가 갖고 있는 전자를 전자전달계라고 하는 일련의 전자 전달 시스템을 통해 산소에 전자를 전달하면서 에너지를 생성하게 된다. 그리고 이 에너지를 이용해서 미토콘드리아에서 ATP를 생성하는 과정을 산화적 부인산반응 oxdative phosphorylation이라고 하며, 인체에서 필요한 대부분의 에너지는 전자전달계와 연계된 산화적 부인산반응을 통해 생성됨으로 중요한 대사적 의미를 지니고 있다. 따라서 대사에서 산소의 역할은 바로 전자전달계 내에서 NADH와 FADH2의 수소가 가지고 있는 전자를 받아들임으로써 원활하게 ATP를 생성하고, NAD와 FAD가 다시 수소를 받아들일 수 있는 상태가 되도록 하는 역할을 한다. 그리고 결국 산소는 수소와 결합하여 물 H2O 분자로 환원된다. 전자전달계의 반응경로는 NADH-ubiquinone reductase인 복합체Ⅰ, succinate-ubiquinone reductase인 복합체Ⅱ, ubiquinone-cytochrome C reductase인 복합체Ⅲ, cytochrome C oxidase인 복합체Ⅳ의 4가지 복합체들로 구성되어 있고, flavin mononucleotide(FMN), Fe-S centers, ubiquinone(coenzyme Q), 그리고 cytochrome(b, c1,c,aa3)등에 의해서 이들 복합체들은 서로 연결되어 진다.

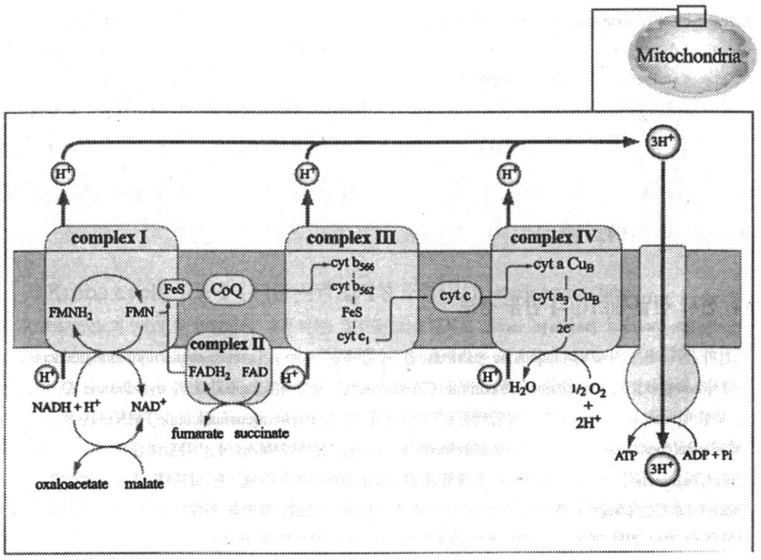

복합체Ⅰ은 여러 산화적 반응에서 생성 되어진 NADH와 FADH2는 미토콘드리아의 전자 전달계로 전달되고, NADH는 복합체Ⅰ에서부터 전자 전달 과정이 시작되고, FADH2는 복합체Ⅱ에서부터 전자 전달이 시작된다. 미토콘드리아의 내강 matrix에서 생성된 NADH는 일단 미토콘드리아의 내막에 있는 복합체Ⅰ으로 확산된

다. 그리고 NADH는 NADH dehydrogenase complex의 촉매 활동을 통해 전자를 FMN에 전달한다. FMN은 전자를 Fe-S centers를 통해 coenzyme Q에 전달한다. 그리고 이렇게 전자를 전달하면서 생성된 에너지의 일부를 이용하여 세포질 쪽의 intermembrane space로 양자인 H+를 펌프하여 내보내는데 사용한다.

복합체Ⅱ는 복합체Ⅱ는 복합체Ⅰ과 같은 역할을 하지만 NADH 대신 FADH2를 받아들여 복합체Ⅰ과 같은 역할을 수행하게 된다. 하지만 전자의 전달은 복합체Ⅰ과는 다르게 FADH2에서 바로 Fe-S center로 전달하고 cytochrome b560을 통해 coenzyme Q에 전자를 전달하게 된다.

복합체Ⅲ은 복합체Ⅰ과 Ⅱ에서 NADH와 FADH2로부터 받아들인 전자는 결국 coenzyme Q에 전달되고, coenzyme Q에 의해서 복합체Ⅲ에 전달되는데, 우선 coenzyme Q는 전자를 복합체Ⅲ에 있는 cytochrome b566에 전달하고 cytochrome b562를 결쳐 Fe-S centers에 전달한다. 그리고 마지막으로 복합체Ⅲ에 있는 cytochrome C1에 전자를 전달한다. 전자는 복합체Ⅲ에 있는 cytochrome C1을 떠나 복합체Ⅳ로 가기 위해 cytochrome C에 전자를 전달하게 되는데, 앞에서 이미 언급한 바와 같이 coenzyme Q에 의해 복합체Ⅰ과 Ⅱ가 Ⅲ에 연결되고, cytochrome C에 의해 복합체Ⅲ와 Ⅳ가 연결되면서 전자를 전달하게 된다. 그리고 coenzyme Q에서 cytochrome C에 전자가 도달하면서 생성된 에너지는 복합체Ⅰ에서와 마찬가지로 미토콘드리아의 내강에서 세포질 쪽의 intermembrane space로 양자인 H+를 펌프 하는 에너지로 이용된다.

복합체Ⅳ는 cytochrome C는 전자를 복합체Ⅳ에 있는 aa3에 전달하게 되고, aa3는 전자를 마지막 전자 수용체인 산소에 전달하게 되며, 이러한 과정에서 물이 형성된다. 그리고 이러한 전자 전달 과정은 cytochrome oxidase의 촉매 활동에 의해 이루어지게 된다. 또 이 과정에서도 양자는 세포질 쪽의 intermembrane space로 이동된다.

전자전달계에서의 ATP생성은 산소에 전자를 전달하는 과정에서 생성되기 때문에 산화적 부인산반응 oxidative phosphorylation이라고 한다. 우선 ATP 생성을 위해서는 원활한 ADP의 공급이 필수적인데, ADP의 공급은 미토콘드리아의 전자전자계에서 생성된 ATP가 세포질로 전달되는 것과 맞물려서 일어난다. 따라서 ATP는 미토콘드리아의 내강에서 세포질로 방출되고, ADP는 세포질에서 미토콘드리아 내강 안으로 들어가게 된다. 이러한 과정을 ATP-ADP antiport라고 하는데, 미토콘드리아의 내막에 위치한 전달 단백질에 의해 일어난다. 미토콘드리아의 내강에 들어온 ADP는 ATP synthase에 의해 ATP로 전환된다. 실제로 미토콘드리아의 내강에서 세포질로 펌핑해서 내보낸 양자가 다시 미토콘드리아의 내강으로 들어 갈 때는 F0, F1이라고 하는 양자 전달 통로를 통해 들어가게 되는데, 양자가 F0를 통과하면서 ATP synthase인 F1을 활성시켜 ADP를 ATP로 전환시키게 된다. 따라서 전자 전달 과정에서 높은 자유에너지를 갖은 전자가 방출하는 에너지를 이용해서 복합체Ⅰ, Ⅲ, Ⅳ에서 양자를 미토콘드리아의 내강에서 세포질로 펌핑해내고, 양자가 intermembrane space에서 증가되면 pH가 감소되고 결국 화학적 그리고 삼투적 역량이 커지면서 양자가 다시 미토콘드리아의 내강으로 들어갈 때 ATP synthase가 활성되며, 방출하는 에너지를 이용하여 ADP를 ATP로 전환시키게 된다. 그리고 ATP생성에 이용되지 않은 에너지는 열로 방출되게 된다(백일영, 2006).

참고문헌

김규남(2006). 유산소성운동과 저항성운동의 순서가 운동대사에 미치는 영향. 서강대학교 교육대학원 체육교육전공. p14.

김현, 권순일, 한창효, 김영언, 채창훈, 이상룡, 최영한(2004). 운동과 건강관리. 학이당. p57-58. 60-62.

백일영(2006). 운동과 에너지 대사. 대한미디어. p149-154. 157-160. 189-190.

장봉우, 김진배, 동중영(2009). 신체활동과 정신건강. 예원사. p172.

심박수 개념

심장은 수축과 팽창 활동을 반복하면서 끊임없이 박동한다. 이때, 심장이 1분 동안에 주기적으로 형성하는 활동전압의 수에 따라서 수축하는 수를 심박수(Heart Rate: HR)라고 한다(이병희, 1985). 다시 말해 1분간 심장이 수축하는 횟수가 심박수이다. 심박수는 심장박동수 또는 심박동수라고도 일컬어진다.

우심방의 근육 속에 있는 동방결절이라는 곳에서 일정한 간격(약 0.8초)으로 전기를 발생하는데, 이 자극이 전달로를 따라서 심장근육을 향해 적당한 시간차를 두고 전달되면서 심방과 심실 근육이 흥분, 수축을 지속한다. 이같은 자극의 수가 심박수이다(황수관, 전세열, 성수열, 1993). 심박수는 연령, 체격, 그리고 신체의 상황에 따라서 상당히 넓은 범위 안에서 변동하는데 대체로 표준치가 정해져 있다. 심박수는 성장하면서 감소하다가 노년기에 다시 증가하는 경향을 보인다. 정상인의 경우 분당 60~70회가 표준이며 나이가 어릴수록, 운동을 심하게 할수록 심박수는 많아진다.

심박수 표준치 (차영선, 1987)

연　　령	심 박 수
성숙한 태아	150
초　생　아	135
5 세	105
10 세	90
15 세	80
20 세	75
20~40세	65
90 세	75

심박수의 조절

심박수는 안정상태에서 분당 60~70회가 된다. 그러나 때에 따라서 심박수가 분당 180회까지도 증가되는 경우가 있다. 이러한 심박수의 변화에 영향을 미치는 요인은 여러 가지가 있는데 대표적으로 온도(temperature), 화학물질 및 심장을 지배하고 있는 신경 등이 있다.

먼저, 온도에 의한 심박수의 변화이다. 심박수는 생체 내외 환경 온도의 영향을 받는다. 우리가 아주 심한 운동을 하든지 또는 질병으로 체온이 높아지면 심박수가 크게 증가하는 것을 경험한다. 심장에 대한 온도의 영향을 밝히기 위하여 여러 학자들은 개구리 또는 자라의 심장을 몸 밖으로 적출하여 Linger 용액에 넣고, 심장을 관류하는 생리적 식염수의 온도를 높일 경우에 심장의 박동수가 현저하게 증가하고, 낮은 온도의 생리적 식염수를 관류시키면 심장의 박동수가 현저하게 감소하였다고 한다(김정진, 1985). 따라서 심박수는 몸 안팎의 온도에 큰 영향을 받는다는 것을 알 수 있다.

온도에 따른 심박수 변화

온　도	심 박 수
온도가 높을 때	심박수 증가
온도가 낮을 때	심박수 감소

화학물질도 심박수를 조절하는데 영향을 미친다. 정신적 흥분이나 공포, 육체적으로 급박한 상태 및 격한 운동 등의 각종 스트레스에 노출되면 에피네프린(epinephrine)이라는 호르몬이 체내에서 많이 분비된다. 에피네프린은 부신수질에서 분비되는 호르몬으로 심박수를 증가시키는 효과와 심장근의 수축력을 강화시키는 효과를 가지고 있다(김정진, 1985). 생체가 스트레스에 노출되거나 위급한 상태에 처하면 에피네프린 또는 노어에피네프린(norepinephrine)의 분비가 증가하고 이로 인해 심박수가 증가하며 심장근의 수축력이 강화된다. 한편, 아세틸콜린(acetylcholine)이라는 호르몬이 분비되면 심장의 박동수가 감소된다.

심박수 변화와 호르몬

심 박 수	호 르 몬
심박수 증가	에피네프린(epinephrine) 노어에피네프린(norepinephrine)
심박수 감소	아세틸콜린(acetylcholine)

심장에 분포된 신경은 자율신경계에 속하는 교감신경과 부교감신경이다. 교감신경이 흥분하면 심장의 박동수가 증가되고, 심장 내에서의 흥분 전도속도가 빨라지고, 심장근의 수축력이 강화되며, 관상순환계의 혈류량이 많아진다(김정진, 1985). 이로 미루어 보아 교감신경의 흥분은 심장 활동에 촉진작용을 한다. 그러나 부교감신경의 흥분은 동방결절에서 시작되는 흥분 발사빈도를 느리게 하여 박동수를 감소시키고, 심장근의 수축력을 약화시키며, 심장근의 흥분 전도속도도 느려지게 하고, 관상순환계의 혈류량도 감소시킨다(김정진, 1985). 그러므로 부교감신경의 흥분은 심장활동에 억제작용을 한다. 교감신경계와 부교감신경계는 우리 몸에서 일정한 긴장도를 유지하면서 서로 평형을 이루고 있기 때문에 일정한 박동수를 유지하는데, 이 두 신경계의 흥분 빈도가 서로 달라져서 평형이 깨지면 어느 신경계의 흥분빈도가 증가하느냐에 따라서 심장의 박동수가 결정된다. 즉, 교감신경계 흥분 발사빈도가 증가하면 심박수가 증가되고, 부교감신경계 흥분발사 빈도가 증가하면 심박수가 감소된다.

신경계 변화에 따른 심박수 변화

자 극	반 응	결 과
교감신경 흥분	심장근의 수축력 강화 심장 내의 흥분 전도속도 증가 관상순환계 혈류량 증가	심박수 ↑
부교감신경 흥분	심장근의 수축력 약화 심장 내의 흥분 전도속도 감소 관상순환계 혈류량 감소	심박수 ↓

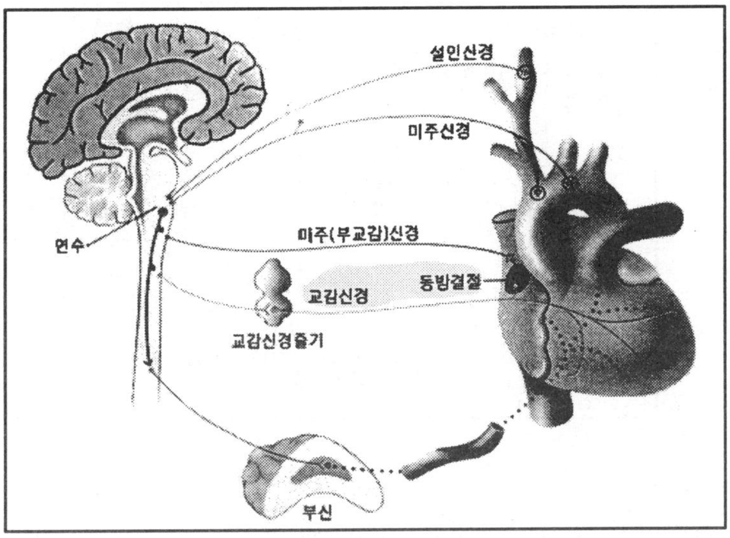

이를 동방결절과 연관시켜 좀 더 자세히 알아보도록 한다. 동방결절(SA node)은 우심방 후벽에 위치한 특수한 작은 심근섬유근이다. 동방결절은 다른 심근 부위에 비에 위더 빠른 수축률을 가지고 있는데, 한다. 동 의해 발생된 충격은 심방으로 확산되고 심실의 수축 속도는 더 느린 수축률로서 확산된다. 되고 심실동방결절은 전 심장의 박동수방결리듬을 확립한다(황수관, 전세열, 성수열은 1993). 따라서 동방결절을 심장의 박동조절기라 한다. 이것이 분당 60~70회 정도로 안정시경계심박수이다. 이 외에도 심박수 증가는 혈액 내 산소압의 감소 및 탄산가스압의 증가은 혈액 pH 감소 및 젖산증가은 그리고 환경변화 등에 영향을 받는다(위승두, 2006).

여러 요인과 그에 따른 심박수 변화

요 인	심 박 수
연 령	나이가 어릴수록 심박수가 많다.
온 도	체온이 상승함에 따라 심박수가 증가한다.
혈액가스	CO2과잉, O2결핍시에는 심박수가 감소한다.
동백 혈압	동맥혈압이 상승할 때, 부하가 약해질 때 반사에 의해서 심박수가 감소한다.

훈련을 통한 심박수의 조절

성인의 안정시 심박수는 분당 약 60~70회 정도이며, 장기간 훈련을 통해 안정시 심박수가 점차 감소하게 된다. 특히, 장거리 선수는 주로 지구력훈련을 하므로 안정시 심박수가 분당 60회 이하로 낮아지는 서맥을 이루게 되는데, 마라톤선수 중에는 안정시 심박수가 40회 이하인 선수도 있다(위승두, 2006). 장기간에 걸친 훈련을 통해 미주신경긴장이 항진되고, 심장근의 수축력이 강해지고, 1회박출량이 커져 서맥인데도 인체에 순환하는 혈액량은 감소하지 않는다. 그래서 적은 심박수로서도 충분한 혈액을 효과적으로 공급할 수 있게 되며 심장기능이 우수한 스포츠 심장이 된다고 할 수 있다.

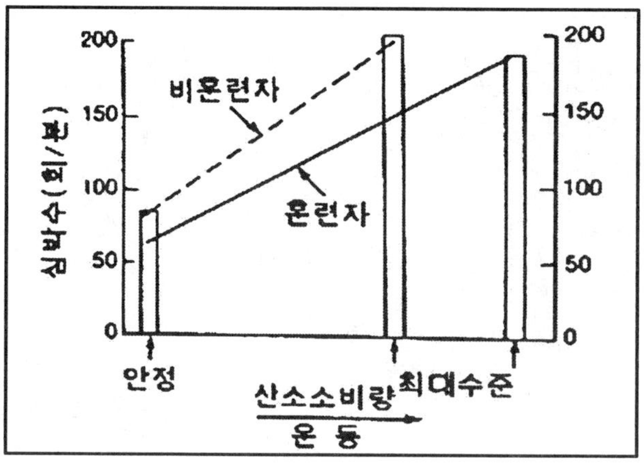

운동시 심박수의 변화

운동시작과 더불어 거의 동시적으로 심박수가 급격히 상승하는 모습을 볼 수 있는데 이는 작업근육과 관절부에 있는 수용체로부터의 신경반사가 그 원인으로 생각되어진다. 운동이 지속되면 에피네프린과 노르에피네프린의 분비가 증가하고, 이 호르몬들이 심장운동을 촉진시킨다. 또한, 운동시 혈중산소와 이산화탄▯ 근농도, 그리고 pH의 변화와 같은 화학적 변화도 화학 수용기를 자극하여 심장운동중추에 신호를 보내어근육이 에 영향을 미친다(정일규, 윤진환, 2006).

운동이 끝나면 심박수가 급속히 감소한다. 근육과 관절부의 압박수용기로부터 구심성 신호가 중지되는 것이 주요한 요인이다. 그 후 심장근 온도가 감소하고 순환 에피네프린이 분비되며, 젖산 등의 수준이 감소하면서 심장운동중추에 대한 흥분성 자극이 감소되기 때문에 심박수가 감소된다.

심박출량은 심장수축에 의해 1분간 펌프되는 혈액량이라고 정의될 수 있다. 심박출량은 심박수와 1회박출량(stroke volume)에 의해 결정된다. 이 1분간에 박출된 혈액량, 즉 심박출량을 1분간 심장이 수축하는 횟수인 심박수로 나누면 심장이 1회 수축할 때 박출하는 혈액량인 1회박출량을 구할 수 있다. 1회박출량이 일정하다고 할 때 심박수가 많아질수록 심박출량도 많아진다(위승두, 2006).

CO	=	HR	×	SV
(심박출량)		(심박수)		(1회박출량)
l/분		회/분		ml/분

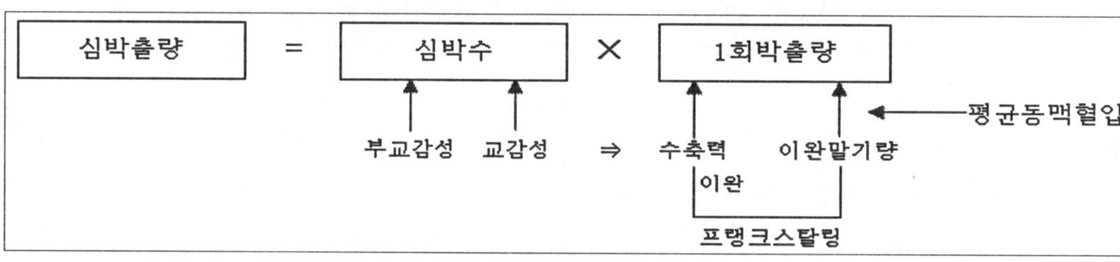

심박출량 공식과 각 요인에 미치는 영향

평균적으로 5l의 심박출량이 분당 70회의 심박수와 함께 지속되므로, 1회박출량은 약 71ml 정도이다. 여성의 1회박출량은 남성보다 25% 적고, 휴식시는 50~70ml 정도이다. 이러한 성별의 차이는 여성의 작은 신체 크기에서 비롯된다(위승두, 2006).

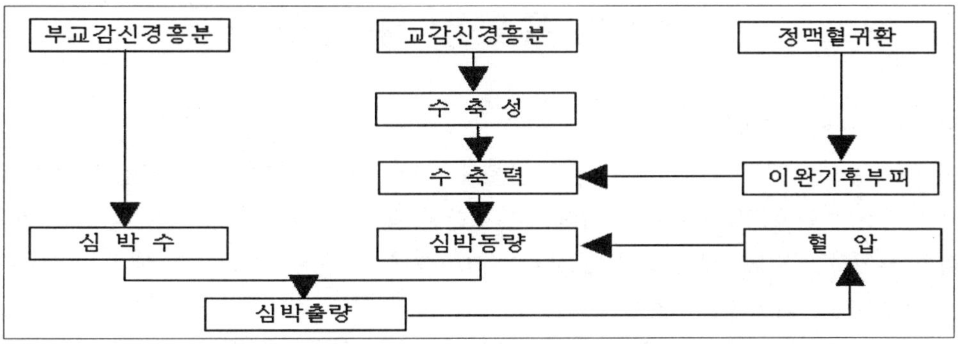

심박출량 조절의 총괄(김정진, 1985)
실선은 촉진과 억제의 효과를 모두 나타내고 점선은 억제적 효과만을 나타낸다.

운동시에는 심장박동이 빨라져서 심박수가 증가할 뿐만 아니라 심근의 수축력이 증가되기 때문에 1회박출량은 증가한다. 운동선수와 일반인 모두 안정시보다 운동을 할 때가 심박출량이 훨씬 증가한다. 이와 같은 심박출량의 증가는 주로 심박수의 증가에 기인하고, 일부분은 1회박출량의 증가에 의해서도 일어난다(임완기 외, 2000).

참고문헌

위승두(2006). 핵심 운동생리학. 대경북스. p119-121.
정일규, 윤진환(2006). 휴먼 퍼포먼스와 운동생리학. 대경북스. p240-247.
임완기, 김병완, 정동춘, 김태형, 정덕조, 이병근(2000). 운동 생리학. 홍경. p136-140.
황수관, 전세열, 성수열(1993). 생리학. 광문각. p119-123. 127.
차영선(1987). 인체생리학. 대한간호협회. p33.
김정진(1985). 생리학. 고문사. p77-79.
이병희(1985). 생리학. 신선출판사. p129-131.
박익렬, 전태원, 박계순, 류병관, 최정현(2002). 우수 남녀 태권도 선수의 경기 중 심박수, 혈중 젖산, 혈압, 심근산소소비량의 변화. 한국체육학회. p252-253.

운동의 목표심박수 설정

심박수와 목표심박수의 개념

심박수(Heart rate)란 운동수행에 다른 신체 반응의 가장 기본적인 지표로서 산소 및 영양소를 신체의 각 부위에 운반하는 혈액공급을 위하여 심장이 1분 동안에 박동하는 횟수를 말하며, 심장의 기능을 비롯한 지구성 능력을 평가하는 지표이다(송윤미, 2005). 여기서 다룰 내용은 목표심박수이다. 그러나 목표심박수를 이해하기 위해서는 최대심박수가 필요하다.

대한비만학회는 최대심박수(HRmax)는 1분간 심장이 뛸 수 있는 가장 높은 수치의 심박수이다. 그러나 이 수준에 이르기까지 운동을 하는 것은 위험하다(김성지, 2004).

Elliot DL는 목표심박수(Target heart rate)란 운동의 효과를 최대화하기 위해서는 자신의 운동 목표에 맞는 운동 강도로 운동을 해야 한다. 즉 보통사람의 경우 최대심박수의 60~80%가 적당하다(김성지, 2004, 재인용).

목표심박수 = (운동 강도%) × (최대심박수 - 휴식시 심박수) + 휴식시 심박수

Karvonen(1975)의 방법

(예) 나이가 30세, 휴식시 심박수 70회인 경우,

운동 강도 60%의 목표 심박수 : 0.6 x (190 - 70) + 70 = 142회/분

운동 강도 80%의 목표 심박수 : 0.8 x (190 - 70) + 70 = 166회/분 (김성지, 2004).

위의 목표 심박수를 구하는 공식을 보면 운동 강도, 최대 심박수, 휴식시 심박수와 관계가 있음을 볼 수 있다. 그래서 이형원은 일반적으로 자신의 최대심박수를 안다는 것은 한편으로 최대능력을 안다고도 바꾸어 말할 수 있다 라고했다(노창윤, 2003, 재인용). 그리고 목표 심박수를 설정하는데에 기여를 한다. 그리고 운동의 강도는 개개인의 심박수를 이용하여 정할 수 있다(전태원, 1994).

운동 강도 설정법

운동 강도란 어느 정도로 운동을 했는가를 결정하는 중요한 척도가 된다. 일반적으로 운동 강도는 최대산소섭취량(VO2max)와 최대 심박수(HRmax)등으로 표시 한다(전태원, 1994). 심박수를 통해서 운동 강도를 %로 표시하는 법은 그 사람의 최대운동능력의 몇 %에 해당하는 강도인가를 나태내는 방법이며 심박수를 이용하여 다음 식으로 구한다.

%HRmax = {(운동시 심박수 - 안정시 심박수) / (최대심박수 - 안정시 심박수)} × 100

(박희석, 2002)

심박수에 의한 운동 강도 설정은 운동의 강도가 높을수록 심박수가 비례적으로 증가하는 운동 강도와 심박수사이에 선형적 관계가 성립한다는 점에 근거하고 있다. 따라서 심박수에 의한 운동 강도 설정은 목표 심박수를 결정하는 것이다. 목표 심박수를 구하는 방법은 위의 공식과는 별게로 크게 직접방법과 간접방법으로 구분한다.

직접방법은 가장 정확한 방법으로써 최대 심박수, 최대산소섭취량을 검사할 수 있는 운동부하 검사 장비를 갖추어야 가능하다. 안정시의 1MET=3.5ml/kg/min를 기준으로 한다. 안정시의 산소섭취

량은 최대 METs를 알 수 있게 해준다. 예를 들어 어떤 개인의 최대 산소섭취량 25.9ml/kg/min라면 METs로 환산하면(3.5ml 나눔) 약7.4이며, 이때 최대 심박수는 195회/분이라면, 최대산소섭취량의 60%~85%에 해당하는 심박수는 135회/분 ~ 173회/분이다. 만일 60%HRmax가 목표운동 강도라면 목표 심박수는 135회/분일 것이다.

간접방법은 산소섭취량 검사가 어려울 경우 최대 심박수를 이용해 목표 심박수를 구하는 방법이다. 이 방법 역시 운동 중 산소섭취량과 심박수는 선형적 관계를 유지한다는 점에 근거하고 있다. 이 방법은 최대 심박수에 목표로 하는 운동 강도의 백분율을 곱해 목표심박수를 구하는 것이다(노창윤, 2003). 위의 직접방법, 간접방법은 목표 심박수를 이용한 운동 강도를 설정하는 것이었다. 반대로 운동 강도를 통해서 목표 심박수를 설정하는 방법도 있다. 운동 강도설정은 개개인의 최대심박수를 기준으로 하여 각각 저강도(40~50%), 중강도(60~70%), 고강도(70~80%)로 설정한 후 목표심박수를 Karvonen 공식에 대입하여 산출하였다(백경엽, 2008).

RPE에 의한 운동 강도 설정은 운동자각도(RPE: Ratings of perceived exertion) 운동을 하는 사람 스스로가 운동 강도를 자각적 판단에 의해 결정하는 방법이다. RPE에 의한 운동 강도 결정은 심박수나 METs에 운동 강도를 결정하는 것보다 정확성이 떨어지나, 일반인들의 운동처방이나 실제 운동을 할 때 활용하기가 용이한 실용적인 운동 강도 지표이다. RPE에 의한 운동 강도 분류는 다음과 같이 심리학자 보그(Borg)가 제안한 표를 이용하여 활용할 수 있다. 숫자 6은 심박수 60회를 의미하여 숫자 20은 심박수 200회를 의미한다.

여기서 RPE 12~16의 의미는 목표심박수의 운동 강도인 50~85%수준에 해당한다. 따라서 건강한 일반인들은 RPE 12~16의 범위에서 운동처방이 이루어지도록 계획 실행되어야 한다. 무엇보다 운동처방 현장에서 심박수나, METs를 적용하는 것은 대상자들의 이해 부족으로 많은 어려움이 따르기 때문에 운동에 참여하는 사람들이 운동시 심리적으로 느끼는 운동 강도를 이용한 RPE를 이용하는 방법이 보다 쉽게 이용할 수 있는 운동 강도이다(강희성, 1995).

지각적 운동 강도의 판정표

RPE	지각적인 느낌
6	상당히 편하다
7	
8	
9	많이 편하다
10	
11	편하다
12	
13	약간 힘들다
14	
15	힘들다
16	
17	꽤 힘들다
18	
19	상당히 힘들다
20	

이처럼 목표 심박수는 개개인의 최대심박수보다 운동 강도설정에 따라 달라지는 경우가 많으므로 어떤 목적을 달성하기 위해 어떤 운동 강도를 설정하느냐에 따라 목표 심박수가 달라질 것이다. 예를 들어 살을 빼기 위한 목적으로 운동 할 경우를 생각해보자. 이런 경우엔 상대적으로 탄수화물보다는 지방을 에너지원으로 많이 써야한다. 아래의 그림을 참고하여 보자.

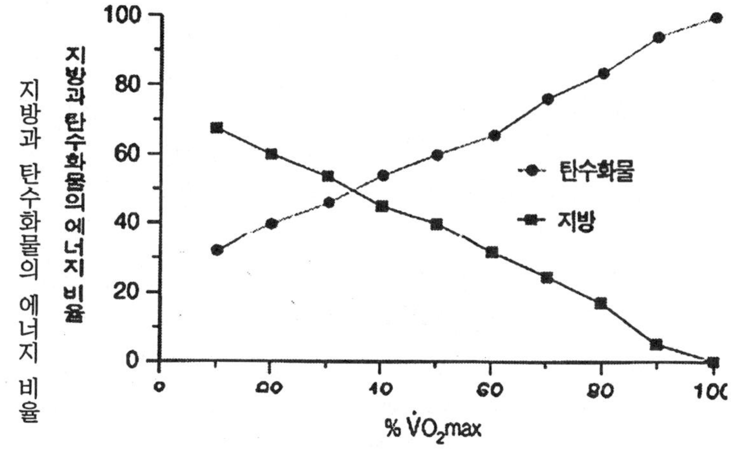

'교차' 개념의 그래프

운동 강도가 증가함에 따라 탄수화물의 기여가 점차적으로 증가함을 볼 수 있고, 지방의 기여는 점차적으로 감소함을 볼 수 있다. 따라서 지방을 에너지원으로 많이 쓰는 경우는 10%~40% VO2max 일 때이다. 저강도나 중강도의 운동 강도를 선택해서 해야 한다는 것이다. 또 탄수화물을 에너지원으로 많이 쓰고 싶은 경우에는 중강도나 고강도의 운동 강도를 선택해야 하는 것이다. 이를 토대로 하여 karvonen의 공식에 운동 강도와 최대 심박수, 휴식시 심박수를 대입하여 목표 심박수를 설정할 수 있다.

참고문헌

송윤미(2005). 심박수 기록을 이용한 하루에너지소비량 추정과 신체활동량 추정 설문지간의 상관관계, 國民大學校 大學院 학위논문, p6.

김성지(2004). 목표심박수를 고려한 줄넘기 운동이 비만 여중생의 체중과 무릎관절에 미치는 영향, 한국체육대학교 교육대학원, p5.

노창윤(2003). 운동 강도별 %VO2max와 %HRR의 관련성, 단국대교육대학원, p20-22.

전태원(1994). 운동검사와 처방, 『태근문화사』, p39-40.

박희석(2002). 체지방율과 연령별 최대지방연소 운동 강도 비교, 昌原大學校, p12.

백경엽(2008). 운동 강도에 따른 운동처치가 혈압변화와 염증표지인자에 미치는 영향, 전남대학교 대학원, p.20

강희성(1995). 운동 처방의 실제. 보경문화사. p154-159.

Scott K. Powers, Edward T. Howley(2005). 파워 운동생리학, 라이프사이언스, p59.

운동 강도 설정법

운동 강도란?

자신의 몸에 알맞은 운동을 이해한다는 것은 매우 중요하다. 운동 강도는 개인의 수준과 목표에 따라 다르게 처방되어야 하지만, 항상 운동 강도의 적정 범위를 고려하지 않으면 생명에 위험을 초래할 수 있다. 즉 운동 강도는 안전 한계와 유효 한계 범위 사이에서 채택되어야 한다.

여기에서 안전 한계란 그 이상의 강도에서는 위험을 수반 할 수 있는 운동 강도이며, 유효 한계란 그 이하의 강도에서는 운동 효과를 기대하기 어려운 운동 강도이다. 운동 강도는 체력 조건이 좋을수록 운동 강도 처방의 범위는 넓어지고, 체력 조건이 떨어질수록 그 범위는 좁아지게 된다(오정환. 2004).

운동을 함에 있어 가장 중요한 요소는 개인이 자신의 신체조건에 맞는 운동 강도를 이해하여 운동을 하는 것인데, 여기서 운동 강도는 운동의 세기를 말하여, 이를 얼마의 시간(운동량)으로, 주당 몇 회(운동 빈도)를 반복할 것인가를 결정하는 중요한 척도가 된다(장봉우, 2009).

운동 강도 설정법의 종류

운동 강도 설정법의 종류로는 심폐지구력 향상을 위한 운동 강도 설정법과 근력 및 근지구력 향상을 위한 운동 강도 설정법으로 크게 두 가지로 나눌 수 있다.

운동 강도는 부하되는 부담으로 중량이나 스피드와 같은 부하량으로 결정함이 원칙이다. 대부분의 경우 운동 강도는 상대적 부하량으로 결정되는데 보통 근력에서의 최대 반복 속도(RM)와 스피드에서 %HRmax 또는 % VO_2max, 최대 스피드의 몇 %로 강도를 표기한다. 심폐지구력 향상을 위한 운동 강도 설정법의 대표적인 것으로는 최대산소소비량(VO_2max)과 심박수(HR) 등이 있다. 근력 및 근지구력 향상을 위한 운동 강도 설정법에는 대표적으로 1-RM(정확한 동작을 1회 할 수 있는 최대무게)을 사용한 측정법이 있다.

산소 소비량 VO_2max

이것은 1분당 산소소비량(혹은 산소섭취량이라고도 한다)에 의해 운동 강도를 나타내는 방법으로, 가장 기본적인 운동 강도의 표시 방법이라고 할 수 있다. 정상 운동의 경우, 1리터의 산소 소비는 약 5kcal의 에너지 소비에 해당하므로, 1분간의 산소소비량을 측정하면, 1분간의 에너지 소비량을 구할 수 있다. 즉 이 방법은, 1분당 에너지 소비량으로 운동 강도를 나타내는 것과 같은 것이다. 예를 들어 매분 2리터의 산소를 소비하는 운동이란, 매분 10kcal의 에너지를 소비하는 운동인 것이다.

산소소비량은 체중에 거의 비례, 체중이 많이 나가는 사람이 더 많다. 체중이 서로 다른 두 사람의 괴로움의 차가 어느 정도인가를 나타내는 표시법이 "퍼센트 최대 산소섭취량(% VO_2max)" 이다. 이것은 그 운동에 의하여 소비되는 산소가, 그 사람의 최대 산소섭취량의 몇 %에 해당하는가를 나타내는 것이다(강희성, 1995).

$$\% \ VO_2max = \frac{\text{그운동의1분당산소소비량}}{\text{그사람의최대산소섭취량}} \times 100$$

심박수HR

심박수는 운동 강도에 거의 비례하여 증가한다. 그러나 그 증가 정도는 개인차가 있어서, 유산소능력이 높은 사람은 증가의 경사가 완만하나, 유산소능력이 낮은 사람은 급경사를 이룬다.

이와 같은 개인차를 제거하기 위해서 안정시의 심박수를 a라 하고, 최대 운동시의 심박수를 b라고 하자. 또 안정을 운동 강도 "0" 의 상태라고 하고, 최대 운동을 100의 강도라고 한다면, 운동 강도(x)에 대응하는 심박수(y)는 다음 식으로 표시된다.

$$y = \frac{b-a}{100}x + a$$

이 식을 사용하면, 어떤 운동 강도에 대응하는 심박수를 용이하게 구할 수가 있다.

최대 심박수는 보통 '220-나이'로 계산한다. 예를 들어 만약 30세라면 190이 최대 심박수이므로 190의 60~80%정도인 115-155의 심박수가 되도록 운동하는 게 적당하다.

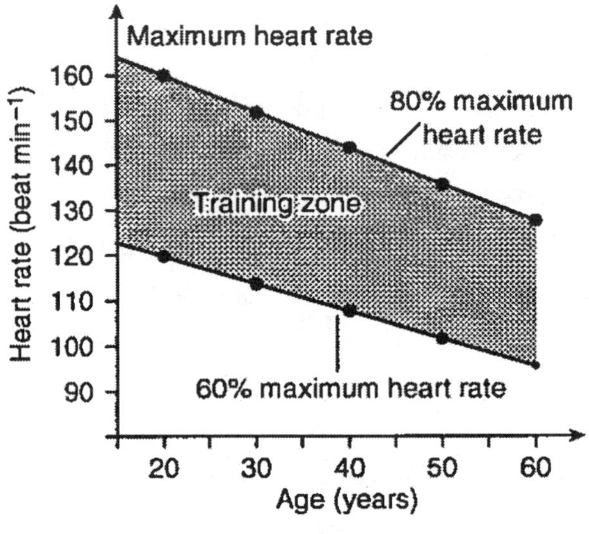

나이에 따른 운동 시 적정 심박수

위 그림은 나이에 따른 운동시의 적정 심박수를 나타내는 그래프이다. 운동시 최대심박수의 60~80%의 심박수에 도달할 정도로 운동하는 것이 중요하다.

부하 강도

동적 웨이트트레이닝을 할 때 첫 번째로 직면하는 문제는 과연 얼마나 무거운 무게를 가지고 운동해야 할 것인가 하는 문제이다. 일반적인 개념상으로는 최대 근력의 상대적 비율(%)에 해당되는 무게를 선택하면 되겠지만 근육군의 최대 근력을 측정하는 것이 쉽지만은 않다(김재우, 2000).

De Lorme과 Watkins는 동적 웨이트트레이닝의 부하 강도를 정할 때 사용할 수 있는 중요한 개념을 창안하였는데, RM(repetition maximum)이 그것이다. RM이란 일정한 근 또는 근육군이 피로해지기 전까지 주어진 회수만큼 반복하여 운동할 수 있는 무게 중에서 가장 무거운 하중을 말한다. 예를 들면 어떤 사람이 벤치 프레스를 할 때 30kg이나 50kg으로는 10회 이상 할 수 있지만, 60kg으로는 10회 밖에 반복할 수 없었다고 가정하면 60kg은 이 사람에 대한 벤치 프레스 운동의 10-RM에 해당하는 부하 강도가 된다. 즉, 어떤 무게를 들어올리는데 어떤 사람은 한 번 밖에 반복할 수 없었다면 그 사람에게는 그 무게가 1-RM이 되고, 5번 밖에 반복할 수 없는 사람에게는 그 무게가 5-RM이 되는 것이다(차진, 2007).

1RM 측정방법

1-RM의 측정방법은 크게 반복측정에 의한 직접 측정법과 간접방법에 의한 측정법 두 가지가 있다.

반복측정에 의한 측정법

반복측정에 의한 직접측정방법은 적정무게(상체=자신의 체중의 1/2, 하체=자신의 체중)로부터 시작하여 점차 무게를 증가시켜 1회를 들어 올릴 수 있는 최대 중량을 찾는 방법이다. 1-RM측정 할 때 가장 중요한 것은 매 측정시 실시자가 최대 능력을 발휘 할 수 있도록 하는 것이다. 따라서 측정 방법은 매 1회 마다 휴식시간을 잘 설정하여 측정하여야 한다(장봉우, 2009).

20분 동안 기본적인 스트레칭을 실시한다.
개인의 최대 무게를 찾을 때까지 반복적인 측정 방법으로 중량 부하를 증가시킨다.
매 1회 측정 후 5분 동안 휴식을 취한 뒤 다시 실시한다.
선택한 무게를 1회만 들어올린다.
1회를 성공적으로 들 수 있는 중량을 1-RM으로 기록한다(차진, 2002).

반복측정에 의한 직접 측정법은 비훈련자나 노인들에게 상해를 유발할 수 있고, 피험자들에게 정신집중과 많은 심리적인 준비가 필요함으로 시간이 많이 걸린다는 단점이 있다. 이러한 문제들 때문에 직접측정보다 간접측정 방법의 연구가 이루어지고 있다(장봉우, 2009).

간접측정에 의한 측정법

간접방법에 의한 측정법은 중량부하와 실시횟수에 따라서 최대근력을 추정하여 1-RM을 산출하였다. 예를 들면 80kg무게를 4회 실시하였을 경우 1-RM을 산출하는 방법은 1-RM을 구할 수 있는 지표를 이용하면 80×1.13=90.4kg이 된다. 그러나 개개인의 차이에 따라 실제의 최대 근력을 정확하게 나타내기에 한계가 있다. 간접측정방법은 직접측정법보다 시간이 적게 걸린다는 장점이 있다(장봉우, 2009).

아래의 중량부하와 반복횟수를 이용한 1-RM추정에 관한 표는 일상적으로 많이 사용하는 추정식이다. 이는 중량부하와 반복횟수를 이용한 1-RM측정방법이다. 예를 들어 웨이트 머신의 중량을 이용하여 4~6회를 반복운동 실시할 수 있다면 그 중량은 1-RM의 80~89%에 해당된다고 추정할 수 있다(차친, 2002).

1-RM을 구할 수 있는 지표

반복횟수	계수
1	1.00
2	1.07
3	1.10
4	1.13
5	1.16
6	1.20
7	1.23
8	1.27
9	1.32
10	1.36

중량부하와 반복횟수를 이용한 1-RM추정

% 1-RM	최대반복횟수	운동 효과
100	1	근력
99~90	2~3	
89~80	4~6	
79~70	7~10	순발력
69~60	11~15	
59~50	16~20	근지구력
49~40	21~30	
39~30	31이상	

또 다른 간접방법에 의한 측정법은 체중과 반복횟수 이용이 있다. 운동부하와 반복횟수를 다음 공식에 대입하여 1-RM을 산출하였다. W는 약간 무겁다고 생각되는 중량부하를 7~8회 반복가능한 무게이고, R은 반복횟수이다. 1-RM을 구하는 공식은 다음과 같다.

$$W1 = W \times 0.025 \times R$$
$$1\text{-}RM = W + W1$$

예를 들면 중량 40kg을 선택하여 최대 10회 반복하였다고 하자. 이때 RM을 구해보면, W=40kg×0.025×10회=10이다. 1RM=40+10=50kg 10회를 하면 최대에 이른다고 가정하면 이는 10RM이다. 1RM이 50kg인 사람이 근력이나 순발력을 향상시키려면 80%이상, 즉 50kg×0.8=40kg 이상으로 운동하여야 하며, 단련자인 경우는 90%이상 즉 45kg무게로 할 때 근력이나 순발력을 증강시킬 수 있다. 근지구력을 증강시키려면 40%(20kg)-70%(35kg)에 해당하는 무게가 된다. 이렇게 근력의 운동 강도는 1RM를 기준으로 백분율 또는 RM의 숫자로 측정한다(장봉우, 2009).

참고문헌

오정환(2004). 체육과 내용학. 도서출판 박문각. p.88-89.

장봉우, 김진배, 동중영, 이송우, 장태영, 김재연, 박진혁(2009). 신체활동과 스트레스. 한양출판사. p.102-103.

강희성, 오대성, 권오성(1995). 운동처방의 실제. 보경문화사. p.149-153.

김재우(2001). 복합 트레이닝이 파워 및 최대근력에 미치는 영향. 연세대학교 대학원 석사학위논문.

차진(2002). 웨이트트레이닝 장비별 근력 및 근지구력 %1-RM 산출에 관한 연구. 목원대학교 산업정보대학원 석사학위논문.

차진(2007). 웨이트 장비에 의한 성인 남자의 최대정적근력과 최대동적근력의 상관관계 및 근력 평가 척도 개발. 충남대학교 박사학위논문.

요약하기:

운동의 정보처리

요약하기:

반응시간 요소

정보처리 속도

Schmidt는 인간을 정보처리자로 간주하고 반응시간을 자극확인 단계, 반응선택단계, 반응계획 단계로 구분하였다. 첫째 단계에서는 자극이 발생했다는 것을 알고 그것을 확인하는 단계이다. 둘째는 자극이 완전히 확인되고 난 후 개인이 어떤 반응을 할 것인가를 결정해야 하는데 많은 동작 중에서 하나를 선택하는 경우도 있고, 자극이 무시되어 동작이 일어나지 않을 수도 있다. 마지막으로 적절한 반응이 선택된 후에 개인은 적절한 동작을 할 수 있도록 준비를 하며 동시에 그 동작을 개시한다(김동식, 2001).

첫째 단계인 자극확인 단계에서는 자극이 제시되었는지의 여부를 결정하고, 자극이 제시되었다면 그 자극이 무엇인지를 확인한다. 그러므로 자극확인 단계는 일차적인 감각적 단계이며, 시각, 청각, 촉각, 운동감각, 후각 등의 다양한 원천으로부터 입력되는 환경정보를 분석한다. 이 단계에서는 자극에 대한 어떤 표상이 형성된다고 할 수 있으며, 이러한 정보는 다음 단계인 반응선택 단계로 이동된다. 반응선택 단계는 자극확인 단계에서 환경 자극의 특성에 관한 정보를 제공해 주면 바로 시작된다. 반응선택 단계의 역할은 주어진 환경 특성에 대한 정보를 근거로 어떤 동작을 할 것인가를 결정하는 단계이다. 최종 정보처리 단계인 반응계획 단계는 반응선택 단계에서 결정된 정보가 전달되면 즉시 처리과정이 시작된다. 동작을 생성하기 전에 체계는 뇌간의 척수에서 행위에 대한 하위 수준의 기제를 준비해야 하며, 사실상 동작을 생성하기 위하여 근육이 적절한 순서와 적절한 수준의 힘 및 타이밍으로 수축하도록 지시하여야 한다(김동식, 2001).

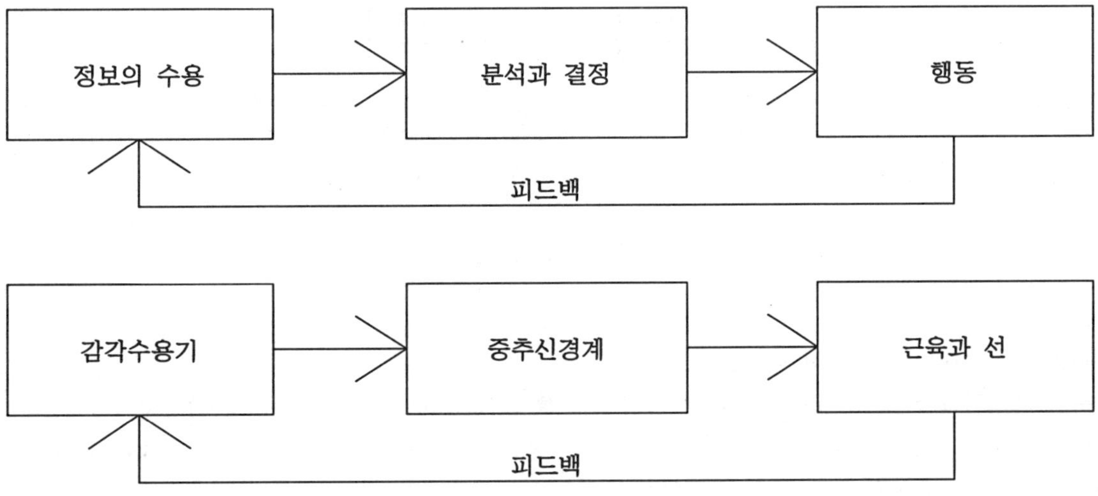

반응시간의 개념

정보처리 능력을 계기측도의 하나로서, 반응시간이 곧잘 사용되고 있다. 반응시간은 자극(외부 정보)이 들어와 반응까지의 시간이다. 이것이 빠르면 감각기에서 중추기구를 지나서 근계까지의 흐름이 순조로운 것을 가리키고 있다. 주로, 중추기구(그중에서도 의지결정에 관계되는 기능)의 움직임이 그 시간에 큰 영향을 미치게 하고 있다. 반응시간을 몇 가지의 시간적인 면에서 생각해 보면, 전 운동시간(동작개시시간)과 근운동시간(근수축 시간)으로 나누어 생각할 수 있다. 전운동시간은 자극개시에서 근육의 활동전위의 발현까지, 즉 자극이 수용되어, 그 임펄스가 지각 신경을 거쳐 대뇌에 전달하고, 어느 변환이 행해지고, 대뇌피질에서의 임펄스의 운동신경으로 전해져 작동하기까지의 신경전도 시간이다. 반응시간은 기본적으로 두 가지로 나눌 수 있다. 한 가지는 단순히 반응시간, 또 한 가지는 선택 반응시간이다. 전자는 단일의 고정한 자극의 생기와 그에 대한 반응 개시 사이의 지연이고, 후자는 수개의 자극에 대해, 그 중에서 어느 것이 일어나는지 예상할 수 없는 상황으로서의 자극의 생기와 그에 대한 반응 개시 사이의 지연이다(8페이지 참조). 체육, 스포츠장면에 있어서 잘 나타난 것으로는 선택반응시간이다(황보연, 1995).

반응시간의 구성

자극이 제시되고 나서 반응이 시작될 때까지의 기간인 반응시간reaction time은 다시 몇 가지의 세부과정으로 나누어진다. 그림에서 보는 바와 같이 신호의 제시로부터 근전도의 첫 번째 변화까지의 간격을 전근 운동시간Pre-motor RT이라 하고, 첫 번째 변화에서 반응 직전까지의 간격을 수축시간Contraction Time이라 한다. 동작시간은 반응을 시작하여 반응을 종료할 때까지의 시간을 말한다. 즉, 전근 반응시간PMT은 어떠한 자극이 주어졌을 때 중추적인 처리과정을 거쳐 근이 수축하기 전까지를 말하며, 수축시간CT은 말초적으로 자극이 주어진 시점에서 근육이 수축하여 동작이 행해지기 전까지를 말한다(김동식, 2001).

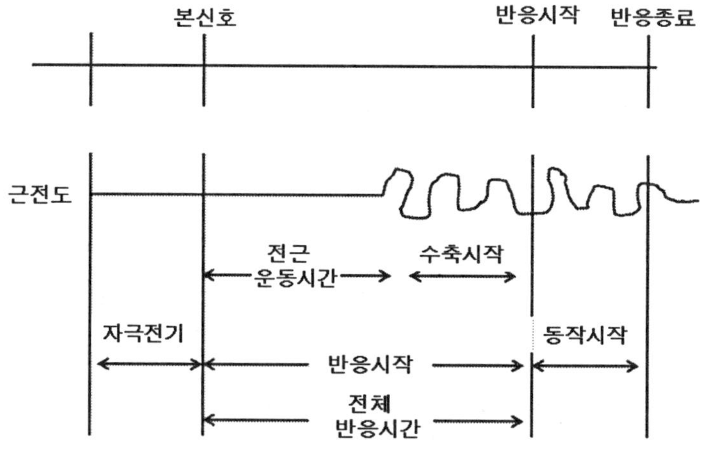

반응시간 전형

전신반응시간에 영향을 주는 요인

반응시간과 동작시간movement time은 각기 개인에 따라서 다르게 나타나는데 반응시간과 동작시간에 영향을 주는 요인으로 반응속도는 자극을 받아들이는 감각기관의 종류에 따라 변화 하는데 선수들은 청각보다 운동 감각적 자극에 보다 빨리 반응한다고 하였다.

정성태는 연령, 성별, 피로와 체력, 자극의 강도와 자극의 종류, 연습과 학습, 예측과 준비성, 측정시간과 약물 등 매우 많은 요소들이 반응, 동작 시간에 영향을 준다고 하였으며, 피부자극에 대한 반응시간은 빛이나 소리의 자극에 대한 반응시간보다도 그 시간이 짧으며, 소리에 대한 반응 시간 쪽이 빛의 자극에 대한 반응 시간보다 짧다고 하였고, 이것은 자극의 수용기 즉, 감각기의 세포가 흥분에 요하는 잠복 시간의 차이 때문이며 반응 시간은 자극의 강약에 따라 영향을 받는다고 하였다. 사전 기간의 정신 집중력, 신체적, 인지적 요구상태, 나이 등이 반응 시간에 영향을 주며, 육상이나 수영 종목의 출발동작은 청각신호에 따라 출발하게 되는 단순반응이므로 정신 집중이 반응시간을 단축시킬 수 있으며, 정식적 부담감은 반응시간을 길게 하는 요인이 된다고 하였다(김기운, 1994).

운동과 반응시간

반응시간은 근전도(EMG) 분석을 이용하여 크게 중추적인 신경체계(전근운동시간)와 말초적인 근육체계(운동시간)로 분류할 수 있다. 즉, 단순히 말초적인 근육의 반응시간(수축시간) 요소뿐만 아니라 외부의 자극에 대한 지각과 감지된 정보를 적절하고 신속하게 처리하는 대뇌중추신경계의 정보처리기능이 모두 관련이 있는 것으로 보고되었다. 이러한 반응시간의 정보처리과정과 밀접한 관계를 가지고 있는 중추신경계의 뇌조직은 자동조절기에 의해서 일정한 혈액공급을 받아 동맥혈로부터 일정한 산소와 글루코스를 공급받아 뇌기능을 유지해야 하는데, 심장기능의 저하 및 혈액 공급의 장애가 발생하면서 뇌에 저산소증세가 발생하여 감각 및 운동을 관장하는 대뇌피질 손상과 신경 세포의 기능유지에 이용되는 에너지의 부족으로 심한 중추신경계의 장애증상이 나타나 행동의 느림에 영향을 끼치게 된다. 따라서 두뇌의 조직에 충분한 영양과 산소를 공급하는 것은 중추신경계의 기능과 행동의 속도를 원활하게 유지시킨다. 한편, 이와 같이 두뇌의 조직을 활성화시키는 차원에서 운동도 심장혈관계의 보전을 통한 유산소성 능력의 유지가 두뇌의 혈액순환을 도와서 두뇌의 신경체계에 충분한 산소를 전달하여 반응속도에 커다란 기여를 한다고 볼 수 있다.

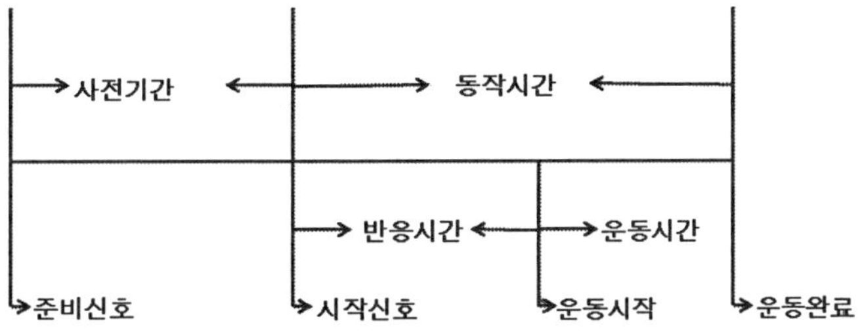

운동에 대한 신체반응

근육계의 수축을 통해 걷기, 자전기타기, 수영 같은 운동을 할 때에는 움직임에 필요한 에너지가 증가되어야 한다. 근육세포는 에너지를 공급하기 위해 가능한 대사기질을 사용해 대사율을 증가시킨다. 증가된 대사활동을 유지하기 위해서는 운동 중인 근육에 산소를 공급해야 하며, 그렇지 않으면 피로가 빨리 온다. 근육에 의한 대사율 증가에서 대사기질과 산소를 근육조직으로 이동시키며 대사 부산물을 빨리 제거하려는 요구는 신체 내에서 다양한 적응반응으로 나타난다. 이 요구를 만족시키기 위해 중추신경계도 변하게 마련이다. 부교감 신경의 활동이 저하되고 교감 신경계가 활성화된다. 이 두 체계는 신체의 균형을 유지하기 위해 서로반대로 작용한다. 산소를 공급하고 이산화탄소를 배출할 때는 호흡의 횟수와 깊이가 증가한다. 또한 운동 중 숨이 찰 때에는 심장과 혈관이 운동 중인 근육에 충분한 산소를 공급하지 못하기 때문에 일어난다. 심한 운동 중에는 대사 요구량이 갑자기 증가하는데, 이 요구를 충족시키기 위해 운동 중인 근육의 혈류량도 증가해야만 한다. 이는 심장의 활동을 증가시킨다. 운동 중에는 혈압이 오르는데, 이는 혈류량이 많아지기 때문이다. 심박수는 운동에서 소비되는 에너지에 따라 영향을 받는다. 달리기, 수영 자전기타기와 같은 낮은 저항과 역동적인 운동에 대해 신체가 반응하는 이유는 심장과 혈관계가 부담을 갖기 때문이다. 역도처럼 정적이고 간단한 저항운동은 심박수를 적게 증가시키면서 혈압을 많이 올린다. 이런 종류의 운동은 근육이 수축되어 있는 동안 근력을 증가시키지만, 심폐지구력 건강관련 효과는 거의 없다. 따라서 건강관련 운동프로그램에는 유산소 운동과 체계화된 근력강화 운동이 병행되어야 할 것이다(김은경, 2003).

참고문헌

황보연, 강성식(1995). 스포츠와 건강의 과학. 금광, p29~34.

정명진(2007). 뇌의 마음. 부글북스, p220~230.

강희성외 6명(1994). 운동과 스포츠 생리학. 대한미디어, p78~79.

김흥수(1995). 체육학의 구성원리. 대경, p223~225.

김은경(2003). 최신 스포츠 건강 과학론. 홍경. p53~69.

김기운(1994). 종목별 운동선수의 순발력과 전신반응시간의 비교. 청주대학교, p4~10.

김동식(2001). 전신반응시간 검사에 따른 축구선수와 일반학생의 하지 근수축 양상 비교. 충북대학교, p8~12, p21~29.

Hick의 법칙

Hick의 법칙이란 자극반응의 대안 수(예: 탁구 서브 기술 수)란 선택하여야 할 반응의 수를 말하는데 이 반응의 수가 증가하게 될수록 그 동작들 중 한 가지에 반응하는 소요 시간 즉, 선택반응시간(MT)이 점차 길어지는 현상이 나타나게 되는데 이것을 Hick의 법칙이라 한다(장봉우, 김진배, 동중영, 2009).

인간의 정보처리의 단계

인간이 정보를 처리하는 단계는 자극확인(감각·지각)단계 ⇨ 반응선택단계 ⇨ 반응계획단계로 구성된다(권민혁, 2002).

단 계	의 미	예
자극확인단계	환경으로부터 정보를 받아들이고 확인하는 단계	귀에 들리는 소리
반응선택단계	정보 활용을 통하여 운동 반응을 선택하는 단계	농구에서 패스 또는 슛의 결정
반응계획단계	움직임에 대한 계획 수립 단계	야구의 스윙 궤적에 대한 계획

플레이 중의 정보처리는 어떻게 이루어지는 가에 대해서는 아래의 그림과 같이 축구를 그 예로 들어 알아볼 수 있다. 우선 패스가 오면 우리는 패스의 강함, 볼의 회전, 자신과 볼과의 거리를 순간적으로 파악한다(자극동정 단계). 다음으로 반응선택 단계에서는 다음 플레이(여기에서는 슛을 하는 것)가 결정된다. 마지막으로 디딤발은 어떤 위치에 두면 좋을지, 코스는 어떤 위치에 노리면 좋을지, 볼은 어느 정도의 강함이 바람직한 것인지가 중추신경에서 명령되고, 슛이 행해지게 된다(윤신중, 2006).

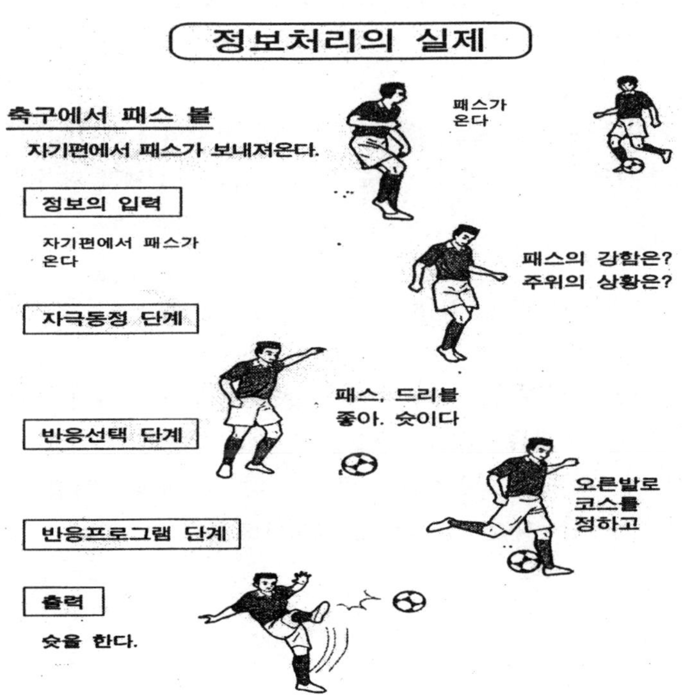
정보처리의 실제
축구에서 패스 볼
자기편에서 패스가 보내져온다.
패스가 온다
정보의 입력
자기편에서 패스가 온다
패스의 강함은? 주위의 상황은?
자극동정 단계
패스, 드리블 좋아. 슛이다
반응선택 단계
오른발로 코스를 정하고
반응프로그램 단계
출력
슛을 한다.

Hick의 법칙과 반응시간

반응 시간이란 인간이 주어진 자극을 분석하고 자극이 요구하는 반응을 선택하고 결정하며 목적을 달성케 할 수 있는 반응을 계획 및 조직하는 데 필요로 하는 시간을 말한다(오정환, 2004). 반응시간은 제시되는 자극과 요구되는 반응의 수에 따라 단순반응시간, 선택반응시간, 변별반응시간으로 구분되는데, 그 의미와 예에 관해서는 아래의 표를 통해 알아볼 수 있다(권민혁, 2002).

종 류	의 미	예
단순반응시간	하나의 자극 신호에 대하여 하나의 반응만을 요구할 때의 측정시간	100m 달리기의 출발 신호
선택반응시간	두 개 이상의 자극에 대해 각각 다른 반응을 요구할 때의 측정시간	축구 선수의 패스
변별반응시간	두 개 이상의 자극에 대해 특정 자극에만 반응을 요구할 때의 측정시간	야구 선수가 직구를 기다려서 스윙하는 경우

아래의 그림은 인간의 각 반응을 그림을 통해 구체적으로 나누어 비교한 것이다.

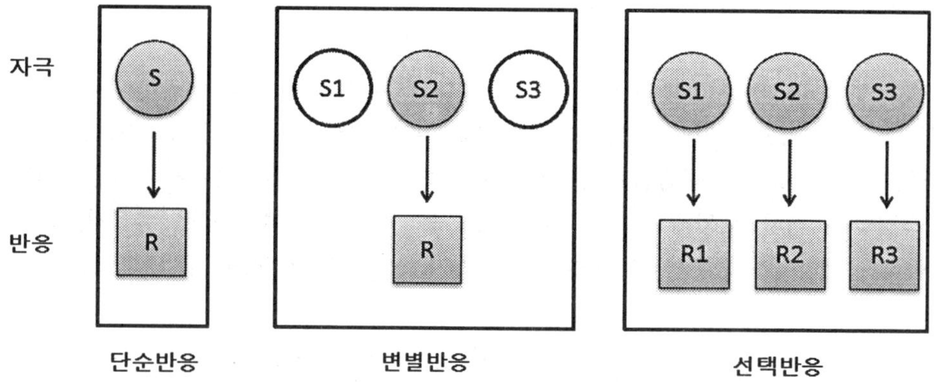

여기서 Hick은 3가지 반응들 중 선택반응에 대해 반응에 걸리는 시간(RT)은 발생 가능한 자극의 수에 의해 영향을 받는다는 사실을 알게 되었고, 이를 토대로 이들의 관계를 밝혀내어 Hick의 법칙이라는 것이 생겨나게 되었다.

$$RT=a+b\times\log_2 N$$ (RT: 반응시간 N: 발생 가능한 자극의 수)

Hick의 법칙에 따르면 반응시간은 log2로 하는 자극 수(N)의 값에 비례하여 증가하게 된다. 만약 자극의 수가 2개이면 반응시간은 $RT=a+b\times\log_2 2=a+b$ 시간이 걸리고, 자극의 수가 4개이면 반응시간은 $RT=a+b\times\log_2 4=a+2b$ 시간만큼 걸린다. 즉, 자극이 4개일 때에는 2개일 때에 비해 b(=a+2b-(a+b)) 시간만큼 반응시간이 더 걸리는 것이다(기도형 외, 2008).

반응시간과 의사결정에 영향을 미치는 요인

반응시간에 영향을 미치는 요인에는 5가지가 있다(권민혁, 2002).

① 자극-반응 대안 수 : 선택반응시간은 자극과 선택 가능의 수가 늘어남에 따라 반응 시간은 증가한다.

② 자극-반응의 부합성 : 자극-반응의 부합성이란 자극과 그 자극에 대한 반응이 자연스러운 방식으로 연결되어 있는 정도를 말하는데, 자극과 반응이 서로 적절한 배열관계에 있으면 선택반응시간은 감소하게 된다.

③자극의 예측성 : 공간예측(무엇이 일어날 것인가를 예측)과 시간예측(언제 일어날 것인가를 예측)으로 구분되는데, 정확한 예측은 기능수행에 도움을 주나 부정확한 예측은 오히려 불이익을 줄 수 있다.

④ 반응의 복잡성 : 반응이 복잡할수록 반응 시간은 길어진다.

⑤ 연습 : 반응 시간을 감소시키는 가장 효과적인 수단 중의 하나는 연습을 반복하는 것이다.

Hick의 법칙의 스포츠에의 적용

Hick의 법칙을 공식으로 하면 $MT=a+b\log_2(N)$로 나타낼 수 있는데 탁구의 예를 들어보면, 여기서 N은 탁구 서브 기능의 가지 수를 말하며 탁구 서브 기능의 가지 수가 많으면 많을수록 상대가 그 서브의 알맞은 반응을 하는 데에 log2함수 크기로 적절히 반응하는 시간(MT)이 많이 걸린다는 것을 말한다(장봉우, 김진배, 동중영, 2009). 바로 선택대안 수가 많을수록 상대가 적절히 반응하는 시간은 많이 걸리므로 어렵게 된다.

또 야구 투수의 경우를 보자면, 구질을 다양하게 함으로써 자극 반응 대안 수를 늘려가야 한다. 만약 투수의 구질이 한가지뿐이라면 타자는 정보의 처리에 별로 어려움을 느끼지 않을 것이며 반응 시간은 단순반응시간의 경우에 해당되어지기 때문에 짧고 정확해진다(권민혁, 2002).

참고문헌

기도형, 이경태, 박재희, 최경임 공저(2008). 산업안전보건관리자를 위한 안전공학. 한경사, p282-283.
권민혁(2002). Click 전공체육. 무지개사, p360-365.
오정환(2004). 체육과 내용학. 박문각, p169.
윤신중(2006). 스포츠의 과학적 원리. 금광, p90-91.
장봉우, 김진배, 동중영(2009). 신체활동과 정신건강. 예원사, p16.

운동정보처리의 신경계

정보화 이론이란 새로운 정보가 투입되고 저장되며 기억으로부터 연출되는 방식에 대한 이론이다. 따라서 이 이론은 전형적인 학습 이론과는 다음의 세 가지 측면에서 다르다.

① 한 명의 이론가나 특별한 조사 접근에 의해 구성된 것이 아니라 인간 지능, 시각, 청각, 기억, 인공지능의 기술 모델, 초보자와 숙련자의 문제해결에서 차이점 조사, 컴퓨터 프로그램 등에 관한 다양하고 광범위한 이론을 포함한다.

② 다른 학습 이론이 눈 운동 연구, 인지, 지각과 기억의 연구 과제를 도식해 내는 능력을 알기 위한 실험적인 접근인 반면 정보처리 이론은 실질적인 상황에 있어 정신적인 활동을 조사한다.

③ 학습을 가장 중요한 초점으로 다루지는 않았지만 학습 과정의 이해에 큰 공헌을 했다.

정보처리 이론 학습의 기본 과정

인간의 학습을 학습 차 외부로부터의 정보(자극)를 획득하여 저장하는 과정으로 가정한다.

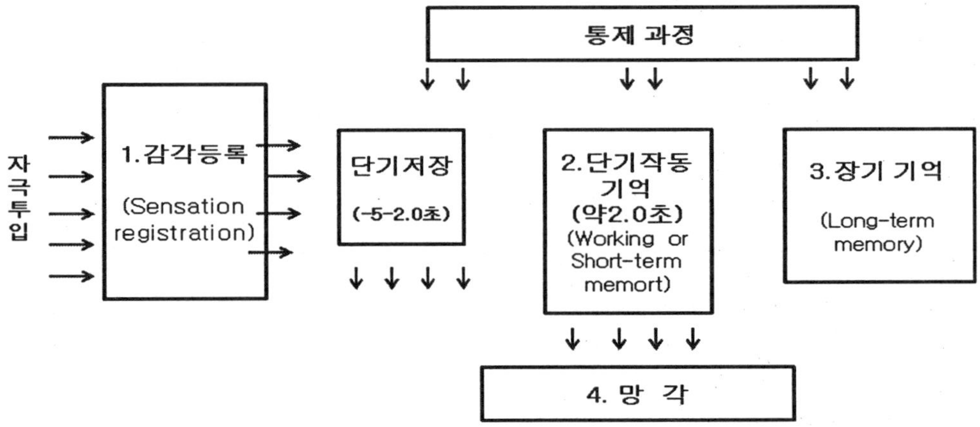

[정보처리의 과정]

① 감각 등록기Sensation registration

감각 수용기관을 통하여 정보를 최초로 저장하는 곳으로 투입되는 정보가 즉시 처리되지 않을 경우 그 정보는 곧 유실된다.

② 작동 기억과 단기 기억Working or Short-term memory

성인의 경우 보통 5~9개의 정보가 약 20초 동안 저장 될 수 있는 곳으로 이렇듯 단기간 저장이 가능 하다는 이유로 단기 기억이라고 한다. 여기에서 청킹chungking의 역할은 매우 중요한 의미를 갖는다.

- 선별 주의집중Selective Attention : 운동 수행 시 외부에서 수없이 많은 자극이 들어온다. 그러나 운동 수행자는 이 모든 자극에 주의를 집중시키는 것이 아니고 그 운동의 수행에 필요한 정보에 대해서만 주의를 집중시켜야 좋은 운동수행을 가져올 수 있다.

- 총연습Rehearsal: 어떠한 정보에 대해 끊임없이 연속적인 형태로 반복 기억하는 것이다.

- 조직Organization: 기억의 조직은 다기기억 장치와 장기기억 장치 모두를 포함하고 있다. 이 조직은 다시 grouping과 recoding 두 가지로 나뉘어진다. Grouping이란 새로이 들어오고 있는 정보를 장기기억 장치에 저장하기 위해 같은 정보끼리 묶는 것을 말한다.

③ 장기기억

장기기억Long-term memory 장치는 어떠한 사실과 개념, 전략 등을 끊임없이 무한대로 저장할 수 있는 곳이다.

④ 주의

주의Attention란 시야에 존재하는 정보를 면밀히 조사하는 것으로 정의된다. 또한 주의력은 기억을 전반적으로 통제한다(윤정숙, 1990).

운동신경 정보처리

신경계는 다른 어떤 조직이나 계system에 비하여 복잡한 구조를 하고 있으며 기능적으로 중추신경계와 말초신경계로 구분된다. 신경계는 몸으로부터 정보를 수집하고, 이를 종합적으로 분석하여 몸의 근육이나 기관에 명령을 보내는 역할을 한다. 뇌와 척수로 대별되는 중추신경계는 말초 신경계로부터 수집된 신체 정보를 종합적으로 분석하고 다시 말초신경계를 통해 명령을 내려 보내는 특징적인 구조로 이루어져 있다. 이러한 신경계는 신경세포와 신경교세포로 구성되며, 우리 몸의 항상성을 유지시켜주는 고등 기능계이자 최고 사령탑이다. 신경계는 운동조절뿐만이 아니라 호흡계, 순환계, 소화계, 배설계, 생식계 등을 포함한 인체 내의 거의 모든 기관들을 조절하며, 감정, 공포, 수면, 언어 및 기억등과 같은 고등 인지기능도 조절하는 중추적인 역할을 담당하고 있다.

신경세포의 구조Structure of Nerves

신경세포의 구조 - (A)신경세포는 크게 신호를 수용하는 수상돌기와 신호를 전달하는 축색돌기 및 신경세포체로 구성된다. 이는 다른 신경세포와 시냅스를 통하여 지속적으로 정보를 전달한다. 많은 축색돌기는 수초로 둘러싸여져 있으며 수초와 수초 사이의 지역을 랑비에르 결절이라고 한다. (B)전자현미경으로 관찰된 사람의 뇌에 존재하는 신경세포의 모습이다.

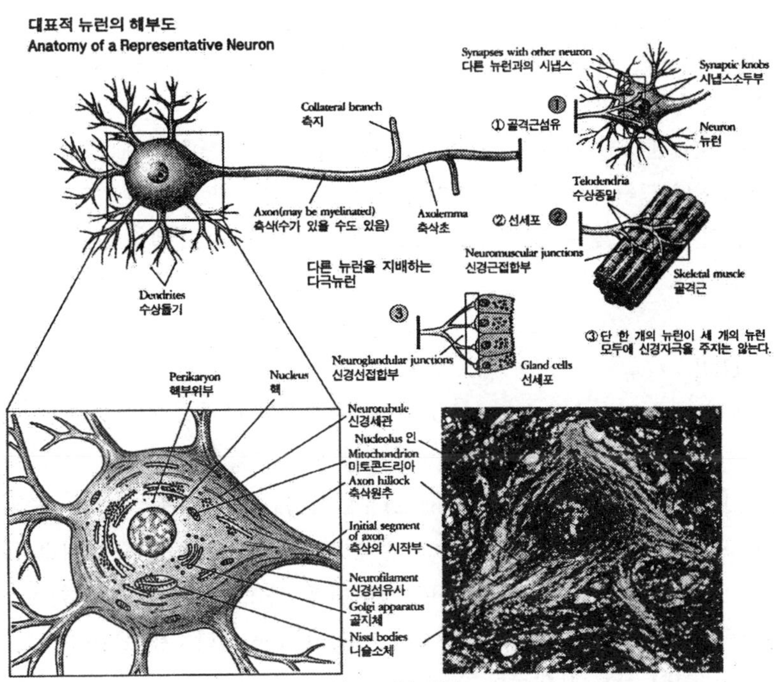

세포의 미세조직(LM×1600)

신경세포는 기능적으로 운동신경세포motor neuron, 감각 신경세포sensory neuron, 연합신경세포 interneuron 등으로 구분되며, 모양과 크기가 매우 다양하다. 그럼에도 대체적으로 신경세포는 신호의 수용 및 전달이라는 기능을 원활히 수행하기 위한 공통적인 구조를 가지고 있다. 즉, 신호를 수용하는 기능을 담당하는 수상돌기dendrite와 신호의 전달을 담당하는 축색돌기axon와 같은 긴 신경가지neurite extension로 구성된다. 또한, 우리가 흔히 보아온 다른 세포들처럼 핵, 미토콘드리아, 골지체, 소포체가 자리 잡고 있어 신경 세포의 대사 기능을 주관하고 경우에 따라서는 신호를 수용할 수 있는 신경세포체 부위로 나뉜다.

수상돌기는 축색돌기에 비하여 신경가지의 길이가 짧으며 중추신경세포의 경우에는 많은 숫자의 신경가지를 가지고 있다. 이러한 특징적인 구조는 다양한 장소, 시간, 신호의 종류 및 강도의 형태로 전달되는 신호를 지속적으로 수용하기에 적합한 구조이다.

또한, 신경세포는 기능에 따라서 일반적으로 세 가지로 구분한다. 감각신경세포는 내부, 외부 환경의 정보를 척수나 뇌로 전달한다. 반면에 운동신경세포는 중추신경계에서 수용되어 분석한 정보를 근육이나 샘으로 수송한다. 운동명령의 정보는 운동신경세포의 신경세포체를 거쳐 축색돌기 말단으로 전달되어 근육 수축이나 샘의 분비에 영향을 준다. 연합신경세포는 신경세포와 다른 신경세포를 연결하여 정보를 다양하게 해석하고 반응을 조절하는 일을 한다.

신경계의 기본 구성 - 감각신경세포의 말단에 위치한 감각수용체로 수집된 정보는 축색돌기를 따라서 뇌나 척수에 위치한 신경세포로 전달된다. 이처럼 중추신경계에 도착한 정보는 분석되고 운동신경세포의 축색돌기를 통하여 근육의 수축이나 샘을 통한 분비 등이 조절 된다.

정보를 전달하는 신경계

신경세포는 신경망을 형성하기 위해 반드시 자신이 받은 자극을 다른 신경세포, 근육세포 또는 샘세포로 전달해야 한다. 고등동물의 경우 신경세포는 다른 세포들과 간극연접 등으로 직접 연결되어 있지 않기 때문에 신경자극을 직접적으로 세포에서 다른 세포로 전달할 수가 없다. 대신에 이들 세포 사이에 약 수십 나노미터의 시냅스 간극을 사이에 두고 시냅스를 형성한다. 신경세포 간의 시냅스의 경우에는 시냅스를 구성하는 앞쪽의 신경세포를 시냅스전 신경세포를 시냅스후 신경세포라고 하며, 시냅스 뒤쪽에 위치한 신경세포를 시냅스후 신경세포 또는 시냅스후 세포라고 한다. 신경망을 구성하는 세포 간 신호의 전달은 이러한 시냅스에서 신경전달물질을 매개체로 한다.

신경전달물질은 시냅스전 신경세포의 축색돌기 말단에 시냅스 소포에 의해 둘러싸여 있다. 축삭의 말단 부위에는 작은 분지들이 형성되어 있는데, 이 분지의 끝부분은 부피가 증가한 형태를 띠고 있다. 이 부분을 시냅스 단추라고 한다. 이 시냅스 단추에는 세포막으로 둘러싸여 있는 시냅스 소포가 많이 존재하고, 이 안에 신경전달물질이 있다.

신경전달물질의 처리

신경전달물질이 계속 시냅스에 존재하게 되면, 세포는 계속해서 이 신경전달물질의 영향을 받게 된다. 시냅스에 존재하는 신경전달물질의 양을 조절하는 메커니즘으로 다음과 같은 세 가지 방법이 있다. 시냅스 간극 바깥쪽으로 확산되어 없어지거나, 효소에 의해 파괴되거나, 또는 재흡수 되는 과정을 거치게 된다.

유독성 신경가스와 특정 살충제는 시냅스 간극에 존재하는 신경전달물질인 아세틸콜린효소의 작용을 막음으로써 효과를 낸다. 살충제를 바퀴벌레에 뿌리면 바퀴벌레 다리가 경련을 일으키는 이유는 과도한 아세틸콜린의 활동이 근육을 자극하게 계속해서 수축하게 만들기 때문이다. 세로토닌의 과다한 재흡수를 저해하여 그 효능을 발휘하는 여러 종류의 약물이 있다.

신경전달물질 장애에 의한 신경질

질병	뇌 신경전달물질의 상태	증상
알츠하이머병	아세틸콜린 결핍	기억력소실, 우울증, 치매
우울증	노르에피네프린, 세로토닌 결핍	쇠약, 비애감
간질	감마아미노부틸산, 노르에피네프린, 도파민 과다	발작, 의식상실
헌팅턴병	감마아미노부틸산 결핍	성격변화, 사망, 무도증
과면증	세로토닌 과다	수면과잉
불면증	세로토닌 결핍	수면방해
중증근무력증	신경-근육접합에서의 아세틸콜린 결핍	서행적인 근무력증
파킨슨병	도파민 결핍	수전증, 운동완서, 근경직
정신분열증	감마아미노부틸산 결핍 및 도파민 과다	환각, 정서불안

(전상학, 김은수, 김재근, 나종길 외, 12009)

신경의 기능Function of Nerves

구심성 신경을 통하여 말초에서 중추신경계에 보내지는 정보는 여러 가지의 감각, 즉 온각, 시각, 촉각, 후각, 압각 등에 관한 것이다. 감각신경과 중추신경계가 결부함으로서 이러한 감각을 지각시켜 그때의 상황에 따라서 적절한 운동반응을 일으킬 수가 있다. 예를 들면 뜨거운 난로에서 손을 빼는 빠른 반사는 하나의 예가 된다. 그와 같은 반사동작을 완전한 것으로 하기 위해서는 운동신경이 필요한데 이 신경은 중추신경계에서 시작하여 골격근과 같은 효과기에 도달하고 있다. 운동신경에 자극이 가해지면 그 지배하의 근육을 수축시킨다.

(1) 신경충격 감각신경이나 운동신경에 의하여 전달되고 중계되는 정보는 전기 에너지의 형태로서 나타난다. 이것을 신경충격이라고 부르는데 신경충격은 주로 신경의 자극점에 일어나는 전기적 방해로 이것은 축색전장에 따라 자동적으로 전파된다고 생각하며 된다. 신경충격의 발생 및 전파의 실체적인 기전을 다음과 같이 요약할 수 있다.

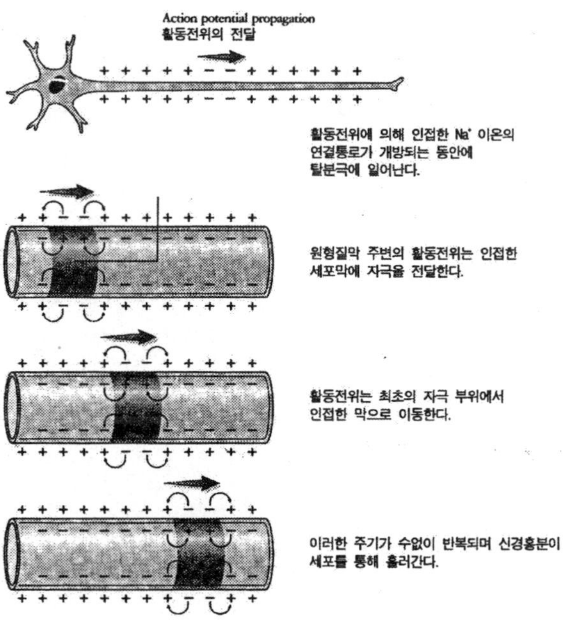

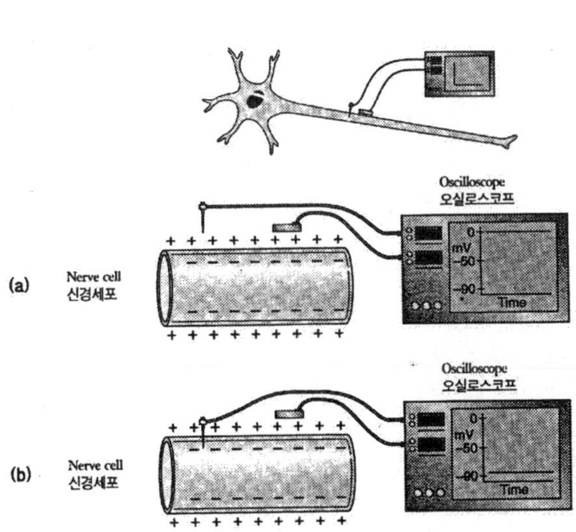

신경섬유가 쉬고 있을 때는 나트륨 이온은 신경세포막의 외측에 가장 많이 집중하기 위해 신경섬유는 전기적으로 양전기가 되고 신경세포막의 내측은 음전기가 된다. 이와 같이 하여 신경섬유의 내측과 외측과의 사이에 전위차가 존재하는데 이것을 안정 시 막전위라 부른다. 신경에 자극이 가해지면 신경세포막은 나트륨 이온에 대하는 투과성을 높임으로 나트륨 이온은 신경의 내측에 유입한다. 그 결과 막의 외측은 음전기가 되고 내측은 양전기가 된다. 바꾸어 말하면 적정자극은 신경의 양쪽전위를 역으로 만드는 원인이 된다. 이와 같은 양극성이 역으로 되는 것을 활동전위라 불리고 있다.

활동전위에 부가하여, 자극이 가해진 막부분의 국소적인 전류가 흐르는데 이 전류는 인접한 신경에 흘러서 그 부분에 극성의 역전이 일어나고 또 거기에 새로운 활동전위와 국부적인 전류의 흐름을 일으킨다. 이런 상태로 자기 재생적인 형상이 보이는데 이 현상은 활동전위가 신경섬유전자에 전달될 때까지 다음에서 다음으로 순차 반복된다. 어느 신경섬유에는 수초가 있는데 이 수초로 둘러싸인 신경의 부분은 주변의 전기적 활동에서 절연되어 있다. 따라서 수초에 둘러싸인 섬유의 부분에서는 신경충격의 발생과 전달도 볼 수 없다.

(2) 시냅스와 신경근 접합

신경충격이 축색의 말단에 도달하면 여기서 화학전달문질을 방출시키는데 전달물질은 신경자극(정보)을 신경에서 다른 신경으로 전달해주거나(시냅스), 혹은 신경에서 근육으로(신경근접합부) 정보가 전달된다. 전달물질이 작용한 신경 혹은 근육에 새로운 신경충격을 발생시킴으로서 정보가 전달된다. 예를 들면, 운동신경을 통하여 전달되는 신경충격은 신경근 접합부에서 전달물질인 아세틸콜린을 방출시키고 이 아세틸콜린은 근육의 활동전위를 발생시킨다. 이 활동전위는 근육 전체에 전달하고 근육이 수축한다. 운동에 관련을 갖는 시냅스와 신경근 접합부의 연구는 극히 최근에 동물에서 시작하였으나 신체 트레이닝이 신체기능에 긍정적 영향을 준다는 것은 명백히 밝혀져 있다. 그러나 이러한 변화가 경기성적에 중요한 영향을 부여 하는지 어떤지에 대하여서는 아직 알려져 있지 않다(이강평, 김대권, 1997).

운동신경회로

뉴런은 결코 독립적으로 기능하지 않는다. 그들은 전체 또는 정보의 특이한 과정과 감각, 지각, 그리고 행동의 기초적인 준비인 뉴런의 회로에서 조직되어 진다. 회로와 같이 정의 내린 시냅스 연결은 일반적으로 수지상 돌기의 밀집한 엉킴, 엑손 말단, 그리고 신경망이라 불리는 것으로 함께 구성하는 신경교세포 과정에서 만들어진다. 신경망은 대부분의 시냅스의 접속 가능한 위치에 떠오르는 신경세포체 사이의 구역이다.

뉴런의 기능적 조직에 대한 몇 가지 점을 설명한다. 말초 감지기는 감각 뉴런의 상행성 엑손을 따라서 중앙으로 이동하는 유발 작용 전위, 수용기 전위를 초기화 한다. 이 정보는 시냅스 연결의 의도에 의해 척수 운동 뉴런을 자극한다. 하행성 뉴런에서 말초로 이동하는 운동 뉴런에서 시냅스 전위에 의해 유발되는 활동 전위는 근육 수축과 행동 반응을 위해 떠오르게 주어진다. 이 특별한 반사의 목적 중 하나는 기대하지 않은 변화의 표면에서 똑바로 선 자세의 유지를 도와주는 것이다.

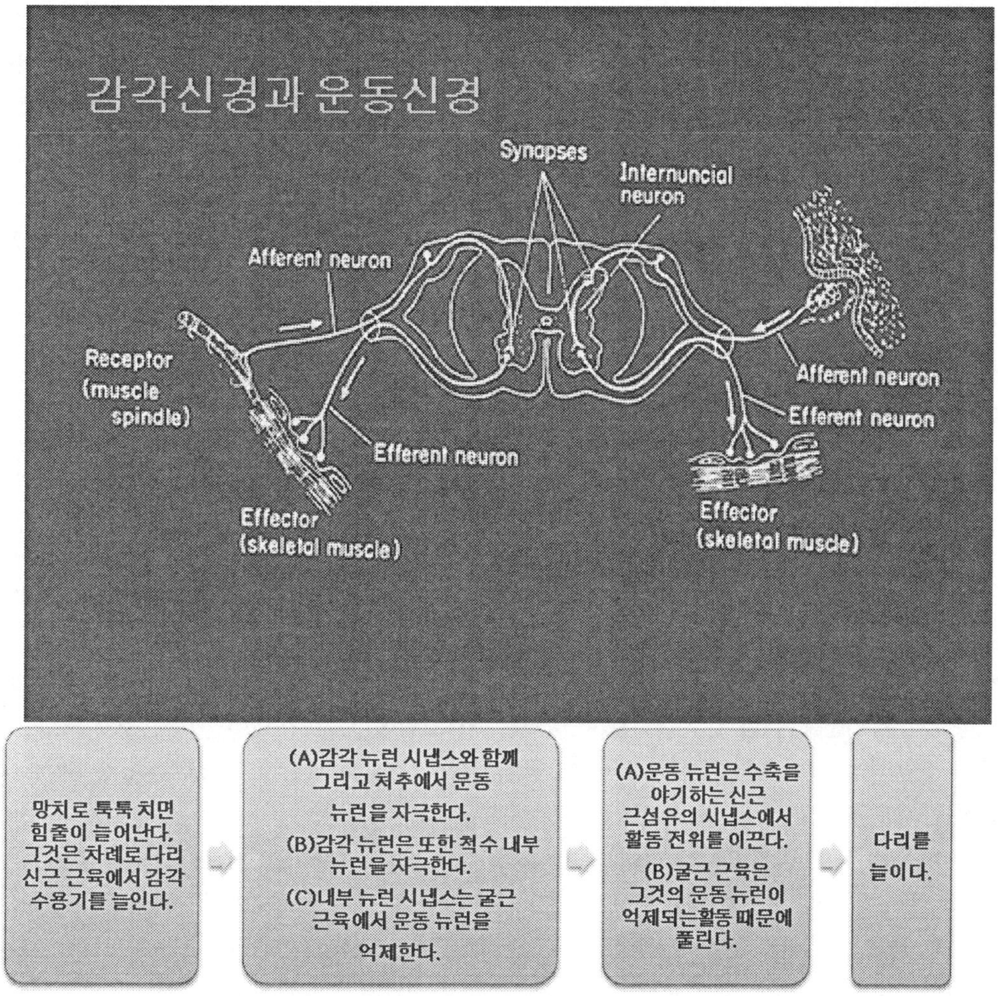

간단한 반사 회로, 무릎 반사 반응(김경진, 오세관외 12명, 2007)

상위신경중추와 운동의 조정Higher Centers and Control of Movement

많은 스포츠 기술에서 수반되는 더욱 복잡한 동작형태는 보다 높은 중추, 요컨대 뇌나 척추의 상위신경 중추부에서 지배된다. 대체로 척추에 있는 운동뉴런은 실제의 근수축을 지배하고 상위중추(뇌)에 있는 상위 운동 뉴런은 수축의 순열을 조립한다고 할 수 있다.

(1) 척추동물 신경계 구성

척추동물은 해부학적으로 뇌와 척수로 이루어져 있는 중추신경계와 말초신경계로 구성된다. 말초신경계의 감각신경세포에서 수집된 정보는 뇌와 척수로 전달되며 중추신경계의 통합조절에 따른 운동명령은 크게 자율신경계와 체신경계로 전달된다. 자율신경계는 조절기능에 따라서 교감 및 부교감 신경계로 구성되며, 내장근, 심장근의 수축 및 샘의 분비를 조절한다. 반면에 체신경계는 골격근 수축과 같은 수의적인 운동을 조절한다(이강편, 김대권, 1997).

뇌(피질)의 운동

뇌의 피질에는 자극에 의하여 동작을 일으키는 특수한 신경세포를 갖고 있고 또한 2가지 영역이 있어 각 영역은 각각 고유의 운동 유형을 일으킨다.

(1) 주운동영역과 추체로

뇌의 주운동, 또는 운동피질에는 운동신경세포군이 있고 그 중에 베츠 세포bets cells가 있다. 운동피질은 특별한 동작 유형을 갖는 신체부위에 대응하는 하부영역에 나누어진다. 예를 들면, 하부영역은 다리, 손, 허벅지, 어깨, 혀, 손가락 등에 관계하는 동작유형에 대응하여 각기 위치한다. 운동피질에 의하여 일어나는 대부분의 수의 동작유형은 고도로 특수하고 극히 섬세하며 본질적으로는 서로 독립하고 있다.

대뇌피질의 하부영역은 일정한 동작유형에 따라 위치하고 있고 개개의 근육마다 따로 수축할 수 없다는 것은 매우 중요하다. 이와 같은 형태의 실질적인 상황은 확실하다. 만약 개개의 근육을 따로따로 동작시킨다면 우리는 모두 숙달된 기능학자나 모든 근육의 명칭과 활동을 알고 있는 해부학자 이어야 한다. 밑에 그림에서 대뇌피질에 있는 상위운동 뉴런의 축색은 추체로를 경유하여 척추에 있는 하위운동 뉴런에 도달하고 있다. 추체로의 축색은 이런 하위운동 뉴런과 시냅스와 결합을 하고 있다. 이어서 하위운동 뉴런에서의 축색은 순차로 척추의 전근에서 나와 정해진 각각 특정의 근육 내에서 끝나게 된다.

(2) 전운동영역과 추체외로

기본 운동영역의 앞부분을 전운동영역이라고 부른다. 이곳에는 또 다른 운동뉴런 집단이 위치를 하고 있다. 전운동영역에 있는 운동세포의 자극은 운동피질에 의해서 제어된 동작유형보다 더욱 크고 복잡한 동작유형을 일으킨다. 전운동영역의 신경세포에서 나온 축색은 일괄하여 추체외로라 하는 복잡하고 간접적인 통로를 통해서 하위운동 뉴런으로 내려오며 이것은 위 그림에서 표시 되어 있다. 추체외로에서 중계 장소의 하나는 소뇌이다. 뇌의 이 부분은 대근군의 동작유형의 조정을 담당하고 있다. 즉 근육군의 동시성과 정돈된 활동을 하도록 하고 있다.

분명히 소뇌지배는 감각입력에 의하여 크게 도움 받고 있다. 그리고 감각정보는 근감각기관에서 소뇌로 중계되는데 이런 형태의 정보는 다음과 관계된다. 신체부분의 정확한 공간위치, 근육이나 힘줄의 장력의 강함이다. 이와 같은 부가적인 정보에 의하여 소뇌의 협응적 및 동시적 기능을 통하여 보다 정확하고 정밀한 운동을 해내는 것이다. 이와 같은 정보는 스포츠 활동에 수반되는 복잡하고 정밀한 운동을 행할 때에 극히 중요한 것임을 용이하게 알 수 있다(이강편, 김대권, 1997).

참고문헌

윤정숙(1990). 정보처리 역량과 운동발달. 한국 스포츠 심리 학회지. p14-18.

전상학, 김은수, 김재근, 나종길 외 13명(2009). 생명과학 길라잡이. 라이프사이언스. p412-413. 418-420. 424. 426.

이강평, 김대권(1997). 운동 생리학. 보경문화사. p146-149. 175-176.

김경진, 오세관외 12명(2007). 신경과학. 월드 사이언스. p11-12. 15.

다이나믹 시스템 이론

운동기술의 동작접근에서 인간의 행동을 연구하는데 중요한 문제가 되는 것은 먼저 유기체가 수많은 관절과 근육으로 구성되어 있는 신체분절을 어떻게 체계적으로 움직여 어떤 동작을 적절히 수행하기 위해 자유도를 어떻게 조절하는가 하는 것이다. 하지만, 정보처리 이론은 저장과 신형문제, 그리고 자유도문제 등의 결합으로 인해 복잡한 인간 행동에 있어서 협응과 제어의 생성을 설명하기에는 한계가 있다는 점이 제기되면서 Bernstein에 의하여 인간행동 설명에 새롭게 접근한 다이나믹 시스템 이론에 관심이 집중되기 시작하였다.

여기서 자유도degree of freedom는 움직일 수 있는 가능성의 수이며 무수한 자유도를 제한하여 신체 사지간 하나의 협응 구조를 형성하는 것이다. 협응coordination이란 수행하고자 하는 동작의 목적에 따라서 형성되는 신체와 사지의 상대적인 움직임 형태이다(이지은, 2006).

자유도는 인간의 행동을 일으키는 구성 요인의 수를 나타내는 것으로 인간이 어떤 하나의 목표행동을 하는데 그 구성요소인 근육, 관절, 운동단위 등이 움직일 수 있는 가능성의 수이며 일반적으로 관절의 수준에서 계산한다.

번스타인은 초기에는 동작을 수행하는 유기체와 과제 및 환경의 특성에 따른 제한 요소를 잘 연결시켜 운동을 수행할 때 작용하는 자유도의 수를 최대한 줄이는 것이 바람직하다고 주장하였다. 예를 들어 배드민턴을 배울 때 초기에는 손목의 스냅을 사용하지 못하며 손과 앞 팔을 고정시켜 단지 셔틀을 맞추기 위해 노력한다. 그러나 기술수준이 점차 향상됨에 따라 보다 부드럽고 힘 있는 운동 수행력을 발휘하기 위하여 서로 묶여 있던 자유도를 풀어 활용할 수 있어야 한다고 하였다. 점점 라켓을 휘둘러 맞추는 것이 익숙해지면서 힘을 조절할 수 있게 되면 효율적으로 힘을 사용하기 위해 손목의 관절을 이용하게 되는 것이다. 그리고 학습후기에는 더 많은 자유도 즉, 동일한 동작 내에서의 다양한 방식으로 힘을 사용하거나 무릎의 탄력적인 사용이나 지면의 반력을 사용하는 등 주어진 운동과제에 관련되어 있지만 전에 사용하지 못했던 신체의 협응 요소들을 최대한으로 활용하게 되는데 이를 여분의 자유도redundant degrees of greedom라고 한다(김성렬, 2006).

다이나믹 시스템 이론dynamical system theory에 따르면 인간 행동에서 나타나는 신체의 협응과 제어는 중앙 신경계가 근 골격계에 보낸 명령 신호에 의해 형성되는 것이 아닌 인간 행동에 부과된 속박constraints에 의해 근 골격계내에서 자기 조직self-organization이 된다. 이 속박은 시스템의 한계를 설정하거나 제한하여 신체내의 개별적인 구성 부분들을 하나의 기능적 행동 단위로 묶어 협응과 제어가 이루어 지도록한다. 다이나믹 시스템 이론에 의하면 인간 동작과 협응과 제어의 조직은 속박에 의해 결정된다는 것이다.

이러한 속박은 세 가지가 있는데 첫째는 과제 속박task constraints이다. 과제속박이란 수행하는 과제에 연관된 속박으로 수행목표, 경기규칙, 수행에 필요한 도구 및 장비의 특성 등이 포함된다. 둘째는 환경속박environmental constraints으로서 이는 과제가 수행되는 환경이 부여하는 속박이다. 즉 빛의 밝기, 지지표면의 특성, 중력, 경기장의 조건 등 동작을 취하는 사람에게 주어진 물리적인 환경이 부여하는 속박이다. 셋째는 유기체 속박organism constraints으로 이는 동작을 취하는 자신에게 존재하는 속박으로서 신체 해부학적 구조와 심리적인 상태가 이에 속한다. 인간이 동작을 취할 때 신체의 협응과 제어는 이러한 세 가지의 속박들의 상호 작용에 의해 결정된다.

다이나믹 시스템 이론에 의하면 속박의 상호작용에 의해 생성된 협응과 제어는 고정된 것이 아니다. 속박을 구성하는 변수가 변화를 일으킬 때 동작의 협응과 제어도 함께 비선형적으로 변화한다(정봉해, 2003).

자기 조직원리

자기조직원리란 물리 세계 내에서 보편적으로 나타나는 현상으로, 현 세계에서 발생하는 모든 자연 현상은 그 자체가 프로그램화되어 있는 것이 아니라 어느 조건이 적합해지면 특정한 현상이 저절로 발생하는 것을 말한다.

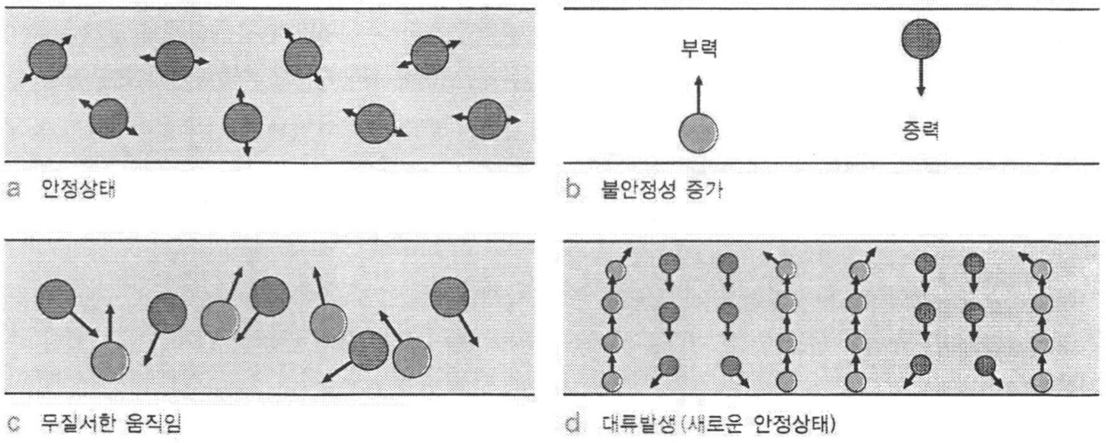

물 분자를 예로 들어 설명하면, 물이 들어있는 수조의 아랫면을 가열하면, 고루 분포되어 상태가 안정적이었던 물 분자들이 열에너지를 받아 움직이게 된다. 에너지를 받은 물 분자는 부력이 커져 위로 상승하고, 상대적으로 차가운 물 분자는 중력에 의해 아래로 하강하면서 분자 움직임의 불안정성이 증가된다. 지속적으로 열에너지가 공급되면 열에너지 자체가 외적인 제한요소로 작용하여 열전도 thermal conduction가 발생하며, 이때 물 분자의 움직임은 정해진 패턴 없이 무작위로 움직이게 된다. 이후 더 많은 열에너지가 공급되면서 물 분자의 대류convection가 발생하며, 이때 물 분자의 움직임은 일정한 패턴을 지니게 된다. 즉, 물 분자의 움직임은 열에너지에 의해 발생하는 온도의 변화라는 제한 요소에 의해 변화하는데 이에 따른 물 분자의 움직임은 자기조직의 원리에 따라 어느 순간 일정한 패턴을 나타내게 된다(김선진, 2009).

비선형성의 원리

비선형성의 원리란 협응의 변화를 설명하는 개념으로 시간에 따라 협응의 변화가 선형적인 경향을 보이지 않는다는 것이다. 말하자면, 위에서 설명한 자기조직의 원리에 의하여 어떤 동작을 안정적으로 수행할 때, 특정 제한요소의 변화에 의해서 그 안정성이 파괴되면서 불안정 상태로 변화하고 어느 지점에 이르러서는 새로운 변화요소에 적합한 협응 구조로 전환이 이루어진다는 것이다(이지은, 2006).

이러한 비선형적인 변화를 이해하기 위해서는 우선 질서변수order parameter와 제어변수control parameter에 대하여 이해하여야 한다.

질서변수는 움직임의 유형과 특성을 묘사하는 수단으로 사용되기 때문에 특정 동작의 유형을 규명하기 위해서는 그 동작의 질서변수를 찾아내는 것이 중요하다. 많은 연구들에서는 상대적인 위상을 주기적이고 리드믹한 움직임에 있어서의 질서변수로 간주하고 있다.

불연속적인 움직임에서는 평형점equilibrium point과 근육의 강직성stiff-ness과 같은 변인이 질서변수로 활용되기도 하는데, 위의 그림을 보면, 강직성은 근육의 길이 변화와 장력 변화의 관계를 의미하는 것으로, 길이-장력 관계 그래프에서 나타나는 기울기 값으로 계산된다. 여기서 평형점은 운동의 자세와 움직임의 내·외적 힘의 균형이 깨지는 순간, 또는 주동근과 길항근의 내적인 힘이 서로 상쇄되는 순간의 근육 길이 변화와 장력 변화의 관계를 의미하는 것으로, 길이-장력 관계 그래프에서 나타나는 기울기 값으로 계산된다.

제어변수는 질서변수를 변화시키는 원인이 되는 것으로, 제어변수의 변화와 관련하여 질서변수의 안정성에 변화가 발생하는 것을 관찰하고, 이러한 과정에서 나타나는 사지 움직임 형태의 변화를 규명하는 것이다.

이처럼 인간의 운동은 제한요소의 상호 작용에 의해서 영향을 받기 때문에, 이러한 제한요소의 변화에 따라서 새로운 조건에 적합한 운동의 형태로 갑작스럽게 전환되는 상변이 현상phase transition이 발생하게 된다. 이러한 상변이 현상은 안정성의 개념과 매우 밀접한 관련이 있다. 한 예로 말이 걸은 때 형상과 뛰기 시작할 때의 형상 그리고 질주할 때의 각각 형상이 변화하는 지점에서 안정성이 깨질 우려가 깊다는 것이다. 이러한 상이 변화하는 상변이 현상에서 보면 다이나믹 시스템 이론은 유기체 · 환경 · 과제의 상호 작용 속에서 자기-조직의 원리와 비선형성의 원리에 의해서 인간의 운동이 생성되고 변화한다는 것이다.

이와 같이 다이나믹 시스템 이론은 기존의 운동제어 이론과는 전혀 다른 관점에서 인간의 운동을 관찰하고자 한다. 이론적인 관점의 차이를 세 가지로 요약해보면 다음과 같다. 첫째, 인간의 운동의 생성과 변화는 운동프로그램과 같은 기억 표상의 구조를 필요로 하지 않고 자기조직의 원리와 비선형성의 원리를 따른다는 것이다. 둘째, 안정성과 상변이 개념의 사용이다. 기존의 이론에서는 인간 운동의 갑작스런 변화를 설명하지 못하고 있다. 그러나 다이나믹 시스템 이론에서는 상변이의 개념을 사용하여 이러한 갑작스런 운동 유형의 변화를 논리적으로 설명하고 있다. 셋째, 환경의 중요성을 강조했다는 점이다. 환경은 단지 인간의 운동이 일어나는 장소로 존재하는 것이 아니라 인간 운동에 매우 중요한 정보원으로 작용한다는 것이다(김선진, 2009).

참고문헌

김선진(2009). 운동학습과 제어. 대한미디어. p23-25. 177-182.

김성렬(2006). 운동생활을 위한 여분의 자유도 그 가치와 의미. 한국코칭능력개발원. p14-15.

이지은(2006). 운동기술 습득을 위한 암묵학습의 효과, p11-12.

정봉해(2003). 도약 형태와 높이에 따른 신체분절의 협응 형태 분석. 한국체육학회지 제42권 제4호. p271-272.

욕구 이론

Hull(1943)에 의해 개발되었고 Spence에 의하여 수정된 이론으로 Hullian Spence 욕구이론drive theory, 또는 욕구 감소이론이라고도 하는 욕구이론은 운동수행의 결과는 각종 경기불안 원인으로부터 발생된 정도 또는 그 상관물로서의 각성수준과 비례하여 증가한다는 이론이다(김상두, 2002).

욕구이론(drive theory)을 Clark Hull의 행동체계 모형은 아래와 같이 제기되었다. 욕구이론은 인간의 행동을 환경적 자극과 그에 대한 반응이 서로 연결되는 현상으로만 파악하려는 데에서 벗어나, 자극(stimulus)과 반응(response)을 생성하는 인간의 내적 요인의 역할을 중시하며, 그 기제(mechanism)를 파악하려고 하였다. 따라서 욕구라는 개념도 자극과 반응을 연결시켜 주는 매개변인의 하나로써 인간행동을 제기하는 힘의 근원으로 해석된다.

세부적으로 Hull의 행동체계모형을 보면, 점선 내의 부분은 인간 유기체의 내적 변인(intrinsic variation)으로서 환경적 자극변인과 반응 사이를 매개해 주는 동기적인 변인이다. 동기적인 요인으로서 욕구는 이를 유발시키는 자극조건으로 욕구조건이 있으며, 습관강도는 그 환경적 조건으로서 사적 강화의 수가 있다.

또한, 유인동기(incentive motivation)의 환경적 자극조건은 보상의 양과 질이다. 따라서 동기적인 현상의 본질을 욕구로 설명하려는 욕구이론에서는 이들 가설적 개념들의 의미와 관계를 이해하는 것이 무엇보다도 중요하다(김정완 · 김정남, 2007).

Clark Hull의 행동 체계 모형

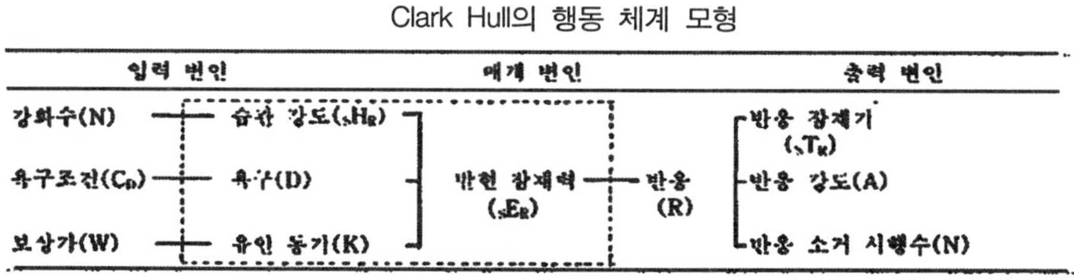

Maslow의 욕구위계이론 모형

Maslow는 인간의 욕구가 선천적이며 욕구들은 강도와 중요성에 따라 위계를 이룬다는 전제하에서 욕구위계 혹은 욕구단계를 제안했다. 욕구위계이론에 따르면 욕구들은 강도에 따라 위계를 이룬다. 욕구위계에서는 가장 하위수준에 해당되는 욕구의 강도가 가장 높고, 최상위수준에 해당되는 교구의 강도가 가장 낮다. 따라서 하위수준의 욕구가 제대로 충족되지 않으면 상위수준의 욕구가 나타나지 않는다.

욕구이론drive theory는 스포츠 사회심리학 분야에서 가장 일찍 형성된 이론이며 영향력 있는 동기이론이다(김정완, 김정남, 2007). 이 이론의 주된 내용은 행동의 기본 요소를 파블로프의 반사와 유사한 자극-반응의 결합 (S-R bond)이라고 가정한다. 그래서 개인의 운동 수행은 각성 수준이 증가함에 따라 비례적으로 증가하는 것을 보고 있다(최종례, 1992).

Hull은 욕구를 D로 표시했다. 그는 동물의 생리적 욕구가 증가할수록 D가 증가하기 때문에 동물에게서 음식, 물, 성욕 들을 결핍시키는 혐오적 자극을 줌으로써 D를 조작할 수 있다고 가정한다. 욕구가 행동에서 하는 역할은 습관강도를 활성화 시키는 일이다(한국 스포츠심리학회편, 1990).

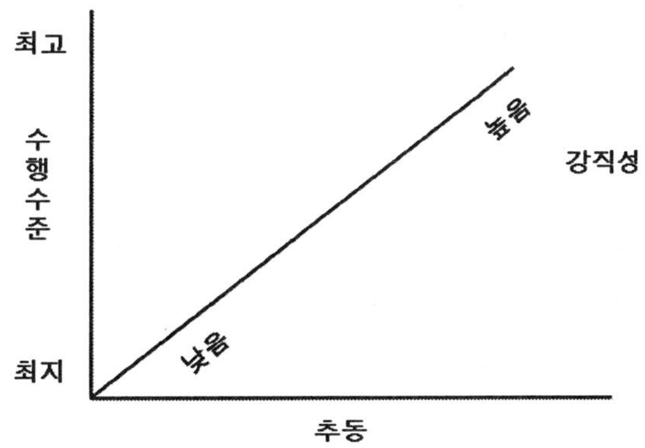

추동 이론에 의한 각성 수준과 수행과의 직선 관계

sEr= sHr D

(sEr = 반응 잠재력, sHr = 습관강도, D = 욕구)

즉, 반응 잠재력은 욕구상태와 습관강도에 따라 달라지는 복합적 함수이다. 이 운동수행은 습관의 힘이 강화된 시행의 결과 욕구가 커지게 되면 수행 결과 역시 높아지게 된다. 결국, 운동수행의 결과는 불안의 강도와 각성수준에 비하여 증가한다는 것이다. 이 이론은 모든 운동종목에 해당되는 것이 아니고 우동기능의 수행방볍이 비교적 단순한 기초운동능력, 특히 근력과 인내력을 포함하는 대근육을 사용하는 운동에서는 어느 정도 높은 수준의 흥분을 요구한다(Crayyt, 1973)고 이해할 수 있다(김상두, 2002).

욕구

Hull의 욕구이론에서 바탕이 되는 기반은 욕구경감need reduction이었다. 유기체는 충족되지 않은 욕구에 의해서만 반응하므로 이것이 곧 욕구라고 이해된다. 만일 욕구가 없다면 행동은 일어나지 않는다. 스포츠에 가장 크게 관련되는 것은 경쟁, 친화, 공격과 같이 습득되거나 학습된 욕구이다. 욕구는 행동을 활성화시키는 요인으로서 행동방향을 결정하지는 못한다.

↗ 행동의 활성화 (추동 및 유인물) ↘

자극상태 → 욕구상태　　　　　　　　　　　　스포츠수행 또는 행동

↘ 행동 방향 결정(습관강도)　　　↗

습관강도

습관강도habit strength란 학습된 행동이며, sHr이라는 부호를 사용하는데 s와r은 자극과 반응을 나타내며 H는 학습 또는 습관적 연합을 나타냄으로 어떤 자극조건에서 그 반응이 일어날 것을 기대하는 것은 합리적이다. 학습수준이나 정도는 자극과 반응간의 연합강도이기도 하며, 그것은 과거에 보강된 횟수에 비례한다.

유인동기

유인동기incentive motivation란 연습을 통해 학습은 되지만 보상을 주기 전까지 학습된 것이 수행으로 나타나지 않는다. 유인물은 학습이 아니라 수행의 결정요인이라고 할 수 있으며, 유인동기는 '끌어당기는 것' 으로써 활성화 작용에 기여한다.

Tolman과 Honzik(1930)의 연구는 잠재학습을 분명히 증명한다. 보상을 받지 못하는 집단과 보상을 받는 집단 그리고 11일 이후에 보상을 받는 집단으로 세 집단이 있다. 이 실험결과 11일 이후 보상 받은 쥐

는 보상 받은 후 급격히 수행이 향상되었다고 한다. 이처럼 잠재학습을 지지하는 연구결과에 따라서 학습이 아니라 수행의 결정요인이라고(Hull, 1951) 바꾸었다.

흥분잠재력

흥분잠재력excitatory potential은 반응 속도와 영향을 미치는 잠재력, 역치 또는 흥분수준을 말한다. 학습상황은 경쟁반응 경향성을 지니는 특성을 지니기 때문에 가능성 있는 반응 각각은 나름대로 그 자극상황과 연합된 습관강도를 지니고 있다. 동일자극은 서로 경쟁하는 두 개의 반응 중 어느 하나의 반응을 일으킬 것이다(김정완, 김정남, 2007).

자극→ 정반응 습관강도 욕구 = 정반응 흥분잠재력 → 정반응
자극→ 오반응 습관강도 욕구 = 오반응 흥분잠재력 → 오반응

증가된 각성은 우성반응을 유도하는데 초보자의 경우 복잡한 과제를 하는 경우 증가된 우성은 주로 오반응이며, 단순과제 혹은 숙련자는 우성반응이 주로 정반응이다(최영곤, 표내숙, 1992).

그러나 욕구이론은 실험대상이 주로 동물이었으며 간단한 실험 과제를 사용하기 때문에 복잡한 인간 행동에 적용하기에는 미흡하다는 비판이 있다. 또한 습관 강도가 정확하게 측정되기 어렵다는 것도 욕구이론의 제한점이라고 볼 수 있다. Martens (1974)는 트레드밀 위를 걷게 하는 과제가 정반응이 지배적인가 아닌가에 대하여 의문을 제기하였고 그는 욕구이론이 단순한 기술에는 적합하지만 복잡한 기술을 요하는 운동에는 적용되기 어려우므로 그 사용을 극히 제한해야 한다고 결론지었다. 이에 반박하는 사람 또한 있으나 대체적으로 욕구이론은 인간의 복잡하고 다양한 운동 행동을 설명하기에는 부적합하다는 것에 일치하고 있다(최종례, 1992).

참고문헌

김상두(2002). 스포츠심리학 개론. 대경북스. p93. 94.
최종례(1992). 스포츠의 동기 이론에 관한 고찰. 서울 教育大學校, p266.
김정완, 김정남(2007). 스포츠 사회심리학. 학지사, p87. 93~94.
한국 스포츠 심리학회편(1990). 스포츠 심리학. 태근, p115.
최영곤, 표내숙(1992). 각성에 관한 이론적 연구. 釜山大學校 附設 體育科學硏究所, p67.

생태학적 이론

운동행동 연구는 운동이론 및 학습연구에서 주요한 두 가지 패러다임의 변화 속에서 발전이 되어 왔다. 하나는 행동주의적 접근에서 인지적 접근으로의 전환이다. 이 시기에서 제시된 운동행동 이론으로는 정보처리 관점에서의 폐쇄회로 이론, 개방회로 이론, 도식 이론 등을 들 수 있다. 또 다른 패러다임은 인지적 정보처리 접근에 대한 많은 문제점이 제기되면서 Bernstin의 신경생리학과 생체 역학적인 측면을 토대로 한 다이나믹 접근과 Gibson의 연구에 기반을 둔 생태학적 접근이(김선진, 2002) 인간에 대한 운동 연구의 패러다임으로 주요한 위치를 차지하고 있다.

인간의 복잡한 운동이 어떻게 생성되고 조절되는지를 설명하기 위하여 운동제어 분야의 많은 노력이 있어 왔으며, 학습연구에서도 변화 발전 되어 왔다.

운동이론 및 학습연구의 패러다임	운동행동 연구의 이론전 기반
행동주의적 접근과 인지적 접근 전환	폐쇄회로 이론
	개방회로 이론
	도식 이론
다이나믹 접근과 생태학적 접근	반사이론(reflex theory)
	정보처리 이론(information processing theory)
	다이나믹 시스템이론(dynamic system theory)
	생태학적 이론(ecological theory)

Bernstin의 문제 제기 이후에 발전한 다이나믹 시스템 이론과 함께 인간의 운동 행동에 새롭게 접근하려는 이론적 관점인(김선진, 2002) 생태학적 접근이 생태심리학에 근거하여 나타났다. 생태심리학에서는 유기체와 생태계를 하나의 단위로 분석하기 위하여 환경과 그 환경들 속에서 움직이고자 하는 수행자, 그리고 과제 사이의 관계를 강조 한다. 즉, 수행자는 과제를 지각하고 그가 속한 환경적 특성에 따라 움직임을 일으킨다는 것이다. 동일한 과제도 상황적 차이에 의해 다르게 수행된다고 보기 때문에 생태학적 관점에서의 연구는 환경의 맥락을 중시하고 실험실의 상황에서 탈피하여 실제 상황으로 적용하는 것을 중요시 한다. 이러한 접근은 자세유지와 이동운동 그리고 배팅처럼 시각의 기능이 중요한 운동수행의 원리를 설명하는 데 매우 유용하며, 운동 제어에 있어서 시각의 역할을 규명하는데 크게 기여하고 있다.

생태학적 이론은 환경정보에 대한 지각과 운동 동작의 관계를 강조한 것으로, 환경 정보는 그 자체에 의미가 있기 때문에 어떠한 인지적 과정을 거치지 않고도 동작을 일으킬 수 있다는 것이다(김기웅, 1999). 생태학적 이론의 선구자인 Gibson(1950)은 유용한 정보를 탐색하는 과정을 지각이라고 간주하고, 정보를 탐색하는 과정 속에서 드러난 정보의 의미가 일차적으로 어떤 행동의 유용성을 제시한다고 주장한다. 다시 말하면, 수행자는 그 자신과 물체, 그리고 수행자가 처한 특정한 환경 사이의 독특한 관계 속에서 동작에 대한 직접적인 지각이 이루어지고 이에 따라 그 동작을 수행하게 된다는 것이다(윤기운, 2008).

생태학적 관점에서는 유기체가 움직임을 수행하는 과정에서 지각과 동작을 서로 분리시켜 설명할 수 없는 유기적인 관계로 보고 있다. 수행자는 지각의 과정을 통해 움직이기 위해 필요한 정보를 수집하여 동작을 수행한다. 그리고 수행자는 움직임이 일어나는 동안 시시각각 변화하는 환경 정보를 지각함으로써 동작을 계속적으로 수행할 수 있는 것이다 .

이와 같이 생태학적 관점에서는 움직임에 필요한 정보가 환경과 물체에서 반사된 빛을 통해서 인지적인 처리 과정을 거치지 않고도 직접 전달된다고 가정한다. 이러한 정보는 어떤 한 순간에만 존재하는 것이 아니라, 끝없이 전달되는 빛의 흐름을 통해서 계속적으로 수용되어 배열을 이루는데, 이러한 배열 속에 움직임에 필요한 의미가 풍부하게 제공된다(김선진, 2002).

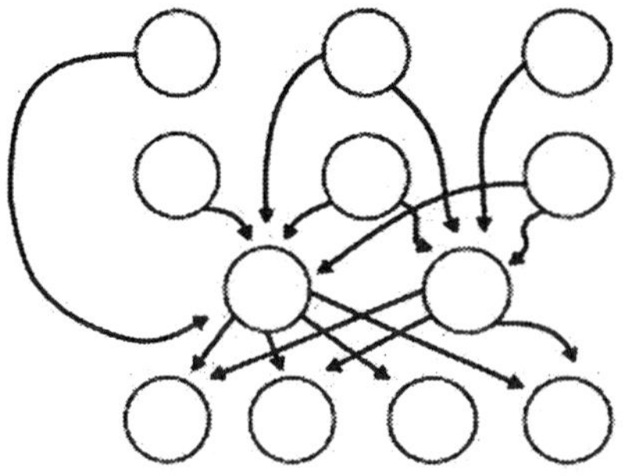

운동행동 연구의 이론과 관련된 그림으로 병렬적 분산처리 이론으로 인간의 운동행동을 위하여 신경 체계가 어떻게 정보를 처리하는지를 설명하려는 이론이다. 신경생리학에서 이야기하는 계열적 처리와 병렬적 처리 과정을 전제로 한다. 그림에서와 같이 이 모델은 유입 단위, 보이지 않는 층으로 되어 있는 중간 연결 층, 그리고 산출 당위로 구성되어 있으며, 각 요소들은 여러 개의 요소에 각각 다른 강도로 긍정적 또는 부정적인 영향을 주게 된다. 구성요인의 중간 연결 층간의 연결 형태와 연결되어 있는 강도에 따라서 모델의 기능 정도가 결정된다.

수행자는 눈의 움직임이나 자신의 움직임을 통해 환경으로부터 변화하는 광학적 배열을 인식하여 물체 또는 자신의 움직임을 지각하는 한편, 동시에 정적인 환경이나 물체, 그리고 변하지 않는 일관적인 속성들도 지각할 수 있다. 이화 같은 불변적인 특성의 지각은 물체나 유기체 자신이 움직일 때, 상에 맺히는 상의 각도가 일정하게 변화하기 때문에 가능하다. 이러한 지각의 특성 (Magill, Richard A, 2005)은 스포츠 수행을 효율적으로 해내는 데에 매우 중요한 역할을 한다.

이처럼 생태학적 관점에서는 유기체가 움직임을 수행하는 과정에서 지각과 동작을 서로 분리 시켜 설명할 수 없는 유기적인 관계(김영호, 2006)로 보고 있다. 즉 수행자는 지각의 과정을 통해 움직이기 위해 필요한 의미 있는 정보를 수집하여 동작을 수행하며, 움직임이 일어나는 동안 시시각각 변화하는 환경 정보를 지각함으로써 동작을 계속적으로 수행할 수 있다는 것이다.

참고문헌

김기웅(1999). 운동학습의 기초. 보경문화사, p34~35.
김선진(2002). 운동학습과 제어. 대한미디어, p25~26.
김영호(2006). 한국사회체육학회지. 한국사회체육학회, p287~297.
윤기운(2008). 한국스포츠심리학회지. 한국스포츠심리학회, p233~249.
Magill, Richard A(2005). 운동학습: 개념과 적용. 금광출판사, p23~25.

요약하기:

근 력 훈 련

요약하기:

근수축의 기전

근수축의 기본적인 과정은 신경섬유로부터 시작된다. 신경섬유로부터 운동종판을 통해서 수축을 위한 자극이 전해지면서 액틴과 마이오신이 서로 미끄러지면서 당기는 현상으로 나타나며, 이 때 마이오신으로부터 빠져나온 연결교가 액틴에 부착되도록 하는 움직임이 일어난다. 마이오신과 액틴을 결합시킨 연결교는 급격히 짧아지면서 두 개의 필라멘트가 서로 당겨주도록 해준다. 이러한 움직임이 많은 근섬유에서 동시에 일어나면서 그 힘이 골격에 전해진다. 이 과정을 통해 실제적인 움직임이 일어나는 것이다(정동식, 김기진, 윤재량, 2000).

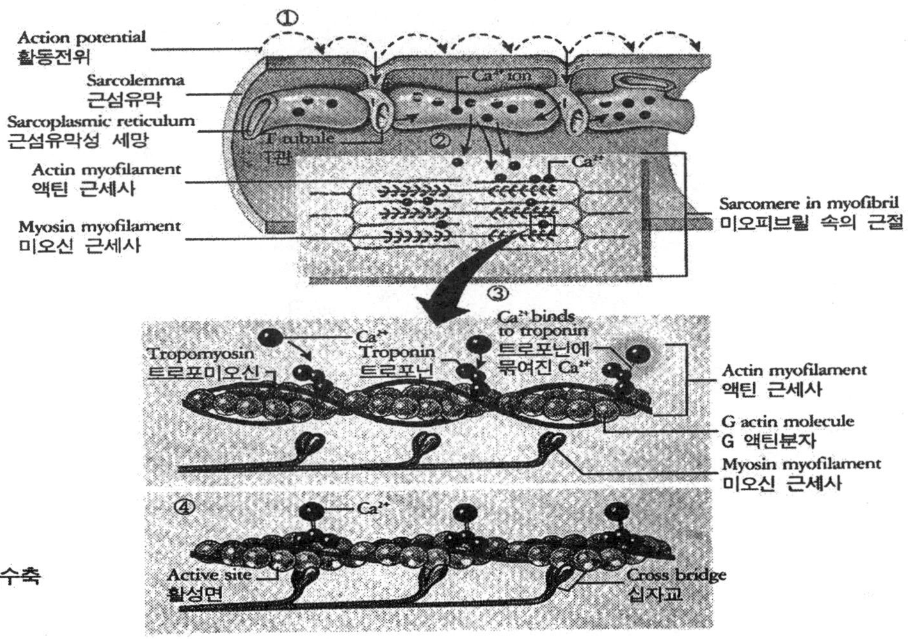

활동전위와 근수축

수축과정

근육과 연결된 신경세포로부터의 자극이 근섬유를 싸고 있는 근초를 따라 전달되면서 근섬유의 길이방향으로 약한 전기방전이 일어난다. 개개의 근섬유에는 근초의 세공을 따라서 함입된 T-세관이 존재하여 근섬유의 표면으로부터 내부로 자극이 전달되도록 한다. T-세관은 근섬유에 넓게 퍼져있는 통로가 되는 근형질세망과 연결되어 있으며, 근형질세망의 끝에 위치한 근소포체에는 칼슘이온이 저장되어 있다. 신경자극이 근초 T-세관 및 근형질세망을 따라서 근소포체에 전달되면 저장되어 있던 칼슘이온이 방출되며 이러한 칼슘이온의 방출은 근수축 과정을 시작하게 해주는 역할을 해준다. 액틴은 두 가지의 단백질 구조물인 트로포닌과 트로포마이오신이 서로 얽혀진 형태를 가지면서 칼슘과 함께 수축의 시작과 이완을 유지하는 역할을 담당한다. 근소포체로부터 방출된 칼슘이온은 트로포닌과 결합해 액틴과 마이오신의 결합을 억제시키는 트로포마이오신의 기능을 차단한다. 마이오신의 연결교 머리부분에 위치한 효소인 ATPase는 아데노신 3인산에 작용하여 아데노신 2인산과 인산으로 분해시키면서 에너지를 생성한다. 이때 생성된 에너지는 연결교에 작용하여 액틴과 마이오신의 상호 작용을 유도한다. 근수축강도가 증가하면 평소보다 더 많은 연결교가 형성된다. 그러면서 더욱 큰 수축을 일으킨다. 그리고 수축시 동시에 모든 연결교가 형성되는 것이 아니다. 일부의 마이오신이 연결교를 형성할 때 다른 마이오신은 분리되어 다시 액틴과 재결합할 수 있는 준비를 하게 되면서 지속적인 근수축이 가능하게 된다(정동식, 김기진, 윤재량, 2000).

이완과정

근수축을 위한 신경자극의 전달이 중단되면 근형질세망으로부터 칼슘이온의 유리는 더 이상 일어나지 않게 되면서 근형질내의 칼슘농도는 급격하게 제한된다. 또한 트로포닌과 결합하고 있던 칼슘이 다시 분리 환원되어 근형질세망으로 저장됨으로써 트로포마이오신은 액틴과 마이오신의 결합부위를 다시 차단하여 연결교가 분리되도록 한다(정동식, 김기진, 윤재량, 2000). 이런 과정을 통해서 근절의 길이는 원래 수준으로 돌아오는 것이다.

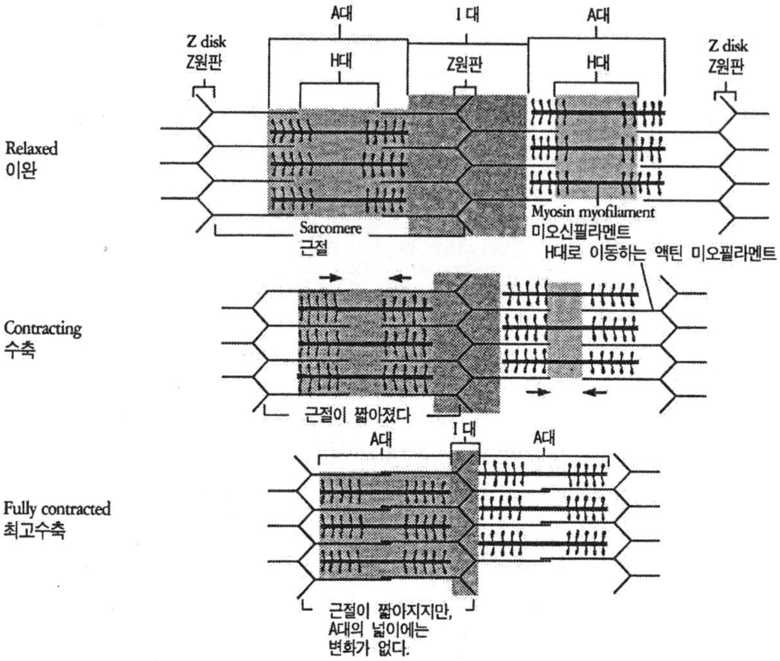

근수축의 유형

대부분의 동작은 관절의 움직임 방향으로 힘이 발휘되도록 하는 주등근 및 협응근과 이에 대한 반대되는 작용으로서 이완되는 길항근에 의한 힘의 적용이 요구된다. 예를 들어 팔꿈치관절의 부드러운 굴곡동작은 상완이두근(주동근)의 수축과 상완삼두근(길항근)의 이완이 요구된다. 근수축은 근섬유의 길이 및 관절각에 따른 장력발휘 변화에 의해서 그 유형이 구분되며 근섬유 길이와 장력의 관계, 힘과 속도의 관계 등과 관련된 특성을 가진다.

등척성 수축

등척성 수축은 근육이 전혀 수축되지 않고, 강하게 당겨지기만 하는 일을 말한다. 또 장력이 발휘되는 수축이다. 근섬유의 길이나 관절각의 변화가 없어야 하며 근육에 의해서 발휘될 수 있는 힘보다 무거운 물건을 지탱하거나 움직일 수 없는 지지물을 밀거나 당길 때 나타난다. 근섬유의 길이가 변화하지 않는 것은 외부의 저항이 근육에서 발휘될 수 있는 최대장력보다 크기 때문이다. 이러한 원리를 이용해 등척성 트레이닝 프로그램은 많은 관심을 이끌었다(정동식, 김기진, 윤재량, 2000).

등척성 트레이닝 프로그램은 최대 근수축에 가까운 강도로 모든 근섬유가 동원되도록 하여 6초 동안 근수축을 유지하며 하루 3회 이상 반복하는 방법이 이용된다. 등척성 트레이닝에 의해서 향상된 근력은 트레이닝시의 관절각도에서만 나타나는 특이성을 가지는데, 상완이두근의 커얼동작을 관절각도 90도로 실시하는 경우 그 관절각도에서의 근력이 크게 향상되었다. 참고로, 등척성 운동이란 움직이지 않고 수축하는 것을 말하며 근력과 근긴장도를 향상시킨다(Valerie C. Scanlon, Tina Sanders, 2001).

등장성 수축

등장성 수축은 근육에 주는 부하는 변하지 않는데 근육 자체의 길이가 짧아지는 수축형태이다. 근수축의 대표적인 유형으로서 바벨들기와 같이 저항이 충분한 관절각도의 변화를 통해서 일정하게 나타나며 최대근력은 전체적인 관절의 가동범위에 있어서 당기는 각도와 근유기의 길이에 따라서 변화한다.

예를 들어, 100kg의 벤치프레스로 10회를 반복할 수 있었다면, 1-2주일이 지난 후 12회 이상의 반복이 가능하게 될 것이며 이 때 부하를 110kg으로 증가시키면 다시 반복횟수는 줄어들 것이다. 이 때 다시 부하를 조금 더 증가시키는 방법을 통해 점차 부하를 증가시킬 수 있는 것이다(정동식, 김기진, 윤재량, 2000). 참고로, 등장성운동이란 근긴장도, 근력을 향상시키며, 반복적으로 저항에 대항하는 운동을 했을 경우에는 근육도 커진다. 이런 형태의 운동은 심혈관계와 호흡계를 좋게 한다(Valerie C. Scanlon, Tina Sanders, 2001).

등속성 수축

등속성 수축은 근섬유의 길이가 짧아지면서 발생하는 장력이 관절의 모든 각도에서 동일하게 발휘되는 특성을 가진다. 이러한 수축의 형태는 최대장력이 발휘되도록 할 때 이루어진다(정동식, 김기진, 윤재량, 2000). 등속성 운동은 위에서 언급한 등장성 및 등척성 수축의 단점은 제거하고 장점만을 이용하기 위하여 시도되었다. 실제로 등속성 운동은 근육에 의해서 적용되는 힘에 따라서 저항이 정확하게 변화한다. 즉, 동작수행시 관절의 전체 가동범위에서 최대로 힘을 발휘토록 한다면 저항이 발휘되는 힘에 따라서 변화하여 그 범위마다에 최대 근수축이 발휘되도록 하는 것이다(박종성, 이한용, 2003).

신전성 수축

신전성 수축은 근섬유의 길이가 길어지면서 장력이 발생하는 것으로서, 주관절을 이용해서 무거운 물건을 아래로 늘어뜨리면서 잡고 있을 때 상완이두근에서 나타나는 형태의 수축, 또는 턱걸이의 하강국면에서 팔꿈치관절의 각도가 증가하면서 팔꿈치굴근은 점차적으로길이가 증가하게 되면서 나타나는 수축의 형태라고 할 수 있다.

근수축의 특성

달리기 등을 포함한 많은 신체적 활동 시 보다 효율적인 협응적 동작을 일으키기 위해서 등척성, 등장성 및 신전성 수축이 함께 일어나게 된다. 근육기능을 결정하는 기본적인 요인은 이러한 수축의 종류에 따라서 다소 차이를 가지지만, 근육의 횡단면적, 근섬유의 종류 등에 의해서 영향을 받게 되며 근육에 의해서 발휘되는 힘은 최초의 근섬유 길이와 수축 속도에 의해서 영향을 받게 된다(Eldra Pearl Solomon, 2007).

근섬유의 길이

정적인 근력의 측정은 동시에 활성화되는 근육의 길이가 안정상태보다 20% 정도 더 클 때 최대를 나타낸다. 근육 길이의 증가 및 감소는 최대근력생성의 원인이 되며 근육의 길이가 안정상태 길이의 2배가 될 때 근육에 의해서 발휘되는 힘은 거의 0이다. 이 현상은 액틴과 마이오신이 서로 겹치는 현상이 감소되면서 힘을 발휘하는데 실패하기 때문이다.

수축의 속도

근력을 발휘할 수 있는 능력은 근육의 수축속도에 영향을 받게 된다. 즉, 수축속도가 빨라질수록 근력의 발휘정도는 감소하게 된다(정동식, 김기진, 윤재량, 2000).

관절의 각도

단축성 수축시 관절의 운동범위에 따라서 근육이 발휘할 수 있는 최대장력은 100-140도의 범위를 나타내며 각각의 관절에 따라서 차이를 보인다. 이러한 차이는 근육이 골격과 함께 지레를 이루면서 근력을 발휘하기 때문이며 이는 지레의 법칙이라고 말할 수 있다.

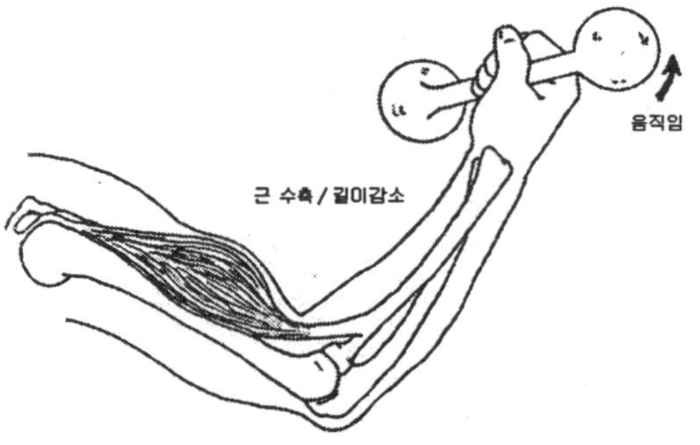

근육 - 지레의 법칙

근수축을 위한 에너지원

근수축의 즉시 필요한 에너지는 ATP이다. 그러나 ATP는 근섬유에 많은 양이 저장되어 있지 않으며 몇 초 동안에 소모된다. 이차적 에너지원은 크레아틴 인산과 글리코겐이다. ATP처럼 크레아틴 인산은 에너지 전달 분자이다. 효소에 의해서 크레아틴과 인산, 에너지로 분해되었을 때 여기서 나온 에너지는 좀 더 많은 에너지를 합성하기 위하여 사용된다(김은희, 1997). 근섬유의 풍부한 에너지원은 글리코겐이며 글리코겐은 지속적인 수축을 위한 에너지 제공이 필요로 될 때에 포도당분자로 분해된다. 그러면 포도당은 ATP를 생성하기 위하여 세포호흡의 과정에서 더 분해되고 근섬유는 수축을 계속한다(Eldra Pearl Solomon, 2007).

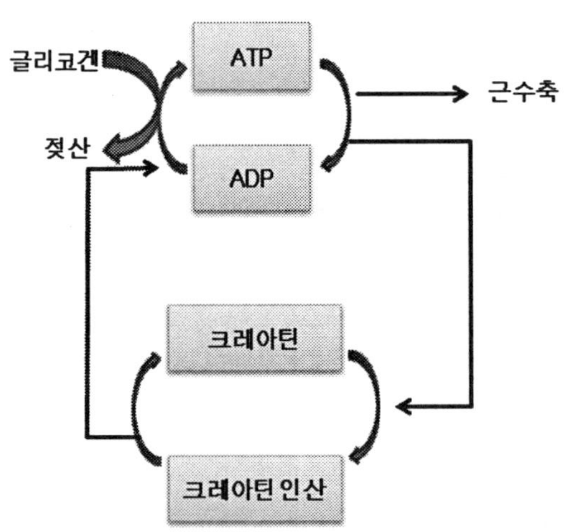

근수축과 에너지 공급

근수축의 메카니즘과 근활주이론

근육이 이완시 명대는 가장 길고, 동시에 H대도 가장 길다. 수축이 시작되면 근절의 길이는 서서히 짧아지며, 양필라멘트는 짧아짐에 따라 겹쳐진다. 따라서 명대는 서서히 짧아지고 동시에 H대도 서서히 짧아진다(이길안, 1996).

근활주이론이란 하나의 필라멘트가 다른 하나의 필라멘트 위를 미 끄러져 이동함으로써 근육의 길이가 짧아진다는 것이다. 위 그림은 이완된 상태에서 수축이 일어났을 때 근절의 변화를 나타낸 그림이다 (Merle, Steven, 2002).

이 근활주이론에 의하면, 근육의 수축은 근원섬유내에 들어있는 마이오신과 액틴의 이동에 따라 수축하며 운동이 일어나고, 수축할 때에는 액틴 필라멘트와 마이오신 필라멘트 각각의 고유 길이는 변화하지 않는다 (김버들, 2002).

참고문헌

김버들(2002). 노화가 반응시간 및 근수축 양상에 미치는 영향. 충북대학교 대학원. p9.

김은희(1997). 운동과 건강. 대한류마티스 건강전문학회. p311.

박종성, 이한용(1994). 등장성, 등척성 및 등속성 근수축 훈련에 의한 대퇴근력의 변화에 관한 연구. 한국체육학회. p167.

이길안(1996). 운동생리학. 세종출판사. p39-40.

정동식, 김기진, 윤재량(2000). 스포츠생리학. 체육과학연구원. p38. 40. 44-46.

Eldra Pearl Solomon(2007). 해부생리학(입문). E*PUBLIC. p81.

Merle L. Foss, Steven J. Keteyian(2002). 운동생리학. 대한미디어. p148.

Valerie C. Scanlon, Tina Sanders(2001). 핵심 해부·생리학. 영문출판사. p130.

트레이닝의 원리

트레이닝training이란 스포츠 현장에서 사용되는 용어일 뿐만 아니라 그 밖의 분야에서도광범위하게 사용되어지고 있다. 어원적으로는 훈련, 단련, 연습 등의 의미로 받아들여지고 있으며 사용분야에 따라 그 내용과 방법에 있어서는 다양하게 선택되어지고 있다. 이처럼 트레이닝이란 스포츠 측면에서 체력의 계획적인 강화훈련을 통해서 운동능력의 향상을 도모하는 과정이지만, 또 다른 의미에서는 인체기관의 기능적, 형태적 적응과 변화로 인한 작업능력의 증가를 야기 시키기 위해서 가하는 부하의 의미로 사용되고 있다. 이와 같이 트레이닝이란 내용과 방법론적으로 광범위한 활용분야에 따라 명확한 개념을 규정짓기에 다소 논란이 되고 있는 실정이다(전엄봉, 유호길, 조성봉, 설정덕, 서재명, 이상욱, 2003).

트레이닝의 효과를 얻기 위해서 운동은 일정 수준 이상의 강도(强度)를 유지하지 않으면 안 되지만, 지나치게 심한 운동은 도리어 건강 관리상 바람직하지 못한 결과를 낳게 된다. 따라서 트레이닝은 성(性)·연령·체력·목적에 따라서 가장 적합한 운동을 하도록 해야 한다. 또 신체운동을 반복함으로써 기술의 향상을 도모할 수 있지만, 이것은 연습practice이라고 해서 체력의 향상을 목적으로 하는 트레이닝과 구별할 때도 있다.

트레이닝의 종류로서는 근육을 발달시키는 웨이트트레이닝weight training, 체력을 전반적으로 향상시키는 서킷트레이닝circuit training, 전신지구성(全身持久性)을 발달시키는 인터벌트레이닝interval training, 스피드 능력을 높이는 레피티션 트레이닝repetitions training 등이 있다.

트레이닝에 관한 여러 학자들의 견해를 살펴보면, 트레이닝이 신체의 적응능력을 이용하여 발육발달을 도모하는 계획적인 운동 프로그램이라 하였으며, 여기에서 적응이라 함은 운동 시 누구에게나 일어날 수 있는 일시적인 생리적응 현상과 훈련된 운동선수에게 기대할 수 있는 영구적인 적응 현상을 의미한다(안종후, 1999).

트레이닝의 원리Training principle

스포츠 트레이닝의 기본적인 원리는 효율적 연습과 기술에 있다. 따라서 궁극적으로 목표 추구의 방향이 스포츠는 경기력과 득점 등의 외향적 목표들을 향하고 있다. 스포츠 트레이닝의 원리의 요소들을 보면, 대개 과부하의 원리, 특수성의 원리, 다양성의 원리, 다면적 발달의 원리, 점진성의 원리, 전문화의 원리, 개별성의 원리, 가역성의 원리 등이 있다(류병관, 2001).

트레이닝 원리의 기본은 적합한 저항 트레이닝 프로그램을 디자인 하는 것이 첫 번째 단계이다. 이러한 원리는 심폐기능, 유연성 프로그램이나 웨이트 트레이닝등과 같은 트레이닝 프로그램이 모든 사람들에게 효과적으로 적용되어질 수 있다. 하지만 동일한 트레이닝 프로그램이라고 해서 누구에게나 최적의 트레이닝 프로그램이 될 수는 없다. 즉, 모든 약이 만변통치약이 아니듯이 각자에게 주어진 환경이나 개인적 특성에 따라 트레이닝의 효과는 얼마든지 달라질 수가 있다는 것이다. 트레이닝에 있어서 그 트레이닝이 목표로 하는 것이 무엇인가? 그리고 과연 그러한 트레이닝 프로그램이 특정한 개인에게는 최적의 프로그램이 될 것인가? 하는 문제는 생각을 해볼 필요가 있다. 여기서 트레이닝의 기본적 원리를 다루는 것은 프로그램을 어떻게 디자인 할 것인가? 하는 문제를 다루는 것이라 하겠다. 스포츠 현장에서 요구하는 제 요소를 모두 충족시키기란 어려운 점이 많겠지만, 그 스포츠의 특성에 적합한 능력을 향상시키기 위해서 개인의 체력이나 능력에 맞게 트레이닝 자극이 되도록 하는 기본적 원리가 바로 트레이닝의 원리라고 할 수 있다(전엄봉, 유호길, 조성봉, 설정덕, 서재명, 이상욱, 2003).

(1) 과부하의 원리Overload Principle

과부하의 원리란 과도한 부하를 줌으로써 그 부하에 적응하기 위한 형태학적, 생리학적, 심리학적 변화를 만들어내는 것을 말한다. 이때 근 섬유 비대 등의 형태학적 변화와 동시에 근 신경 협응능력 발달 등의 생리적 변화 그리고 다양한 심리적 변화들이 나타나게 되는 것이다. 과부하의 원리는 이런 신체의 적응을 지속적으로 만들기 위해 신체가 증가된 부하에 적응을 하면 더 많은 부하가 가해져야 한다는 것이다. 그러나 그 정도가 문제가 되는데, Sharkey(1986)는 과부하의 정도가 부상을 초래하지 않을 정도라고 말해 상대적으로 과부하의 기준을 부상으로 두고 있다. 반면에 Delorme과 Watkins(1948)의 RM(repesision masimum)의 개념에서는 근육에 과부하를 주는 방법으로 6-10 RM 정도의 무게로 세트사이의 휴식을 주면서 3세트를 실시하는 것이 근력을 향상시키기 위한 이상적인 부하라고 설명하고 있다. 이것은 상대적 강도(6-10RM)를 정해 놓고 운동을 하고, 그 부하에 적응하면 자동을 상대적 강도가 약해지고 다시 그 강도에 맞추려면 적당한 과부하가 지속적으로 일어난다는 개념이다(류병관, 2001).

인체의 제 기관은 트레이닝의 결과로써 보다 효율적인 기능을 갖게 되어 오랜 기간 동안 점진적으로 증가된 운동량의 수행이 가능해진다는 관점에서, 점진적으로 보다 높은 강도 및 운동량을 수행토록 한다는 것이 과부하의 기본적인 원리이다. 이러한 원리는 일정한 기간 동안 트레이닝 수행에 따른 신체 각 기관의 적응이 요구된다는 것도 함께 고려되어야 한다. 이러한 적응과정은 신체의 제 기관이 트레이닝 부하에 대한 형태학적, 생리학적, 심리학적 반응을 나타내며 이러한 연속적인 반응은 적응으로 나타나게 된다. 따라서 트레이닝시 부하되는 자극은 반응과 적응을 유도할 수 있는 강도로 집중되어야 한다.

과부하의 방법은 획일적으로 계속되는 것보다는 단계적이면서 다소의 기복을 가진 것으로 구성되어야 한다(Harre, 1971). 즉, 새로운 부하의 증가를 가져오기 전에 생리적, 심리적 적응과정을 가질 수 있는 재생산의 기회를 제공할 수 있어야 한다. 과부하의 원리과정에서 자극의 강도만을 기준으로 과도한 부하가 주어질 경우 생리적, 심리적 균형의 와해로 말미암아 상해를 입거나 스스로 트레이닝 수행을 중단하거나 포기하게 된다. 과부하의 원리는 트레이닝 주기화의 원리를 고려해서 반응과 적응의 기회를 가질 수 있도록 구성되어야 한다.

트레이닝 수행 시 부하의 증가는 주의 깊게 서서히 이루어져야 한다. 단계별 부하증가의 예시 중 사이클 선수의 경우 최고속도를 기준으로 3-6% 범위에서 이루어져야 하는 것으로 알려져 있다. 이때 일시적으로 트레이닝 양은 감소되어야 한다. 즉 운동수행능력의 향상을 이루기 위해서는 트레이닝 부하의 단계적 증가와 함께 기복을 가진 곡선의 형태로 점증되어야 한다.

여러 가지 체력 요소별로 트레이닝에 대한 적응과정은 차이를 나타낸다. 이러한 적응 과정의 차이는 과부하의 원리에서 중요하게 고려되어야 한다. 즉 '유연성은 날마다 증가하고, 근력은 주마다, 스피드는 달마다, 심폐지구력은 해마다 증가한다' 는 이론이 있다. 이 이론이 절대적인 것은 아니지만, 이러한 적응과정의 증가폭을 그래프로 나타내며 아래의 그림과 같다. 이러한 과부하의 원리는 선수개인의 가능성, 적응성, 트레이닝 기간 등과 같은 요인들을 고려해서 적용되어야 한다(김창국, 박기주, 1996).

점진적 과부하의 원칙Progressive Overload Principle은 트레이닝 시 부하의 양과 질을 정확하게 점진적으로 조절하며, 그리고 운동기술의 과제와 동작을 점진적으로 복잡화하도록 하면서 트레이닝을 계획하는 것을 말하는데, 사람의 신체적 적응을 경험하기 위해서는 트레이닝의 강도를 점진적으로 증가시켜야 한다. 트레이닝의 부하를 너무 빨리 무리하게 증가시키면 신체는 적응하지 못하고 부상을 입게 된다. 우리의 인체가 감당 할 수 있는 운동자극에는 한계가 있다. 다시 말해서 너무 약한 자극은 결코 효과를 기대할 수 없고 그렇다고 해서 또 너무 강한 자극은 오히려 역효과를 초래할 수 밖에 없는 것이다. 따라서 적당한 자극을 줄 수 있도록 고려하여야 한다. 그리고 여기서 과부하 Overload라고 하는 것은 과도한 트레이닝을 시키라는 의미로 해석해서는 안 된다. 과부하는 신체의

과부하의 원리	
개념	적응할 수 있는 이상의 과부하의 부여
원리	과부하 자극으로 생리적 반응을 유발하고 이에 대한 적용으로 운동의 효과를 극대화 시킨다
내용	운동의 강도 개념
부하방법	계단식 *심박수, 중량의 증가
부하결정	*훈련의 주기에 따라 강도 결정 *이전 부하 적응 후 상승

적응능력 이상의 부하를 주어 적응수준을 올리려는 것이다. 또한 과부하의 운동자극은 부하를 지나치게 빨리 증가시키면 부상이나 발병의 원인이 되기 쉽고 트레이닝의 효과도 거둘 수 없다. 이와는 반대로 운동부하나 운동 강도를 내내 같은 조건으로 해서는 운동의 효율적인 효과를 거둘 수 없다. 체력이 향상되면 처방하는 프로그램도 같이 향상시켜 트레이닝을 실시하여야 점진적인 트레이닝의 효과를 거둘 수 있다(이재학, 오영도, 2004).

(2) 특수성의 원리Specificity principle

특수성(특이성)의 원리란 간단하게 말하자면 특별한 활동이나 일에서 자신의 능력을 향상시키는데 적응하도록 하는 형태로 가는 것을 의미한다. 확실하게 트레이닝은 목적과 관련되어져야만 한다. 그러나 일반적인 구조 내에 최적의 주기화 된 웨이트 트레이닝 프로그램을 디자인하기 위해 이해되어져야만 하는 특이성의 형태가 있다. 예를 들어 100m 주자라고 한다면, 당신은 확실히 더 빨리 달릴 수 있기를 원할 것이다. 그러나 단지 시속 5마일 정도의 비교적 느린 속도로만 트레이닝을 한다면 오랜 기간이 지나도 훌륭한 주자가 될 수 없을 것이다. 사실 지금보다도 더 느리게 될 것이다. 역도선수라고 한다면, 더 무거운 중량과 반복횟수를 더 늘려야만 목표를 달성할 수 있다. 왜냐하면 1회의 반복은 가능한 가장 무거운 것을 들어 올리는 것이 좋다고 생각되기 때문이다. 트레이닝 특이성의 주요 영역은 다음과 같다.

① 근군의 특이성

자신이 원하는 근육의 크기나 근력의 향상을 가져오기 위해서는 특별한 근군의 트레이닝을 실시해야 할 것이다. 특별한 수행을 요구하는 하지의 트레이닝은 상지의 향상을 보이지 않는 것이 훌륭한 트레이닝이다. 최대한의 효과를 얻기 위해서는 직접 관련된 근군을 향상 시키는데 초점을 맞추어야 한다.

② 스피드의 특이성

스포츠에서 성공적인 수행은 개인적인 스피드와 속도가 중요한 고려사항이다. 밑에 그림에서 알 수 있듯이 근육의 힘과 속도와의 곡선은 중량이 무거울 때는 속도를 빨리 낼 수 없지만 중량이 가벼울 때는 반대로 속도를 빨리 낼 수 있게 된다. 이러한 움직임에 대한 힘과 속도와의 관계는 대부분의 운동선수들이 이해하고 있을 것이다. 만약 1RM의 벤취 프레스를 수행한다면, 최대 힘은 향상되겠지만 바벨의 속도는 상대적으로 느리게 될 것이다. 한편, 1RM의 벤취 프레스를 50%로 반복적으로 수행한다면 상대적으로 바벨을 빠른 속도로 움직이는 것이 가능할 것이다. 이것은 모든 힘과 속도 곡선에서 필수적으로 보여진다. 여러 스포츠에서 상대적으로 가벼운 기구를 움직이는 종목에서는 상대적으로 빠른 것이 필수적이다. 그래서 스포츠 자체에서 요구사항과 트레이닝에서 일치하는 점이 있다. 무거운 중량은 아니지만 속도를 빠르게 트레이닝하여 향상되는 것이 바로 파워를 위한 트레이닝에 해당된다. 파워를 가장 크게 얻기 위해서는 트레이닝에서 속도에 많은 비중을 두어야 한다. 선수들에게는 빠른 속도나 파워 트레이닝은 시즌 전, 시즌 직전, 그리고 중요한 경기에 앞서 수행되어야 한다.

③ 근육활동의 특이성

근육활동의 두 가지 주요 형태는 일반적으로 이용할 수 있는 저항 트레이닝 장비에서 수행되어 질 수 있다. 동적 근육활동은 운동이 실제적으로 일어날 때 시작된다. 정적 근육활동은 관절에서 움직임이 없을 때 일어난다. 동적 근육활동은 대부분의 사람들이 보통 웨이트 트레이닝을 하는 것이라고 생각하고 있다. 대부분 웨이트 트레이닝 운동의 시작 자세로부터 무게를 들어 올릴 때 근육은 짧아진다. 이것은 단축성(또는 능동적) 근육활동을 일컫는 말이다. 대부분의 운동 자세는 최고 높이, 또는 피니쉬 위치로부터 부하가 시작 위치로 되돌아 와야만 한다. 그 부하가 다시 시작 위치로 되돌아 올 때 같은 근육들은 조절된 신전 과정을 통해 활동을 일으켜 중량을 들게 되는 것이다. 이것은 신장성(또는 수동적) 근육활동을 일컫는 말이다(전업봉,유호길,조성봉,설정덕,서재명,이상욱, 2003).

스포츠 트레이닝에서 가장 중요한 원리의 하나는 모든 트레이닝은 운동 종목의 특성에 맞추어서 실시해야 한다는 것이다. Fox(1988)는 여기에 대해 적절한 에너지 시스템의 선택이 가장 중요한 문제라고 지적한다. 즉, 그 운동이 어떠한 에너지 시스템을 가지는 운동이냐에 따라 트레이닝의 종류와 선택이 주어져야 한다는 것이다. 따라서 마라톤 선수의 경우 5%정도의 ATP-PC 시스템과 95%의 유산소성 시스템으로 운영되는 트레이닝 프로그램을 마련하여야 한다는 것이다. 따라서 그는 이것을 결정하는 요인으로 운동의 시간을 가장 중요하게 제시하고 에너지 시스템적 변인으로 Speed, Aerobic capacity, Anaerobic capacity를 들고 있다(류병관, 2001).

특이성의 원리는 트레이닝의 효과는 과부하의 원리에 의해 운동부하가 주어진 신체의 계통 또는 일부기관이나 조직에 한정되어 나타난다.
즉 특정 에너지시스템을 발달시키려면 동일한 에너지 시스템에 의해 공급되는 에너지로 운동을 해야만 하며, 특정 근육군의 기능을 개선하려고 한다면 동일 근육군의 수축과 이완을 일으키는 운동을 선택하여야 하는데, 이를 특이성의 원리라고 한다. 예를 들어 호흡 순환계의 기능을 개선하여 심폐지구력을 향상시키고자 한다면 조깅과 같은 유산소성 지속운동을, 근육계 또는 근신경계의 기능을 발달시키고자 한다면 웨이트 트레이닝과 같은 운동을 선택하여야 한다.

특수성의 원리	
형태	운동종목의 특성에 맞는 동작
원리	동작의 유의성과 근육발현의 형태에 맞추는 것 운동의 특성에 맞는 에너지 시스템의 강화
내용	근력발현, 스피드, 에너지 시스템 등의 비율적 조절
부하방법	운동을 발현시키는 요소의 조절
부하결정	*훈련의 주기에 따라 강도 결정 *이전 부하 적응 후 상승

특수성은 각 종목에서 우수한 경기력을 발휘토록 하는 데 매우 중요한 요인으로서, 각각의 종목과 관련하여 신체의 외적인 형태 및 기능적인 측면에서 특수하게 변화되는 과정이다. 지도자와 스포츠과학자들은 선수들의 성장과 훈련과정에서 특성을 발견하고 그 특성을 고려하여 신체 제기관이 종목에 적절한 적응이

이루어지도록 유도한다. 그러한 과정은 단지 생리학적인 측면뿐만 아니라 기술적인 능력, 전술의 수행능력 및 심리적 특성 등을 포함하게 된다. 특수성은 편중된 방향에서만 이루어져서는 안 되며 다면적 향상원리를 기초로 하여 다소 복합적인 과정으로 이루어진다. 초보자에서 우수한 선수로서 성장하기까지 트레이닝 양과 특수한 프로그램의 비율 등은 점차적으로 일정한 비율로 증가되어야 한다. 또한 특수화 과정에서 종목상의 특성과 밀접한 관련성을 가진 내용이 트레이닝 전체에서 차지하는 비율은 종목에 따라서 다소의 차이를 가지게 된다. 특수성의 원리는 어린 선수들의 훈련과정에서 특히 중요하게 고려되어야 하지만, 다면적 발달의 원리가 이러한 특수화의 기초를 차지해야만 한다. 그러나 다면적 발달의 원리와 특수화의 비율 구성은 항상 조심스럽게 계획되어져야 한다. 이러한 구성에는 종목의 특수성, 연령 증가에 따른 신체의 발육, 발달과 관련된 내용이 필수적으로 고려되어져야 한다. 각 종목별로 운동시작 연령, 특수화 과정의 적정연령 및 최고 경기력을 발현하는 연령은 밑에 표와 같다(김창국, 박기주, 1996).

특이성의 원리는 트레이닝은 반드시 그 종목에서 요구되는 운동형태 및 방법과 연관되어야 한다는 원리이다. 특수성의 원칙은 스포츠 종목의 유형에 따라 그와 비슷한 형태의 에너지 시스템이나 운동방법 등을 채택하여 트레이닝을 계획하여야 한다(이재학, 오영도, 2004).

(3) 다양성의 원리multiplicity Principle

다양성의 원리란 운동수행 수행 능력이 높은 수준에 도달하기 위해서는 많은 시간의 트레이닝과 지속적인 반복운동이 절대적으로 필요하나 이러한 많은 운동량과 반복적 운동은 선수들에게 단조로움과 지루함을 가져다주어 트레이닝에 대해 의식을 집중하지 건성으로 트레이닝을 실시하는 습관을 갖게 되기도 한다. 따라서 트레이닝의 효과를 극대화시키기 위해 다양한 트레이닝 방법을 계획하고 실시하여야 한다는 원리이다.

다양성의 원리	
형태	비슷한 효과를 낼 수 있는 운동들을 다양하게 실시
원리	반복이 가져다주는 지루함과 권태감을 없애고 훈련의 효율을 높이는 것
내용	교차훈련(Cross training)
효과	다양한 생리적 요소의 발달

다양성의 원리는 트레이닝 과정에서 운동량과 운동 강도는 점차적으로 증가하면서 많은 시간을 요구하게 된다. 예를 들어, 세계적 수준의 역도선수들은 1,200시간 이상을 훈련하는 것으로 알려져 있다. 이러한 내용의 대부분은 일정한 프로그램을 반복하는 과정이 주류를 이루게 되는데, 이러한 내용은 선수들에게 싫증과 권태를 가져다주며 지구력을 필요로 하는 종목일수록 단조로움을 더하게 된다. 따라서 지도자들은 선수들의 지루함과 정신적 피로를 방지하기 위하여 다양한 변화를 이룰 수 있도록 훈련프로그램을 구성하는데 많은 관심을 가져야 한다.

지도자의 창조성과 상상력은 훈련의 다양화를 이루는 데 매우 중요한 영향을 미치게 된다. 동일한 체력요소나 기술에 초점을 맞추되 연습내용의 다양화를 이루기 위하여 훈련형태를 변형시키는 데 관심을 가져야 한다. 또한 전체적인 프로그램 구성상에도 유사종목의 동작을 응용한 내용의 포함도 고려되어야 할 것이다(김창국, 박기주, 1996).

트레이닝 프로그램의 다양성은 주기화의 초석이다. 프로그램을 다양하게 하는데 많은 다른 방법들이 있다. 일주일 코스 중 가벼운 날, 중간정도의 날, 힘든 날로 구성되거나, 한 달 코스는 가벼운 주, 중간정도의 주, 힘든 주로 구성된다. 운동에서의 변화는 다양성을 부과함으로써 훌륭한 방법이 된다. 트레이닝에 다양성을 부가하는 목적은 회복시 근육, 파워, 근육의 크기 그리고 경기력을 최적으로 획득하기 위한 결과로써 근육과 신체 적응을 지속적으로 대비하기 위하여 트레이닝 자극에 변화를 주는 것이다. 트레이닝의 다양성은 신체적응을 지속적으로 유지하고 장기간 트레이닝시 플레토우Plateau를 피하고자 하는 것이 중요한 점이다. 하지만 트레이닝의 통제와 일상생활 모두에서 틀에 박히지 않게 하기 위한 내재된 정열을 개인적으로 다양화시키는 것만은 아니다(전엄봉, 유호길, 조성봉, 설정덕, 서재명, 이상욱, 2003).

(4) 다면적인 향상의 원리multiphase improvement Principle

다면적 발달의 필요성은 신체 활동이 가진 복합적인 요인을 고려한 것으로서 트레이닝 초기의 기본적인 단계에서 특히 강조된다. 어린 선수들의 경우 단기간에 경기력 향상을 목적으로 성급하게 종목의 특수성을 고려한 내용의 트레이닝을 실시하게 되는 유혹에 젖게 되지만, 잠재력을 보다 효율적으로 개발하고 장기간에 걸친 경기력 향상을 위해서는 다면적 발달에 초점을 맞춘 트레이닝을 실시할 필요성이 있다. 이러한 구조적 관련성은 밑에 그림과 같다.

다면적 발달의 원리는 신체 기관과 계통의 기능에 의한 생리 및 심리적 상호관련성에 근거한다. 트레이닝 수행 후 나타나는 변화들은 상호관련성을 가지면서 생리적 기능, 심리적 상태 등이 복합적으로 작용하여 나타난다(김창국, 박기주, 1996).

(5) 점진성의 원리gradation Principle

점진성의 원리는 신체에 주어지는 과부하는 점진적으로 주어져야 한다는 것을 의미한다. 갑자기 주어지는 과도한 부하는 생리적 반응을 일으키기 이전에 상해의 원인이 되고 반면에 너무 지연되어 주어지는 부하는 이전 부하의 효과를 상실시킬 수 있는 것이다. 따라서 점진성의 가장 주된 요점은 규칙성이라고 할 수 있다. 그러나 규칙성은 다시 효과를 낼 수 있는 자극에 대한 정확한 파악이 이루어져야 가능한 것이다. 과부하를 점진적으로 주어야 하는 요소는 운동 강도, 지속시간, 그리고 운동의 빈도 등이다(Sharkey,1986). 점진적 운동 강도를 자동으로 조절하는 가장 보편적인 방법은 목표심박수를 이용하는 방법이다. 운동에 대한 인체의 적응능력은 자극이 들어오면 그 자극에 대한 생리적 반응들을 만들어 내고, 이것이 지속적으로 계속될 때, 그 자극에 대하여 적응하게 되고 따라서 이전의 자극이 더 이상 자극이 되지 않을 정도로 변하게 되는 것이다. 따라서 목표심박수가 주어지면 처음 제공되는 운동강도에 적응이 이루어지면 자연히 심박수가 떨어지게 되고 그 심박수에 맞추려면 자동적으로 점진적인 강도의 상승이 이루어지게 되는 것이다. 이런 점진적 부하 조절 방법은 실제로 가장 자연스럽게 과부하를 유도할 수 있는 방법이라고 할 수 있다(류병관, 2001).

점진성의 원리	
형태	과부하를 점진적으로 상승시켜야 효과가 나온다.
원리	계단식으로 자극이 적용된 후에 다음의 자극을 부여한다.
내용	목표 심박수(Target HR) 이용법 · RM을 이용한 부하의 증가 · 시간 · 거리조절법
방법	자극의 단계적 상승

(6) 전문화의 원리specialization Principle

전문화의 원리는 훈련의 형태, 기능 등의 변형을 스포츠의 전문성에 맞추어 그 전문적인 스포츠에 맞는 기술적인 것, 전술적인 것, 그리고 심리적인 것을 고려하여 실시하는 것을 의미한다(Bompa, 1985). 이런 전문화를 추구하는 방법으로 하나는 전문화된 스포츠 자체의 연습과 생동적 활동을 발달시키기 위하여 사용된 연습의 두 가지를 들고 있다. 전자는 운동선수들이 거의 같은 운동으로 전문적인 훈련을 소화해 내는 경우를 말한다. 그는 이 경우의 예로 장거리 달리기 선수들이 거의 100% 똑같은 달리기로 연습을 하는 것을 들고 있다 .반면에 높이뛰기 선수들은 40%정도를 같은 높이뛰기 훈련을 하고 나머지는 순발력 강화와 근력강화를 위한 운동을 하는 것으로 보고하고 있다. 그러나 이 경우도 높이뛰기에 가장 필요한 체력 요소를 찾아 그것을 강화함으로 높이뛰기 자체의 기능향상을 추구하는 것이기 때문에 전문화된 트레이닝이라고 할 수 있는 것이다(류병관, 2001).

전문성의 원리	
형태	훈련의 형태, 기능 등의 변형을 스포츠의 전문성에 맞추어 전문적인 스포츠에 맞는 기술적, 전술적, 심리적 상황을 연습하는 것.
원리	외형적인 것뿐만 아니라 기술적 · 전술적 · 심리적 · 생동적 영역의 일치를 추구
내용	신체 · 기술 · 전술 · 심리훈련을 스포츠적 특성에 맞추어서 실시한다.
효과	그 스포츠의 특성에 맞는 생동적 · 총체적 능력의 배양

(7) 개별성의 원리Individual Principle

개별성의 원리는 트레이닝을 하는 사람의 개인 적인 특성을 고려하여 운동 처방하는 것인데 구체적으로 말하면 다음과 같다. 트레이닝을 하려는 사람은 이 지구상의 어느 누구와도 일치되는 사람은 아무도 없을 것이다. 성별이나 연령, 현재의 건강상태 등 모두 다른 체격과 체력을 가지고 있다. 따라서 트레이닝을 하려는 개인의 특성을 고려하여 운동양식, 운동 강도, 운동시간, 운동방법 그리고 정신적 요소까지도 고려하여 능력과 가능성에 맞게 트레이닝이 계획되어야 한다. 동일한 트레이닝에 대한 반응은 사람마다 각기 다르게 나타나는데 코치는 개별적 특수성을 끊임없는 교육적 관찰을 통하여 잘 살피어 개인차에 대한 객관적 자료를 얻어 이 같은 자료를 근거로 하여 트레이닝이 계획되어야 한다는 것이다(이재학, 오영도, 2004).

어떠한 트레이닝 프로그램이라도 최상의 결과를 얻기 위해서는 목적과 요구사항에 부합되도록 개인의 체력과 허약, 그리고 부상 경력 등을 고려해야만 한다. 다른 모든 원리들은 개별화의 원리에 통제를 받는 위치에 있다. 아무리 좋은 트레이닝 프로그램이라도 각 개인의 체력과 능력이 고려되지 않은 프로그램은 그 목적을 달성할 수가 없게 된다. 만약 예전에 부상 경험이 있었다면 부상부위에 무리가 따를 수 있으며, 원하는 부하를 달성하기가 용이하지 않을 것이다. 이러한 경우에는 일반적인 부상 부위나 좋지 않은 부위에서 발휘된 근군의 운동에 보조운동이 포함되는 것이다. 따라서 트레이닝에 있어 개별화의 원리는 단지 개인적인 특수성을 고려하거나 개인적인 단점을 보완하는 것에 국한되는 것이 아니라, 각 개인의 주관적인 관찰과 평가도 포함시켜 개인의 능력이 최상으로 발휘될 수 있도록 하는 것이 중요하다(전엄봉 외 2003).

(8) 가역성의 원리Reversal Principle

가역성의 원리는 트레이닝에 의해 얻어진 여러 가지의 적응능력은 상시로 변할 수 있다는 원칙인데, 트레이닝은 반복하여 계속하면 그 효과는 향상되고 유지되지만 트레이닝을 중단하게 되면 향상되었던 트레이닝의 적응 능력들이 트레이닝 이전의 수준으로 되돌아간다. 그러나 Steinhaus는 운동의 영구적 효과에 대한 연구사를 정리하면서 스포츠 기술적인 부분은 영구적으로 적응하여 변하지 않는다고 하였다. 한편, Muller와 Hettinger(1954)으 ldusrn에 의하면 1회의 근력 트레이닝 효과는 약 2주 후에 모두 소실되었다고 하였고, Penderson과 Jorgensen(1978)의 연구에 의하면 약 7주의 전신지구력 트레이닝으로 최대산소섭취량이 약 10~14% 증가되었는데 트레이닝을 중단한지 약 7주 후에 처음의 수준으로 돌아왔다고 하였다. 그리고 Astrand와 Rodhal(1970)은 단기간의 트레이닝 효과는 상대적으로 단기간 내에 소실되지만 장기간의 트레이닝 효과는 비교적 오래 동안 지속되고 간헐적으로 트레이닝을 계속하면 그 효과가 보다 오래 지속된다고 하였다.

에너지적인 면의 트레이닝은 언제나 운동을 중단하면 그 효과도 점차 소실되므로 트레이닝은 지속적으로 할 필요성이 있다는 것을 염두에 두고 트레이닝을 계획하여야 한다(이재학, 오영도, 2004).

참고문헌

안종후(1999). 트레이닝에 따른 체력 향상에 관한 연구 웨이트 트레이닝과 플라이오페트릭 복합훈련을 중심으로. p4.

류병관(2001). 스포츠 트레이닝과 무도수련의 원리에 대한 고찰. 대한무도학회지, 제3권, 제1호. p205-209. 210-212. 216.

김창국, 박기주 공저(1996). 트레이닝 方法論. 大庚. p18-19. 23. 24-27.

전엄봉, 유호길, 조성봉, 설정덕, 서재명, 이상욱 편저(2003). 트레이닝 방법론. 홍경. p9. 11. 15-20.

이재학, 오영도 편저(2004). 트레이닝의 이론과 실제. UUP. p178-182.

http://100.naver.com/100.nhn?docid=156411

http://blog.naver.com/syuan23?Redirect=Log&logNo=100000971968

http://blog.naver.com/tsjoe?Redirect=Log&logNo=140006950040

근력 운동의 효과

근력strength이란 근육이 한번에 최대로 수축하여 낼 수 있는 힘을 말한다. 관절의 움직임이 증가하면 탄력에 의하여 근육에 작용하는 힘은 감소한다. 동적 근력dynamic strength은 일정한 속도에서 한 번의 수축으로 발생할 수 있는 최대의 힘을 말한다. 근지구력muscle endurance이란 일정 시간 동안 최대하submaximal 힘으로 근수축을 반복할 수 있는 능력을 말한다. 등척성isometric운동은 저항이 한 부위에만 국한되며 근육은 정적으로 수축하며 관절의 움직임이 없다(박훈기, 2007).

동적 수축dynamic contraction은 관절이 움직이는 동작이며 단축성concentric, 신장성eccentric, 등속성isokinetic 운동으로 분류된다. 단축성 수축concentric contraction은 근육이 발휘하는 힘이 저항보다 클 때 나타나며 운동 중 근육의 길이가 짧아진다. 신장성 수축eccentric contraction에서는 근육의 길이가 늘어나면서 근육이 힘을 발휘한다. 단축성 및 신장성 수축을 합쳐서 등장성isotonic 수축이라고 칭하기도 한다. 그런데 저항이 일정하더라도 관절의 가동범위에 따라 근육이 발휘하는 힘은 다르게 나타난다.

등속성 수축isokinetic contraction은 관절의 움직임을 일정하게 유지하면서 근육이 최대로 수축하게 한다. 등속성 운동에서는 기구를 이용하여 관절의 운동 가동 범위range of motion 내에 발생하는 근력에 대응할 수 있는 저항을 자동으로 조절하여 운동 속도를 일정하게 유지하며 회전한다. 따라서 등속성 기구는 움직이는 동안 각도에 따라 발생하는 다양한 저항에 대응하여 근육은 최대 근력을 발휘하게 해준다(박훈기, 2007).

근력 운동strength activities이란 저항resistance을 이겨서 움직이거나 혹은 물건을 드는 활동으로서 어느 정도의 신체적인 노력을 요구하는 운동을 말한다. 노인에게 안전하고 또 손상이 적게 발생하는 운동인데, 적절한 호흡법과 운동 기법을 알려주면 손상을 최소화할 수 있다. 저항의 강도는 사람에 따라 달라져야 하는데, 일반적으로는 같은 동작을 10~12회 반복하는 운동을 2~3세트할 수 있으면 적절한 저항이라고 할 수 있다. 근력이 증가하면 점차 강도를 증가시킨다. 근육muscle이 회복할 시간이 필요하기 때문에 매일 같은 근육 운동을 하는 것은 피하는 것이 좋다. 상체와 하체 운동을 모두 해야 하지만, 독립적으로 생활하는 데는 하체의 근육이 특히 중요하다(조주연, 2005). 다른 용어로는 저항 훈련resistance training, 근력 훈련strength training, 웨이트 훈련weight training 이라고 부르기도 한다. 최근 25년 동안 근력운동이 주목을 받아 온 것은 근력운동이 신경근육의 기능을 향상시킬 뿐 아니라 다른 건강 상태를 개선하는 효과가 입증되었기 때문이다(박훈기, 2007).

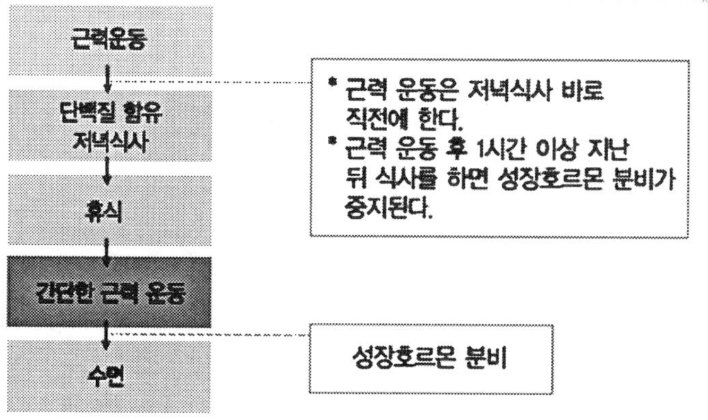

근력 운동의 순서

저항운동resistance exercise의 원리

(1) 특이성

특이성이란 저항 운동에 대한 신체 반응과 적응효과가 운동 동작과 사용된 근육군에 제한적으로 나타나는 것을 말한다. 따라서 근력 향상 효과는 운동 시 사용된 근육군 수축의 형태와 속도 트레이닝 강도에 따라 결정된다. 따라서 등척성 운동에서 원래의 훈련 각도를 벗어난 운동은 근력 향상 효과가 떨어질 수밖에 없다(박훈기, 2007).

(2) 점진적 과부하progressive overload

근력과 근지구력 향상을 위해서는 평소보다 더 큰 부하를 가해야 한다. 근력 향상을 위해서는 적어도 최대 근력의 60% 이상의 강도로 운동을 해야 한다. 근지구력 향상을 위해서는 최대근력의 30% 이상의 강도로 운동을 해야 하고 근육이 피로해 질 때까지 운동을 해야 한다. 과부하의 방법은 운동의 빈도, 강도, 지속시간을 증가시키는 것이다. 운동 부하를 점진적으로 증가시켜야 근력과 근지구력이 지속적으로 향상된다. 급격하게 부하를 증가시키면 근골격 부상이나 근육통을 유발한다. 근력은 훈련에 의하여 운동부하에 점진적으로 적응하면 같은 운동부하에서 최대로 반복할 수 있는 운동 횟수가 늘어나게 된다. 따라서 일정 부하에서 최대 반복 운동 횟수를 측정하면 운동부하 증가시기를 결정할 수 있다(박훈기, 2007).

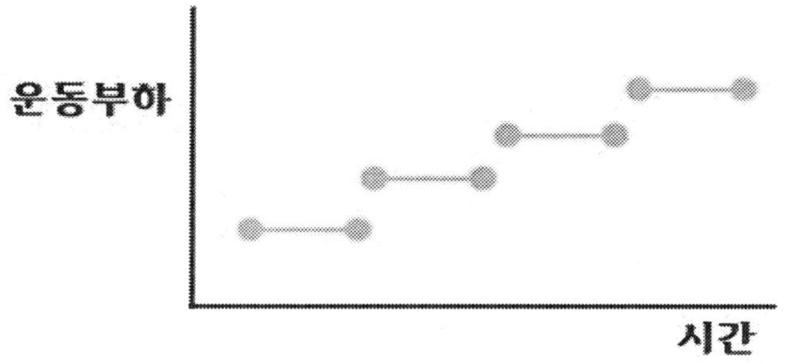

과부하의 원리를 나타낸 그래프

(3) 개별성 및 가변성

훈련 자극에 대한 반응은 연령 초기 체력수준, 건강상태 등과 같은 개인별 특성에 따라 다르게 나타난다. 개인의 흥미, 욕구, 목표, 능력 등을 감안하여 운동 프로그램을 짜 주어야 한다. 신체 활동으로 얻어지는 운동의 생리적 효과와 건강효과는 훈련을 중단하면 대개 몇 개월 이내에 사라진다. 따라서 훈련 양을 줄이거나 중단하면 훈련에 의한 생리적 적응과 기능은 훈련 전의 상태로 돌아간다. 저항훈련의 효과를 최대로 높여 경기능력을 향상시키기 위해서는 훈련을 주기화 하여야 한다. 부상을 예방하고 훈련 자극을 최적으로 유지하기 위하여는 근력운동프로그램 요소 중 한 개 이상에 변화를 주어야 한다. 주기화periodization란 특정운동 경기능력 달성의 잠재력을 최대로 하기 위하여 훈련 프로그램의 요소를 주기phase별로 나누어 체계적으로 변화시키는 것을 말한다. 주기에는 1년 단위의 대주기macrocycle, 중주기mesocycle: 3~4개월, 소주기microcycle: 2~6주로 구성된다(박훈기, 2007).

근력운동strength activities의 종류

근력운동의 종류는 가슴, 어깨 등 고관절 대퇴 등의 큰 근육을 사용하여 여러 관절을 움직이는 핵심 운동core exercise과 목, 승모근, 이두근, 삼두근, 전완, 복부, 하요부, 다리 근육 등의 특정 근육을 사용하며 한 관절만을 포함하는 보조 운동assistance exercise으로 대별할 수 있다. 핵심운동은 가급적 모두 포함을 해야 하고 보조 운동을 다양하게 혼합하여 처방하는 것이 원칙이다.

근력운동strength activities의 효과

근력강화를 위해서는 한 관절을 길항적으로 움직이게 하는 단축성과 신장성 수축 근육을 함께 사용하는 운동을 해야 한다. 예를 들면 전완 부위의 수축과 이완 기능을 향상시키기 위해서는 biceps curl과 삼두근 신장운동을 함께 해야 한다. 운동 도구로는 기계와 프리 웨이트가 있다. 운동 기계는 동작과 관절 가동범위를 통제 할 수 있고 옆에 누가 지켜보지 않아도 될 만큼 비교적 안전하다. 프리웨이트는 여러 개의 근육을 동시에 훈련시킬 수 있다는 장점이 있고 협응성, 균형감각, 심부감각훈련에도 도움을 준다(박훈기, 2007).

온몸의 피로fatigue가 풀린다.	하루의 피로를 확 날려버린다. 머리 쪽으로 흐르는 혈액의 흐름이 좋아지며 호흡을 크게 함으로써 신선한 산소가 공급되어 정신적인 피로가 말끔히 해소된다. 또 근육을 부분적으로 지나치게 사용하면서 오는 육체 피로에도 효과적이다. 혈액의 흐름이 원활해지며 근육 내에 축적되어 있는 젖산lactic acid, 피루브산pyruvic acid과 같은 피로물질이 분해되어 오줌으로 배설되어 나오기 때문에 피로가 풀린다.
어깨 결림shoulder stifness이나 요통waist pains이 말끔히 가신다.	오랫동안 고생해왔던 통증이 말끔히 가신다. 대부분의 요통은 허리주변의 근력이 약해져서 일상생활이나 스포츠 활동 중에 허리부분에 염좌distortion가 발생한다. 또한 근력부족으로 허리와 등, 어깨부위의 근육이 상체를 지탱해주지 못하면 등이 구부러지며, 요추만곡 현상이 발생하여 보기 흉한 자세를 보이게 된다. 근력 운동으로 염좌를 방지하고, 그로 인해 강화된 근육은 자세를 바로 잡고 균형 잡힌 자세를 만들어 준다.
내장이 튼튼해지고 온몸이 젊어진다.	위장이나 심장, 폐 등의 활동이 활발해진다. 위나 장은 복근운동을 통해 장의 연동운동peristalsis을 촉진시키며, 간장이나 신장은 기계적인 마찰효과로 혈액순환과 신진대사를 촉진시킨다. 혈액이나 림프액, 호르몬, 자율신경 등의 움직임이 원활해지며, 내장세포의 신진대사가 촉진되어 노화를 방지함과 동시에 활기찬 젊음을 되찾을 수 있다.
지방이 줄어든다.	신경 쓰이던 지방이 빠져 몸매가 스마트해진다. 여성에 있어서는 지방이 감소되어 피부의 탄력을 잃은 자리에 근육조직을 충전시킴으로서 탄력 있는 신체라인과 탄탄하고 매력 넘치는 건강한 몸매를 만들어 준다. 남성에게 있어서는 균형 잡히고 남성미 넘치는 멋있는 신체로 만들어주며, 적당한 근육은 어깨를 넓히고, 신체에 볼륨미를 높여서 옷맵시도 좋게 한다.
근육이나 뼈가 튼튼해진다.	체력이 향상되어 쉽게 골절되지 않는 체질로 바뀐다. 근력강화 운동은 뼈에 주기적인 압력의 자극을 가함으로써 뼈의 질량을 크게 하고, 무기질 밀도를 충실하게 한다. 근력운동은 골밀도bone mineral density:BMD에도 영향을 미쳐 골다공증osteoporosis 예방, 치료 효과가 있다(노자와 히데오, 2002).

근력 트레이닝strength training의 효과

근력 트레이닝의 가장 분명한 운동 효과는 근력과 근지구력의 향상이다. 따라서 운동선수의 경우에는 근력 트레이닝을 적절하게 실시하면 자신의 경기 종목에 직접 참여하는 근육군의 근력, 근지구력, 순발력 등이 발달하게 되어 경기력 향상에 많은 도움이 되기 때문에 대부분의 선수들이 이를 활용하고 있다. 그러나 운동선수가 아닌 사람들도 체력 향상과 좋은 몸매를 유지할 목적으로 근력 트레이닝을 하는 경우도 많다(이동옥, 이창진, 2000).

여성들도 남성과 마찬가지로 근력은 매우 중요한데 여성이 근력 트레이닝을 하게 되면 근력은 현저하게 증가하지만 근섬유의 굵기와 크기는 남성에 비해서 적다. 기본적으로 여성들의 근력 트레이닝 방법은 남성과 동일하며 근력 트레이닝의 일반적인 운동 효과는 다음과 같다.

근섬유의 수는 유전적으로 결정되지만 트레이닝에 의해서 근력과 근지구력이 증가할 때에는 개개의 근섬유의 횡단면적이 증가하는데, 이와 같이 근섬유의 지름이 증가하는 것을 근비대hypertropy라고 한다. 근력 트레이닝을 하면 근비대 현상이 나타난다는 것은 오래 전부터 과학적으로 입증되어 왔다. 근력 트레이닝으로 나타나는 근비대는 근원섬유의 수와 크기, 근수축 단백질의 양, 모세혈관의 밀도, 결체 조직과 인대 조직의 양 등이 증가함에 따라서 나타나는 현상이며 근력 증가율은 남녀가 같으나, 일반적으로 여성의 근비대는 남자보다 크지 않다. 근비대는 주로 남성 호르몬인 테스토스테론testosterone에 의해서 통제되고 있는데, 이 호르몬은 남성이 여성보다 많이 존재하기 때문에 여성은 남성에 비해서 근비대가 적다(이동옥, 이창진, 2000).

생화학적 변화biochemical change

근력 트레이닝을 하게 되면 체내에서 생화학적 변화가 일어나는데 ATP-PC계에 포함되어 있는 효소와 무산소성 해당작용에 관여하는 효소는 변화가 없지만, 유산소계에 관련된 효소활성은 평균 30%가 저하한다. 그러나 ATP-PC는 18%, PC는 22%, 글리코겐은 66%까지 그 농도가 증가한다.

이와 같은 생화학적 변화는 근력 트레이닝을 함으로써 나타나는 근력과 근지구력의 증가가 근육 내의 대사변화가 부분적으로 관여하고 있다는 점을 암시하고 있으며, 그 밖에 서로 다른 근육 상호간의 협응 기능이 향상된다는 것을 의미한다(이동옥, 이창진, 2000).

신체조성의 변화

일반적으로 지방이 많은 사람이 근력 트레이닝을 하게 되면 운동 초기에는 체지방body fat이 감소하기 때문에 체중이 감소하지만, 그 후 운동을 계속하여도 체중의 변화가 거의 나타나지 않는다. 이러한 현상은 근력 트레이닝을 함으로써 체내에 있는 많은 양의 지방이 없어지게 되어 체중이 감소되지만 그 대신 근육이 발달하게 되어 제지방lean boby mass 체중이 증가하기 때문에 체중의 변화가 거의 나타나지 않는다.

참고문헌

노자와 히데오(2002). 근력운동 10분. 넥서스BOOKS. p4. 22. 58.
이동옥, 이창진 공저(2000). 현대인을 위한 건강관리. 건국대학교 출판부. p190-193.
박훈기(2007). 근력강화 운동. 가정의학회지 논문. 28(3). p495-497.
조주연(2005). 노인에서의 운동. 가정의학회지 논문. 26(11). p258.
문정화(2006). 고지혈증 환자에서 유산소 및 근력운동의 효과. 대한운동사회 스포츠건강의학 학술지. 8(2). p141.

등척성 근력 운동

인간의 신체운동은 그 운동에 필요한 근육이 수축하여 관절을 축으로 골격을 움직임으로써 성립되는 것이다. 때문에 근력의 약화나 불균형은 일상생활에 필요한 정상적이고 기능적인 움직임의 장애를 가져오며, 기능장애는 통증을 유발해 활동성의 저하를 초래 할 수 있다. 그러므로 정상적인 생활을 영위하기 위해서는 각 근육과 근육집단의 적절한 근력 유지가 중요하다(최재청, 2001).

근력유지 및 증진을 위한 방법으로 임상에서는 등척성 운동을 많이 사용하고 있다. 등척성 운동은 특별한 기구 없이 손쉽게 신체의 거의 모든 근육에 실행하는 것이 가능하고, 비교적 시간이 적게 들며, 운동으로 인한 근육통 유발 등의 문제점을 배제 할 수 있고, 움직일 때 통증이 생기거나 움직임 자체가 금기인 관절운동, 골절이나 근의 스트레인strain시 또는 재활의 초기 단계의 훈련에 적합하다. 그리고 등척성 운동은 관절염으로 인한 근위축이 있는 환자에서 힘을 회복하거나 유지하는데 가장 이상적이다(김진호, 1992).

등척성 수축에 대한 훈련방법과 관련된 연구로는 Hettinger와 Muller(1953)의 연구가 발표되면서부터 관심이 제기되기 시작했다.

등척성 수축

정적 트레이닝은 근육의 등척성 수축isometric contraction을 유도하는 훈련방법이다. 등척성 수축이란 고정되어 움직임이 없는 저항에 힘을 가하는 형태의 근수축을 의미한다(정성태 · 전태원, 1998).

등척성 수축의 예는 무거운 가방을 손에 들고 있을 때 팔은 움직이지 않지만 팔의 근육은 수축하고 있는 경우이다. 또한 움직이지 않는 기구나 물체를 잡아당기거나 미는 경우는 등척성 운동의 좋은 예이다.

이 훈련은 1953년 독일의 헤팅거와 뮐러에 의해 소개되었다. 그들은 그 당시 하루에 한 번씩 근력의 2/3로서 6초 동안 등척성 수축을 했을 때, 주당 평균 5%의 근력 증가가 나타났다고 보고하여 세상을 놀라게 한 바 있다.

등척성 트레이닝의 원리

프로그램 수행 시 특별한 장비가 필요 없고 고정된 물체를 적절히 활용하여 스스로 적절한 강도를 조절할 수 있는 등척성 트레이닝은 같은 양의 힘을 덤벨dumbbell과 바벨barbell 그리고 다양한 일반 기구들로 측정될 수 있다.

등척성 저항에 대한 가장 중요한 장점은 근력을 평가하거나 병리학적으로나 부목에 의해 동작이 제한된 관절 주위의 근군을 운동하게 하는 데 사용될 수 있다는 것이다. 등척성 근력의 평가와 운동은 그들이 동작할 수 있는 관절의 가동범위 내에서 국소적인 부위에 특별히 적용되어지기 때문에 다소 제한적이다.

특별한 근군의 힘은 1회 반복(1RM) 또는 10회 반복(10PM)하는 것에 대한 관절의 가동 범위를 통해서 들어 올려지는 무게의 최대량을 측정하는 것에 의해서 일반적으로 결정된다.

자유무게free weight로 누워서 바벨을 1회 들어 올리는 방법을 이용하는 상완의 근력 측정은 보조 근군으로부터 기여된 양과 테스트의 속도를 통제 할 수 없게 되는 것을 제한하고 있다. 등척성 저항은 근육이 운동한 동작의 범위 중 가장 약한 부분을 통해서 들어 올려 질 수 있는 부하에 의해서만 제한된다. 다양한 장비는 이러한 제약을 해소하기 위해서 고안되었다. 캠은 힘을 생산하는 능력이 보다 적게 상응하는 곳에서 가장 적은 저항을 제공하고, 이 근육의 최대 장력과 기계적인 이익에 있어서 최대의 저항을 제공한다.

등척성 저항에 대한 뚜렷한 이점은 동시에 복합 관절 운동을 가능하게 한다는 것이다. 예를 들어 레그프레스leg press는 무릎신근으로 대퇴사두근을 운동시키고 히프신근으로 햄스트링근을 운동시킨다. 이 수축운동의 결과는 대퇴사두근군의 고립된 수축으로부터 야기된 경골의 변형이나 잘못 위치한 것을 조정하는

데 유익할지도 모른다. 하지 근군의 등척성 운동에 따른 또 다른 이익은 이것이 무게를 지탱해 내는 것 또는 정지-운동-변화 자세로 수행할 수 있다는 것이다. 하지 근육들 중 대퇴사두근은 서있는 자세에서나 보행 시 하지의, 특히 슬관절의 안정성을 제공하는데 매우 중요한 근육이다. 임상에서 슬관절의 손상 시 대퇴사두근의 등척성 운동을 이용하여 대퇴사두근의 근력을 증진시킴으로써 슬관절의 안정성 및 기능을 증진시키는 치료법으로 많이 이용하고 있다(구애련, 이충위, 1996).

임상의학자들은 또한 정적 또는 동적인 수축작용을 통하여 힘을 생산 할 수 있는 근군의 능력에 대한 방대한 측정을 위해 손으로 하는 근육 테스트의 기술들을 이용한다. 등장성 평가를 위해 검사자는 동작의 중간단계에서 테스트되어지도록 관절을 위치시키고, 환자에게서 생산되어지는 힘을 질문을 통해 근군의 힘을 주관적으로 분류한다(Daniels & Worthingham, 1980; Kendall & McCreary, 1983). 등장성의 평가는 가능한 가동의 범위 내에서 팔다리를 움직이는 것처럼 힘이 아닌 것에 의해서 수행되어질 수도 있다.

한편, 몇몇 연구자에 의하면 등척성 운동은 트레이닝 시 향상된 근력이 특정 관절 각도에서만 나타나는 것으로 보고하고 있다. 이것은 근력향상의 범위가 전관절각도에서 나타나는 것이 아니라 일부 범위에서 나타나는 제한적 특성을 갖게 되는 것으로 볼 수 있다. 예를 들어, 주관절의 굴곡flexion 동작에서 90° 의 관절 각도에서는 상완이두근의 근력이 크게 증가된 반면, 45° 와 135° 의 관절 각도에서는 다른 각도에 비해 근력의 향상 범위가 적게 나타난다는 것이다(전엄봉, 1998).

등척성 트레이닝의 요소

(1) 운동 강도

Hettinger와 Muller(1963)는 최대 근력의 30~40%만 발휘되어도 근 비대와 함께 근력의 증가가 일어나며, 최대 근력의 40~50%에서 최대의 효과가 나타난다고 하였다. 그러나 운동 강도를 그 이상 높이더라도 그 효과에는 변화가 없었다고 보고 하였다. 반면 Ikai와 Steinhaus는 근육의 생리적 한계는 중추신경의 억제를 받으며, 개인차에 따라 심리적 요인에 의해 근력의 발휘에 큰 영향을 미친다고 하였다. 그래서 근섬유를 활동 상태로 자극하기 위해서는 최대 근력의 2/3 이상으로 수행하는 것이 바람직하다고 주장 하였다.

근력은 근육의 횡단적면에 비례하며 근수축시 동원되는 근섬유muscle fiber에 발사되는 순간적인 충격의 빈도에 의해 결정된다고 하였는데 근육의 생리학적인 능력이 동일하더라고 대뇌에서 근섬유에 발사되는 순간적인 충격에 따라 발휘되는 근력에 상당한 차이가 나타난다. 이것은 근육활동의 심리적 한계에서 오는 차이로 대뇌에서 오는 억제작용을 덜 받는 것이 결국에는 근력발휘에 차이를 가져오게 되는 것이다(조성봉, 1998).

Hettinger와 Muller(1963)는 등척성 트레이닝에 있어 운동 강도가 20%로 지나치게 낮을 때는 운동효과가 없어 근력의 감소를 가져오며 최대근력의 60~100%라야 높은 효과를 기대할 수 있다고 하였다. 또 경기적 트레이닝에서는 100%의 강도로 실시해야 한다고 하였다.

(2) 운동시간

등척성 트레이닝 시 운동시간은 운동 강도를 고려하여 수행되어야 하는데 그 이유는 운동 강도가 강할수록 근육내의 혈류가 차단되므로 장시간 근수축을 지속할 수가 없게 되기 때문이다. 일반적으로 등척성 운동 시 운동 강도가 20%일 때 장시간 지속될 수 있으며, 100%의 최대 근력으로 수행할 때는 운동지속시간이 6~13초가 적절하다. 다음 표는 (Hettinger & Muller, 1963) 운동 강도에 따른 적정한 운동지속시간을 나타내고 있다.

등척성 트레이닝 시 운동 강도와 시간

운 동 강 도	운 동 시 간 (근수축 시간, sec)	
	최 저 한 도	적 정 한 도
40-50	15-20	45-65
60-70	6-10	18-30
80-90	4-6	12-18
100	2-3	6-10

Stoboy와 Friedebold는 등척성 운동 시 근수축 지속기간이 최대 지속기간의 30% 이상이 되어야 근력 향상의 효과를 기대할 수 있다고 하였으며, Hettinger와 Muller(1963)는 최대 지속시간의 20%이상이 되어야 그 효과를 기대 할 수 있다고 하였다. Atha는 등척성 운동에 의한 근력 향상을 최대로 하기 위해서는 최대 하 또는 최대 근수축에 가까운 강도로 모든 근 섬유가 동원되도록 하여 6초 동안 근수축을 유지하도록 해야 한다고 보고하였다. 따라서 근수축시 최대 지속기간이 30초라고 한다면 최소한 6초 이상의 지속기간이 있어야 등척성 운동에 의한 효과를 나타낼 수가 있게 된다.

(3) 운동빈도

등척성 운동의 운동 빈도는 주당 5-6일, 즉 매일 실시하는 것이 가장 효과적이다. 주당 3일씩 실시했을 때는 약 80%의 효과가 나타나며, 3일에 1회씩 실시했을 때는 60%정도로 효과가 감소하는 것으로 보고되고 있다. 운동선수의 경우 주당 3회의 빈도로 10-15분간 실시하는 것이 적당하며, 최대 근력을 이용하여 경기를 하는 종목의 선수들이나 시즌 종료 후 근력 강화를 위해서는 매일 실시하는 것이 바람직하다. 일반적으로 초보자의 경우 1일 3-5세트로 실시할 것을 권고 하였으며, 선수들의 경우 7-10세트 정도로 실시하는 것을 권장하고 있다(배성수, 1997).

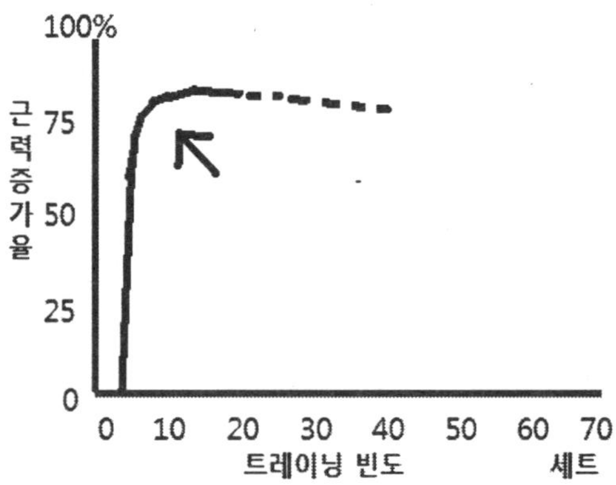

주당 세트수와 트레이닝의 효과에 대해서는 그림과 같이 1세트 보다 2세트, 3세트를 실시하는 것이 트레이닝의 효과가 더욱 증가하는 경향을 보이고 있다. 주당 세트 수에서는 약 20세트 정도에서 최고의 효과가 나타나고 있음을 알 수 있다. 주당 3일간 트레이닝을 실시할 경우, 이것을 1일 세트수로 환산하면 1일 약 7세트 정도가 최고의 효과를 이룰 수 있다. 뿐만 아니라, 각 세트와 세트 사이에는 적당한 휴식을 배정하여 근육의 피로를 회복시키고 대뇌의 흥분 수준을 향상시켜야 다음 세트에서 더욱 효과적으로 트레이닝을 수행 할 수 있게 된다. 이때 세트와 세트 사이의 휴식시간은 1-3분이 적절하다(Liberson, 1984).

등척성 수축운동의 장·단점

등척성 운동은 장비 없이도 어디서나 운동을 할 수 있다. 또한, 관절의 움직임이 불가능한 부상을 재활시키는 데 사용될 수 있다. 운동선수들의 경우 자신의 운동 동작에서 가장 힘드는 지점, 즉 'sticking point' 를 극복하기 위하여 등척성 운동을 실시한다.

등척성 수축운동의 문제점은 근육이 수축되었던 관절의 각도에서만 근력 증가를 가져올 수 있다는 데 있다. 예를 들면, 상완굴근의 동작범위 전체에 걸쳐 근력 증가를 도모하기 위해서는 각기 다른 관절 각도에서 여러 차례 등척성 운동을 실시하여야 한다. 또한, 신체의 움직임이 없으므로 협응성의 향상에는 도움을 주지 못한다. 그 외에도, 움직이지 않는 물체를 대상으로 힘을 발휘하기 때문에 자신의 근력이 얼마나 향상되었는지에 관해 알 수 없다. 따라서 심리적인 측면에서 볼 때 이 운동 방법은 바람직하지 않다고 볼 수 있다.

고혈압인 사람이 등척성 수축 운동을 할 경우 위험할 정도로 혈압이 상승하는 경향이 있다. 그러므로 고혈압인 사람은 등척성 운동을 피하는 것이 바람직하다. 즉, 어떤 종류의 수축 운동이라 하더라도 혈압을 상승시키기 때문이다. 하지만 정적인 수축(등척성 수축)이 혈압 상승에 더 큰 악영향을 미칠 수 있다(장경태·안종철, 1998).

참고문헌

최재청, 한동욱(2001). 대퇴사두근 등척성 운동(QSE)과 전기자극(ES)이 대퇴사두근의 근력 증진에 미치는 효과. 대한물리치료학회지. Vol.13, No.2. p273-280.

최재청(2000). The evalution of overflow and cross training effect after isometric quadriceps training. 대한물리치료학회지. Vol.12, No.1. p9-13.

이근희(2001). 슬관절 전치환술 환자의 슬관절 신전근 및 굴곡근에 대한 등속성 운동검사. 대한물리치료학회지 Vol.13, No.1. p19-31.

장경태, 안종철(1998). 웨이트 트레이닝. 서울 대한미디어. p21.

하성(2000). 신체활동과 트레이닝 도서출판 홍경. p191-192.

전엄봉외 5인(1998). 트레이닝 방법론. 도서출판 홍경. p95-103. 126-129.

정성태, 전태원(1998). 체육육성. 서울 교학사. p13-15.

김상범, 김진호(1997). 한국정상 성인의 슬관절 신근 및 굴근에 대한 등속성 운동 평가. 대한재화의학회지. p11(2). 173-181.

배성수 외 15인(1997). 운동치료총론. 서울 도서출판 영문출판사. p121-122.

문정림, 강세윤(1989). 정상 성인에 있어 슬관절부 근육의 등척성 및 등속성 근력평가. 대한재활의학회지. p55-58.

Hettinger T, Muller EA,(1953). Muskelies tung and Muskeltraining. Arbeitsphysiol. p10-15. 111.

Liberson WT(1984). Brief isometric exercise in Basmajia. JV(ed): Therapeutic Exercise, 4th ed, Williams &Wilkins. Baltimore. p236-256.

Kuprian W (1982), Physical Therapy for sports, philadelphia, WB sounders. p98-101.

등장성 운동

등장성 운동Isotonic exercise은 외부의 무게를 사용하는 동적인 운동을 말한다. 또는 근이 길이를 단축시키면서 근력을 발휘하는 운동 방법을 뜻한다. 등장성 운동은 주로 큰 근력과 근 매스를 늘리는 많이 사용되는 운동 방법이다. 자신의 체중을 부하로 이용하거나 바벨, 아령, 유니버셜 짐 머신, 노틸러스 장비 등 불변 및 가변 저항 운동 기구도 등장성 운동에 이용된다. 맨손체조 역시 등장성 운동에 속하지만 주로 웨이트 트레이닝이나 육체미 운동을 칭하는 것으로 사용되며, 점차 무거운 무게를 사용하는 동적인 근육의 수축 운동이다. 등장성 운동은 근육의 크기, 지구력을 증가시킨다. 무게는 개인에 알맞게 변화시킬 수 있으므로 누구나가 실시할 수 있다. 등장성 운동은 뻗기 운동과 심폐 운동이 함께 실시되면 효과적이다(Scott, 2008). 일반인들이 가장 쉽게 알 수 있는 등장성 운동으로는 웨이트 트레이닝이나 팔굽혀펴기, 턱걸이와 같은 운동이 있다. 이러한 운동은 근육의 길이를 변화시키는 동적인 트레이닝으로서 근력 증가에 효과적이다. 등장성 운동은 운동의 강도를 자기 스스로가 판단, 결정할 수 있고, 향상의 정도가 관찰되고 기록될 수 있는 장점이 있으며 등척성 운동Isometric exercise에 비해 주요 근육들을 운동시키기가 쉽고, 심리적으로 자극을 줄 수 있다.

등장성 운동의 방법

최대 근력의 ⅔ 정도의 부하량으로 2~3초 동안 1~3분의 중간 휴식을 가지면서 1종목당 10~15회 실시한다. 운동 빈도는 1주당 4~5회가 적당하다. 등장성 운동은 근력이 가장 약한 곳에서 트레이닝 효과가 나타나지 않고 근력이 가장 강한 관절 각도에서 나타나는 단점이 있으므로 관절의 가동 범위를 좁히고 근력이 같은 수치를 보이는 가동 범위 내에서 운동하도록 해야 한다. 등장성 운동은 다음과 같은 인자에 의존한다. ① 빈도 ② 시간 ③ 강도 ④ 변화 ⑤ 특수성, 이들의 변수를 고려하여 등장성 운동을 실시해야 한다. 스톤과 갈 해머는 다음의 4가지 부분으로 구성되는 모델 프로그램을 제안한다.

첫째, 근비대란 장력이 감소하는 특성에 따라서 근육의 크기가 증가되는 것을 말한다. 웨이트 트레이닝이나 반복을 이용하여 너무 무거운 것이 아닌, 몇 회라도 반복해서 행하는 것으로 가장 발달된다. 예를 들면 최대 반복회수(RM)의 7할을 10회씩 반복하는 코스를 3-5세트 행한다.

둘째, 제 2단계의 기초근력은 강도를 강하게, 적당한 회수로서 운동하는 것이 특징이다. 이때 최대근력의 80-90%로 5회 반복해서 3~4세트를 실시한다.

셋째, 근 파워는 3번째 단계이다. 여기에서는 반복회수는 적게 하고 매우 강도 높은 트레이닝을 행한다. 예를 들면 최고 중량을 2-3회씩 반복하고 3-5세트를 실시한다.

넷째, 적극적 휴식은 신체를 생리적으로 회복시켜, 규정량을 다시 한번 행할 준비를 조정하도록 하는 계획에 도움을 준다.

운동량을 적게 하고 중량도 낮춘다. 다른 스포츠나 최소의 중량을 사용하는 운동을 행한다. 상기의 모델에서는 분할이라는 개념에 기초를 두고 있다. 이것은 특정한 운동 프로그램을 주기적으로 반복하고, 근력이나 순발력을 더욱 발달시켜 트레이닝 과잉을 방지하는 방법이다. 우수한 태권도선수는 이와 같은 트레이닝 형식을 이용하여 최고 컨디션의 육성을 행하며, 최고의 능력을 발휘하도록 준비한다. 지금까지의 연구에서 각 단계의 종료 시에 다음과 같은 흥미 깊은 성과가 얻어질 수 있다.

등장성 운동으로 단계별 얻을 수 있는 효과

각 단계	효 과
제 1단계	단기간에 유산소적 근지구력이 유의하게 향상된다.
제 2단계	신체구조의 개선 : 체지방율이 감소하고, 제지방체중이 증가한다.
제 3단계	트레이닝 규정 양에 의해, 다리, 허리, 상반신 근력이 크게 개선되었다.
제 4단계	발달도를 측정하는 테스트로 다리나 허리의 근육이 매우 강해졌다.

이와 같은 등장성 운동에 대한 저항력에 신체가 적응하고 난 후에 또 하나의 변수를 가하지 않으면 근력은 그 이상 개선되지 않는다. 반복 회수를 증가시키면, 근육의 지구력은 높아지지만, 실제의 절대근력은 거의 높아지지 않는다(김광회, 1990).

등장성 운동의 효과

등장성 운동으로 얻을 수 있는 효과는 대표적으로 6가지로 분류 할 수 있다.

(1) 기초 대사량의 증가

근육은 신체를 움직이는 "운동유지기능", 일정 형태를 유지할 수 있게 하는 "자세유지기능", 체온을 유지하는 "열생산기능" 등 대표적인 3가지 기능을 가지고 있다. 근력 운동은 이러한 근육량을 증가시켜 기초대사율을 좋게 한다. 특히 체내 근육량이 10% 증가하면 대사율이 높아지기 때문에 30분만 뛰어도 다른 사람이 50분간 뛰었을 때의 칼로리를 소비하게 되어 결국 근육 증가를 통해 지방 감소의 효과를 얻는다. 근육량은 25세 정도에 최대에 도달한 이후 50세까지 약 10 % 감소하여 80세까지는 급격히 감소하여 50% 정도까지 떨어진다. 따라서 특히 중년과 노년에서의 근력운동은 매우 중요하다.

(2) 근력 증가

근육이나 근조직이 저항을 이겨내기 위해 최대한으로 수축력을 발휘하는 능력을 근력이라고 하며, 일상적으로 말하는 '힘'이 바로 그것이다. 근력은 일차원적으로 근육의 기능을 유지하고 증진시키는 기능을 한다. 골절상일 때 다리나 팔에 깁스를 한 다음 바로 신체를 쓸 수 없는 이유는 특히 근육량과 근력이 많이 떨어졌기 때문이다.

(3) 인대의 강화

근력운동은 뼈와 뼈를 연결하는 인대와 뼈와 근육을 연결하는 건의 크기와 힘을 증가시킨다. 특히 건의 기능이 좋아지면 관절의 유동성을 증대시켜 관절 건강을 좋게 한다. 이것이 관절 질환 환자라 하더라도 관절 운동을 게을리 할 수 없는 이유가 되는 것이다.

(4) 골밀도 증가

뼈와 근육은 밀접한 관계를 가지고 있어 근육을 사용하지 않으면 뼈가 약해진다. 또 한 뼈에 장력이 가해지면 뼈의 밀도가 증가한다는 연구결과처럼 근력운동은 골밀도에도 영향을 미쳐 골다공증 예방, 치료 효과가 있다. 수영선수 중에 골다공증 환자가 많았다는 것도 이를 뒷받침하는 것으로 골밀도 향상은 저항운동인 근력 운동을 통해서만 효과를 볼 수 있다.

(5) 부상 및 상해 발생의 감소

근력 운동은 단백질 합성을 자극하는데 이 합성 작용이 활발하면 상처가 났을 때나 수술을 했을 때 회복 속도가 매우 빠르며, 치료 시 손상 회복 운동으로도 적합하다.

(6) 신체의 좌우 대칭 교정

일반 사람들은 신체의 좌우가 비대칭을 이룬다. 이러한 신체의 비대칭이 각종 질병과 부상의 원인이 된다. 등장성 운동은 이러한 비대칭을 바로 잡아주어 각종 질병과 부상의 원인으로부터 벗어나는데 도움을 준다.

등장성 운동 후의 변화

등장성 운동은 신체의 생리작용에 미미한 효과뿐만 아니라 전신적인 효과를 가져오게 되는데, 이러한 효과는 즉각적으로 나타나는 경우도 있고 시간을 두고 천천히 나타나는 효과도 있다. 등장성 운동을 시작하는 즉시 심박수, 심박출량, 혈압이 증가하고 혈관확장 반응이 오고 신체에 전반적인 변화가 온다(이원재, 윤성덕, 1999).

등장성 운동 후의 신체대사의 변화에 대해 알 수 있다. 등장성 운동 후에는 크레아틴인산효소, 콜레스테롤, 트리글리세라이드, 고밀도지단백, 저밀도지단백, 포도당, 코르티솔의 변화가 있었다(안태순, 정진열, 정순상, 1995; 이주하, 김정주, 김수완, 김현주, 박지환, 오세룡, 최현희, 2005).

참고문헌

SCOTT K.POWERS(2008). 파워 운동 생리학. 출판사 라이프사이언스. p126~127.

안태순, 정진열, 정순상(1995). 정상 성인에서 등척성 운동과 등장성 운동이 신체대사에 미치는 효과. 건국대학교. p103~107.

이주하, 김정주, 김수완, 김현주, 박지환, 오세룡, 최현희(2005). 등속성 운동과 등장성 운동의 대퇴 근력 비교. 동서대학교. p465. 466. 468.

김광회(1990). 신장성 수축을 배제한 등장성 웨이트 트레이닝 효과에 관한 연구. 인하대학교 스포츠과학연구소(The Research Institute of Sports Science Inha University). p5. 6. 11.

이원재, 윤성덕(1999). 등장성 웨이트 트레이닝 후 심박수, 혈압 및 혈중 젖산 농도의 변화에 관한 비교 분석. 한국운동과학회. p159~173.

인터넷 출처 : 네이버 백과사전 - http://100.naver.com/100.nhn?docid=757132

등속성 근력 운동

근력운동의 기본개념은 근의 비대를 일으키는 것이다. 역치 이상의 자극을 반복하여 장력을 발휘하도록 수축을 계속하면 근의 비대가 일어나는데, 이는 근섬유의 굵기가 굵어지는 것을 말하며, 그 결과로서 근군의 생리적 횡단면적의 증대를 가져온다.

조직학적 변화의 개념에서 근섬유의 비대가 일어나는 현상을 살펴보면, 선천적으로 인간의 근섬유의 수는 정해져있기 때문에 아무리 연령이 증가하더라도 그 수는 증가하지 않는다. 그리고 운동에 의해서 근섬유가 굵어지는 것은 모든 근섬유에 일률적으로 나타나는 것이 아니라, 운동 전에 미발달로 그쳤던 근섬유가 이미 발달되었던 근섬유의 굵기로 정연하게 비대 되는 것이라고 한다(김창국, 2006).

다음으로 근력운동에 대하여 살펴보기로 한다. 근력운동을 근수축의 형태에 따라 분류하면, 등척성 근력운동, 등장성 근력운동, 등속성 근력운동의 세 가지로 나뉘게 된다. 등속성 근력운동 Isokinetic Training은 사전에 일정한 속도로 움직이도록 프로그래밍 된 특수한 기구를 이용한 운동으로서, 동속성의 운동 개념은 James Perrine에 의하여 개발되었다. 등속성 근 수축은 위에 언급한 기계장치에 의하여 관절운동의 속도가 일제히 조절되므로, 주어진 속도로 운동의 전 과정에 걸쳐 최대한의 근수축이 이루어질 수 있다.

등속성 근력운동의 특징은 근력, 순발력, 근지구력을 기르는 데 유용하며, 특히 부상 후 재활을 위한 트레이닝 방법으로 널리 사용되고 있다. 이 방법은 운동의 전 범위에 걸쳐 똑같은 저항이 근육에 부과되기 때문에 훈련 효과가 크고 동적 운동과 정적 운동의 약점을 보완할 수 있다는 것이다.

다음으로 등속성 근력운동과 등장성 근력운동의 차이를 살펴보면, 우선 첫째, 등속성 운동은 운동하는 사람이 발휘하는 힘에 따라 부하가 머신으로부터 제공된다. 이를 적응하는 부하라고 하는데, 즉 큰 힘을 쏟을 때에는 그에 상응하는 무거운 부하가 머신으로부터 제공되며 힘을 기울이지 않을 때에는 가벼운 부하로 운동할 수 있다. 이러한 특징으로 인하여 등속성 근력운동이 재활치료에 많이 사용될 수 있는 것이다. 반면 등장성 운동의 경우 미리 결정된 부하에 오히려 자신을 적용시켜야 한다.

둘째, 등속성 운동은 단지 구심성 수축만으로 구성된다. 등속성 기구로 운동할 경우 미는 동작뿐만 아니라 당기는 동작도 실시하게 되는데, 예를 들어 레그 익스텐션 leg extension 운동을 등장성 기구로 실시할 경우, 대퇴사두근의 단축성 수축 다음에는 역시 대퇴사두근의 신장성 수축이 이어진다. 따라서 반대쪽 부위에 있는 근육들이 차례로 단축성 수축 운동을 하게 되므로 하나의 운동으로 반대되는 위치에 있는 근육들을 단련시킬 수 있다. 즉, 한 가지 동작을 하는데 작용하는 두 가지의 근을 모두 비대시킬 수 있다는 것이다(전엄봉, 2003)

등속성 근력 운동 방법과 등장선 근력운동 방법은 아주 비슷하며, 하나의 동작을 8~12회 반복하면서 3~5세트, 1주일에 1~2일 실시한다. 동작속도는 필요에 따라 조절할 수 있으며. 다음 표는 등속성 트레이닝 프로그램 작성의 일반적 지침을 표시한 것으로, 참고자료에 표기한 트레이닝 이론과 방법론에서 발췌하였다. 근력운동과 근지구력운동의 세트 수와 반복횟수, 속도만 다르고 강도와 빈도, 운동기간은 같다(천길영, 2004).

등속성 트레이닝 프로그램 작성의 일반적 지침

요 소	세 트	강 도	반복 횟수	속 도	빈 도	기 간
근 력	3	최대수축	2-15회	24-180° /초	3-5일/주	6주 이상
근지구력	1	최대수축	지칠 때까지	180° /초	3-5일/주	6주 이상

등속성 근력운동은 부상당한 근육을 재활시키는 데 매우 효과적이다. 동작의 전체 범위에 걸쳐 운동하는

사람이 발휘하는 힘과 동일한 부하가 기구에 의해 가해지므로 운동하는 사람이 감당하지 못할 정도로 부하가 무거워지는 일은 없다. 또한 신장성 수축이 배제되므로 근육 손상이 일어날 가능성이 적어지며 따라서 근육 통증이 등장성 운동에 비해 훨씬 적다.

이러한 이유로 등속성 운동은 동작의 전 범위에 걸쳐 근력을 보다 효과적으로 증가시킬 수 있다. 그 이유는 등장성 운동과 달리 근력 발휘의 잠재력이 큰 지점에서도 최대의 노력을 기울일 수 있기 때문이다. 하지만 이 같은 이론적인 근거에도 불구하고 등장성 근력 운동을 할 때 보다 근력이나 근육무게의 증가는 적다(전엄봉, 2003).

마지막으로 등속성 근력운동의 장·단점에 대해 살펴보기로 한다. 비교가 용이하도록 표의 형태로 표시한다(천길영, 2004).

등속성 근력운동의 장·단점

장 점	단 점
• 동작의 전 범위에 걸쳐 최대 근력을 발달시킬 수 있다. • 신장성 수축이 배제되므로 근육 부상이 적다. • 한가지 운동으로 반대 위치에 있는 근육들을 단련시킨다(시간적으로 보다 효율적이다.). • 부상당한 근육을 재활 시키는데 사용된다.	• 동작의 속도가 일정하기 때문에 경기 기술의 향상에는 도움이 되지 않는다. • 기구의 구입에 많은 비용이 든다. • 신장성 수축이 일어나는 실제 상황과는 다른 수 있다. • 동작의 시작 부분이 비교적 쉽게 움직인다. • 등장성 운동보다 협응성, 평형성의 발달이 적다.

다음 표는 등척성, 등장성, 등속성 근력 운동에 관한 비교표이다.

등척성, 등장성, 등속성 근력 운동 비교

기 준	등척성 근력 운동 (Isomrtric T.)	등장성 근력 운동 (Isotonic T.)	등속성 근력 운동 (Isokinetic T.)
근력 향상	미약	양호	우수
근지구력 향상	미약	양호	우수
운동범위의 근력향상	미약	양호	우수
운동 소요시간	아주 짧음	길다	짧다
운동 수행시 간편성	우수	미약	양호
특수형태의 운동적용	미약	양호	우수
트레이닝효과 평가의 용이성	양호	우수	미약
상해발생 가능성	비교적 적음	많음	아주 적음
운동기술 발달에의 기여성	미약	양호	아주 우수
설치비용	아주 경제적	보통	비경제적

표를 살펴보면 우선 등척성 근력운동은 운동의 소요시간이 짧고, 수행이 간편하며 경제적이라는 것 이외

에는, 객관적으로 운동의 효율이 떨어진다. 그러나 위에서 계속하여 언급하였던 등장성 근력운동과 등속성 근력운동의 경우에는, 근력과 근지구력의 향상이 각각 양호와 우수의 평가를 받는다. 그러나 등장성 근력운동의 경우 운동의 소요시간이 길고, 부상을 입을 가능성이 많으며, 운동을 할 때 간편하게 시작할 수 없다는 단점이 있다. 그리고 등속성 근력운동의 경우에는 트레이닝의 효과를 확실히 알 수 없고, 기구가 매우 비싸다는 단점이 있다. 아래에 첨부된 그림이 Cybex사에서 만든 Cybex770 이라는 등속성 근력운동 기구이다. 우리가 흔히 볼 수 있는 운동기구들과는 다르게 부하를 조절하거나 신체 상태 등을 표시할 수 있는 장치가 부착되어 있다.

참고문헌

김종선(2006). 등장성 운동과 등속성 운동의 대퇴근력 비교, 단국대학교 석사 학위 논문. p47-48.

김창국, 박기주(2006). 최신 트레이닝 방법론, 대경북스. p32-34. 200-204.

방현석, 이삼준, 정용민(2008). 웨이트 트레이닝 동작 속도가 슬관절 및 요부관절 등속성 근 기능에 미치는 영향. 한국사회체육학회지. 제34호. p1181~1192.

전엄봉, 조성봉, 서재명, 유호길, 설정덕, 이상욱(2003). 트레이닝 방법론, 도서출판 홍경. p107-129.

천길영, 오경록, 오인석(2004). 트레이닝 이론과 방법론. 대경북스. p78-80.

요약하기:

운동과 내분비

요약하기:

내분비 시스템

우리 몸은 거의 100조 개 정도의 세포cell로 이루어져 있으며, 이들 세포는 분화되어 기능별로 모여 조직과 기관을 형성하여 한 개체를 구성한다. 세포들은 특수한 신호체계에 의해서 각각의 임무를 수행하게 되는데 이러한 특수한 신호체계로 화학물질(호르몬hormone)과 전기신호(신경충격)를 사용한다. 신체의 항상성 유지와 생식, 발생에 중요한 역할을 하는 호르몬hormone을 생산, 분비하는 선(腺)과 조직들의 모임을 내분비계endocrine system라고 한다.

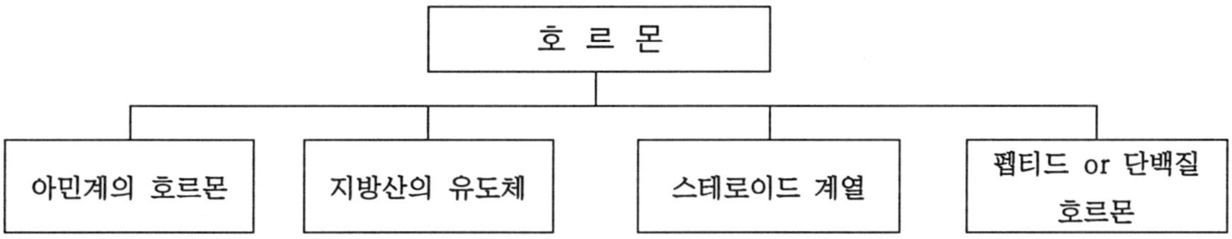

구성 성분에 의한 호르몬의 분류

스테로이드 호르몬steroid hormone은 지용성 분자로 콜레스테롤을 근원으로 하는 호르몬이고, 펩티드 호르몬peptide hormone은 아미노산으로 이루어진 수용성 신호분자이며, 아민계의 호르몬으로는 에피네프린epinephrine이 있으며, 지방산의 유도체로는 프로스타글랜딘prostaglandin등이 있다.

세포들은 세포들간의 통신(신호)를 수용하는 수용체(receptor)를 각각 갖고 있기 때문에 세포들끼리 상호간에 작용을 할 수 있다. 수용체들은 특정의 신호분자(호르몬)에 짝이 맞는 분자구조를 가진 단백질protein 혹은 당단백질glycoprotein로 구성되어 있다. 호르몬이 분비세포 혹은 샘조직에서 분비되었을 때 이 호르몬은 혈액과 체액을 통하여 표적세포로 운반되고, 이 신호분자는 표적세포의 세포막에 있는 수용체와 결합하여 수용체를 활성화 시키고 신호분자signaling molecule의 메시지를 표적세포에 전달하고 이 메시지에 따라 표적세포는 특수한 작용을 나타낸다(김창완 외, 2003). 이러한 신호분자에 의한 수용체와의 결합은 특정한 호르몬에 대한 수용체의 선택적 결합이 가능하기 때문에 모든 세포에서 반응하지는 않는다.

내분기계의 종류 및 특성

호르몬을 일차적으로 만드는 목적을 가진 샘조직을 내분비샘이라고 한다(김창완 외, 2003). 내분비계를 이루는 기관은 송과선pineal gland, 갑상샘thyroid gland, 부갑상샘parathyroid gland, 가슴샘thymus, 이자섬pancreatic islet, 부신샘adrenal gland, 신장kidney, 생식소gonad, 뇌하수체pituitary gland 등이 있으며 각각의 기관에서는 특수한 기능을 하는 호르몬을 각각 방출하고, 하나의 축axis, 즉 일련의 메카니즘을 따라 방출 및 억제 인자에 의해서 순환적으로 방출 혹은 억제되거나 독자적으로 호르몬의 방출을 억제하거나 방출한다. 호르몬의 농도가 높아 졌을 때 호르몬의 분비를 억제하는 것을 음성 되먹임 조절(negative feedback)이라고 하고, 반대로 호르몬의 농도가 낮아서 분비를 활성화 시키는 것을 양성 되먹임 조절(positive feedback)이라고 한다(권오길 외 2004).

송과샘pineal gland은 뇌의 가운데 부분에 위치하고 있다. 송과샘에서는 어두울 때 멜라토닌melatonin이라는 호르몬을 방출하는데 이 멜라토닌은 생체시계biological clock에 영향을 주는 것으로 알려져 있다. 이는 생식순환reproductive cycle과 생식 행동양식reproductive behavior의 조절을 돕는다(홍영남 외, 2005).

갑상샘thyroid gland은 목의 후두 용기 아래에 위치하고 있으며, 나비모양을 하고 있다. 갑상선은 소포

세포와 소포결세포로 구성되어 있고, 소포세포에서는 갑상샘 호르몬, 즉 티록신thyroxin을 분비하며, 소포결세포parafollicular cells에서는 칼시토닌clacitonin이란 호르몬을 분비한다. 티록신은 시상하부에서 갑상샘 자극호르몬 방출호르몬(TRH)의 분비에 의해서 뇌하수체 전엽에서 갑상샘자극호르몬(TSH)가 분비되면서 갑상샘의 티록신이 분비되는 메카니즘을 갖게 된다. 이를 간략히 나타내면 아래의 그림과 같다. 칼시토닌은 갑상샘의 소포결세포에서 분비된다. 칼시토닌이 분비됨으로서 혈액 내의 칼슘과 인산의 농도를 조절하며, 부갑상샘호르몬인 파라티로몬parathormone, 부갑상선호르몬PTH가 생성되는 것을 억제한다(권오길 외, 2004). 갑상선 호르몬의 경우 세포내의 이화작용을 촉진하고, 총 대사량을 증가하여 체온을 높이며, 뇌의 흥분성을 강화하고 단백질동화와 간에 있는 글리코겐의 분해를 촉신하며, 지방질대사에도 관여한다(장봉우외 2009). 이러한 갑상선의 호르몬 조절에 문제가 생기면 갑상샘기능항진증hypeerthyroidism, 크레틴병cretinism의 심각한 장do가 발생할 수 있다.

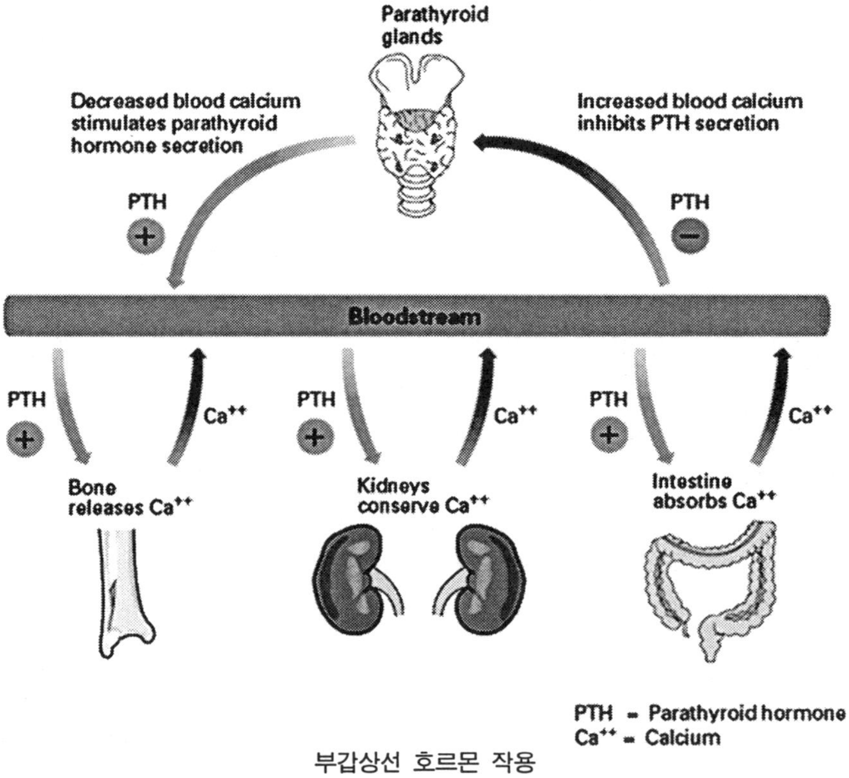

부갑상선 호르몬 작용

부갑상샘parathyroid gland은 갑상샘 뒤쪽에 좌우 대칭적으로 4개가 붙어 있다. 크기는 작으며 분홍색을 띠는 부갑상샘은 파라티로몬parathormone이라는 호르몬을 분비한다. 파라티로몬은 혈중 칼슘 농도를 조절하여 근육수축, 효소작용, 혈액 응고 등에 관여한다. 파라티로몬은 혈중 칼슘 농도가 낮을 때 분비된다(김창완 외, 2003).

가슴샘thymus은 목의 바닥 부위에 위치하고 있다. 이 가슴샘은 림프계와 면역계에서 중요한 역할을 하며, T림프구의 발달에 꼭 필요한 기관이다. 림프구들은 골수에서 만들어지며 T 림프구로 분화될 림프구들은 이 가슴샘으로 옮겨져 가슴샘호르몬의 영향을 받아 T세포T-cell로 발달하게 된다. 이러한 T세포는 면역계에서 중요한 역할을 하게 된다.

이자pancreas 혹은 췌장이라고도 하는 기관은 외분비샘과 내분비샘을 모두 갖고 있다. 외분비샘은 소화요소가 있는 췌장액을 분비하며, 랑게르한스섬islets of langerhans이라는 샘조직에서는 알파 세포alpha cell. 베타 세포beta cell, 델타 세포delta cell의 세 가지 세포로 구성되어 있고 이 각각의 세포에서는 다른 호르몬을 분비한다. 알파세포에서 분비되는 호르몬은 글루카곤glucagon인데 이 호르몬은 혈당이 낮을 때 간을 자극하여 글리코겐을 포도당으로 전환하여 몸 속의 혈당량을 높이는 역할을 한다. 반대로 베타 세포에서는 인슐린insulin이라는 호르몬을 분비하는데 이 호르몬은 혈당을 글리코겐으로 전환시키도록 자극하여 몸 속의 혈당량을 낮추는 역할을 한다. 델타 세포에서는 소마토스타틴somatostatin이라는 호르몬을 분비하는데 이 호르몬은 소화와 영양분의 흡수를 조절한다. 인슐린과 글루카곤의 두 호르몬이 정상적으로 분비가 되지 않을 경우 과혈당증hyperglycemia 혹은 저혈당증hypoglycemia를 유발하고 이는 심각한 장애를 일으키는 원인이 된다.

부갑상샘 호르몬의 작용

부신샘adrenal gland은 신장의 윗부분에 위치하고 있다. 부신샘은 바깥부분의 부신피질adrenal cortex과 안쪽의 부신수질adrenal medulla로 구성되어 있으며 부신피질과 부신수질은 서로 다른 호르몬을 분비한다. 부신피질은 다시 세 층으로 나뉘어져 있는데, 최외각층부터 사구층, 다발층, 그물층으로 구성되어 있다. 사구층에서는 Na^+, Cl^-을 조절하여 수분과 전해질의 균형을 조절하는 알도스테론aldosterone이 분비된다. 다발층에서는 지방과 단백질로부터 포도당으로의 공급을 증가시키는 코르티솔과 코티코스테론corticosterone을 포함하는 당질코티코이드glucorticoid를 분비한다. 이는 스트레스에 대한 반응으로 분비되며 음성피드백에 의해 조절된다. 가장 안쪽의 그물층에서는 코티코이드corticoid를 분비한다. 부신수질에서는 신경전달물질neurotransmitter인 에피네르핀epinephrine과 노르에피네프린norepinephrine을 분비한다. 이 두 호르몬은 흥분하거나 스트레스를 받았을 때 혈액 순환과 지방 및 탄수화물 대사를 조절하는 역할을 한다. 심장 박동수와 혈관의 수축성을 증가시키고, 호흡을 증가시키고 기도를 넓힌다. 이러한 일련의 작용들로 심장과 근육세포로 많은 혈액을 보내줄 수 있게 된다. 이것은 방위반응fight-fight response의 특징이다(홍영남 외, 2005).

에피네피린과 노르에피네피린의 효과 비교

각 기관	에피네피린	노르에피네피린	각 기관	에피네피린	노르에피네피린
심장박동률	증가	감소	분당 심박출량	증가	감소
말단혈관의 저항	감소	증가	혈압	상승	크게 상승
호흡	자극	자극	피부의 혈관	수축	수축
근육혈관	이완	수축	호흡기도	이완	조금이완
대사작용	증가	약간 증가	산소소비	증가	효과없음
혈당	증가	약간 증가	중추신경계	자극	효과없음

부신샘의 구조 및 코르티솔 분비의 음성 되먹임 조절 고리(홍영남 외, 2005)

신장kidney에서는 레닌renin이라는 호르몬이 분비된다. 레닌은 혈장단백질을 안지오텐신angiotensin으로 전환시키는 효소의 일종이다. 이 안지오텐신은 부신에서 알토스테론의 방출을 유발한다. 신장혈구형성요소renal erythropoietic factor는 신장에서 산소가 부족할 때 신장에서 생산하여 방출하는 또 하나의 효소이다. 신장에서 산소의 결핍은 높은 고도에서 혹은 심한 출혈로 혈액을 잃은 후에 나타난다. 이 적혈구형성촉진요소는 혈장단백질에 작용하여 호르몬인 에리트로포에틴erythropoeitin으로 전환한다. 이 호르몬은 골수에서 적혈구의 생산을 자극하여 혈액의 산소운반능력을 증가시킨다(김창완 외, 2003).

생식소gonad에는 남성에게는 정소가, 여성에게는 난소가 있다. 여성의 성 호르몬으로는 프로제스테론progesterone과 에스트로젠estrogen이 있으며, 남성의 성 호르몬으로는 간질세포에서 분비되는 테스토스테론testosterone이 있다. 테스토스테론은 남성의 이차 성징을 자극하고, 에스트로겐은 여성의 이차 성징을 발달시킨다.

뇌하수체pituitary, hypophysis는 시상하부에 위치하고 있으며, 콩알 크기의 작은 내분비샘이다. 뇌하수체는 전엽과 후엽의 두 부분으로 나뉘어져 있고 각각은 다른 호르몬을 분비한다. 뇌하수체 전엽에서는 많은 호르몬이 분비되지만 현재까지는 6종류가 알려져 있다. 성장 호르몬somatotropin, 황체형성호르몬luteinizing hormone, 부신피질 자극호르몬corticotropin, 갑상선자극호르몬thyrotropin, 여포자극호르몬follicle-stimulating hormone, 젖샘자극호르몬prolactin이 있다(진경희, 2002). 이 중 대표적인 것은 스트레스 전달과정을 나타내는 HPA축이다. 스트레스라고 시상에서 분류되면 시상하부에서 부신피질자극호르몬 방출 인자CRF를 분비케하고, 이 CRF는 뇌하수체 전엽에 도달하여 부신피질 자극호르몬ACTH이 분비 이것이 혈중을 통해 부신피질을 자극하여 코르티솔cortisol이 분비되어 이 양 정도가 스트레스 크기를 결정하게 된다.

뇌하수체 후엽posterior lobe of pituitary gland, neurohypophysis은 신경분비세포의 신경섬유와 말단부분으로 구성되어 있다. 뇌하수체 후엽에서는 바소프레신vasopressin과 옥시토신oxytocin이라는 호르몬을 분비한다. 이 두 호르몬은 소동맥arteriole과 자궁의 평활근smooth muscle을 수축시키는 작용을 한다(장봉우 외, 2009).

참고문헌

강만식, 남상렬, 이양림, 박영철, 안태인(2005). 동물생리학(개정판). 교학연구사. p194. 197.

김창환, 서숙재, 김명옥, 김홍자, 전현식(2003). 인체의 생물과학. 형설출판사. p261-262. 268. 266. 275. 276.

권오길, 김준철, 김경훈, 유기억, 이한수, 정연숙, 조동현, 진창덕(2004). 일반생물학. 강원대학교 출판부. p151-153.

홍영남, 김영진, 한규웅, 성치남, 김성기, 이승길, 서을원, 김연욱, 추종길, 정재훈, 이하규, 이강 석, 박기인, 이상만, 오정일, 이종은, 신민균, 이원구, 정재성, 박진숙, 정학성, 문병용, 김재진, 고흥성, 이해복, 오병운, 양덕조, 김순영, 부문종, 김경진, 윤화경, 김재범, 김환규, 염정주, 유동석, 이성태, 김세창, 박순철, 한원동, 이경호, 김영환, 최재천, 강창근, 박용목, 최기룡, 주기재(2005). (스타)생명과학 : 이론과 응용. 라이프사이언스. p530. 532-534.

장봉우, 김진배, 동중영(2009). 신체활동과 스트레스. 한양출판사. p213. 224.

시 상

척추동물의 뇌는 크게 대뇌, 소뇌, 뇌간의 세 가지로 나눌 수 있으며, 이 중에서 대뇌는 대뇌반구(종뇌)와 간뇌로 나눌 수 있다. 간뇌는 종뇌의 일부로 분류하기도 하고 뇌간으로 분류하기도 한다. 2개의 대뇌반구에 감싸이는 형태로 하나의 간뇌가 있게 되며, 이 세 가지 뇌는 모두 연결되어 있다. 간뇌는 대뇌반구 사이에 있어 보이지 않으며 하면에서만 약간 보인다. 제 3뇌실 주위에 형성된 뇌로 시상thalamus, 시상하부hypothalmamus 및 시상상부epithalamus가 간뇌에서는 중요한 부위로 되어있다. 5감의 중간중추와 이들 감각에 대한 무의식적 반사운동의 중추이며, 자율신경계의 종합중추 및 체온과 혈당 등의 조절 중추가 있는 중요한 부분이다(신문균 등, 1993).

시상thalamus

간뇌는 대뇌반구에서 처리하는 대부분의 신호를 전달하는 역할을 맡고 있다. 이러한 중계 역할을 맡고 있는 지역이 바로 시상이다. 시상은 후각을 제외한 모든 감각을 일시적으로 머무르게 했다가 대뇌의 피질로 보낸다. 시상의 영문 명칭은 thalamus인데 이는 원래 그리스어로 '휴게실' 이라는 뜻이다. 또한 눈에서 출발한 시신경이 연결된 지점이기 때문에 한자로 시상(視床)이라는 이름을 가지고 있다(장봉우 등, 2009). 말초에서 시상으로 신경 흥분이 전해지면 우리는 막연하게나마 이러한 감각이 유쾌한 것인지 아닌지를 감별할 수 있으나 감각의 실제적인 국재와 해석은 감각피질의 뉴론에서 이루어진다(Elaine N. Marieb, 2006). 시상은 감각정보를 위한 주된 중계기관으로 그 안에서 감각 신경 가닥을 통해서 온 신호들은 신경세포 세포체들의 작은 집단(핵)을 거쳐 대뇌 또는 모든 곳으로 위를 향하여 중계된다. 핵은 또한 일부 외향성 운동정보를 처리하는데, 파킨슨병의 경우 도파민과 노르에피네프린과 같은 신경전달물질의 결핍이 시상의 기저핵 기능을 파괴한다(Cecle tarr, Beverly McMillan, 2007).

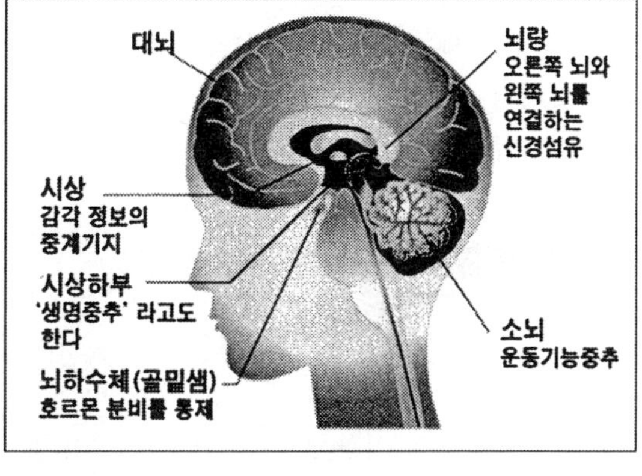

시상thalamus의 종류와 구조

시상thalamus은 가장 넓은 부위를 차지하고 있으며, 제3뇌실의 측벽에 상당하며 그 모양은 두꺼운 쪽이 후 외방으로 향한 난원형이 가깝다. 외면은 내포후각에 접하고, 내면은 제 3뇌실의 측벽이며, 하면은 시상하구로서 직접 시상하부에 계속된다. 상면은 유리면이나 상면의 앞부분은 타원형의 융기이므로 시상전결절이라고 한다(신문균 등, 1993). 내측면은 좁은 제3뇌실에 접해 있으며, 이에 의해 양측의 시상이 나누어진다. 내측면의 중앙에는 작은 시상간접합부가 있어 양쪽의 시상을 연결해 준다. 내측면의 아래쪽에는 시상하고랑이 있어 시상하부의 경계가 된다. 외측면은 내섬유막에 의해 싸여 있으며 시상에서 나가는 대부분의 원심섬유는 외측면을 통해 내섬유막으로 들어가 시상방사를 형성하고 대뇌피질에 종지한다. 하면(배쪽면)은 앞쪽으로부터 시상하부, 시상밑부, 중뇌피개와 접하고 있으며, 시상으로 들어오는 대부분의 섬유다발은 하면을 통해 들어온다. 시상은 대뇌 피질에 투사되는 주요 감각계의 최종 중계소이다. 즉, 시각계, 청각계 및 체감각계는 시상을 거쳐 대뇌 피질에 투사된다. 그러나 이것들 말고도 시상에는 대뇌피질의 기타 부위가 연결되는 몇 개의 핵이 있다. 시상의 표면은 얇은 백질인 대상층stratum zonale으로 덮여 있고, 그 외측면 밑에는 같은 백질인 외측시상수판이 있다.

시상은 여러 개의 작은 핵들로 구성되어 있으며, 세포 구축학적 구조와 그 연결 및 기능에 따라 분류할 수 있다. 시상핵의 분류와 명칭은 학자들에 따라 많은 차이가 있다. 시상은 대체로 내측수질판을 중심으로 분류한다. 내측수질판은 상면의 구역 층에서 하방으로 내려오는 유수신경섬유로 구성된 백색질층으로 세로로 배열되어 있으며 앞 부분은 둘로 갈라져 있어, 위쪽에서 보면 'Y'자 형태를 이룬다. 이를 기준으로 하여 둘로 갈라진 내측수질판의 앞부분은 시상전핵군이라 하며, 내측은 시상내측핵군, 외측은 시상외측핵군이라고한다. 내측수질판은 내측으로 경사져 있고, 등쪽은 좁지만 배쪽으로는 넓어진다. 넓어진 내측수질판 내에도 회색질이 있어 이를 수질판내핵군이라한다. 시상의 후방 하외측에는 반구형으로 돌출된 내측무릎체와 외측무릎체가 있어 이들을 시상후부라고하며 이 속에는 시상후부핵군이 있다. 거의 모든 시상핵은 대뇌피질로 원심섬유를 보내며 모든 피질은 시상에서 구심섬유를 받는다고 알려져 있다. 따라서 시상핵은 피질하 구조에서 받은 입력을 대뇌피질로 연결해주는 중계핵이다. 시상의 대부분의 핵들은 대뇌피질의 어떠한 특정한 부위로 원심섬유를 보내지만, 일부 핵들의 원심섬유는 대뇌피질의 광범위한 영역에 산재되어 있다. 전자는 어떠한 특정한 피질하 구조에서 입력을 받아 이를 대뇌피질로 중계해주므로 특수피질중계핵이라 하며, 후자는 여러 부위에서 여러 종류의 압력을 받아 이를 불특정의 광범위한 피질로 연결시켜주므로 비특수피질중계핵, 또는 비특수핵이라 한다. 시상의 일부 핵은 시상내의 다른 핵에서도 구심섬유를 받고, 또 이를 대뇌피질의 연합영역으로 보내므로 연합핵이라고 한다(Ajmone Marsan, 1965).

시상의 기능 및 역할

인간의 구조와 기능을 보면 대뇌피질은 이성을 조절하고, 뇌간에 해당하는 간뇌 중 시상thalamus은 특수감각, 체성감각, 그리고 내부감각에서 감지된 모든 이미지들을 신경망을 통해 각각의 감각 중추기간으로 중계하는 기능을 한다. 물론 이들 이미지들은 시상에서 해석되기도 하는데, 만약 시상이 해석할 수 없으면 상위의 감각 중추기관으로 보낸다는 것이다.

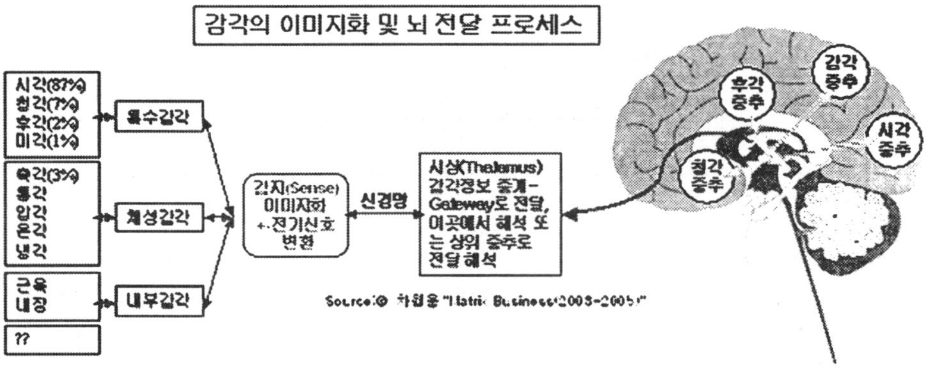

제 4뇌실이 시상과 시상하부의 좁은 통로 역할을 하며 시상의 기능은 감각기능과 관련되어 있다. 후각을 제외한 감각자극은 신경원 통로를 따라 첫 번째로 시상에 들어가서 감각을 지각하는 대뇌로 전달하기 전에 자극을 분류하게 된다. 시상은 또한 중요하지 않은 감각을 억제하는 기능을 한다. 재미있는 책을 읽고 있을 때 누가 들어와도 모르는 것이 이런 억제기능 때문이다. 시상은 이렇게 일시적으로 사소한 감각을 차단하여 대뇌가 중요한 일에 집중할 수 있게끔 도와준다. 따라서 뇌 전체 작용을 이해하는 데 시상은 매우 중요하다. 시상의 여러 핵들이 한 군데 몰려 있는 것이 아니라, 열 두 개의 핵이 대뇌 피질과 관련된 각각의 신경 핵들로 분리되어 흩어져 표시되어 있다. 신경 핵은 신경세포체가 집단적으로 모여서 수mm정도의 덩어리를 형성한 것이다. 시상의 중요한 역할은 감각신경 신호를 대뇌피질로 방사하여 전달해주는 것이다. 시상과 피질 각 영역의 연결을 이해하는 것이 인간 의식상태의 출현을 이해하는 핵심이다. 에델만은 시상-피질 신경신호의 상호 작용을 역동적 핵심daynamic core라 정의하고, 인간 뇌의 고등한 분별기능인 감각질이 바로 시상-피질의 역동적 신경신호 재입력 작용에서 생긴다고 설명한다. 뇌의 전체적 동작으로 시상과 피질 사이의 신경 연결망이 다양한 분별작용을 하여 주변 환경을 범주화해 하나의 장면을 생성한다. 에델만은 의식이론에서 시상과 피질 사이의 신경연결인 역동적 핵심부가 인간 뇌의 고등한 분별력인 감각질을 만들어낸다고 했다. 뇌 전체의 신경신호 전달과, 의식의 출현에서 중요한 것이 전두엽과 시상의 연결, 즉 피질-시상계이다. 신경섬유의 상호연결로 진화상으로 시상-피질 시스템과 가치-범주 기억의 뇌간-변연 시스템이 연결되어 주변 환경을 하나의 장면으로 구성할 수 있는 능력인 일차의식이 포유동물에서 출현한다. 에델만에 의하면 '시상-피질 시스템' 과 '뇌간-변연 시스템' , 이 두 시스템이 진화적으로 연결되면서 일차의식이 생성되었다. 일차의식에서는 기억된 현재만이 작동하므로, 동물에서 과거와 미래는 어려운 개념이며 자아의식도 제한적이다.

따라서 시상은 신호 증폭, 필터링, 강조를 담당하는 '정보의 중계센터' 에 비유되고 있다. 그 중 LGN(lateral geniculate nucleus)은 망막의 시각 정보를 대뇌 시각 피질로 전달하는 중간 중계소로 시각 모델과 관련하여 많은 연구가 되고 있다.

간뇌Qo2는 실험 각 군 모두 대조군보다 감소되는 경향이며 실혈 및 ether 마취군, ether 마취군, 실혈군의 순서로 감소되었다. 실험 각 군의 Qo2의 변동은 대뇌피질 및 소뇌의 그것과는 판이한 태도를 보였다고 하겠다. 간뇌 Qo2의 실험군들 상호간의 변동을 비교하건대 실험군에 비하여 ether 마취군의 Qo2는 30분에서 10.4%, 60분에서 8.7%, 90분에서 12.7%의 감소률이었다. 실험군에 대하여 실험 및 마취군의 Qo2는 30분에서 30.7%, 60분에서 28.3%, 90분에서는 5.2%의 감소률이었다. Ether 마취군에 비하여 실혈 및 마취군의Qo2는 30분에서 22.7%, 60분에서 21.4%, 90분에서 35.5%의 감소률이었다. 위의 실험 각 군들 간의 차이는 모두 의의 있는 것이었다(최태일, 1965).

신경생리학적 관점에서 볼 때 시상부와 시상하부는 내분비 호르몬 기능에 밀접한 관계가 있다는 것은 오래전부터 잘 알려진 바이다. 즉 시상부 후내측핵 시상하부의 전핵군 및 편도핵 부위의 전기응고나 자극 시 뇌하수체 adrenal corticotrophic hormone, adrenal corticosteroid, luteinizing hormone의 분비에 변동이 온다는 보고들이 많이 있다. 그러나 시상 하부와 시상부들의 핵군을 같이 비교하여 전기자극 및 응고 시 이들 분비상태를 관찰한 보고는 없었다. 시상하부의 전핵군 자극 시 plasma GH 측정치는 자극 2시간에서부터 상승되기 시작하였고 자극으로부터 6시간 때 최고점에 도달하다가 24시간 후에는 정상치보다 낮아졌다. Plasma LH 측정치는 자극 30분부터 상승되기 시작하여 2시간에 최고치가 되었다가 다시 떨어져서 72시간 후에 정상치와 같아졌다. Cortisol 측정치는 자극 30분부터 증가되기 시작하여 2시간에 최고치가 되어 24시간까지 상승된 상태로 지속되고 48시간 후부터 멀어지기 시작하였다. 이런 결과를 보면 cortisol 분비의 기능이 가장 잠복성이 긴 것을 알 수 있다(최창락 등, 1978).

참고문헌

신문균, 구자영, 김본원, 심재환, 유경원, 조광필(1993). 인체해부학(Human Anatomy) 현문사. p369-370.

장봉우, 김진배, 동중영(2009). 신체활동과 스트레스. 한양출판사. p206.

Elaine N. Marieb(2006). 핵심 인체구조와 기능〈제8판〉. 계축문화사. p204.

Cecle Starr, Beverly McMillan(2007). 인체생물학(Human Biology). 도서출판MIP. p241.

Ajmone Marsan C(1965). The thalamus. Data on its functional anatomy and on some aspects of thalamo-cortical integration. Arch Ital Biol 103: 847-882

최태일(1965). The Influence of Bleeding, Ether Anesthesia and Chlorpromazine on the Oxygen Consumption of the Various Levels of the Central Nervous System. 고려대학교 의과대학. p97-114.

최창락, 강세기, 손진언(1978). Response of Hypothalamic Hypophyseal Hormones to Stimulation and Lesion in the Thalamus and Hypothalamus. 대한신경외과학회. p343-345.

시상하부

뇌의 구조에서 척수와 이어지는 뇌간의 윗부분에서 대뇌의 내부로 들어가 있는 부분을 간뇌라고 하는데, 이 간뇌는 두 가지의 구성 요소로 이루어져 있다. 하나는 내적 환경의 안정성을 유지하는데 중요한 항상성 기능들을 통제하는 시상하부, 또 다른 하나는 원초적인 감각과정을 수행하는 시상이다. 그 중 시상하부(hypothalamus)는 간뇌의 가장 아랫부분으로 시상의 바로 아래에 위치하고 있다(한국해부생리학교수협의회, 2005).

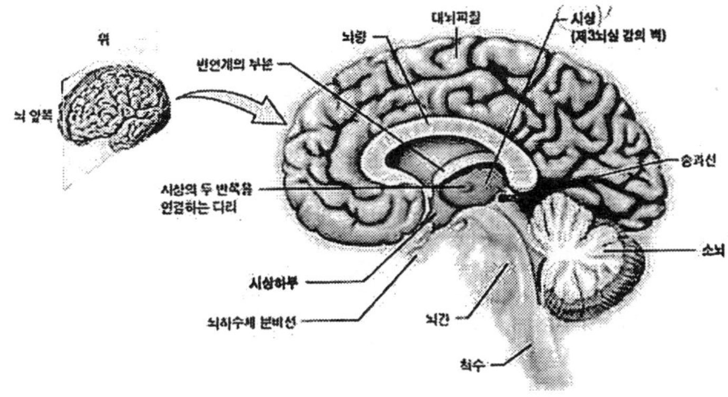

시상의 단면에서 시상, 시상하부, 소뇌의 위치

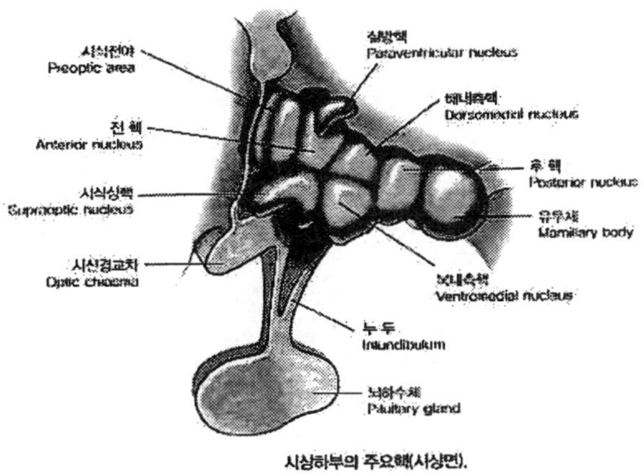

시상하부의 주요핵(시상면).

시상하부는 크기는 매우 작지만 아주 중요한 부분으로, 시상 아래의 특정 핵(신경세포체의 기능적 집합체)과 관련된 섬유의 집합체다(Lauralee Sherwood, 2005). 이러한 시상하부는 다른 변연계 조직들과 연결되어 있다. 이를 통해 정보를 세 방향으로 보내는데, 아래로는 뇌간의 망상체와 연결되어 자율신경계를 조절하고, 위로는 시상의 전방부와 변연피질로 연결되며 마지막으로 뇌하수체 전엽과 후엽의 호르몬 분비기능을 조절하기 위해 누두와 연결되어 있다(한국해부생리학교수협의회, 2005).

시상하부는 전체 뇌 무게의 1%도 안 되는 작은 부위이지만 그 기능이 정서적 행동에서부터 대부분의 식물성 및 내분비기능에까지 이른다(한국해부생리학교수협의회. 2005). 항상성 조절에 있어서 시상하부는 음식물 섭취의 조절, 체액 및 전해질 균형의 조절, 뇌하수체에 호르몬 분비, 체온조절 등의 조절 기능을 가진다. 뿐만 아니라 뇌간의 연수와의 접속을 통해서 시상하부는 상이한 감정 상태에 대한 내장반응을 일으키며 수면, 각성, 성적충동, 공포, 고통, 즐거움과 분노 등에도 관여한다(Stuart Ira Fox, 2008).

시상하부의 주요 기능은 다음과 같은 것들이 있다.

(1) 체온조절

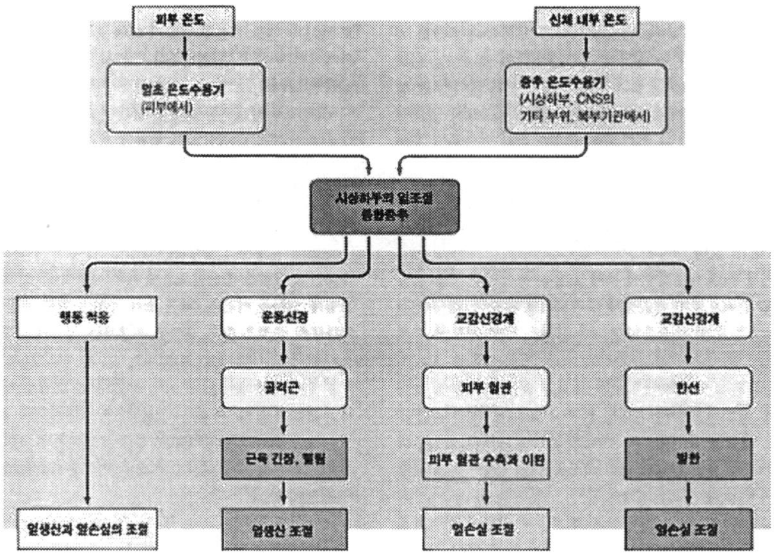

대뇌 피질과 같은 뇌의 다른 영역들은 내적 환경을 간접적으로 조절하지만 시상하부는 내적환경을 직접적으로 조절하는 뇌의 영역이다. 예를 들면 몸이 차가울 때 다른 뇌의 영역들은 사람으로 하여금 더 따뜻한 옷을 입고, 문을 닫고 전열기를 키는 등의 행동을 하게 한다. 반면에 시상하부는 떨림 등을 통해 열 발생을 증가시키고 열이 외부로 손실될 수 있을 만한 신체 표면으로의 따뜻한 혈액의 흐름을 감소시키기 위해 피부 혈관을 수축을 일으키는 등의 직접적인 내부반응을 일으킨다(Lauralee Sherwood, 2005). 실험적으로 시신경교차 전 뇌하수체 전엽을 차갑게 하면 오한(체성운동반응)과 열발생(교감운동반응)을 일으키고, 반면 뜨겁게 하면 과도호흡, 혈관확장, 침분비와 땀샘분비(교감신경에 의한 조절) 등을 일으킨다(Stuart Ira Fox. 2008). 열손실과 열 생산기전 그리고 열 보존기전에서의 적절한 조정을 위해 시상하부는 온도 수용기(thermorecepter)라고 불리는 민감한 온도감지 수용체를 통해 신체 중심 체온과 피부의 온도를 끊임없이 통보받는다(Lauralee Sherwood, 2005). 시상하부의 시삭전야를 관류하는 혈액의 온도가 상승하면 온도에 민감한 신경원의 활성도가 증가하여 열발산기전을 촉진시키고, 온도가 저하되면 신경원의 활성도는 감소하여 체온을 보존하는 기전이 유발된다(한국해부생리학교수협의회, 2005).

(2)섭식조절

섭식을 조절하는 중추로는 시상하부외측영역(lateral hypothalamic area)과 복내측핵(ventromedial)이 있다. 시상하부 외측영역에는 기아중추가 있어서 이 부위를 자극하면 계속 음식을 먹게 되어 심각한 비만이 되며, 반대로 복내측핵에는 포만중추가 위치해 이곳을 자극하면 음식을 먹지 않아 기아상태에 빠지기도 한다(Arthur C, John E, 2002).

시상하부가 섭식을 조절하는데 중요한 역할을 하고 있다는 것은 시상하부에 화학적인 자극 실험을 통해서도 증명되었다. 시상하부에 CRF등을 주사하면 음식섭취가 감소하게 되는 반면 neuropeptide Y를 주사하면 음식의 섭취가 증가하게 된다(양인영, 1993). 이러한 기제는 시상하부에 위치한 궁상핵(arcuate nucleus)에 의한 것이다. 궁상핵에는 서로 다른 두 가지의 신경 세포군이 모여 위장관 또는 지방조직에서 나오는 식욕조절 호르몬에 의해 조절된다. 하나는 식욕을 촉진하는 NPY(neuropeptide Y)라는 신경전달물질을 분비하며, 다른 하나는 식욕을 억제하는 멜라노코르틴(melanocortin)이라는 단백질을 분비한다(김종성, 2005).

(3)수분 조절

시상하부의 수분조절 기능은 두 가지 방법이 있는데, 그 하나는 혈중 삼투질 농도가 정상보다 올라가면 시상하부의 외측부에 있는 갈증중추(thirst center)의 뉴런 내의 전해질 농도가 너무 높아지면 물을 마시고 싶은 욕구를 일으켜 개체가 물을 찾아 마시게 하여 전해질 농도를 정상으로 회복시킨다(Arthur C.John E.2002). 또 다른 기전은 시삭상핵에서 누두를 경유하여 뇌하수체 후엽의 신경말단에서 바소프레신이라고 하는 항이뇨호르몬(ADH)을 분비하여 신장의 집합관(collecting ducts)에서 많은 양의 수분을 재흡수하는 방식이다(한국해부생리학교수협의회, 2005).

(4)심 · 혈관계 조절

시상하부는 연수와 교의 심 · 혈관 조절 중추를 통하여 혈압 및 심장박동을 조절한다. 시상하부의 후방 및 외측 부위를 자극하면 혈압과 심장박동수가 증가하고, 시삭전야를 자극하면 감소한다(한국해부생리학교수협의회, 2005).

(5)뇌하수체 내분비계 조절

뇌하수체는 해부학적으로, 기능적으로 서로 다른 후엽(posterior pituitary)과 전엽(anterior pituitary)으로 이루어져 있다. 후엽은 신경조직으로 구성되어있기 때문에 신경하수체(neurohypophysis)로, 전엽은 분비선상피조직으로 구성되어 선하수체(adenohypophysis)라고 부르기도 한다. 뇌하수체 후엽과 전엽 모두 시상하부에 의해 호르몬분비가 직접 조절되지만 그 관계의 본질을 완전히 다르다. 뇌하수체 후엽은 신경경로에 의해 시상하부에 연결되어 있는 반면 전엽은 특이한 혈관성 고리에 의해 시상하부에 연결되어 있다(Lauralee Sherwood, 2005).

(6)뇌하수체 후엽호르몬 생산

뇌하수체 후엽은 실제로는 어떤 호르몬도 생산하지 않는다. 시상하부에서 생산된 호르몬을 단순히 저장하고 있다가 적당한 자극이 있을 때 호르몬을 혈액 중으로 유리시킨다. 시상하부의 신경세포체에서 합성된 호르몬은 분비 과립 내에 포장되어 축색 내의 세포질을 따라 아래쪽으로 수송되고 뇌하수체 후엽 내의 신경말단에 저장된다. 이러한 시상하부의 신경세포체에서 합성된 호르몬은 바소프레신과 옥시토신이 있다. 이들 호르몬은 뇌하수체 후엽의 신경말단에서 필요에 따라 독립적으로 분비된다(Lauralee Sherwood, 2005).

바소프레신(antidiuretic hormone, ADH)은 주로 시상하부의 시삭상핵에서 합성된다. 바소프레신은 신장에 의한 수분의 저류를 촉진시키며 항이뇨 작용을 한다. 바소프레신은 요 중 수분 소실과 전체적인 수분평형을 조절하는 일차적인 내분비 인자이다. 뇌하수체 후엽에서 바소프레신을 유리하게 하는 가장 중요한 조절은 시상하부의 삼투수용체(osmoreceptor)로부터의 정보이며, 혈장의 삼투 농도 증가에 대한 반응으로 바소프레신의 분비를 증가시킨다(Lauralee Sherwood, 2005).

시상하부의 실방핵(paraventricular nucleus)을 자극하면 옥시토신(oxytocin)이 분비된다. 옥시토신은 특히 임신 말기에 증가하여 자궁 평활근의 수축을 강력하게 유도하여 분만을 촉진시키는 기능을 가지고 있다. 또, 모유 수유동안 유즙이 선포로부터 나와 유방의 도관으로 이동시키는데 관여해 유즙을 분비한다. 아기가 엄마의 젖을 빨면 유두로부터 반사 신호가 시상하부의 실방핵과 시삭상핵의 옥시토신 신경으로 전달되어 뇌하수체에서 옥시토신의 분비를 유발한다. 분비된 옥시토신은 혈액을 통해 유방으로 운반되고, 유선의 선포 외부에 존재하는 근상피세포의 수축을 유도해 유즙을 분비한다(Arthur C, John E, 2002).

(7)뇌하수체 전엽 호르몬 분비 조절

시상하부에서 생산된 호르몬을 분비하는 뇌하수체 후엽과 달리 뇌하수체 전엽은 그 자체에서 호르몬을 합성하고 혈액으로 유리한다. 뇌하수체 전엽 호르몬은 각각 고유한 조절 체계를 보유하고 있지만, 공통되는 조절체계도 존재한다. 시상하부 호르몬은 이러한 조절체계 중에 하나이다(Lauralee Sherwood, 2005).

시상하부에서 분비하는 주요 뇌하수체 자극호르몬과 그 기제

호르몬	뇌하수체 전엽에서의 효과
갑상선자극호르몬-유리호르몬(TRH)	TSH분비 촉진
부신피질자극호르몬-유리호르몬(CRH)	ACTH의 분비 촉진
생식선자극호르몬-유리호르몬(GnRH)	FSH, LH분비 촉진
성장호르몬-유리호르몬(GHRH)	성장호르몬분비촉진
성장호르몬-억제호르몬(GHIH)	성장호르몬과 TSH분비 억제
프로락틴-유리호르몬(PRH)	프로락틴 분비 촉진
프로락틴-억제호르몬(PIH)	프로락틴 분비 억제

(1)갑상선자극호르몬-유리호르몬(TRH)

TRH는 뇌하수체 전엽에서 갑상선 자극호르몬을 분비하게 해 이 갑상선 자극호르몬이 갑상선을 자극해 갑상선 호르몬을 분비하게 한다. 이렇게 분비된 갑상선 호르몬이 농도가 높아질 경우 음성 되먹이기 기제에 의해 갑상선 호르몬이 시상하부의 TRH에 대한 뇌하수체 전엽의 반응을 억제하고 TSH분비를 감소시킨다(Stuart Ira Fox, 2008).

(2)생식선자극호르몬-유리호르몬(GnRH)

시상하부는 GnRH를 분비해 뇌하수체를 자극하고, 뇌하수체는 여포자극호르몬인 FSH나 황체형성호르몬인 LH를 분비한다. FSH는 여포의 성장을 촉진해 에스트로겐을 분비하게하며, 남성의 정자 생성을 자극한다. LH는 난자의 배란을 촉진하고 황체의 형성에 영향을 주며 프로게스테론을 생성하게 하며 남성에서는 테스토스테론의 분비를 자극한다. 한편 에스트로겐은 자궁내벽을 두껍게 발달시키고 2차 성징이 나타나게 하며, FSH분비를 억제하고 LH의 분비를 촉진한다. 프로게스테론은 FSH와 LH의 분비를 억제시키며 자궁내벽을 두껍게 유지시킨다. 이 두 호르몬의 상호작용은 여성의 월경주기에 영향을준다(Lauralee Sherwood, 2005).

(3)프로락틴-유리호르몬(PRH)/프로락틴 분비 촉진

프로락틴-억제호르몬(PIH)/프로락틴 분비 억제

흡유 자극은 옥시토신 유리뿐만 아니라 프로락틴 분비도 촉진한다. 뇌하수체 전엽에서 분비되는 프로락틴은 시상하부에서 분비되는 PIH와 PRH에 의해 조절된다. 흡유자극은 구심성 신경을 통해 척수를 거쳐 시상하부로 전달되며 이러한 반사활동결과 PIH분비감소, 또는 PRH분비 등의 기전을 통해 프로락틴의 분비를 증가시킨다(Stuart Ira Fox, 2008).

(4)성장호르몬-억제호르몬(GHIH)

성장호르몬-유리호르몬(GHRH)

뇌의 시상하부에서는 운동이나 스트레스 등으로 인해 혈당이 떨어지면 GHRH('소마토메딘' 이라고도 함)를 분비하여 뇌하수체에서 성장호르몬을 분비하게 한다. 이렇게 분비된 성장호르몬은 간에서 단백질의 합성과 세포증식을 촉진하고 성장과 관계없는 대사 작용에도 기능을 하여 지방분해, 탄수화물 대사 등에 관여한다. 이와 반대로 GHIH는 성장호르몬 분비를 억제하는 역할을 한다. 성장호르몬은 시상하부-뇌하수체 전엽 축의 다른 호르몬들과 같이 음성 되먹이기 기제에 의해 분비가 조절된다(Lauralee Sherwood, 2005).

(5)부신피질자극호르몬-유리호르몬(CRH)

스트레스의 자극이 시상하부에 가해지면 시상하부에서는 CRH를 분비해 뇌하수체를 자극시켜 ACTH를 분비하게 한다. 이 ATCH는 부신에서 부신피질 호르몬인 코르티솔의 분비를 증가시킨다. 코르티솔은 스트레스 상황에서 혈압과 심혈관계의 반응을 조절하고 혈당을 조절해 우리 몸이 스트레스에 적절하게 대처하도록 한다(Arthur C.John E, 2002).

위에서 살펴본 대부분의 뇌하수체 자극호르몬의 경우에는 상위 명령체계가 있다. 시상하부의 뇌하수체 자극호르몬은 뇌하수체 전엽의 자극호르몬의 방출을 조절하고, 이 뇌하수체 전엽의 자극호르몬은 또 표적 내분비선의 호르몬 분비를 조절하여 최종 생리적 효과를 나타낸다. 이 때, 한 개의 뇌하수체 전엽 호르몬은 서로 반대되는 작용을 가진 둘 이상의 뇌하수체 자극호르몬에 의해 호르몬 생산량이 결정되기도 한다.

시상하부의 유리·억제 호르몬은 시상하부-뇌하수체 문맥(hypothalamic - hypophysial portal vessels)이라 불리는 혈관을 통하여 뇌하수체 전엽으로 운반되어 작용한다(한국해부생리학교수협의회, 2005). 시상하부와 뇌하수체 후엽 사이의 직접적인 연결과는 대조적이다. 이러한 시상하부-뇌하수체 문맥계는 뇌와 내분비계 사이의 중요한 연결을 제공하기 때문에 중요하다. 뇌하수체 전엽으로 공급되는 대부분의 혈액은 먼저 시상하부를 거쳐야 한다. 만약 문맥계가 존재하지 않는다면 뇌하수체 자극 호르몬이 시상하부에서 분비되기만 하면 전신 정맥계에 의해 심장으로 돌아가게 되고 이것은 다시 폐로 이동해 폐순환을 거쳐 심장으로 다시 돌아와 마침내 뇌하수체 전엽에 들어가게 된다. 이러한 과정은 오래 걸릴 뿐만 아니라 호르몬이 혈액에 의해 희석되므로 효과적이라 할 수 없다(Lauralee sherwood, 2005).

한편, 표적 분비선 호르몬은 생리적 효과를 실제로 발현하는 것 이외에도 혈장 농도를 안정화시키기 위해 그 호르몬을 분비하도록 하는 자극호르몬의 분비도 억제한다. 만약 혈장의 표적 분비선 호르몬의 농도가 설정값 이상으로 올라가면 표적 분비선 호르몬은 뇌하수체 그 자체에 직접 작용하거나 뇌하수체 전엽의 기능을 조절하는 시상하부의 호르몬분비에 대해 작용해 농도를 안정시킨다. 만약 혈장의 표적 분비선 호르몬의 농도가 설정값 이하로 떨어지면 시상하부와 뇌하수체 전엽에 대한 억제 작용이 감소되어 표적 분비선 호르몬에 대한 요구력도 다시 증가한다. 이를 음성되먹임 기제라고 한다(Lauralee Sherwood, 2005).

참고문헌

Arthur C. John, E(2002). 의학 생리학. 정담. p783-784. 1000.
Lauralee Sherwood(2005). 생리학(5판). 라이프사이언스. p129. 141-142. 618-621.
Stuart Ira Fox(2008). 생리학(10판). 라이프사이언스. p172. 214.
김종성(2005). 춤추는 뇌. 사이언스북스. p72.
양인영(1993). 시상하부성 비만. 대한비만학회지 Vol.2. p25.
한국해부생리학교수협의회(2005). 생리학. 정담미디어. p289-290.

뇌하수체 후엽

뇌하수체 후엽 posterior pituitary

뇌하수체의 후엽은 뇌의 아래 부분 뒤쪽에 있는 조그만 내분비기관을 말한다. 뇌하수체 후엽에서는 바소프레신이라고 불리는 항이뇨호르몬ADH (혈관을 수축시키고 신장에서 수분 흡수시켜 혈압 상승 유도)과 옥시토신Oxytocin (자궁수축)을 분비한다. 시상하부에서 분비된 호르몬이 신경섬유를 따라 내려와 뇌하수체 후엽에서 분비되는 경우가 많다. 이 호르몬은 후엽에서 생산되는 것이 아니고 시상하부에 있는 신경세포군에 의해서 생산되며, 신경세포 내의 과립인 당지질단백질 복합체(糖脂質蛋白質複合體)에 의하여 신경섬유를 지나 도중의 융기부에 방출하거나, 후엽에 도달한 신경섬유에서 분비된다고 한다. 이렇게 신경세포 내에 생긴 분비과립이 신경섬유 내의 형질의 흐름에 따라 이동하고, 신경섬유의 중간 또는 그 말단에서 세포 밖으로 방출되는 현상을 특히 신경분비(神經分泌)라고 하며, 그 분비과립을 신경분비과립이라고 한다. 후엽 호르몬은 단일한 것이 아니며 바소프레신은 모세혈관을 수축시켜 혈압을 높이는 작용이 있다. 옥시토신은 자궁의 민무늬근을 수축시키며, 아디우레틴은 항이뇨 호르몬 작용을 가진다. 후엽 호르몬이 부족하면 이뇨의 억제가 소실되어 요붕증(尿崩症)이 생겨 대량의 오줌이 나오게 된다.

옥시토신oxytocin과 바소프레신vasopressin

옥시토신과 바소프레신은 뉴로피신이라는 운반단백질과 결합한 채 세포 내에서 이동하지만 혈관계로 분비될 때는 서로 분리된다. 뇌하수체후엽에는 이 2가지 호르몬 이외에도 소마토스타틴 · TRH · GnRH · 내인성아편 등이 합성되는 것으로 밝혀져 있다. 이 호르몬들은 남성과 여성 모두에게서 뇌하수체후엽으로부터 방출된다. 이것들은 항이뇨호르몬인 바소프레신과 여성에서 유즙분비인자로서 작용하는 옥시토신이다. 비록 옥시토신과 바소프레신을 생산하는 신경 세포들이 뇌에서 같은 장소들을 공유하지만, 옥시토신 신경원들은 하나의 지역에서 뛰어나고, 바소프레신 신경원들은 다른 지역에서 뛰어나고 있다. 또한, 옥시토신과 바소프레신은 분리된 신경원들의 분비들이다. 옥시토신과 바소프레신은 특정의 신경원의 신경종말로 수송하게 되고, 거기에서 저장되고, 적당한 분별 자극에 의해 방출된다. 이 분비들을 저장하는 신경 종말들은 뇌하수체후엽에 위치한다. 몇 개의 반응들이 바소프레신과 옥시토신에 의해 도출된다. 바소프레신도 인간에서 자궁 수축을 자극하고, 또한 충분치 않은 정도에 유즙 방출을 자극 할 수 있다. 그러나, 각 호르몬들의 방출을 위한 자극들은 다르고, 어느 정도, 호르몬들 중의 하나만이 특정의 필요성에 대응하여 방출되는 것을 확실하게 한다. 또한, 호르몬들이 합성되고 파라크린 형태에서 작용할지도 모르는 다른 세포들에서 옥시토신과 바소프레신은 생산된다. 유사한 생물학적 활동들은 바소프레신과 옥시토신의 분자의 구조들과 상동성으로부터 예상 될 수 있고, 상등하는 지역들에서 일반적으로 생성된 반응들에서 포함된다. 몇몇의 기능들은 2개의 호르몬들에 의해 반대적으로 영향을 받는다. 약리학적인 면에서 바소프레신은 혈압을 올리는 반면, 옥시토신은 약간 그것을 낮춘다. 그리고 같은 경향은 바소프레신에 의한 관상동맥의 수축이 옥시토신에서는 팽창이 일어난다. 그 주요한 작용에서, 바소프레신은 물의 배뇨과다를 억제하고, 옥시토신은 또한 이 효과를 생산 할 수 있다. CNS-활성화한 펩타이드의 형성을 위한 옥시토신의 가능한 전구체 상태는 중요하다. 바소프레신이 ACTH 분비에 관계하고 있고, 옥시토신이 몇 종류의 종(아마 고등 포유동물은 제외)에서 MIF와 MRF를 생산하는 이래로, 그 때 중추신경계에서 방출인자 요인들의 형성 또는 활발한 다른 생물학적 산물들과 신경하수체의 종말에서의 저장 사이에서 바소프레신과 옥시토신의 운명들을 분할하는 조절 시스템들이 있을지도 모른다. 가장 중요한 분할은 각 호르몬의 방출에 대한 독특한 신호들과 수용체들의 상대적 특이도를 통하여 일어난다. 옥시토신의 새로운 작용들이 남성들과 여성들에 공통의 조직들에서 명백하게 되는 것처럼, 남성들에게 있어 이 호르몬의 역할은 나올 것으로 기대된다.

(1) 옥시토신oxytocin

옥시토신은 출산 시 자궁의 수축을 촉진시키며 수유하는 여성의 젖샘을 자극하여 젖 분비를 촉진하는 작용을 한다. 산부인과에서는 분만촉진제로 이 호르몬을 사용하기도 한다. 옥시토신은 출산시만 분비되는 것이 아니라 평상시에도 분비되며 이때는 사랑의 묘약으로 작용하여 친밀감을 느끼게 한다. 예를 들면 산모가 아기에게 강한 정서적 유대감을 느끼는 것도 이 호르몬의 작용이며 여성이 남성에게 모성본능을 느낄 경우 옥시토신은 왕성히 분비된다. 여성에게 옥시토신은 젖을 먹고 있는 유아를 기르는 것에 대한 우유감소에 있어서 주요한 역할을 한다. 분명하게 남성에는 옥시토신과 상응하는 역할을 갖고 있지 않다. 더군다나, 자궁의 자궁근층에 대한 옥시토신 작용은 임신의 고통의 종료를 가져오게 하고 있는 자궁 수축을 유발한다는 것에 있어서 중요한 역할을 한다. 따라서, 옥시토신이 임신동안 미성숙한 상태로 방출되지 않아야 한다. 그리고 정말로 이것이 일어나지 않는 것을 확실하게 하는 보호들이 있다. 많은 중심적 기능들은 옥시토신에 돌려졌고 특정의 기능들을 신호하는 신경전달체를 위한 전구체로서 역할을 다할지도 모른다. 이 중추신경계 활동에는 어머니의 행동, 음경 발기, 척주전굴증, 교미 행동, 크게 열려 있는 기억과 학습, 관용과 의존 기전, 포유, 피부손질 및 어떤 심혈관 조절들이다.

옥시토신은 펩티드호르몬으로 9개의 아미노산으로 구성되어있으며 1953년 V. 듀 비뇨가 펩티드임을 확인하였다. 옥시토신은 임신 중에는 황체호르몬(프로게스테론)의 영향으로 자궁에 작용하지 않고 있다가 출산시에 황체호르몬의 양이 급격히 감소하면 뇌하수체전엽에서 분비되는 젖 분비자극 호르몬인 프로락틴과 함께 뇌하수체 후엽에서 분비되며 아기가 태어난다.

(2) 바소프레신(항이뇨호르몬) vasopressin/antidiuretic hormone

바소프레신은 체내의 수분량과 세포외액의 삼투압을 일정한 수준으로 유지해주는 역할을 한다. 신장에서 물의 재흡수를 촉진시켜 농도가 높은 오줌을 만들거나, 혈관을 수축시켜 혈압을 높이는 기능을 하는 호르몬이다. 몸의 항상성 유지에 관여하는 시상하부에서 만들어지고 뇌하수체 후엽에 저장되었다가 분비된다. 바소프레신의 인정되었던 일차기능은 원위 곡세 신장으로부터 물의 재흡수를 자극하는 것이다. 바소프레신 결여시 희석뇨의 25리터만큼 까지 일일 방출 될 수 있다. 따라서, 바소프레신의 방출은 염화나트륨의 섭취에 의해 생산되는 혈액에서 증가된 나트륨농도에 관해서, 엄격한 한도(항상성)내에서 혈장의 혈액 삼투압을 유지하는 필요에 의해 생성된다. 혈액부피 또는 혈압이 감소할 때 바소프레신 분비 또한 증가된다. 시상하부의 바소프레신 합성 부위들은 삼투압수용체 부위의 근처에 있는 것처럼 보인다. 그것은 뇌하수체후엽의 신경원말단으로부터 호르몬의 방출 신호와 순환에서 전해질의 농도변화를 감지한다. 삼투압수용체는 시상하부의 갈증 센터의 근처에 있고, 또한 레닌-안지오텐신 시스템과 상호작용 한다. 집합적으로, 이 시스템들은 수분 평형의 조절을 위한 주요한 요소들인 것처럼 보인다.

바소프레신은 9개의 아미노산으로 이루어진 펩티드호르몬으로, 8번째 아미노산이 아르지닌이기 때문에 아르지닌바소프레신이라고도 하며 대부분의 포유류에서 발견된다. 반면 돼지나 하마 등의 동물은 8번째 아미노산이 라이신으로 대체된 라이신바소프레신을 지니고 있다. 항이뇨호르몬은 2개의 시스틴이 S-S 결합을 만들어 고리모양을 하고 있는데, 이러한 구조는 자궁수축호르몬으로 알려진 옥시토신과 상당히 유사하다.

요붕증(diabetes insipidus)

이뇨 조절을 담당하는 뇌하수체후엽 및 간뇌의 장애 때문에 비정상으로 다량의 오줌을 배설하는 병.목이 말라 다량의 수분을 요구하는 드문 병이며, 젊은 층에 많고 여자보다는 남자에 다소 많다. 뇌하수체후엽과 간뇌에 장애가 있어 기능이 각각 저하되고, 그곳에서 분비되는 항이뇨호르몬이 감소되는 것이 원인이다. 이 호르몬은 하부 요세관(尿細管)에서 물의 재흡수작용을 담당하며, 이것이 감소되면 저장뇨(低張尿: 농도가 낮은 오줌)와 다뇨(多尿)가 일어난다. 원인으로는 기질적(器質的)인 병변을 발견하기 힘든 특발성인 것과, 뇌저골절이나 출혈, 뇌저수막염(腦底髓膜炎) 등의 염증이나 종양이 원인이 되는 속발성인 것이 있다. 오줌양은 1일 8l에서 20l 이상이 되기도 하며, 화학적으로는 염분이 낮고 단백도 당도 없다. 피부는 꺼칠꺼칠하게 건조하고 항상 갈증이 난다. 물을 먹지 않으면 혈액이 농축되어 허탈상태에 빠지기도 한다. 속발성인 것은 다른 증세가 나타나므로 진단할 수 있어 원인 질환의 치료가 비교적 용이하다. 특발성일 경우, 원인 질환을 알기 어렵기 때문에 우선 대증요법(對症療法)을 하고, 이후 항이뇨호르몬의 투여, 식생활에서 소금을 제한하는 것 등이 필요하다.

참고문헌

민선식(2009). 병태생리학(6판). 바이오사이언스출판사. p.261 7~9

마이클 로이젠. 메멧오즈(2007). 내 몸 사용설명서. 김영사. p.302 12~13

네이버 백과사전 http://100.naver.com/

화학연구원(2009).제4장뇌하수체후엽호르몬http://kotric.or.kr/download/4-1%C0%E5.hwp

운동과 성장호르몬

성장호르몬은 뇌하수체에서 분비되는 호르몬으로 뼈와 연골의 성장작용과 지방분해, 단백합성에 관여하며 구성성분은 주로 수용성인 펩타이드 단위체의 중합체인 단백질이다.

성장호르몬은 사람의 뇌하수체 전엽에서 분비되는데, 한참 자라는 사춘기 때 분비량이 크게 늘었다가 나이가 들면서 점차 줄어든다. 20대 이후 10년마다 평균 14.4%씩 감소한다. 그러나 성장 판이 닫혔다고 해서 성장호르몬 분비가 멈추는 것은 아니다. 단지 그 양이 현저하게 줄어들고 키의 성장으로 영향이 덜 가는 것이지 분비는 평생 되는 것이다.

하루 중 성장호르몬의 분비는 주로 잠이 들고 1~2시간 후 깊은 수면일 때와 심리적으로 안정되어 있을 때, 운동을 할 때 가장 많은 양이 분비된다. 성장호르몬의 정상 농도는 성인에서는 1.5-3 ng/ml, 소아 및 청소년기에는 6 ng/ml 정도이지만 이는 지속적으로 변화한다. 성장호르몬 농도가 이처럼 하루 중에도 많은 차이를 보이기 때문에 성장호르몬 결핍증인지의 여부를 확인하기 위해서는 24시간 동안 측정을 하거나 성장호르몬 분비를 유발시킨 다음 확인을 해야 한다. 성장호르몬 결핍증의 진단은 자극검사를 한 결과 5 ng/ml 이하일 경우이다(홍영남, 2008).

성장호르몬의 역사

1920년에 이미 과학자들은 성장 호르몬에 대해 언급했다. 획기적인 일은 내분비학자 Dr. Maurice Raben이 성장속도가 느린 아이들과 정상적인 아이들에게 치료를 실시하여 효과를 보았다. 이 사실은 세계를 놀라게 했으나. 이는 시작에 불과했다. 1962년에 Dr.Rabin은 성장 호르몬을 35살 된 사람들에게 주입한 후 2달 안에 그들이 새로운 힘과 정력, 건강해졌다는 스스로의 느낌을 가지게 된다는 결과를 얻었다. 스웨덴의 Dr.Thomas Folkgheden은 질병이나 수술로 뇌하수체에 기능이 저하되면 곧바로 성장 호르몬의 결핍으로 연결되어 몸에 이상증후가 나타남을 보고하였다. 이 시기에는 성장호르몬을 얻기가 어려워 실질적인 치료연구가 불가능한 상태였다.

현대는 "유전자 재조합"이나 "생체공학"으로 성장호르몬 추출이 가능해지면서 뇌하수체 기능이 상실된 사람에게 성장호르몬을 투여한 결과 이상증후가 없어지거나 감소되었다. 전문가들은 성장 호르몬의 부족이 질병의 주원인이라는 결론을 내렸다. 1985년까지 성장호르몬은 오직 인간의 뇌하수체부터만 얻을 수 있었다. 그래서 성장호르몬 제조는 매우 시간이 많이 걸렸고 정제에 어려움이 있었다. 1985년에 Genetech에서 과학자 Dr.David Geoddel이 주축을 이루어 유전자 재조합 또는 (생체공학)으로 인체성장호르몬(HGH)을 추출해내었으며 특허를 취득했다. 이것은 성장 호르몬은 좀 더 쉽게 얻을 수 있게 해주었다.

1989년에 Dr. Daniel Rudman이 노화에 따른 여러 증상들을 갖고 있는 61~81살의 사람들에게 성장 호르몬 유전자 결합체를 투입한 결과 성장 호르몬을 투여하지 않은 Group은 6개월 후에도 아무런 변화를 보지 못했으나, 성장 호르몬을 투여한 GROUP에서는 회춘되는 놀라움과 몸의 지방감소 속도가 8.8%증가 되었으며 Diet나 운동 없이 몸의 지방이 14%줄어들었다. 거의 같은 시기에 유럽인들이 수술과 질병으로 인한 뇌하수체를 제거한 사람들에게 성장 호르몬은 투여한 결과 Dr. Rudman의 연구 결과와 같이 양호한 성적을 얻을 수 있었으며, 성장 호르몬을 투여하지 않은 그룹의 사람들은 몸의 피부가 조금씩 퇴화하는 결과를 얻게 되었다.

28000번의 거듭되는 실험으로 인체 성장 호르몬의 좋은 결과를 얻었으며 더 놀라운 결과는 GH(성장호르몬)로 오는 부작용을 Dr.Edmound Chien 이 말끔히 해소했다는 점이다. 그는 아주 적은 양을 아침 한번, 자기직전 한번씩 일주일에 6일 투여함으로써 부작용을 완전히 제거하게 되었다. 1994년에서 1996년 간에 걸쳐 Dr. Chien 과 Dr. Leon Cass Terry 그리고 Dr.Daniel Rudman과 공동으로 800여명의 사람들에게 적은 양을 자주 투여하는 방법을 써서 놀라운 결과를 얻었으며, 동종요법의 선구자가 되었다(조소근, 1994).

성장호르몬의 역할

성장호르몬은 뼈의 성장 판에 작용을 하여 길이성장을 돕는다. 성장 판은 뼈의 끝 부분에 위치하며 연골세포로 이루어져 있다. 이러한 성장 판에서 연골세포들이 자라고 분화하며 점차 석회화 되어서 단단한 뼈가 되는 것이다. 따라서 성장 판은 나이가 들어감에 따라서 점차 사라지게 된다. 사춘기가 지나면 성장 판이 닫히게 되는데 일단 닫힌 성장 판은 다시 열리지 않는다. 이렇게 닫히게 되면 뼈의 길이성장도 없으므로 성장호르몬을 투여하여도 키가 더 클 수 없다.

성장호르몬은 IGF-1(Insulin-like Growth Factor-1)을 통해서 세포 매개 면역반응 (Cell-mediated immunity)이나 체액 면역반응 (Humoral immunity) 모두에 관여하고 있다. IGF-1은 호르몬의 한 종류로서, 성장호르몬과 거의 흡사한 성장촉진관련영향력을 미치는 것으로써, 태아일 때 IGF-1이 몸에서 만들어지는 기간과 분비량이 그 최대치를 이룬다. 그 때문에 태아의 성장호르몬이라고 불리기도 한다.

또한 성장호르몬은 면역세포인 T-세포를 늘리기 때문에 G-CSF나 GM-CSF가 개발되기 전에 골수이식 후에 T-세포를 늘이는 방법으로 성장호르몬을 사용하기도 하였다(대학 생물학 연구회, 1998).

성장호르몬 결핍이 인체에 미치는 영향

성장호르몬 결핍증 환자에서 뼈의 병리소견으로는 해면 골의 부피가 감소되어 있었고, 골 부식의 증가, 뼈에 칼슘 침착 시간의 증가, 그리고 뼈의 칼슘 화 지연 등으로 나타난다. 또, 성장호르몬 결핍증 환자에게서 근육 량의 감소, 어깨의 피로, 사두 근의 감소 등이 발견되었고, 최대 운동 능력(maximal exercise performance)과 최대 산소 섭취량 (maximal oxygen uptake)도 나이, 성별, 신장을 고려한 대조군보다 72~82% 정도로 감소되어 있었다. 3개월간의 성장호르몬 치료 후에는 확장된 심실직경의 감소, 심근 벽두께의 증가, 좌심실 구혈 률(ejection fraction)의 증가 등을 보여서 감소한 심장기능을 회복시키는 효과가 있었다. 성장호르몬의 심장에 대한 단기효과는 좌심실 근 부피의 증가(18%), 심장의 1회 박출량(stroke volume)의 증가(28%), 전체 심박출량 (cardiac output)의 증가(43%), 말초 혈관저항의 감소 등이었다.

그 뿐 아니라 성장호르몬 결핍증 환자는 피부 두께와 피부의 콜라겐이 감소한다. 사지의 피하 지방은 복부 지방과는 달리 감소되어 있는데 그러면 피하의 정맥과 실핏줄들이 두드러져 보이며 성장호르몬의 치료 후에 약 7% 정도의 피부 두께의 증가를 관찰한 연구도 있다. 또한 성장호르몬 결핍증 환자는 피부에서 체온조절 역할이 손상되었다는 보고도 있다. 이 정도 피부 두께의 증가는 얼굴의 잔주름을 펴 줄 수 있고 실제로 환자에서 성장호르몬 치료 후 3개월부터 주름의 감소가 관찰된다.

성장호르몬의 결핍은 다른 질병과도 연관이 된다. 중풍(뇌졸중)의 90%이상의 원인이 되는 동맥경화증에 의한 심혈관계의 사망률은 성장호르몬 결핍이 있는 노인에게서 그렇지 않은 노인에 비해 실제의 사망률은 2배가 된다. 그리고 18세의 비만증 환자에게 6개월간의 치료로 배꼽부위 복부지방의 면적이 134.5㎠에서 98.7 cm2로 현저한 감소를 보였다. 그러나 체중의 감소는 전혀 일어나지 않았으며 이는 감소한 지방 량만큼 세포외 액의 증가가 있었기 때문으로 해석된다(김관선 외, 1997).

성장호르몬의 작용기전

분비된 호르몬이 표적세포를 인식하는 것은 표적세포에 위치하는 호르몬 수용체 때문이다. 호르몬 수용체는 호르몬과 결합하여 일련의 효소반응을 촉진한다.

수용성 호르몬(펩티드 호르몬, 아미노산 호르몬)의 작용기작은 다음과 같다. 수용체들은 세포막에 위치하는데 이 수용체와 호르몬이 결합하게 되면 세포내의 GTP-결합단백질(G단백질)의 매개로 2차 메신저를 생성하는 효소반응이 일어난다. 2차 메신저는 다시 효과단백질 이라고 하는 단백질과 결합하여 효과단백질의 기능을 활성화시켜 궁극적으로는 세포가 반응 하게 된다.

위와 같은 작용 기작의 한 예로 성장호르몬과 같은 수용성 호르몬인 Adrenalin(아드레날린), 에피네프린의 작용기작을 들 수 있다.

호르몬 수용체에 호르몬이 결합하면 Adenylyl cyclase가 활성화 되어 cyclic AMP(cAMP)의 농도가 증가 한다. cAMP 농도가 높아질 때 활성화되는 유전자에는 cAMP response element (CRE; TGACGTCA) 가 있다. CRE 에 결합하는 단백질 중 가장 잘 알려진 것이 CREB (CRE binding protein). cAMP 는 cAMP-dependent protein kinase 에 작용하여 catalytic subunit 이 regulatory subunit 으로부터 떨어져 나오게 하는데, 분리된 catalytic subunit 은 핵으로 이동하여 CREB을 인산화 시킨다. CREB 가 인산화되면, CBP (CREB binding protein) 와 결합할 수 있게 되며, CBP 는 TFIIB 와 상호작용하여 transcription 을 활성화시킨다.

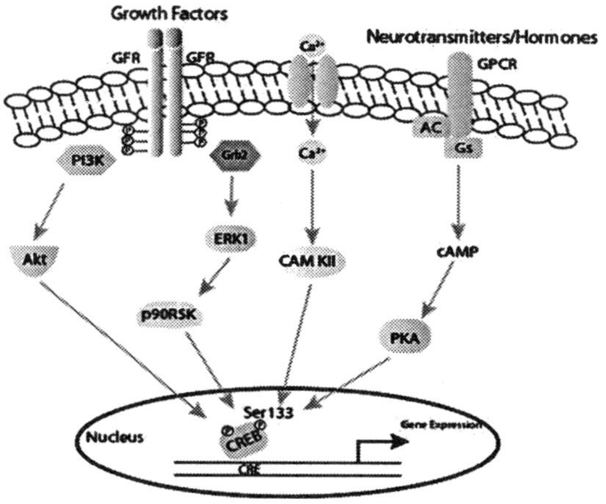

지용성 호르몬의 수용체는 세포내에 존재한다. 지용성 호르몬은 세포막을 쉽게 통과할 수 있기 때문이다. 지용성 호르몬의 예로는 Cortisol, Retinoic acid ,Thyroxine 등이 있다. 이들은 지용성 호르몬은 원형질막이나 핵막을 쉽게 통과하여, 세포 안에 있는nuclear-receptor superfamily 라 불리는 TF(transcription factor) 에 결합하고 결합한 후에는 mesenser RNA(mRNA)의 전사를 활성화 시킨다(Lodish, 2008).

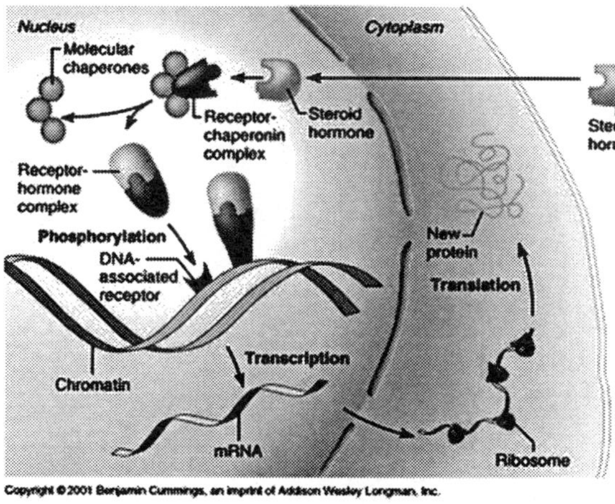

성장호르몬의 분비

성장호르몬은 자는 동안 가장 많이 분비되므로 성장기에는 특히 급 성장기에는 최소한 7-8시간 이상 잠을 자야 한다. 잠자는 시간 때도 중요한데 밤 9시에서 11시 사이에 자는 것이 가장 좋다. 성장호르몬이 가장 분비가 활발한 시간이 9시에서 11시 사이이기 때문이다. 그 뿐 아니라 자기 전에는 음식을 먹지 말아야 한다. 위장이 소화가 다 되어 빈 상태가 되어야 깊은 수면을 하게 되고 성장호르몬이 잘 분비되게 하는데, 자기 전에 음식을 섭취하면 소화가 되는데 시간이 걸리기 때문에 성장호르몬의 분비를 방해하게 된다. 최소한 고형음식은 3시간 전에 먹어야 하고, 음료는 2시간 전에 마셔야 한다.

스트레스를 받지 않고 즐겁게 생활하는 것도 중요하다. 지나치게 예민하고 민감하거나 스트레스에 많이 노출이 될 경우 그만큼 성장호르몬이 덜 분비되어 결국 키가 크지 않게 되는 것이다.

낮 시간에 20분_30분 정도 햇빛을 쬐어주는 것이 성장호르몬 분비에 좋다. 적정량의 햇빛은 멜라토닌호르몬이 합성되어 사람 뇌의 생체시계에 작용하여 깊은 수면을 하게 하기 때문이다.

어떤 음식이든 편식하지 않는 식습관이 가장 중요하다. 그리고 꾸준히 비타민제를 먹는 것도 좋은 방법이다. 그리고 고깃국이나 고기, 멸치, 유제품(우유, 치즈 등) 및 달걀도 성장 호르몬의 분비에 많은 도움을 준다. 그리고 가능하면 저녁시간에는 지방질이 많은 음식을 피하고, 아침식사는 반드시 하는 것이 중요하다(민경회 외 9인, 1999).

참고문헌

김관선 외 5인(1997). 생물과학. 정문각. P169~183

김완종 외 5인(1996). 생물과학. 신광문화사. P144~149

대학 생물학 연구회(1998). 킴볼생물학. 탐구당. P526~534

민경회 외 9인(1999). 인간과 생명과학. 교학사. P84~89

조소근(1994). 학원세계대백과사전32. 학원출판공사. P106~109

최혜미 외 공저(1998). 영양학. 교문사. P108

홍영남 외 공저(2008). 생명과학-이론과응용(6판). 라이프사이언스. P524~529

Lodish(2008). Molecular Cell Biology. Freeman, P. 698

부신피질자극호르몬

부신피질자극호르몬(ACTH)은 부신 부신피질을 자극하여 당질 코티코이드glucocorticoid와 부신성 안드로겐androgen의 생성 및 분비를 자극하는 작용을 한다. ACTH의 분비는 신체적, 정신적 스트레스와 혈당의 저하가 원인으로 작용하여 시상하부에서 신경분비세포가 부신피질자극호르몬 방출인자(CRF)라는 호르몬을 분비하여 뇌하수체 전엽을 자극함으로써 일어난다.

ACTH는 부신피질의 호르몬 분비에 강력한 촉진제로 작용하며 부신피질에서 분비되는 대부분의 호르몬들이 스트레스 상황에서 분비가 촉진되므로 부신피질자극호르몬(ACTH)은 스트레스성 호르몬이라고도 한다(임완기, 2000).

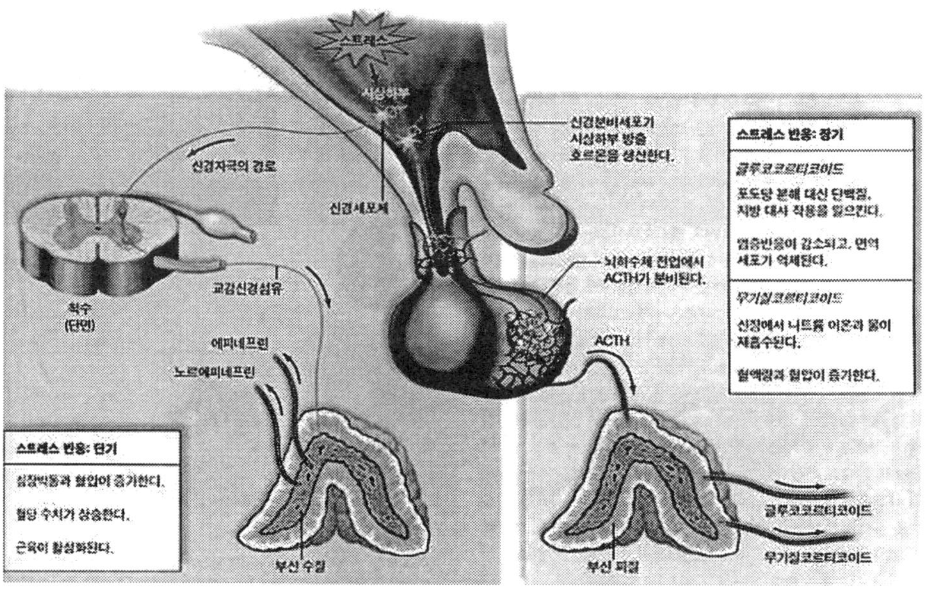

스트레스 장단기성 메카니즘

부신피질과 부신수질은 스트레스에 반응할 때 시상하부의 조절을 받는다. (왼쪽) 신경자극은 부신수질로부터 재빠르지만 단기적인 스트레스 반응을 불러일으키게 한다. (오른쪽) 부신피질은 오래 걸리지만 장기적인 스트레스 반응을 제공한다. ACTH는 부신피질의 글루코코르티코이드를 분비하게 한다. 부신 피질을 독립적으로 무기질코르티코이드를 분비한다(안태인, 2008).

운동과 부신피질자극호르몬

운동과 부신피질자극호르몬(ACTH)에 관한 연구는 오래 전부터 시작되었다(Tharp et al., 1975). 최근 연구를 살펴보면, 그 내용은 주로 운동 강도, 운동시간, 선수와 비선수 간의 차이, 그리고 부신피질자극호르몬(ACTH)와 코르티솔cortisol의 관계 등이 주된 초점이었다.

먼저 Dessypris 등(1980)은 마라톤 달리기 후 혈장 ACTH 농도의 증가를 설명하였고, Fraioli(1980)은 8-15분간 탈진에 도달시키는 달리기 후 ACTH의 10배 증가를 보고하였다.

Farrell 등(1983)은 남녀 대학생을 대상으로 최대산소섭취량의 60, 80 100% 운동부하에서 혈장 ACTH 농도는 운동 후 약 29%에서 125% 정도 증가를 보이고, 이 농도는 운동 강도에 의해 크게 영향을 받음을 보고하고, 혈장의 젖산 변화가 혈장 ACTH와 유의한 상관이 있으며 혈장 ACTH 농도가 운동근 수준에서 화학 수용기 활성을 유도한다고 제안하였다.

Buono 등(1986)은 6명의 피험자를 대상으로 최대산소섭취량의 120%에서 1분간의 운동을 시켜 운동 전, 운동직후 그리고 5, 10 그리고 30분 후의 혈장 ACTH농도를 조사한 결과, 운동 직후 280% 유의한 증가를 나타냈다고 보고하였으며, 최대치 이후 계속적으로 감소하여 30분경과 후 안정 시 수준에 근접 하락함을 보고하였다. 이 실험에서 혈장 ACTH는 코르티솔 수준을 증가시키는 스테로이드 신생을 유도한다고 하였으며, 단시간 고강도 운동이 장시간 저강도 운동에 비해 훨씬 높은 혈장 ACTH 수준 증가를 보고하였다.

De Meirleir 등(1986)은 자전거 에르고미터 운동수행 피험자의 모세혈관의 ACTH 농도 검사에서 무산소 역치 이하 운동부하에서 1시간 운동은 ACTH 수준변화에 영향을 주지 못하였고, 탈진 운동 시에는 ACTH 농도의 증가를 나타냈고 ACTH의 최고치는 최대 운동 후 10분경에 관찰되었다고 보고하였다.

Bouno 등(1987)은 선행연구와 맥락을 달리하여 운련에 따른 혈장 ACTH 농도에 관심을 갖고 12주간 선수집단과 비선수집단을 비교하여 훈련이 절대적인 최대하 운동부하에서 혈장 ACTH 농도 감소를 유도한다고 보고하였는데, 이 방응은 훈련에 의한 다른 여러 호르몬 반응과 유사한 경향을 나타냈다. 그리고 훈련에 따른 혈장 ACTH 농도 반응감소를 첫째, AVP는 ACTH 분비에 효과를 미치는 HCRF를 강화시키고 둘째, 운동 중 세포내 항상성의 방해는 ACTH분비를 자극하는 말초 하학 수용기에 의해 감지되고 셋째, 운동 중 시상하부-뇌하수체-부신피질 축(HPA-axis)의 활동에 영향을 주는 코르티솔의 피드백 제한 때문이라고 보고하였다.

Luger 등(1987)은 신체 훈련이 HPA-axis에 미치는 효과를 조사하기 위해 훈련정도에 따라서 저·중·고 세 집단으로 나누고 50%, 70% 그리고 90% VO2max 운동 강도하의 연구에서 실험 전 저녁 혈장 ACTH 기초 수준이 선수에게 높음이 관찰되었고, 각 운동 강도에서 혈장 ACTH 농도는 모든 집단에서 유사함을 보였다. 그러나 절대적 운동 강도 아래의 혈장 ACTH 농도 반응은 선수에서 감소됨을 보였고, 이는 신체훈련이 주어진 운동 강도에 대한 반응에서 HPA-axis활동 감소와 관련 있음을 보고하였다. 그리고 최대 산소섭취량의 70, 90% 운동부하에서 혈장 젖산과 HPA-axis 간에 유의한 상관을 보고하였다.

이상의 연구를 통해 혈장 ACTH 농도는 최대산소섭취량의 약 60% 이상 운동 강도에서 증가되며 (Farrell et al., 1983; Farrell et al., 1987; Luger et al., 1987; Bouissou et al., 1988), 동일한 절대적 운동 강도 하에서는 비선수집단에서 혈장 ACTH 반응이 더 크고(Luger et al., 1987), 동일한 상대적 운동 강도 하에서는 신체훈련 정도에 따라서 Farrell 등(1987)은 선수집단에서 훈련을 통한 적응력의 증가로 운동후 혈장 ACTH가 유의하고 높았으나 Luger 등(1987), Kjaer 등(1988), Deuster 등(1989) 등은 선수와 비선수집단에서 혈장 ACTH와 유의한 차이를 발견치 못하여서 이에 대한 논란의 여지가 있음을 알 수 있다.

결론적으로 운동 강도와 혈장 부신피질자극호르몬(ACTH)의 농도가 밀접한 관계를 갖는데, 최대산소섭취량의 60% 이상의 운동 강도에서는 현저한 증가를 보인다. 동일한 운동 강도에서는 운동시간이 길어질수록 혈중 ACTH 농도가 더 높다. 이러한 운동에 대한 ACTH 분비 증가는 ACTH가 지방조직에서 중성지방의 분해 및 지방산의 혈액으로의 분비를 촉진시키는 효과가 있기 때문이다. 또한 ACTH는 분비된지 1~2분 이내에 부신에 작용하여 코르티솔의 분비를 촉진시켜 신체적 스트레스에 인체가 적응할 수 있도록 돕는 작용을 한다. 코르티솔은 반감기가 4시간 정도인 매우 오랜 시간 인체에 작용하는 호르몬이기 때문에 ACTH의 분비는 그것 자체의 분비로만 효과를 평가할 수 없다. 즉, 훈련에 대한 ACTH 반응은 안정시에는 변화가 없고 운동 중에는 변화가 있다. 동일한 상대운동의 경우에는 훈련 후에 혈중 ACTH 농도가 더 높게 나타나지만 동일한 절대운동에서는 훈련 후에 더 낮게 나타나는 것으로 알려져 있다.

3회의 반복측정 방법(실험 전, 실험직후, 운동 하루 후)에 의한 6개 호르몬 변인의 결과에 의한 혼합 설계이지만 ACTH에 대한 결과에 대해서만 보도록 하면 부신피질자극호르몬은 뇌하수체 전엽에서 분비되어 부신피질을 표적기관으로 하여 작용하는 호르몬으로서 신체가 스트레스를 많이 받거나, 혈중 글루코스가 감소할 때 그 분비가 활성화 되는 호르몬이다. 즉, ACTH는 스트레스성 호르몬임과 동시에 에너지대사와 관련된 대사성호르몬으로서 운동수행 시 중요한 신체조절 지료로 작용한다.

ACTH의 분비는 시상하부의 CRF(corticitropin releasing factor) 및 ADH에 의하여 촉진된다. 또한 정신적, 육체적 stress도 분비를 촉진한다. ACTH의 분비는 오전 8시에 가장 높고, 오후 8시~11시 사이에 가장 낮은 diurnal rhythm을 나타내는데 이는 cortisol의 분비조절 및 중추신경계의 관여로 생각되어져 있다(이상열, 1991).

장거리 달리기 선수들의 경우 경기 직후 회복기 동안에 혈장 ACTH 농도 증가는 트레이닝·운동의 강도·운동기간의 상호작용에 의해 영향을 받는다고 보고하였다(Snegovskaya &Viru, 1993). 수행 시에는 중요한 구성성분인 것 같지는 않다. ACTH의 농도가 운동 전보다 운동직후에 유의하게 증가하였으며, 회복기 24시간 후에 유의하게 감소하였다. 이러한 결과는 Kraemer 등(1989)이 스트린터 인터벌훈련, 지구성 훈련, 그리고 복합훈련에서 운동직후에 ACTH와 농도가 유의하게 증가하였다는 결과와 Heitkamp 등(1998)은 지구성 훈련 전과 훈련 후 최대운동 직후에 안정 시와 유의한 차이가 나타났으나 회복기 30분에 유의하게 감소하였다는 결과와 ACTH와 농도가 유산소성 수영훈련에서 훈련기간에 따른 최대 운동 수행 시 탈진 시에 유의한 증가를 보였으며 회복 1시간에 유의하게 감소하였다는 보고(Bonifazi, Bela, Carli & Lodi, 1995: Bonifazi, Bela, Lupo, Martelli, Zhu, & Carli, Bonifazi, 1998)와 일치하는 결과로 Luger, Deuster, Kyle, Gallucci, Montgomery, Gold, Loriaux와 Chrousos(1987)의 연구에서 신체가 훈련으로 주어진 운동 강도에 적응되면서 절대적 운동 강도에서 ACTH농도가 감소된다는 보고와 같이 운동부하에 따른 ACTH의 증가는 장기간 훈련이 반복적인 자극으로 부신피질 자체의 ACTH의 증가는 장기간 훈련이 반복적인 자극으로 부신피질 자체의 ACTH에 대한 반응 수용성이 감소하여 신체가 적응하게 되어 동일한 운동자극에 대한 시상하부 뇌하수체 부신축 반응의 감수성이 저하된 것으로 생각된다(Wittert, Livesey, Espiner, & Donal, 1996).

부신의 민감도가 떨어진다는 가설은 운동 후 회복기 동안에는 ACTH에 대한 부신세포adrenal cells의 저항이 증가하고 민감도가 떨어진다는 것을 암시해주고 있다. 감수성의 저하(desensitisation)는 일정한 부하의 자극(ACTH)에 대한 세포 저하응이 감소하는 것으로서 정 저할 수 있다(Gershengorn, 1994). Proopiomelanocortined의 과정이 ACTH의 생물학적 활성화와 간극(제거, clearance)에 많은 영향을 미치는 것으로 생각할 수 있다(Smith & Funder, 1988). 또한, 부신의 저항adrenal resistance은 수용체들의 조절기능이 저하되었기 때문에 나타난다고 보고하고 있다(phosphorylation receptor, binding of an arrestin- like protein : Hausdorff et al., 1990). Leger 등(1992)은 장기간의 운동으로 인한 인지질막 membrane phospholipids의 변화는 지질막벽membrane lipid matrix의 농축화compne ion현상이 증가하는 것과 상호ce이 있으며, 운동으로 인한 적혈구막erythrocyte membrane의 경화rigidity와 관련있다. 이와 같은 막의 변화는 자극의 전도(signal transdue ion)와 라이간드 결합(ligand binding)에 대한 수용체의 민감도에 많은 영향을 미칠 것이다(Mce거 보, 1990).

참고문헌

임완기 외 5인(2003). 운동생리학. 홍경. p278. 20.

안태인 외 6인(2008). 인체생명과학. 라이프사이언스. p305.

김결론 외 8인(1996). 운동생리학. 세종출판사. p189.

김현우(2002) 남자선수의 마라톤 완주 후 성선 및 부신 축 호르몬의 변화. 전남대학교

최무현(1992) 최대하`고갈운동에 따른 부신피질자극호르몬과 코르티솔의 반응에 관한 연구. 경남대학교.

Farrell, P. A. Maximal expiratory flow-colume relationships before ane after eight weeks of endurance training. J.Sports Med. Phys. Fitness 21:145-149. 1981.

Farrell, P. A., and J. J. Barboriak(1980). The time course of alterations in plasma lipid and lipoprotein concentrations during eight weeks of endurance training. Atherosclerosis 37:231~238.

운동과 프로게스테론

프로게스테론(Progesterone)은 Cyclopentanoperhydrophenanthrene환을 가진 스테로이드호르몬으로서, 탄소수 21개이고, C4와 C5사이에 이중결합을 가지며, C3와 C20에 케톤기(=0)를 가지는 구조적 특징을 가진다(이규승, 2002). 또한 프로게스테론은 주로 난소의 황체에서 콜레스테롤을 원료로 하여 합성되는 탄소 21개의 스테로이드 호르몬으로 난소에서 합성된 직후에 난소 자체에서도 대사되지만, 주로 표적세포에서 대사된다.

프로게스테론은 처음 포유류에만 존재한다고 생각되었으나 현재에는 다른 동물에게서도 발견되었다. 벤젠 고리를 가지고 있는 스테로이드 호르몬이기 때문에 화학적으로 매우 안정되어 있다. 성인 여성에게서는 난소에 있는 황체에서 분비되지만 임신 중인 여성의 태반에서 분비되기도 한다(EnCyber.com).

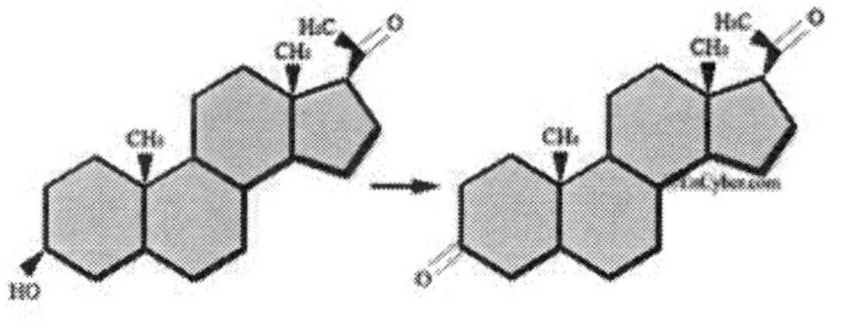

프로게스테론의 구조(EnCyber.com)

이 호르몬은 주로 임신유지와 관련되는 호르몬으로 임신시에는 태반에서 분비되고 비임신시에는 난소에서 분비되는 호르몬이다. 수정난의 착상을 위한 자궁내막의 분비기능을 증가시키고 자궁수축의 억제, 유선의 발달 촉진 및 인슐린에 대한 혈당 반응을 감소시킨다. 또한 에스트로겐의 작용에 의해서 증식된 자궁내막으로 난자의 착상을 돕는 점액의 분비를 촉진하며 착상후는 임신기간중 자궁의 평정상태를 유지시킨다. 프로게스테론은 항 배란작용도 갖고 있기 때문에 경구 피임제로도 사용되고 있다(전유경, 2003).

합성경로

프로게스테론의 합성과 분비는 뇌하수체의 성선자극세포(GTH-분비세포)에서 분비되는 황체형성호르몬(LH)에 의하여 자극되며, LH의 분비는 시상하부에서 분비되는 성선자극호르몬 방출호르몬(GnRH)에 의하여 조절된다. 따라서, 프로게스테론의 분비는 시상하부-뇌하수체로 이어지는 내분비적 조절축에 의하여 영위된다. 난소의 황체에서 분비되는 프로게스테론은 시상하부와 뇌하수체에 대한 부(-)의 피드백기전으로 GnRH와 LH의 방출을 연속적으로 억제한다. 이와 같이, GnRH와 LH의 방출이 억제되면, 프로게스테론의 분비가 억제되고, 이에 따라 프로게스테론에 의한 부의 피드백기전이 해제되면, 다시 GnRH•LH•프로게스테론의 분비가 연속적으로 일어난다(이규승, 2002).

프로게스테론(Progesterone)은 난포의 협막세포나 정소에서 간질세포에서도 에스트로겐이나 안드로겐 합성의 전구물질로서 합성되지만, 순환혈액에 함유된 프로게스테론은 주로 성주기의 황체기와 임신기의 난소에 존재하는 황체(黃體, corpus luteum)에서 합성된 것이다. 황체를 구성하는 기본세포는 난포의 협막세포와 과립막세포가 뇌하수체에서 분비되는 황체형성호르몬(LH)의 자극을 받아 전환된 황체세포(lutein cell)이다. 난포기에 있는 난포의 과립막세포는 협막세포에서 합성된 안드로겐을 에스트로겐으로 전환시키는 기능만을 가지고 있지만, FSH/LH의 급증에 따른 자극을 받기 직전부터는 프로게스테론을 합성할 수 있는 능력을 가지게 된다. 또한, 과립막세포는 난포자극호르몬(FSH)의 자극에 따라 분열•증식되지며, 일단 황체세포로 전환되면 분열을 하지 않는다. 따라서, 프로게스테론을 충분히 분비할 수 있는 황체가 형성되려면, 난포기의 난포에서 FSH의 자극으로 과립막세포가 충분히 분열·증식 되어야만 한다(이규승, 2002).

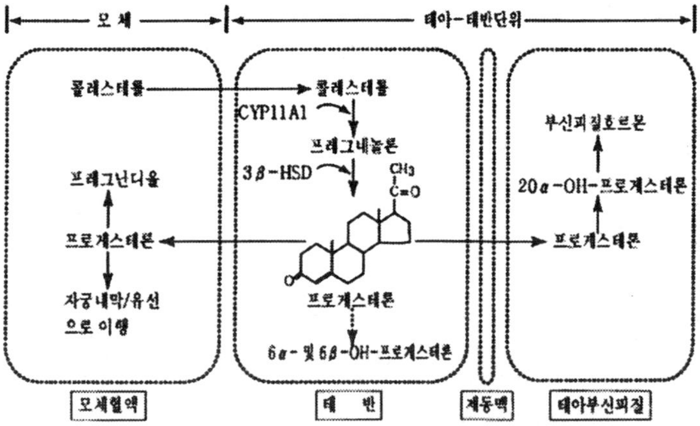

프로게스테론의 합성경로(evolution.knu.ac.kr)

프로게스테론도 다른 스테로이드호르몬과 같이 콜레스테롤의 C20과 C22사이가 CYP11A1효소(cholesterol side-chain cleavage enzyme)의 작용으로 절단되어 형성된 탄소수 21개의 포로그네놀론(pregnenolone)을 원료로 하여 합성된다. 프레그네놀론은 프로게스테론 분비세포의 무과립내형질세망에서 3β -하드록시스테로이드 탈수소효소(3β -HSD)의 작용으로 C3가 산화되어 케톤기(=0)가 붙고, 이중결합의 위치가 C4와 C5사이로 이동됨으로서 프로게스테론으로 전환된다. 황체에서의 프로게스테론 합성과정은 안드로겐이나 에스트로겐을 분비하는 세포에서 안드로겐 및 에스트로겐의 전구물질로 이용되는 프로게스테론을 합성하는 과정과 같다(이규승, 2002).

프로게스테론의 순환과 대사

프로게스테론은 혈액중에서는 안드로겐이나 에스트로겐과 같이 결합단백질과 결합된 형태로 운반된다. 결합단백질 가운데 프로게스테론결합글로불린(PBG)은 프로게스테론과 특이적으로 강력하게 결합하며, 알부민은 결합력은 약하지만, 결합량이 많다. 프로게스테론은 난소에서 합성된 직후에 난소 자체에서도 대사되며, 표적세포에서도 대사된다. 난소에는 20α - 및 20β -히드록시스테로이드 탈수소효소(20β -HSD)가 있어서 난소자체로도 프로게스테론을 20α - 또는 20β -디히드로프로게스테론(dihydroprogeterone)으로 대사시킬수 있다(이규승, 2002).

표적세포에서 프로게스테론의 대사는 먼저 4-ene환원효소(4-ene reductase)의 작용으로 프로게스테론의 C4와 C5사이에 있는 이중결합이 소실되어 5α - 및 5β -프레그난디온(pregnandione)으로 전환되고, 이것은 다시 3α - 및 3β -HSD에 의하여 C3가 수산화됨으로서 5α - 및 5β -프레그날론(pregnanolone)을 형성하는데, C3의 수산기가 α - 또는 β -배치를 하기 때문에 5α -프레그나롤론에는 3α - 및 3β -hydroxy-5α -pregnane-20-one의 두가지 이성체가 형성됨으로 프레그나롤론에는 모두 4종류의 이성체가 있다. 이러한 5α - 및 5β -프레그나놀론은 C20에 의치하는 케톤기(=0)가 수산기(-OH)로 환원됨으로서 프로게스테론의 최종대사 산물인 5α - 및 5β -프레그난디올(pregnanediol)을 형성하는데, 이것들의 C20에 부착된 수산기가 α - 또는 β -배치를 함으로 두종류의 이성체가 형성된다. 이와 같이, 프로그나놀론에 4종류의 이성체가 있고, 각각의 프레그나놀론 이성체에서는 두종류의 프레그난디올 이성체가 생성됨으로 프레그난디올에는 모두 8종류의 이성체가 있다(이규승, 2002).

프로게스테론의 기능

프로게스테론의 주된 생리작용은 임신의 유지에 적합하도록 부생식기관의 기능발현을 조절하는 것이다. 그러나, 프로게스테론은 에스트로겐과 상호간에 협력적이거나, 길항적으로 작용하는 것이 일반적인데, 수정란의 착상•자궁의 착상성증식•탈락막반응•유선의 발달 등에서는 서로 협력적으로 작동하지만, 자궁의 수축•옥시토신(oxytocin)에 대한 자궁의 감수성•자궁경관의 긴장도 등에 대하여는 상호 길항적으로 작동한다(이규승, 2002).

프로게스테론의 자궁에 대한 생리작용은 ①에스트로겐의 전처리를 받은 자궁내막의 착상성증식(着床性增殖, progestational proliferation)을 유발하여 배반포(胚盤胞, blastocyst)의 착상을 용이하게 하며, ②자궁내막의 에스트로겐수용체의 수를 감소시켜 에스트로겐에 의한 자궁자극작용(운동•분비 등)을 억제하며, ③자궁선의 발달을 유발하고, 글리코겐의 분비를 촉진하며, 설치류에서는 상실배가 배반포로 발달되는 것을 촉진하는 작용을 가진 브라스토키닌(blastokinan)이라는 특수한 단백질의 합성을 촉진하고, ④자궁근층에 대하여 교원질(膠原質, collagen)의 합성을 촉직하는 프로토콜라겐 수산화효소(protocollagen hydrocylase)의 활성을 증대시키어 태아의 성장에 따른 자궁의 성장을 촉진하고, ⑤자궁근층의 탈분극 억제•옥시토신에 대한 감수성의 감소•에스트로겐수용체 수의 감소 등을 유발하여 자궁근의 운동을 억제하며, ⑥자궁경관의 벽을 두껍게 증식 시키고, 점액의 점조성을 높이어 자궁경관을 폐쇄시키는 등의 생리작용을 발현하여 임신을 유지시킨다. 또한, 난관도 배우자의 수송에 적합하도록 성장•발달을 유기 하지만, 운동성은 억제하여 수정란의 초기난할에 필요한 시간적 여유를 확보해 준다. 질상피(膣上皮)에 대하여는 세포의 층수를 감소시킬 뿐만 아니라, 에스트로겐에 의하여 유발되는 각질화(角質化, cornification)도 억제한다(이규승, 2002).

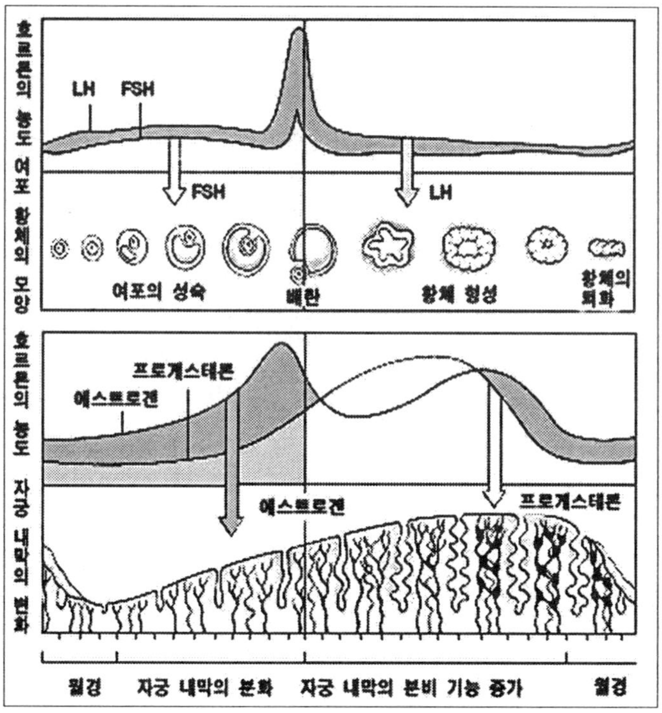

월경주기에 따른 호르몬 변화

한편, 프로게스테론은 부(-)의 피드백기전에 의하여 시상하부의 성선자극호르몬 방출호르몬(GnRH) 분비를 억제하는 수단을 통하여 뇌하수체의 성선자극호르몬(GHT), 즉 난포자극호르몬(FSH)과 황체형성호르몬(LH)의 분비를 억제한다. 따라서 성주기의 황체기와 임신기에는 다량으로 분비되는 프로게스테론에 의하여 FSH와 LH의 분비가 억제됨으로 난소에서의 난포발육과 배란이 억제된다(이규승, 2002).

프로게스테론의 신체에 대한 일반작용은 신체의 기초대사율을 높이어 열생산활성을 증대시킨다. 또한, 유선에 대하여는 에스트로겐의 작용으로 발달된 유선관계(乳腺管系)의 말단에 부착되어 유즙을 합성하는 유선포계(乳腺胞系)의 발달을 촉진한다. 따라서, 임신말기가 되면, 비유가 가능할 정도로 유선이 발달된다(이규승, 2002).

운동과 프로게스테론

운동에 대한 에스트라다이올(estradiol: 가장 중요한 에스트로겐), 프로게스테론, 난포자극호르몬(FSH), 황체형성호르몬(LH)과 같은 난소 호르몬의 혈액 반응 수준에 대한 예는 그림에 나타나 있다. 에스트라다이올과 프로게스테론 모두 운동과 함께 약간 선형으로 증가한다. 또한 난포자극호르몬은 운동과 함께 증가

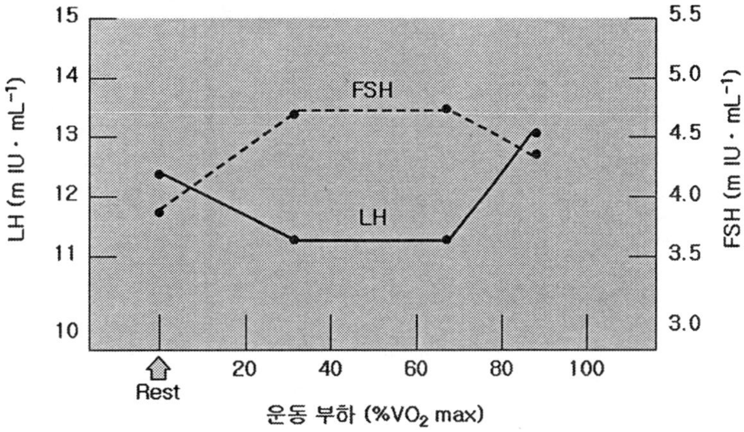

하나 반응은 양적으로 그렇게 크지 않으며 운동 강도와도 관련이 없는 것처럼 보인다. 황체형성호르몬의 혈액 농도는 운동에 의해 영향을 받지 않는 것처럼 보인다. 이러한 반응은 월경주기 중에서 황체기(luteal phase)동안(배란시작 후 6에서 9일)에 측정되었다. 소포기(follicular phase) 동안(월경 시작 후 6에서 9일)의 호르몬 반응은 호르몬에 따라 서로 약간 다르게 나타난다. 에스트라다이올은 소포기 동안 운동과 함께 증가하는 유일한 호르몬이다(위승두 등, 2002).

프로게스테론(progesterone)에 관한 연구를 살펴보면, Bonekat et al(1987)은 프로게스테론이 월경주기의 황체기내 호흡 변화에 영향을 미치는가의 연구에서 여성들에게 운동의 최대 지속기간과 최대 산소섭취량은 변화하지 않았고, 증가된 호흡반응은 운동 수행에 긍정적인 영향을 미친다고 보고한 바 있으며, Larosa JC(1994)는 프로게스테론의 대사 효과에서 여성에서 관상동맥질환에 대한 대사위험 요인에 대한 외인성 에스트로겐과 프로게스테론의 변화를 알아보기 위해 폐경 전 여성과 폐경 후 여성을 대상으로 지단백, 탄수화물 및 혈압대사 변화요인 등을 측정한 결과 양호한 지단백 대사가 관찰되었으며, 탄수화물대사와 혈압도 약간은 호전되었다고 하였다(전유경, 2003).

이러한 연구들의 결과를 볼 때 운동과 프로게스테론 호르몬의 관계에서 지속적인 운동은 관상동맥 질환이나 심혈관계 질환 등에 긍정적인 영향을 줄 수 있다는 결론을 얻을 수 있으며, 연구의 결과를 보면 운동기간이 점차 길어지면서 전체적인 호르몬의 수준이 증가됨을 볼 수 있다(전유경, 2003).

Shangold는 이러한 연구들에서 확인된 많은 사실들을 조사하여 간결히 요약하였다. 이들 중 하나는 10명의 젊은 여성들에게 30분간의 고강도 자전거 에르고미터 운동을 행하였을 때 나타는 호르몬 반응에 대한 연구였다. 운동 후 프로게스테론과 에스트라다이올 수준의 유의한 증가를 가져왔으나 난포자극호르몬과 황체형성호르몬 수준에서는 어떠한 변화도 나타나지 않았다. 또한 남성을 대상으로 한 다른 연구에서도 앞선 연구와 동일한 반응 패턴이 테스토스테론, 난포자극호르몬, 황체형성호르몬에서 나타났다. 8주에서 11주간의 트레이닝 후, 여성들은 월경주기의 두드러진 불규칙성을 나타냈으며, 이러한 불규칙성은 동일한 월경 주기에서 재검사하는 것을 불가능하게 만들었다. 그러나 피험자들을 트레이닝 전 사용된 절대부하로서 테스트했을 때 혈청 프로게스테론, 에스트라다이올과 황체형성호르몬에는 아무런 변화도 나타나지 않았다. 즉 트레이닝은 분명히 이러한 성호르몬들의 분비를 억제하였거나 또는 제거율에 영향을 미쳤으며 따라서 순환 수준은 변화하지 않은 상태로 유지된 것으로 예측할 수 있다(위승두 등, 2002).

참고문헌

오영근(1996). 성의 과학사전. 전파과학사. P386-387.

원호연, 이복환, 위승두, 채정룡, 정성국(1997). 운동생리학. 도서출판 금광. P208-227, 327-388.

위승두, 안의수, 남상남, 여남회, 김형돈, 김명화, 이대택, 배윤정(2002). 운동생리학. 대한미디어. P493-503.

이규승(2002). 일반내분비학. 선진문화사. P359-363. 407-412.

전유경(2003). 댄스스포츠 운동이 폐기능, 혈중 지단백 및 성호르몬 변화에 미치는 영향. 원광대 대학원 박사학위논문. P7. 166-21. 30-31. 46-48.

운동과 아드레날린

부신수질(adrenal medulla)에서 분비되는 호르몬으로 에피네프린이라고도 한다. 아드레날린은 교감신경에서의 자극의 전달물질이라고 생각되고 있는데, 중추로부터의 전기적인 자극에 의해 교감신경의 말단에서는 분비되어 근육에 자극을 전달한다.

화학식은 C9H13O3N으로 1901년 다카미네조키치에 의해 부신수질에서 염기성 물질로서 순수하게 분리되었다. 천연으로 존재하는 것은 L형(좌회전성)뿐인데, 유기합성된 D형(우회전성)보다 약 15배나 생리적인 활성이 강하다. 메틸기(基)가 떨어진 노르에피네프린(노르아드레날린)도 같은 활성을 나타내나, 에피네프린보다는 약하다.

아드레날린의 주요기능

아드레날린의 주요 기능은 운동시 심장의 수축 빈도와 수축력을 증가시켜서 심박출량을 증가시키는 것이다. 또한 간 및 근육의 포도당 생성, 혈중으로의 포도당 및 유리지방산 방출의 증가, 대사율의 증가를 가져온다. 그밖에 에피네프린은 여러 평활근의 수축, 요 생성 억제, 혈액응고 기전의 항진, 발한 촉진 등 광범위한 변화를 일으켜서 한랭자극, 쇼크, 공포, 투쟁, 분노 등의 자극에 대처한다.

운동의 지속 시간과 관련지어 볼 때, 최대 산소섭취량의 60%에 해당하는 일정한 운동 강도로 3시간 이상 지속되면서 이 두 가지 호르몬이 증가하는 것으로 나타났다. 또한 운동 후 회복기에 에피네프린은 수분 이내에 안정 상태로 회복되지만, 노르에피네프린은 회복기 수 시간 동안에도 계속된 증가 양상을 나타낸다.

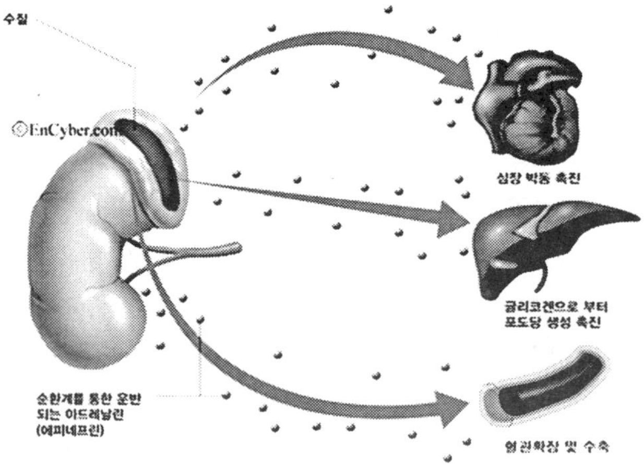

아드레날린의 기능

아드레날린에는 신경에 대한 작용과 호르몬 작용이 있으며, 중추로부터의 전기적인 자극에 의해 교감신경의 말단에서는 아드레날린이 분비되어 근육에 자극을 전달하는 역할을 한다. 교감신경이 흥분한 상태, 즉 스트레스를 받으면 아드레날린은 뇌나 뼈대 근육 부분의 혈관을 확장시켜 정신을 가다듬어 근육이 스트레스에 잘 대처하도록 하며 동시에 다른 부분의 혈관을 수축시켜 스트레스 반응과 직접적으로 연관되어 있지 않은 소화활동 등의 반응을 감소시키는 것이다. 그러므로 교감신경이 흥분하면 심장의 박동이 빨라지고 모세혈관이 수축하므로 혈압이 상승한다. 부교감신경이나 운동신경에서는 아세틸콜린이 이 구실을 하고 있다.

호르몬으로서의 기능

호르몬으로서는 부신수질에 다량으로 함유되어 혈당량(血糖量)을 조절하고 있다. 글리코젠을 분해하는 효소 포스포릴라아제는 아데닐산에 의하여 활성화된다. 에피네프린과 이자의 랑게르한스섬에 있는 α 세포에서 분비되는 글루카곤이 이 작용을 도와 포스포릴라아제의 활성을 높인다. 그 결과 간이나 골격근에서의 글리코젠의 분해가 촉진되어 혈액 속의 당이 증가하게 된다. 동시에 뇌하수체의 당질대사(糖質代謝) 호르몬과 부신피질의 당질코르티코이드 등도 혈당량을 증가시키는 작용을 하며, 반대로 이자의 랑게르한스섬의 β 세포에서 분비되는 인슐린은 혈액 속의 당의 양을 감소시키는 작용을 한다. 따라서 이들 호르몬의 공동작용에 의하여 혈액 속의 당의 농도가 일정하게 유지되게 된다. 생체 내에서의 합성은 타이로신에서 노르에피네프린을 거쳐 이루어지며, 분해는 수산기(水酸基)가 메틸화되어 활성을 상실한 다음 아민산화효소의 작용에 의해 이루어진다.

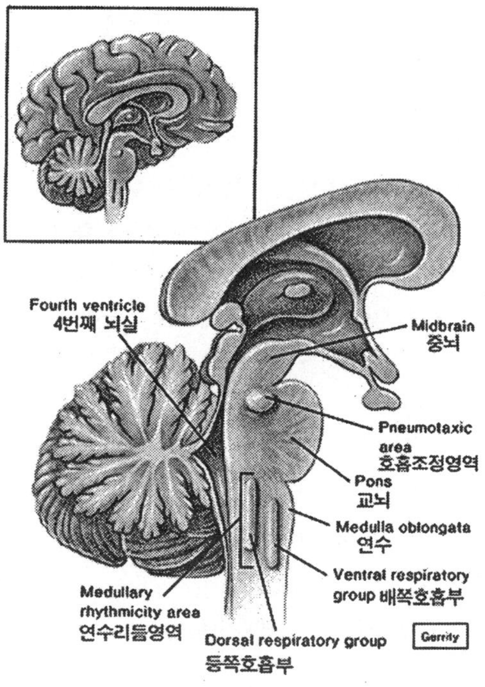

호흡과 호르몬(천수정,1994)

부신수질 호르몬은 온 몸에 활력을 주고 활동하도록 하며 전투를 하게 하는 교감신경의 신경절이다. 신경절은 뱃속의 '작은 뇌'라고 할 만한 존재이며 그 명령을 전달하는 것이 아드레날린인 것이다. 따라서 부신수질에서 분비되는 아드레날린은 신경전달 물질이라기 보다는 일반 호르몬이며, 신경과 신경을 잇는 시냅스가 아니라 혈액 중에 분비되어 있는 것이다.

그리고 혈액중에 분비된 아드레날린은 인간 활동의 에너지원인 포도당의 양을 급증시켜 온몸을 활동시키기 위한 준비를 한다. 그리고 뇌 스스로 각성을 위해 만드는 뇌내 각성물질인 도파민과, 뇌는 물론 교감신경으로부터 확산적으로 널리 분비되어 인간을 각성시키고 활동적으로 만드는 노르아드레날린 등 세가지 호르몬은 다만 어느 것이 많이 분비되느냐에 따라서 신체는 물론 감정과 정신에 막대한 영향을 미친다(고오스케, 1990). 따라서 가슴으로 하는 흉식호흡은 복부의 신경절인 부신수질과 무관하다. 단지 호흡근의 작용으로 늑골을 상하운동시켜 흉벽의 확대·축소로 호흡을 하게 되고 급격한 운동 후와 같이 많은 산소를 필요로 할 때 쇄골에 의한 긴급 호흡으로 이어지는 것이다(천수정, 1994).

운동과 아드레날린

사람의 몸은 수많은 세포로 구성되어 있어 생명을 유지하고 건강을 어느 수준 이상의 작극이 필요한데 가장 효과적인 자극은 바로 운동이다. 운동은 세포 자체의 활동성을 높여서 심장, 폐, 혈관, 근육 등 여러 종류의 세포로 이루어진 인체 기관인 형태와 기능을 발달하게 해주며, 생리적 노쇠현상을 지연시킨다.

세포의 활동 수준이 낮아짐에 따라 근육의 힘은 약화되고 섭취한 만큼의 에너지 소비가 이루어지지 않아서 비만하게 되고 심장, 폐, 혈관 등 여러 기능이 활발하지 못하게 된다.

항상 규칙적인 운동을 하면 몸 안 여러 기관의 대사를 원활하게 해줄 수 있는 양만큼의 에피네프린, 코르티솔 등의 호르몬이 분비되어 면역력을 증가시킨다.

(1) 유산소 운동에서 호르몬의 작용

교감신경계와 아드레날린은 저장된 연료를 동원시킨다. 성장 호르몬과 코르티솔은 운동에 반응하여 분비되어 처음 30분에서 1 시간에 혈장 농도가 점차 증가된다. 운동 중에 혈당치는 올라가거나 내려갈 수 있고 인슐린 농도는 지구력 운동 중에 다소 감소한다. 이것은 순환 아드레날린이 증가하여 췌장에서 인슐린 분비가 억제되기 때문이다. 글루카곤도 장시간의 심한 운동 시에는 증가될 수 있다. 아드레날린, 글루카곤, 성장 호르몬, 코르티솔 농도의 증가는 전형적인 스트레스 반응이다.

일반적으로 스포츠선수는 시합에 임하여 냉정한 때보다도 오히려 적당하게 흥분하고 있는 쪽이 성적이 좋다. 이러한 점에서 적당하게 흥분을 일으키는 교감신경흥분약과 부교감신경억제약과 VO2max 와의 관계가 연구되고 있다. 예를 들면 각성제로서 이용하는 암페타민 투여에 의해 HRmax와 VO2max 에는 변화가 없는 것이 또 천식의 치료약으로서 보급하고 있는 에피네프린의 투여에 의해 VO2max가 유의한 증가가 인정되지 않는 것을 확인하였다.

참고문헌

스포츠의학. 대한스포츠의학회 발행. 도서출판 의학출판사. p274-275. 295.

운동과 에너지 대사.대한미디어발행. 백일영 저. p291.

스포츠의학. 최대산소섭취량의 과학- 세종출판사. 저자山地啓司. p19-25. 285.

두산백과사전 EnCyber & EnCyber.com.

http://www.seumi.com/bbs/board.php?bo_table=nb2&wr_id=66&page=3.

http://cafe.naver.com/tennisclub.cafe?iframe_url=/ArticleRead.nhn%3Farticleid=281.

http://hgc9395.egloos.com/7631257

운동과 노르아드레날린

노르아드레날린(noradrenaline)은 부신수질(adrenal medulla)에서 분비되는 호르몬 중의 하나이다. 부신수질에서는 아드레날린(adrenaline)과 노르아드레날린이 약 4:1의 비율로 분비된다. 이 두 호르몬은 화학구조가 비슷하며, 둘 다 카테콜기(catechol group)를 가지고 있다. 이와 같이 카테콜기를 가진 아민(amine)을 통틀어 카테콜아민(catecholamine)이라 한다. 아드레날린(에피네프린, epinephrine)과 노르아드레날린(노르에피네프린, norepinephrine)의 작용은 매우 비슷하며, 자율신경 중에서 교감신경이 작용했을 때와 동일한 작용을 한다(이한기 등, 2006).

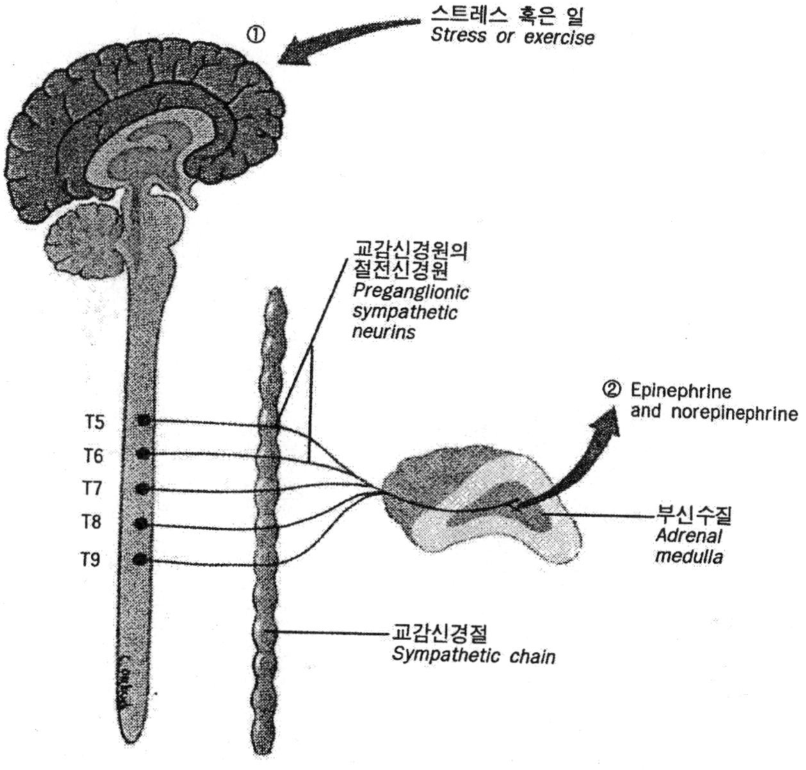

Epinephrine과 norepinephrine의 분비조절(이한기 등, 2006)

그림에서 ①스트레스나 활동 등의 자극이 자율신경계의 교감신경부를 활성화시키며 ②흉수의 교감신경은 부신수질을 자극하여 에피네프린과 노르에피네프린의 분비를 촉진시킨다.

부신의 구조

부신의 가운데 속 부분을 부신속질(suprarenal medulla, 부신수질 adrenal medulla)이라 하며, 이 부분은 부신겉질(cortex)에 의해 완전히 둘러싸여 있다. 부신속질은 외배엽의 신경능선세포(neural crest cell)로부터 발생되며, 두 종류의 실질세포로 이루어진다. 아래의 그림은 부신과 이에 분포하는 세포를 나타낸 모식도이다. 그림의 왼쪽은 부신의 구조를 나타내고, 오른쪽 분비되는 호르몬들이다(Gartner, Hiatt, 2005). 부신(suprarenal grand)과 이에 분포하는 세포의 종류를 나타낸 모식도(Gartner, Hiatt, 2005).

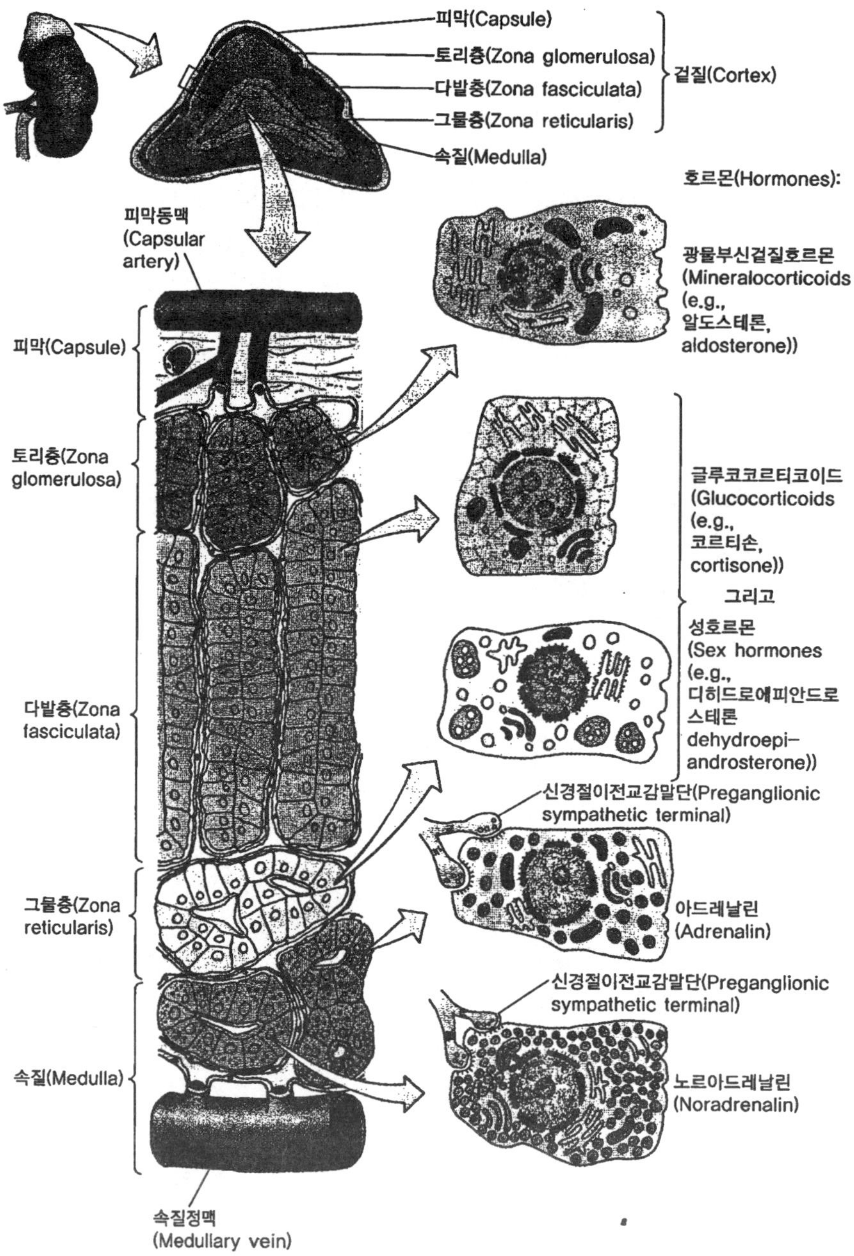

부신수질(adrenal medulla)의 실질세포는 직경 150~350mm의 막으로 둘러싸인 전자밀도가 높은 분비과립(secretory granule)이 포함되어 있다. 이들 과립에는 카테콜아민에 속하는 에피네프린 또는 노르에피네프린 중의 하나가 함유되어 있다. 이들 과립에는 아데노신삼인산(ATP), 크로모그라닌(chromogranin; 카테콜아민과 결합하는 단백질)이라 하는 단백질, 도파민베타-수산화효소(dopamine β-hydroxylase, 도파민을 노르에피네프린으로 전환시키는) 및 오피움(opium, 아편)과 유사한 펩타이드(opiatelike peptide, 엔케팔린 enkephalin)가 함유되어 있다(Luiz Junqueira, José Carneiro, 2006).

아래의 그림은 분비과립의 구성성분을 합성하는 여러 세포소기관의 역할을 보여주는 크롬친화세포(chromaffin cell)의 모식도이다. 노르에피네프린의 합성과 에피네프린으로의 전환은(conversion) 세포액(cytosol)에서 일어난다.

옆의 사진은 부신수질의 현미경사진이다. 사진에는 두 종류의 속질세포가 존재한다. 노르에피네프린 분비세포(NE)는 중심치밀 소포(dense core vesicles)를 갖고 있는 것으로 식별된다. 에피네프린 분비세포(E)는 비교적 덜 치밀한 과립을 포함한다(Michael H. Ross, Wojciech Pawlina, 2007).

에피네프린과 노르에피네프린은 각각 다른 두 종류의 수질세포에서 분비된다는 많은 보고들이 있다. 주사전자현미경으로 에피네프린을 분비하는 세포를 관찰하면 작고 전자밀도가 낮으며 내용물이 과립을 거의 다 채우는 과립을 함유하고 있다. 반면 노르에피네프린을 분비하는 세포는 보다 크고 전자밀도가 높은 과립을 함유하고 있다. 과립의 내용물은 형태가 불규칙하고 이를 둘러싸고 있는 막 사이에는 전자밀도가 낮은 층이 있다(L. Carlos Junqueira, José Carneiro, Robert O. Kelley, 1999).

에피네프린은 내장 신경자극에 의해서 부신수질로부터 분비되는 호르몬이다. 교감신경계의 강력한 자극물질로서 혈압을 상승시키고 심근을 자극하며, 심박수와 심박출량을 증가시킨다. 노르에피네프린은 내장신경자극에 반응해서 부신수질에서 분비되며, 주로 저혈압에 반응해서 유리된다. 즉, 이러한 호르몬들은 미량으로도 인체에서 신경계와 더불어 중요한 의사전달 기능 및 에너지 대사와 모든 생리적 반응에 관계가 있기 때문에 운동자극이 주어졌을 때 매우 중요한 역할을 담당하는데, 그 중 노르에피네프린과 에피네프린은 도파민과 합쳐져 카테콜아민이라고 총칭하는 스트레스호르몬으로서 자율기능에 관여하고 있다(한정규, 2006). 아드레날린은 노르아드레날린과 거의 같으나 심장에 대한 작용이 20배 정도 강하고 혈관 수축작용은 약하다. 또한 신진대사 및 간장의 당원질 분해 작용은 아드레날린이 노르아드레날린보다 강력한데, 이것은 아드레날린이 효과기 침수용 체에 모두 작용하는데 비하여 노르아드레날린은 수용체에만 작용하기 때문이다. 저혈당시에는 선택적으로 아드레날린만을 분비하고 혈압 강하시에는 주로 노르아드레날린을 분비한다(이한기 등, 2006). 아드레날린과 노르아드레날린은 모두 스트레스 상황에서 분비되어 인체가 싸움 혹은 도피반응(fight or flight)을 할 수 있도록 준비시켜준다. 그림을 통해 아드레날린과 노르아드레날린의 기능을 확인하면 다음과 같다(Valerie, 2001).

노르아드레날린과 운동

운동을 포함한 다양한 스트레스로 자율신경계의 교감신경이 활성화되면 부신수질에서 에피네프린과 노르에피네프린이 혈중으로 분비되는데 심장의 기능을 촉진시키고 간 및 근육에서의 글리코겐(glycogen) 분해작용을 하며 지방조직에서 유리지방산(FFA)의 분해 분촉진하여 운동 중에 필연적으로 높아지는 에너지 수요에 따라 대사를 항진시킨다.

중량운동의 유형에 따른 에피네프린이 변화는 서키트 웨이트트레이닝의 경우 안정시에 19.19±13.81pg/ml에서 운동 중에 58.49±27.13pg/ml로 급격히 증가했다가 회복기 30분에 36.68±26.18pg/ml로 감소한다. 반면 일반적인 웨이트트레이닝의 경우 안정시에 26.68±13.57pg/ml에서 운동 중에 57.03±28.05pg/ml로 증가했다가 회복기 30분에 34.21±19.32pg/ml로 감소했다. 혈중 에피네프린은 운동 중에 증가하여 회복기 30분에 감소했지만 안정시 수준까지 감소하지는 않았다. 운동반응의 정도는 두 운동방법에서 비슷한 양상을 보였으며 웨이트트레이닝 후에 회복기가 길어지면서 열량소비가 증가한다는 것을 보여준다.

중량운동의 유형에 따른 노르에피네프린이 변화는 서키트 웨이트트레이닝의 경우 안정시에 144.22±66.25pg/ml에서 운동 중에 710.67±278.76pg/ml로 급격히 증가했다가 회복기 30분에 296.16±107.82pg/ml로 감소한다. 한편 일반적인 웨이트트레이닝의 경우 안정시에 169.48±48.40pg/ml에서 운동 중에 479.43±146.20pg/ml로 증가했다가 회복기 30분에 256.48±68.48pg/ml로 감소했다. 이 연구에서 노르에피네프린의 운동반응은 서키트 웨이트트레이닝이 운동 중에 일반적인 웨이트트레이닝보다 유의하게 높은 결과를 보인다.

운동 중과 회복기에 지질의 에너지 동원을 촉진하는 에피네프린, 노르에피네프린의 혈중 수준이 유산소성 운동만큼은 아니지만 증가를 보였고 서키트 웨이트트레이닝의 경우에는 지방조직의 분해를 촉진하는 노르에피네프린의 운동 중 혈중 수준이 일반적인 웨이트트레이닝보다 유의하게 높은 결과를 보여서 지질 대사의 촉진에 보다 효과적인 것으로 보인다(김병완, 1999).

운동은 교감신경계와 부신계의 활성화를 유발하여 혈장 카테콜아민을 증가시키고, 장시간의 최대운동 또는 단시간에 최대 유산소 능력에 이르는 점진적 운동으로 인해 에피네프린과 노르에피네프린 농도가 거의 5배로 증가한다.(배철웅, 2004).

에피네프린과 노르에피네프린의 연구결과는 집단과 측정시점별 상호작용효과는 유의하지 않은 것으로 나타났다. 또한 상호작용효과에 따른 측정시점별 주효과 분석에서도 측정시점별 유의한 차이가 나타나지 않았지만, 운동집단의 에피네프린의 경우 운동 전 · 후 다소 감소하는 경향을 나타내었다.

카테콜아민 중 에피네프린과 노르에피네프린의 운동에 대한 반응은 조금씩 다르게 나타난다. 최대운동 후 나타나는 반응으로는 혈장 노르에피네프린은 안정 시 300-400pg/ml에서 최고 1000-2500pg/ml까지 증가하며, 노르에피네프린의 증가가 운동 강도에 비례하는 것은 아니고 VO2max의 60~70 운동 강도까지는 서서히 증가하고 역치 수준 이상의 운동 강도에서는 급격히 증가한다.

Kuoppaalimi(1976)의 연구에서 볼 때 10분간 운동 시에 혈장 에피네프린의 증가는 노르에피네프린에 비해 일관성이 없으며, 일반적으로 낮은 운동 강도에서 중등강도까지의 운동을 하는 동안에는 변화가 분명하지 않지만 힘든 운동과 격렬한 운동조건에서는 갑자기 증가한다. 지속적인 운동이 카테콜아민의 반응을 둔화시킨다고 볼 수 있다(한정규, 2006).

참고문헌

김병완(1999). 중량운동의 운동유형에 따른 지질대사 및 스트레스 관련 호르몬 반응의 변화, 대전대학교 기초과학연구소 논문집 자연과학 제10집 제2호, p96, 101-103.

배철웅(2004). 최대점증부하에 의한 탈진운동에 운동선수와 일반학생의 에피네프린, 노르에피네프린, 도파민의 변화에 미치는 영향, 한국스포츠리서치 제15권 제5호, p2462.

이한기 외 9인(2006). 해부생리학 제3판, KMS, p391-392.

한정규(2006). 저항운동 프로그램이 에피네프린 및 노르에피네프린에 미치는 영향, 스포츠 정보테크놀로지 연구 제1권 제1호. p88. 92.

Gartner, Hiatt, 배용철 외 23인 역(2005). 핵심조직학 2판, 범문사. p317. 321.

L. Carlos Junqueira, José Carneiro, Robert O. Kelley, 박경아 외 3인 역(1999). 조직학 제2판. 도서출판 고려의학. p460.

Luiz Junqueira, José Carneiro, 박경아 외 3인 역(2006). 기초조직학 제11판. (주)한국매그로힐. p492-493.

Michael H. Ross, Wojciech Pawlina, 이왕재 외 7인 역(2007). 조직학. 군자출판사. p816.

Siegfried Meryn, Markus Metka, Georg Kindel, 강분석 역(2007). 호르몬혁명. 북플러스. p262.

Valerie C. Scanlon, Tina Sanders, 김조자 외 8인 역(2001). 핵심해부 · 생리학. 도서출판 영문출판사. p223-224.

운동과 코르티솔

코르티솔(cortisol)은 급성 스트레스에 반응해 분비되는 물질로, 글루코코티코이드(glucocorticoid)라고도 하며, 스트레스에 대항하는 신체에 필요한 에너지를 공급해 주는 역할을 하는 호르몬이다. 히드로코르티손이라고도 하며 스테로이드계에 속하는 유기화합물이다. 부신에서 분비되는 주요호르몬이며, 강력한 항염제이며 류머트관절염의 치료제로도 쓰인다. 혈액 내에 코르티솔과 또다른 부신 호르몬인 코르티코스테론의 양은 전뇌에 있는 조절기관인 시상하부가 조정하는데, 이들이 부족하면 분비를 촉진하는 호르몬인 부신피질자극호르몬-유리호르몬(adrenocorticotropic hormone-releasing hormone/ACTH-RH)의 분비를 촉진시킨다. 이 물질은 뇌하수체 전엽에 작용해 ACTH를 만들게 하는데, ACTH는 차례로 부신피질에서 하루에 20~30㎎의 코르티솔이 분비되도록 조절한다. 코르티솔은 대사과정을 재빨리 거치면서(3시간 정도의 반감기) 여러 대사산물로 바뀌어 요(尿)로 배출된다. 코르티솔을 치료에 사용할 때 코르티손과 같은 부작용을 나타낸다. 따라서 이 두 약물은 프레드니솔론 같은 합성 스테로이드로 대부분 대체되었다.

코르티솔의 분비기전

코르티솔(cortisol)의 분비기전은 콩팥의 부신 피질이다. 코르티솔은 이곳에서 분비되는 스트레스 호르몬이다. 일반적으로 스트레스와 같은 위협 상황이 오면 몸은 그러한 위협에 대항하기 위해 에너지를 생산해 내야 한다. 따라서 신체의 신경계 중 교감 신경계가 활동을 시작하고 부신(adrenal gland)에서 에피네프린(epinephrine), 노르에피네프린(norepinephrine), 스테로이드(steroid) 계열의 호르몬이 분비된다. 코르티솔은 부신 피질에서 분비되는 스테로이드 호르몬으로 포도당의 대사에 영향을 주기 때문에 글루코코티코이드(glucocorticoid)라고도 한다. 시상하부의 실방핵(paraventricular nucleus;PVN)이 실질적으로 코르티솔의 분비를 조절한다. 시상하부의 실방핵은 CRF(corticotropin-releasing factor)를분비하고 이것이 뇌하수체(pituitary gland)를 자극하여 ACTH(adrenocorticotrophic hormone)를 분비시킨다. 이 호르몬은 혈액을 타고 부신 피질로 이동하여 코르티솔의 혈액 중으로의 분비를 증가시킨다.

간단히 설명하자면 코르티솔의 작용경로는 일상적으로 또는 스트레스 상황시 뇌의 시상하부는 뇌하수체에 신호를 보내 뇌하수체가 부신을 자극하는 호르몬(ACTH)을 분비한다. 부신은 이 자극을 받아 코르티솔을 만들고 분비 하는 것으로 정리할 수 있다.

코르티솔의 기능

코르티솔의 기능은 여러 가지가 있다. 코르티솔은 몸의 모든 곳에서 사용된다고한다. 이 호르몬은 뇌의 형태를 변화시켜 문자 그대로 몸과 마음을 통합하고, 면역기능을 방해하며 귀, 코, 눈의 민감성을 바꾸고 여러 가지 몸의 기능을 변화시킨다. 그리고 코르티솔 주사를 맞으면 스트레스를 받고 있는 것 처럼 된다. 코르티솔 = 스트레스 라는 공식이 성립되는 것이다. 이 공식이 성립되면 스트레스와 운동또한 깊은 관련이 있기 때문에 운동과 코르티솔의 관계도 생각해 볼 수 있다.

코르티솔과 운동과의 관계를 생각하기 전에 코르티솔의 역할을 자세히 알아보자. 분비된 코르티솔은 스트레스와 같은 외부 자극에 맞서 신체가 대항할 수 있도록 신체 각 기관으로 더 많은 혈액을 방출시킨다. 그 결과 맥박과 호흡이 증가한다. 또한 근육을 긴장시키고 정확하고 신속한 상황 판단을 하도록 하기 위해 정신을 또렷하게 하며 감각 기관을 예민하게 한다. 또한 우리 몸의 에너지원인 포도당이 뇌로 바로 전달될 수 있도록 집중시키는 일도 한다. 그러나 문제는 스트레스를 지나치게 받거나, 만성스트레스가 되면 코르티솔의 혈중농도가 높아지고 그 결과 식욕이 증가하게 되어, 지방의 축적을 가져온다. 또한 혈압이 올라 고혈압의 위험이 증가하며, 근조직의 손상도 야기될 수 있다.

Control of system

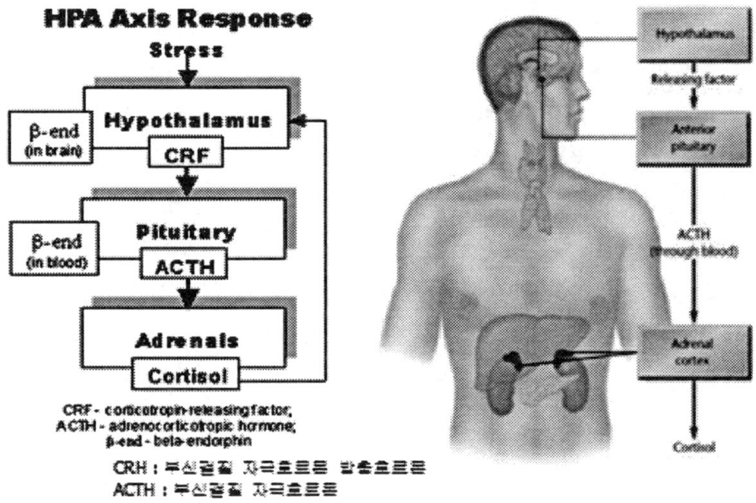

스트레스 내분비 과정

불안과 초조 상태가 이어질 수 있고 체중의 증가와 함께 만성피로, 만성두통, 불면증 등의 증상이 나타날 수 있다. 또한 면역 기능이 약화되어 감기와 같은 바이러스성 질환에 쉽게 노출될 우려도 있다. 코르티솔은 백혈구의 생존기간 활성도 그리고 숫자를 감소시키기 때문이다. 이러한 일련의 생리적 지표는 코르티솔 농도로 그 정도를 알 수 있으며, 분비 과정은 시상하부-뇌하수체-부신피질의 코르티솔로 일종의 축의 부분을 거쳐 분비된다.

유산소 운동에서 호르몬의 작용

교감신경계와 아드레날린은 저장된 연료를 동원시킨다. 성장 호르몬과 코르티솔은 운동에 반응하여 동원되어 처음 30 에서 1 시간에 혈장 농도가 점차 증가. 이는 지속적인 운동에서 저장된 연료의 방출에 관여하는 것으로 생각된다.

운동 중에 혈당치는 올라가거나 내려갈 수 있고 인슐린 농도는 지구력 운동 중에 다소 감소한다. 이것은 순환 아드레날린이증가하여 췌장에서 인슐린 분비가 억제되기 때문이다. 글루카곤도 장시간의 심한 운동시에는 증가될 수 있다.

아드레날린, 글루카곤, 성장 호르몬, 코르티솔 농도의 증가는 전형적인 스트레스 반응이다.

잠과 코르티솔

인간의 생체시계는 기상 후 햇빛을 받기 시작한 지 15시간이 지난 다음, 두뇌에 휴식이 필요하다는 신호를 보내게 된다. 이때 면역력을 올려주는 멜라토닌 호르몬이 분비되고 바야흐로 숙면을 위한 준비가 시작된다.

그런데 이 멜라토닌은 주위가 어둡고 또한 깊은 3, 4단계 수면 상태에서, 체온이 적당이 내려간 시점에 분비가 활성화되는데 잠드는 시간이 늦어지면 자연히 이런 조건을 벗어나 분비량이 줄어들고 결과적으로 인체의 면역력이 떨어진다. 늦게 자는 만큼 수면상태에서 햇빛을 받아들이는 시간이 길어져 멜라토닌은 분비를 멈추고 대신 코르티솔이라는 각성 호르몬이 나오게 된다.

그렇다면 코르티솔의 역할과, 기능이 증명된 여러 실험들은 무엇이 있을까? 첫 번째 실험은 코르티솔 관련 극단적인 상황에서도 스트레스를 견뎌내는 군인들은 두려움을 줄이는 호르몬 성분의 수치가 높다는 연구 결과이다. 미 예일대 연구팀은 다른 사람에 비해 스트레스를 잘 견디는 사람들은 실제로 스트레스 호르몬의 수치가 낮게 나타났다고 하였다. 실험의 내용은 이러하다. 연구팀은 참전용사와 포로 경험자, 극한 상황에서 트레이닝을 받는 군인들의 스트레스 호르몬 수치를 측정했다. 그 결과, 주어진 상황에서 가장 잘 적응한 사람들은 스트레스 호르몬인 코르티솔 수치가 낮고 스트레스에 대한 신체 반응을 완화하는 물질인 신경펩타이드의 수치는 높게 나타났다.

두 번째 실험은 운동으로 인한 코르티솔 감소 효과를 알아본 실험이다. 목적은 운동을 할때 스트레스 호로몬의 양을 측정해 피로회복과 어떤 관계가 있는지를 이해하는 것이다. 실험 방법은 실험용 쥐에게 110볼트의 전류를 0.03초 동안 3초 간격으로 1분간 흘려보내 전기자극을 가하여 스트레스를 높이면 스트레스 호르몬인 코르티솔(cortisol)의 농도가 급격히 증가하게 된다. 이 때 쥐에게 계속적인 운동을 시킨 후 코르티솔(cortisol)의 혈중 농도 변화를 측정하였다.

스트레스 호르몬인 코르티솔 감소 효과

자극전	자극후	운동후		감소율
		코르티솔농도		
4.7ng/ml	73.8ng/ml	5분후	60ng/ml	19%
		15분후	50ng/ml	33%
		30분후	35ng/ml	53%

〈한국 화학시험 연구원〉

참고문헌

김용우(2004). 스트레스 호르몬인 코르티솔 감소 효과. 향기샘 p.21. 30.

답혜(2003). 코르티솔 호르몬은 면역기능을 억제한다. 타임라임의학 p76~85.

메릴린 그렘빌(2008). 항아리 몸매 탈출하기. 전나무숲 p33~35.

그레고리 번스(2006). 만족 - 뇌과학이 밝혀낸 욕망의 심리학. 북섬 p40.

운동과 안드로겐

안드로겐androgen이란, 남성 호르몬의 작용을 나타내는 모든 물질을 일컫는 말이다. 남성의 2차 성징 발달에 작용하는 호르몬으로 주로 남성의 정소에서 분비되며 일부는 부신피질과 여성의 난소에서도 분비된다. 탄소원자 19개를 가진 스테로이드로서 고환에서 분비되는 테스토스테론을 비롯하여 그것이 변하여 오줌 속에 배설되는 안드로스테론이나 디히드로에피안드로스테론dehydroepiandrosterone 등과 부신피질에서 분비되는 아드레노스테론 등이 포함된다(한국해부생리학교수협의회, 2000).

기 능

생식기관이나 그 밖의 성적 특징의 발육이나 유지 및 기능을 관장한다. 특히 뼈조직에서 단백질의 증가, 신장의 무게와 크기 증가, 땀과 피지 샘의 활동 증가, 적혈구세포의 재생 등에 관여한다. 피부에 작용하면 표피의 각질층이 두꺼워져 피지가 증가하므로, 사춘기의 청소년들에게 발생하는 여드름의 원인이 되기도 한다. 또한 체모와도 관계가 있는데, 남성의 수염의 경우는 안드로겐이 증가할수록 함께 증가하는 경향을 보이나, 이마나 정수리부위의 털은 줄어들어 탈모를 진행시키기도 한다. 여성의 경우는 안드로겐의 양이 상대적으로 적어 수염이 나지 않거나 가늘게 나게 된다(나재철, 2003).

분비기전

부신(adrenal gland)은 신장 내측 상부에 있는 한 쌍의 장기로서 피질(cortex)과 수질(Medulla)로 구분된다. 안쪽에 위치한 수질에서는 부신수질호르몬이 분비되고, 바깥쪽에 위치한 피질에서는 스테로이드호르몬이 분비된다. 부신 피질호르몬은 전해질코르티코이드, 당질코르티코이드, 고나도코르티코이드의 3가지 형태로 분류할 수 있다.

고나도코르티코이드gonadocorticoid는 부신피질에서 합성되고 분비되는 호르몬이다. 대부분이 안드로겐이지만 에스트로겐과 프로게스테론이 소량 분비되기도 한다. 안드로겐은 남성의 특징을 강화시키는 호르몬으로 단백질합성과 성장촉진에 관여하며, 정소에서 분비되는 테스토스테론이 가장 활성화된 형태이다(김복현, 김수근, 김선호, 최석준, 2004).

피질의 가장 안쪽 또는 깊은 지역(세망층)에서는 소량의 성호르몬이 분비된다. 부신피질에서 분비되는 성호르몬은 테스토스테론과 유사하다. 부신피질에서 분비되는 호르몬은 대뇌, 신경, 근 활동은 물론 이 활동을 유지시키기 위한 호흡, 심폐, 순환, 물질대사, 체온조절, 물 및 전해질의 균형, 영양소의 소화 및 흡수, 배설에 이르기까지 인체의 지극히 정교한 종합적인 기능에 의해 이루어진다. 따라서, 체내에서는 운동에 적응할 제어기구가 작용하고 그 운동을 최대한으로 발휘시키는 노력과 운동에 의한 변화를 생리적 한계 내에서 머물게 하기 위한 여러 변화들이 나타나게 된다.

부신피질에서 분비되는 성호르몬 중 하나는 남성 호르몬인 테스토스테론과 유사한 작용을 한다. 이것은 안드로젠androgens이라고 부르며 andro는 그리스어의 복합어로서 남자라는 의미이다. 안드로젠은 남성 호르몬으로서 남성화 효과를 일으킨다. 그러나 이상하게도 여성의 부신선에서도 모종의 안드로젠이 분비된다. 또한 남성과 여성 모두의 부신피질에서도 여성 호르몬이 분비되지만 소량으로 분비되어서 뚜렷한 효과는 없다(현광석, 2004).

부신 안드로겐의 작용은 고환에 의해 생성되는 안드로겐의 작용과 생리학적으로 유사하다. 그 둘은 남성적인 특징의 발달과 질소억제를 자극한다. 여성의 안드로겐은 부신 피질에서만 나오는데 반해 남성의 안드로겐은 부신 피질과 고환 두 군데 모두에서 나온다(박영희, 권봉안, 김경래, 1997).

안드로젠의 중요한 역할중 하나는 골격근 성장의 촉진인데 이러한 작용은 근력 트레이닝과 근육 성장에 있어서의 남녀 차이를 이해하는데 특히 중요하다. 테스토스테론의 이같은 작용은 근력 트레이닝 동안에 관찰되는 근육 단백질의 합성 증가와 근비대의 부분적 원인으로 생각되고 있다(강희성, 김기진, 김태운, 김형묵, 장경태, 전종귀, 조현철, 1997).

운동의 종류에 따라 대뇌피질의 전두엽에서 의지적으로 발동이 일어나고 두정엽 운동분야의 손, 발등에 명령을 전달하는 신경세포가 흥분하고, 이 흥분이 추체로를 하행하여 척추전각세포에 도달하고, 다시 운동신경을 거쳐 골격근에 이르고, 그 근육을 수축시켜 의도했던 행동을 일으키게 된다. 이러한 때에는 정신적으로도 흥분이 일어나고 자율기능으로서 교감신경의 긴장이 운동에 반응한 심박출량 및 심박 수의 증가, 혈압의 상승 등 여러 가지 적응현상을 나타낸다. 이런 교감신경의 긴장이 부신수질에 작용하여 아드레날린, 노르아드레날린 등의 카테콜라민을 분비시키고, 순환기능을 다시 조장하여 근육 내 혈액의 흐름도 촉진시킨다. 또한, 카테콜라민의 분비는 뇌하수체-부신피질계의 자극이 되기도 한다(현광석, 2004).

부신피질 호르몬의 기능

부신 피질에서 분비되는 호르몬들은 모두 스테로이드 호르몬이다. 스테로이드 호르몬들은 모두 콜레스테롤을 원료로 해서 만들어지는 호르몬들로 다음과 같이 3가지로 된다.

(1)전해질코르티코이드(Mineralocorticoid) - 혈액 내의 전해질 농도를 조절하는 호르몬

(2)당질코르티코이드(Glucocorticoid) - 혈액 내의 혈당을 조절하는 역할을 할 뿐 아니라 스트레스와 관련된 호르몬

(3)성 호르몬(안드로젠, 에스트로젠) - 성 호르몬은 주로 난소나 고환에서 분비되지만, 부신 피질에서도 분비됨

부신수질호르몬은 생명유지에 불가결의 것은 아니나 부신피질호르몬은 생명유지에 절대필요한 호르몬이다. 부신피질호르몬의 결핍은 식욕감퇴, 혈압하강, 몸무게감소, 근무력 등 전신적으로 영향을 미쳐 각종의 스트레스에 대한 신체저항이 감소되어 생명유지에 위협을 미치게 된다. 이와 같은 부신수질호르몬의 분비는 운동 시(스트레스의 일종)에나 스트레스가 가해지면 증가하며, 이와 같은 운동이나 스트레스가 반복하여 장기간 가해지면 부신피질에 조직학적 변화가 초래되어 비대해진다. 이것은 운동이나 스트레스에 대한 신체적 adaptation의 하나로 해석된다. 실제 운동에 대한 부신 피질의 기능의 변화를 쥐에서 관찰한 연구보고를 소개하면 다음과 같다. 즉, 쥐를 강제로 수영을 시키면서 이때 부신피질호르몬의 분비량과 부신피질 크기의 변화를 관찰한 바에 의하면 1주일간의 훈련으로는 부신피질의 중량에 큰 변화는 없었으나 3주간의 훈련에 의하여 부신피질의 중량은 현저히 증가하였을 뿐 아니라 부신피질 호르몬의 분비량도 현저히 증가함을 관찰하였다. 한편 훈련 6주에서는 부신피질의 중량은 증가한 상태를 유지하나 부신피질호르몬의 분비량이 오히려 대조치에 비하여 감소하며, 부신피질 기능의 감퇴가 초래됨을 보고하였는데 이와 같은 결과는 부신피질에 대한 훈련이 한계(양 및 기간)가 있음을 의미하는 것이다. 과격한 운동이나 스트레스에 대하여 생체를 방위하기 위하여 부신피질 호르몬이 증가되는데 이와 같은 비 특이성 방위물질인 부신피질호르몬의 분비는 뇌하수체호르몬인 부신피질자극호르몬 ACTC에 의하여 조절된다.

부신피질에서는 당류피질 호르몬, 염류피질 호르몬mineralocortu-coids및 성 호르몬andogen을 분비한다. 당류피질 호르몬은 부신피질자극 호르몬에 의해 자극되고, 부신피질 자극 호르몬은 시상하부 호르몬인 부신피질 자극 호르몬 방출인자에 의해서 자극된다. 이렇기 때문에 외부자극stress이나 내부교란에 반응하여 부신피질호르몬이 활성화 된다(김수근, 김도희, 1999).

부위	분비호르몬		표적기관	주요기능
피질	전해질 코르티코이드	알도스테론	신장	수분, 나트륨, 재흡수, 칼륨배설
	당질 코르티코이드	코르티솔	대부분의 세포	아미노산, 지질 유리, 포도당, 글리코겐 합성 촉진, 항염증 작용
	고나도코르티코이드	안드로젠	고환	남성의 성장발달 도움

부신 피질에서 분비되는 호르몬의 주요기능은 다음과 같다.

호르몬은 운동자극에 반응하여 특수한 내분비선에 의해 분비된 후 혈액을 통해 세포활동이 인체 내의 관련 표적기관으로 운반됨으로써 이들 각 표적기관은 주어진 운동 자극에 대하여 적절한 반응을 하게 한다. 이러한 호르몬은 인체에서 신경계 다음으로 중요한 의사전달기능을 지니고 있기 때문에 인체의 많은 기능을 조절하고 통합하는 임무를 맡고 있으며, 신경계와 함께 외부자극에 대하여 신속하게 반응하기 때문에 운동 상황에서 중요한 역할을 담당한다.

남자 선수들을 대상으로 지구적인 트레이닝을 실시한 후에 나타날 수 있는 여러 사항들이 이미 보고되었다. 시상하부-뇌하수체 또는 고환의 기능적인 변화 때문에 성-스테로이드 농도sex steroid concentrations가 변하게 된다. 테스토스테론, GH, 인슐린 등은 근력을 강화시킬 수 있는 아나블릭 호르몬 들이다. 남성의 경우 테스토스테론과 주요한 안드로젠은 뇌하수체 LH의 조절을 받는 내분비 고환의 Leydigs 세포에 의해서 만들어진다(김동희, 이하얀, 김현우, 2003).

박동성(pulsatile)의 LH분비는 GnRH의 시상하부 박동에 많은 영향을 받는다. 시상하부-뇌하수체-고환의 축은 근 운동에 많은 영향을 미치며, 운동 또한 이러한 시상하부-뇌하수체-고환의 축에 많은 영향을 미칠 것 이다(MacConnie et al., 1986).

남자 마라톤 선수가 운동 후 성선 축에 비하여 부신 축의 변화가 크게 나타났고, 반면에 성선 축의 LH는 모두 유의한 차를 나타내지 않았다. 남자의 경우 장기간의 운동과 당일의 장거리 운동이 성선 축보다 부신 축에 영향을 미침을 알 수 있었으며 이러한 운동이 성선 기능, 정자활동성과 생식 능력에 여자보다 영향이 적다는 종래의 보고를 다시 확인할 수 있었다.

참고문헌

한국해부생리학교수협의회(2000). 생리학. 정담출판사. p99-100.

나재철(2003). 운동생리학. 대경북스. p143.

김복현, 김수근, 김선호, 최석준(2004). 운동생리학 플러스. 대경북스. p272-277.

박영희, 권봉안, 김경래(1997). 성장성숙 운동발달. 도서출판 홍경. p368.

강희성, 김기진, 김태운, 김형묵, 장경태, 전종귀, 조현철(1997). 운동생리학. 대한미디어. p149-150.

현광석(2002), 운동생리·해부학. 충남대학교출판부. p166-169.

김도희, 김수근(1999), 운동처방을 위한 운동생리학의 기초. 대경북스. p273-274.

김동희, 이하얀, 김현우(2003). 마라톤 완주가 남자선수의 성선 및 부신 축 호르몬에 미치는 영향. Exercise science : official journal of the Korea Exercise Science Academy p59-70.

MacConnie, S. E., Barkan, A., Lampman, R. M., Schork, M. A., & Beitins, I. Z.(1986) Decreased hypothalamic gonadotropin-releasing hormone secreation in male marathon runners. N. Engl. J. Med., 315(7): 411-417.

운동과 레닌

레닌renin이란 신장에서 분비되어 단백질을 분해하고 혈압을 높이는 효소이다. 태반(胎盤)에서도 분비되는 것으로 보인다. 혈액 속에서 레닌은 소량의 혈장단백질에 작용하여 안지오텐신 I 을 방출한다. 안지오텐신 I 의 10개로 된 아미노산 사슬에서 두 아미노산을 떼어내는 전환효소의 작용으로 옥타펩타이드(이전에는 하이퍼텐신 또는 안지오토닌이라고 했음)인 안지오텐신 II 가 만들어진다. 안지오텐신 II 는 소동맥을 수축시켜 심장 수축기와 이완기의 혈압을 모두 상승시킨다. 레닌은 지금까지 밝혀진 혈관수축제 중에서 가장 강력하며, 질량으로 따지면 노르아드레날린보다 약 6배 정도 효능이 강하다. 레닌은 또한 부신피질에 직접 작용하여 코르티솔과 알도스테론의 분비를 증가시킨다(브리태니커, 2009).

레닌의 기능

레닌의 분비를 조절하는 일차적 결정요소는 그 개체의 용적 상태, 특히 소금 섭취의 변동과 관계되는 용적 상태이다. 몸 안에 소금과 물이 많이 저류되어 있을 경우 레닌 분비는 감소하며, 반대의 경우는 증가한다. 고혈압 환자의 일부는 저레닌 상태를 보이고, 일부 환자는 고레닌 상태를 보인다.

본태성 고혈압인 환자의 약 20%는 혈장 레닌 활성도가 억압되어 있다. 아직 입증되지는 않았지만 mineralcorticoid의 과다 생산으로 인한 나트륨 저류와 레닌 억제가 관계될 것이라는 설이 암시되어 있다.

소금의 섭취에 민감한 반응을 보이는 고혈압 환자들 중 일부는 나트륨을 제한했을 때 부신피질에서 mineral corticoid의 생산 증가 반응을 보이지 않는다. 이런 집단은 안지오텐신 II 에 대해 나트륨이 중개하는 mineral corticoid의 상승이 없다는 이유로 비조정형 본태성 고혈압이라고 불린다. 이런 사람들은 고혈압 인구의 25~30%를 차지하고, 저염식을 하고 측정시 정상 또는 높은 혈장 레닌 활성도를 가지고 있다. 신장이 나트륨을 적절히 배설하는 능력에 결함이 있기 때문에 소금에 민감한 형태의 고혈압을 가지고 있다. 그들은 또한 다른 고혈압 환자보다 인슐린에 더 저항성이 있으며, 병태 생리적 특성은 전환 효소 억제제(ACE inhibitor)를 투여함으로써 교정된다.

본태성 고혈압 환자 중 약 15%는 정상범위 이상의 혈장 레닌 활성도를 가지고 있다. 혈장 레닌이 동맥압 상승의 발병기전으로서 중요한 역할을 하는지, 레닌치와 혈압이 상승한 것은 교감신경계통의 활동이 증가된 데 따르는 이차적 현상인지는 확실하지 않다(Transmind, 2009).

안지오텐신 II (angiotensin II)는 이름 그대로 혈관(angio)을 강력하게 수축(tension)하는 물질이다. 이를 통해 강력한 혈압의 승압 효과를 보인다. 안지오텐신(angiotensin II)에 대한 승압반응은 대개 반사성 서맥이 거의 없거나 동반되지 않는다. 이는 안지오텐신(angiotensin II)이 뇌에도 작용하여 기준점을 재조정하기 때문이다.

안지오텐신 II (angiotensin II)는 자율신경절을 자극해서 부신수질로부터 에피네프린과 노르에피네프린을 분비하게 한다. 아드레날린성 신경말단에 작용하여 교감신경의 흥분전파를 빠르게 한다. 안지오텐신 II (angiotensin II)는 또 심장에 대해 직접 수축력을 증가시키는 효과도 부수적으로 나타낸다. 안지오텐신 II (angiotensin II)는 부신 피질에 작용하여 알도스테론 생합성을 자극한다. 높은 농도에서는 글루코코르티코이드 생합성을 자극하기도 한다. 안지오텐신 II (angiotensin II)는 신(콩팥)에 작용하여 신혈관을 수축시키고 근위세뇨관에서 나트륨 재흡수을 증가시직접 수안지오텐신 II (angiotensin II)는 심혈관의 세포비후에도 기여할 것으로 생각된다. 안지오텐신 전환효소 억제제 및 안지오텐신 수용체 길항약물이 심근경색 후에 생기는 형태학적 변화(remodeling)로 인해 생기는 울혈성 심부전에 빠지는 것을 늦추거나 예방하는 효과를 나타내는 것은 이러한 생각을 뒷받침해 준다(Transmind, 2009).

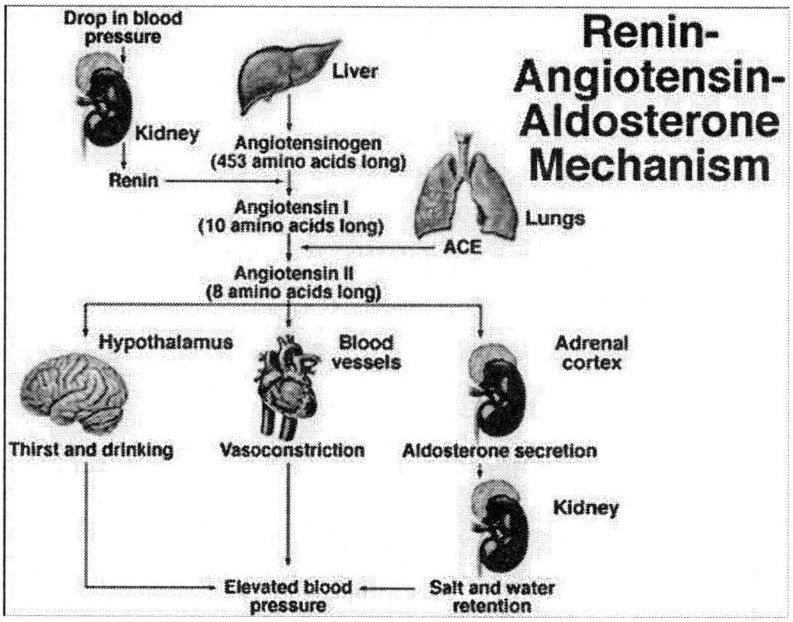

레닌-안지오텐신 시스템은 위의 그림에서도 볼 수 있듯이 다음과 같다. [angiotensinogen ─(renin)─〉 angiotensinⅠ ─(converting enzyme)─〉 angiotensinⅡ] 안지오텐신(angiotensin)은 레닌과 전환 효소에 의해서 활성화 물질인 angiotensinⅡ로 전환된다(Transmind, 2009).

특히 레닌, 알도스테론, 심방이뇨호르몬 등은 혈압 조절과 관련되고 있으며, 이러한 호르몬들은 신장에서의 수분 및 전해질조절, 삼투압조절 등을 통하여 신체의 항상성 유지에 중요한 역할을 수행하고 있다(박상갑, 2001)

지금까지 고혈압의 원인은 정확히 밝혀지지 않았지만, 신장에서 분비되는 레닌이란 물질이 혈압조절 및 고혈압 유기에 중요한 역할을 하는 것으로 밝혀져 있다. 또한 레닌-안지오텐신 시스템(renin-angiotensinsystem, RAS)은 체내에서 혈압조절 및 나트륨, 칼륨을 포함하는 수분 전해질 대사의 중추적인 역할을 담당하고 있다. 이러한 RAS는 레닌, 안지오텐신, 알도스테론의 축을 통하여 작용을 나타내는데 혈관의 수축작용 등에 대한 최종 생리활성 물질은 안지오텐신II이다. 레닌 그 자체는 혈관수축물질이 아닌 효소이며, 레닌에 의하여 안지오텐시노겐이 안지오텐신I으로 전환되고 다시 안지오텐신I은 안지오텐신 전환효소(angiotensin convertingenzyme, ACEI)에 의하여 안지오텐신II로 전환된다. 레닌-안지오텐신 시스템의 가장 중요한 기능은 인체의 염분 섭취량이 일정하지 않아도 세포외액량 또는 동맥압이 큰 변화 없이 유지되게 하는 것이다. 염분섭취가 증가하면 세포외액량이 증가하고 동맥압이 상승한다. 동맥압이 상승하면 신장의 혈류량이 증가하고 레닌의 분비가 감소되어 염분과 수분의 배설이 증가하고, 세포외액량은 거의 정상으로 감소되어 최종적으로는 동맥압 또한 거의 정상으로 회복된다. 따라서 레닌-안지오텐신 시스템은 염분의 섭취가증가되었을 때 동맥압을 거의 정상에 가깝게 유지시켜 주는 자동 피드백기전이며, 염분의 섭취가 정상이하로 감소했을때는 반대의 효과가 나타난다. 레닌 분비는 sympathetic adrenergicnervous system(아드레날린 작용의 교감신경계)흥분과 신장의 혈류 또는혈액량(blood volume)감소에 의해 자극된다(김정미, 2006).

운동과 레닌분비

운동을 하는 동안 신체수분균형은 심장혈관계와 체온조절의 적절한 작용의 필수적이며, 근육활동은 땀의 분비를 촉진시키고 땀의 분비는 혈장량과 신장으로의 혈액흐름을 감소시키게 된다. 신장으로의 감소된 혈액흐름은 레닌의 분비를 가져오게 되고 레닌은 안지오텐신I의 형성을 가져오게 되며 이것은 안지오텐신II로 바뀐다. 안지오텐신II는 부신피질로부터 알도스테론을 촉진시키고 알도스테론은 세뇨관으로부터 Na+과 H2O재흡수를 증가시켜 혈장량이 증가하게 된다. 그러므로 레닌-안지오텐신-알도스테론 시스템은 체액, 전해질과 심장혈관 항상성의 중요한 조절인자이며 전반적인 항상성 반응은 운동에 참여함으로써 추측할 수 있다(김정미, 2006).

Robert D. Ross 외(1992)와 AntonMaresh et al(1985)는 활동적인 여대생을 대상으로 최대운동을 시켜 레닌과 알도스테론반응을 보고하였고, 이전의 남성들을 대상으로 한 연구결과와 비슷하게 관찰되었다고 보고하였다. 레닌과 알도스테론의 농도증가 정도는 운동 강도와 관련이 있고, 레닌-안지오텐신-알도스테론 시스템은 일반인들이 운동 후 기본적인혈장활동의 중요한 요인이 된다. 레닌, 알도스테론 분비를 위한 메카니즘은 교감신경시스템 활동증가와 운동 강도와 비례하고 레닌 분비증가와 신장혈류감소가 비례한다고 말할 수 있다. 따라서 혈중 내 레닌, 알도스테론 농도 증가가 더 크게 나타난 고강도운동수준인 HRmax 80% 수준의 유산소성 운동보다 레닌. 알도스테론 증가가 적었던 HRmax 50% 수준의 유산소성 운동이 고혈압과 관련하여 가장 효과적인 운동 강도라고 사료된다(김유미, 2003).

유산소성 운동은 혈중 레닌, 알도스테론 농도 변화에 효과적인 운동으로 나타났으며, 동일한 운동량의 조건 하에서 유산소성 운동 강도에 따른 혈중 레닌, 알도스테론 농도의 변화에서 유의한 차이가 나타났다. 그러나 운동지속기간에서는 유의한 차이가 나타나지 않았다.

결론적으로 혈중 레닌, 알도스테론 농도변화에 더 효과적인 운동방법은 운동지속기간보다는 혈중 레닌, 알도스테론 변화가 작았던 저강도 수준의 운동 강도인 HRmax 50% 수준의 운동이 고혈압과 관련하여 효과적인 운동 강도라고 사료된다(최석준, 1992).

참고문헌

브리태니커 온라인 에디트 신문기사(2009.11.01).

Transmind(2009). 고혈압에서 레닌의 역할. http://blog.naver.com/seskaka. p5. 1-16.

Transmind(2009). 강력한 혈압 상승 작용. http://blog.naver.com/seskaka. p4. 18-33.

박상갑, 윤미숙(2001) 유산소운동이 고혈압 환자의 심폐기능과 호르몬 및 생활만족도에 미치는 영향. 한국체육학회지. 제40권 제1호. p2. 19-22.

김정미(2006). 유산소성 운동 강도가 레닌-알도스테론에 미치는영향. 한양대학교 대학원. 석사학위논문. p13-40.

김유미, 이규성(2003). 고혈압 환자를 위한 운동의 효과. 코칭능력개발지. p1-7.

최석준(1992). 고혈압 개선을 위한 운동 처방 연구. 한국체육학회지. p349. 25-31.

요약하기:

운동이 인체에 미치는 영향

요약하기:

운동과 심장기능

심장은 무게 300~350g 정도의 주먹 크기의 근육으로 된 이중 펌프로(이한기, 고재문, 권봉숙, 나명석, 류장근, 예춘정, 이현주, 오현주, 이혜영, 장선일, 2006), 심낭이라고 하는 주머니에 싸여 있다. 심장은 우리 몸에서 가장 열심히 일하는 장기중의 하나로 심장의 가장 중요한 기능은 우리 몸의 혈액을 온몸으로 흐르게 하는 펌프 작용이라고 볼 수 있다(박승정, 2003).

심장은 4개의 '방' 으로 구성되어 있지만, 그것을 하나의 펌프로 보았을 때, 기능적으로는 두 개의 펌프로 되어 있는 것이 된다. 즉, 심장의 우측(우심방과 우심실)은 전신을 순환하고 돌아온 혈액을 받아들이고, 그것을 폐동맥을 거쳐 폐순환계에 보내는 역할을 맡고 있다. 한편, 좌측(좌심방과 좌심실)은 폐에서 산화된 혈액을 받아들여 거쳐 전체 순환계에 보내고 있다.

심장의 이와 같은 펌프 작용은 심근이 이완과 수축을 차례로 반복함에 따라 발생하고, 그 빈도(심박수)는 전신의 대사요구(산소섭취량)에 따라 변화한다. 즉, 대사요구가 적은 안정시에는 심장은 이완과 수축을 천천히 반복한다. 하지만 골격근이 대량의 산소를 필요로 하는 운동시에는 그 빈도를 최대 3배정도까지 높여 1회의 수축(박동)에 의해 보내는 혈액량(좌심실에서 보내지는 양을 1회 박출량이라 함)을 증가시키고 단위 시간당의 순환혈액량을 증가시킨다. 따라서 운동과 심장기능과의 관련을 이해하기 위해서는 특히, 좌심실이 단위시간에 체순환계에 보내는 혈액량(심박출량) 즉, 1회 박출량과 심박수에 관한 지식을 넓혀가지 않으면 안 된다(쥬니찌로 아오끼, 1984).

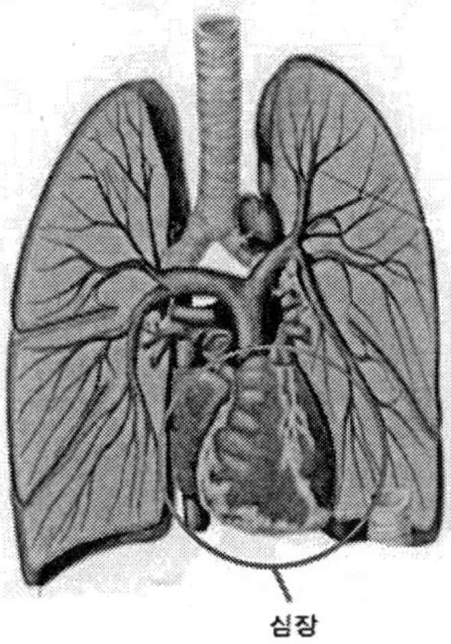

심장

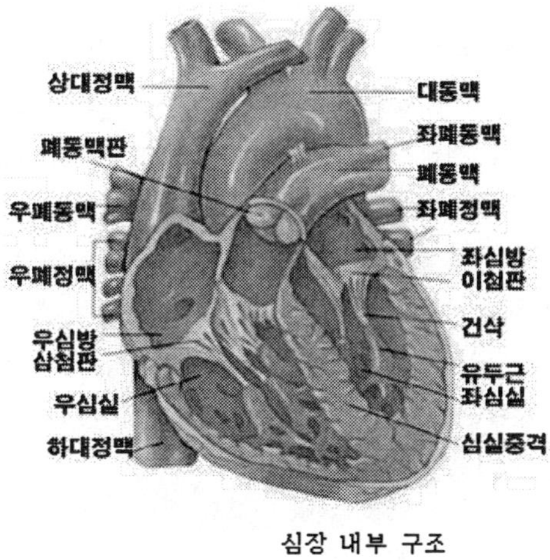

심장 내부 구조

심박출량

심장으로부터 나온 혈액이 동맥을 지나 모세혈관을 거쳐 정맥을 통해 다시 심장으로 들어오면 한 순환이 끝난다. 이와 같은 혈액 순환은 조직의 생명을 지속하기 위하여 계속적으로 필요하며, 계속적인 혈액 순환은 심장이 끊임없이 동맥으로 혈액을 방출함으로서 이루어진다. 건강한 성인에서는 1분간에 약 5L의 혈액을 박출하는데, 이 1분간에 박출된 혈액량을 심박출량cardiac output이라고 하며, 이를 1분간의 심박수heart rate로 나누면 1회 박출량stroke volume을 구할 수 있다(최승욱, 2009).

심박출량(L/분) = 1회 박출량(L/회) × 심박수(회/분)

심박수

심박수란 분당 심장이 박동하는 횟수를 말한다. 보통 남성 비단련자와 여성은 분당 60~80회 정도이다.

그러나 일반적으로 고도로 단련된 지구성 선수들은 심박수가 더욱 낮다(40~55회/분). 심박수는 운동 중 증가하는데 이것은 운동을 수행하는 강도와 직접적으로 관련이 있으며 운동 중의 심박수는 최대운동을 하더라도 비단련자보다는 단련된 선수에서 더욱 낮게 증가한다(최승욱, 2009).

운동에 따른 심장의 변화

운동의 결과로 인해 심장에서 볼 수 있는 중요한 변화는 심장 크기의 변화, 심박수의 감소, 1회 박출량의 증가 등의 몇 가지 부분에서 나타난다.

훈련 후 안정시의 순환계의 변화

항목	내용
심장비대	심실강 크기 증가
	심근층 두께 증가
심박수 감소	고유 심방수축률 감소
	부교감 신경자극 증가
	교감 신경자극 감소
1회 박출량 증가	심근수축력 증가

심장 용적의 변화

심장근은 골격근과 같이 횡문근에 속하기 때문에 신체 활동을 지속하면 마치 골격근이 비대해지는 것과 같이 심장 근육이 비대해진다. 따라서, 지속적인 운동을 하게 되면 심장근의 수축활동으로 인해 심장이 비대해져 그 용적이 커지게 된다. 이러한 심장 비대는 초음파 심장 촬영술(echocardiography)의 발달로 확인이 가능하게 되었다. 특히 심장 근육벽의 두께와 심실의 용적을 보다 정확히 측정하게 되었다.

일반적으로 지구성 운동선수의 심장 비대는 심실벽 두께의 변화보다는 좌심실 용적이 증대된 것으로 확인되었고, 순발력을 요하는 비지구성 운동선수의 경우는 좌심실 용적의 변화보다는 심실벽 두께가 두꺼워진 결과로 확인되었다. 이는 지구성 운동은 심박출량이 높은 수준으로 유지되어야 한다는 것과 비지구성 운동은 심실 압력이 높은 수준으로 유지되어야 한다는 것에 바탕은 둔 변화이다(임완기, 김병완, 정동준, 김태형, 정덕조, 이병근, 2000).

심박수의 감소와 1회 박출량의 증가

심박출량은 1분 동안 심장이 박출하는 혈액량이다. 체중이 비슷한 경우, 안정 시 일반인이나 운동선수 모두 심박출량은 5.0L/분 정도로 두 집단 간에 큰 차이가 없다. 그러나 최대 운동을 할 때에 운동선수는 일반인의 최대 심박출량의 두 배에 해당하는 정도까지 심박출량이 많이 증가된다. 이는 운동선수의 최대 운동 시 그 만큼 많은 산소가 요구되고 이를 활동근에 공급하기 위해서는 혈액의 양이 많아야 하기 때문이다(임완기, 김병완, 정동준, 김태형, 정덕조, 이병근, 2000). 앞에서 언급한 바 있듯이 운동선수의 심장 용적은 일반인에 비해 크므로 따라서 심장이 한번 내뿜을 수 있는 1회 박출량은 일반인의 경우 70mL 정도이고 운동선수는 평균 100mL 정도 되는데, 1회 박출량에 심박수를 곱한 값 즉, 1분간 심장이 박출하는 혈액의 양은 약 5.0L/분이라고 하였으므로 다음과 같은 결론이 나오게 된다.

즉, 규칙적인 운동으로 인하여 안정시 심박수가 약 20회 감소하였다. 이와 같이 운동에 의해 심박수가 감소된 현상을 운동성 서맥bradycardia이라 하며, 이는 부교감신경 자극의 증가와 심근의 수축력이 증가한 것에 그 원인이 있다. 인체도 기계와 마찬가지로 많이 쓰면 쓸수록 그 기능이 상실된다. 따라서 20회의 감소는 하루에 28,800회를 줄이는 것과 같고 일년이면 심장이 약 천만번의 근수축 활동을 쉬게 한 것과 같다. 그러므로 운동이 부족하여 1회 박출량이 작으면 심장에 큰 부담을 주게 되고 쉽게 피로를 느끼며 유산소성 운동 능력이 저하되는 것이다(임완기 등, 2000).

안정시 훈련에 의해 1회박출량이 증가한다. 서맥의 크기는 지구력을 필요로 하는 그리고 지구력을 필요로 하지 않는 선수의 경우에는 동일하나 대부분 지구력을 필요로 하는 선수는 1회 박출량의 증가가 뚜렷하다.

일반인과 운동선수의 심장의 효율성

	1회 박출량	×	심박수	=	심박출량
일 반 인	70ml		70회/분		4,900ml
운동선수	100ml		49회/분		4,900ml

최대 산소섭취량의 증가

일상생활에서 우리는 산소를 섭취하여 음식물을 산화시켜 우리 몸에 필요한 에너지를 공급 받는다. 운동 중에는 더 많은 에너지가 필요하므로 산소섭취량이 증가되는데, 최대로 산소를 섭취할 수 있는 능력을 최대 산소섭취량이라고 한다. 규칙적인 운동은 폐의 환기량과 심장의 펌프 작용 등을 향상시킴으로써 최대 산소섭취량을 증가시킨다. 특히, 전신 운동은 산소를 섭취하고 이용하는 능력을 향상시켜 주기 때문에 최대 산소섭취량을 5~25% 정도 증가시킨다. 최대산소섭취 능력이 높으면 쉽게 피로해지지 않고 운동 지속 능력이 강화된다. 곧 이는 일상생활에 필요한 신체적성이 향상된다는 의미이다. 산소섭취량은 1회 박출량, 심박수, 동맥혈 산소 함량, 정맥혈 산소 함량에 의해 결정되는데 이는 다음과 같은 식으로 표현된다.

산소섭취량 = 1회 박출량 × 심박수 × (동1맥혈 산소 함량-정맥혈 산소 함량)

그러므로 1회 박출량, 심박수, 동맥혈 산소 함량을 증가시키고 정맥혈 산소 함량을 감소시켜야 산소섭취량이 늘어나게 될 것이다. 운동을 지속적으로 하면 산소 섭취 능력이 향상된다는 것을 우리는 경험으로 안다. 이것이 타당한지를 앞의 식에서 구체적으로 짚어 보자. 지속적으로 운동을 실시한 사람은 일반인에 비해 1회 박출량이 증가한다고 하였고, 운동 시에는 두 배의 차이가 난다. 최대 심박수는 연령이 증가할수록 감소하지만(220-나이) 운동이 부족한 사람은 운동을 규칙적으로 한 사람에 비해 심장의 펌프 작용의 퇴화로 인해 최대 심박수가 낮아진다. 따라서 운동을 규칙적으로 한 사람의 최대심박수가 높을 것이다. 동맥혈 산소 함량은 폐 환기량과 폐포의 가스 확산 등에 의해 결정되는데 운동을 규칙적으로 한 사람은 운동이 부족한 사람에 비해 더 많은 공기를 들이쉬고 내쉴 수 있기 때문에 동맥혈 산소 함량이 높다. 정맥혈 산소 함량은 근육 세로의 산소 사용량에 의해 결정되며, 근육 세포 내의 미토콘드리아의 밀도와 마이오글로빈 밀도와 관계가 깊다. 운동을 규칙적으로 하면 미토콘드리아와 마이오글로빈의 밀도가 높아져서 산소를 보다 많이 보냄으로써 혼합 정맥혈의 산소 함량이 상대적으로 낮아 질 수 있는 것이다.

이와 같이 산소를 섭취하고 이를 소비하는 계통은 여러 기관계가 관련되어 있어 최대 산소 섭취량의 변화는 인체 기관계의 총체적 발달을 의미하는 것이다(임완기 등, 2000).

운동과 심장보호

규칙적인 운동을 통해 심장이 튼튼해진다는 것은 널리 알려진 사실이다. 많은 역학적 연구를 통해 규칙적인 운동은 심장마비의 발병률을 낮추고 앉아서 일하는 사람보다 활동적인 사람이 심장마비에 의한 피해에서 생존률이 높다고 한다. 최근 경험에 의하면 규칙적인 지구성 운동을 하면 심장마비가 일어났을 때 더 적은 심근의 손실을 가져온다고 한다. 왜냐하면 심장마비 시 파괴되는 심근세포의 수는 환자의 회복기간을 결정하기 때문이다. 즉, 운동은 심장마비 시 영구적인 심장손상을 방지하는 능력을 향상시키며 이는 자유유리기를 제거하는 항산화능력과 심근내에 스트레스 단백질을 증가시키기 때문이다(Scott K. Powers, Edward T. Howley, 2005).

또한 규칙적인 운동의 경우에는 새로운 혈관 형성을 촉진하는 단백질인 혈관내피성장인자(VEGF)의 생산을 자극한다. 미국 듀크 대학의 리처드 워터스 박사는 미국심장학회(AHA) 학술회의에서 발표한 연구보고서에서 규칙적 운동은 새로운 혈관 생성을 자극, 근섬유에 산소를 공급함으로써 근육을 유산소 대사(aerobic metabolism)로 전환시킨다고 밝힌 것으로 영국의 BBC가 보도했다.

참고문헌

박승정(2003). 알기 쉬운 심장병 119. 가림출판사. p31.

이한기, 고재문, 권봉숙, 나명석, 류장근, 예춘정, 이현주, 오현주, 이혜영, 장선일(2006). 해부 생리학. 고문사. p185.

임완기, 김병완, 정동준, 김태형, 정덕조, 이병근(2000). 운동생리학. 도서출판 홍경. pp23-26. p147.

쥬니찌로 아오끼(1984). 스포츠과학. 대한체육회 부설 스포츠과학연구소. pp15-16.

최승욱(2009). 운동과 건강, 성신여자대학교 출판부. pp64-65.

Scott K. Powers, Edward T. Howley(2005). 파워 운동생리학. 라이프사이언스. p157.

운동과 간 기능

간은 신체에서 오른쪽, 위쪽 복강 내에 위치하고 있는 커다란 장기로서 성인의 경우 그 무게가 약 1.5Kg이다. 정상적인 간은 붉은 색조를 띠고 있으며 표면은 매끈하다. 이러한 간의 모양과 크기는 간에 질병이 발생 하게 되면 변하게 된다. 대표적인 예로, 술을 많이 마셔서 간에 기름기가 쌓이게 되면 간의 크기가 커지며 기름기에 의해 노란 색조를 띄게 된다. 반대로, 간경변증이 심해지면 간의 크기가 줄어들고 표면은 울퉁불퉁하게 변한다.

간의 기능은 대략 5가지로 나누어진다. 첫째, 간은 우리 몸에 있는 여러 가지 영양소들을 적절하게 처리하는 기능, 즉 대사기능을 한다. 장으로부터 흡수된 음식물들은 우리 몸의 여러 조직에서 사용할 수 있도록 간에서 적절히 변화되게 되며, 여러 조직에서 영양소를 이용하고 남은 노폐물들은 다시 간으로 운반되어 처리되는 것이다. 둘째, 간은 몸에 필요한 몇몇의 영양소들을 보관하는 기능을 한다. 셋째로는 장에서 영양소 흡수를 위해 꼭 필요한 물질인 담즙산을 만들고 이를 담도를 통해 장으로 배출하는 기능을 한다. 이러한 담즙산이 만들어지지 않으면 여러 영양소의 흡수가 되지 않아서 영양 결핍이 생기게 된다. 넷째, 우리 몸이 적절한 기능을 하는데 절대적으로 필요한 물질들을 만드는 기능을 한다. 대표적인 것이 알부민, 혈액응고에 필요한 단백질 및 콜레스테롤 등이다. 간의 병이 심하여 알부민을 잘 만들지 못하게 되면 몸이 붓는 현상(부종)이 생기게 되고, 혈액응고와 관계된 단백질을 만들지 못하면 멍이 잘 들고 잇몸에서 특별한 원인 없이 출혈이 있을 수 있다. 마지막으로, 술(알콜), 약물 및 우리 몸에서 생긴 독소를 해독하는 작용이다(백승운, 2006).

간의 구조

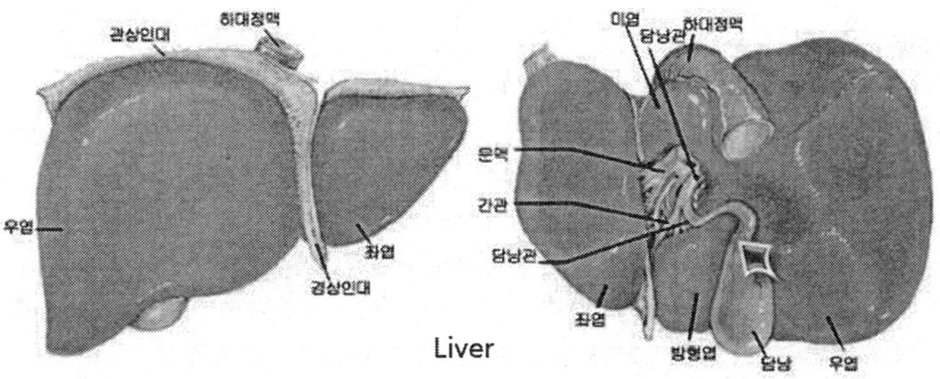

Liver

앞에서 기술한 바와 같이 간은 그 크기와 무게가 상당하다. 이렇게 무거운 간이 우측 상복부에 매달려있을 수 있도록 간과 횡격막, 후복막 등을 연결해주는 구조물들이 있는데, 그중 가장 중요하다고 할 수 있는 것은 겸상인대falciform ligament로 간을 좌엽(左葉: left lobe)과 우엽(右葉: right lobe)으로 나누는 경계가 된다. 보통 좌엽보다 우엽이 5~6배 정도 더 크고 두꺼우며, 이 좌엽과 우엽의 경계부 아래쪽으로, 간동맥hepatic artery, 문맥portal vein, 담관bile duct, 림프관lymphatic duct이 지나가는 부분인 간문(肝門: hepatic hilum)이 있다. 좌엽과 우엽으로의 구분 외에 몇 개의 분절segment로 나누기도 한다. 간의 가장 큰 특징 중의 하나는 혈액공급을 이중으로 받는다는 점(dual blood supply)이다. 인체의 모든 장기는 동맥artery으로 혈액이 들어와서 모세혈관capillary을 거치면서 산소와 영양분 등의 교환이 이루어진 후 정맥vein으로 나가게 되어 있다. 그러나 간은 간동맥hepatic artery과 문맥portal vein 두 혈관으로 부터 혈액공급을 받는다. 간동맥을 통해서는 다른 장기에서와 마찬가지로 산소가 풍부한 동맥혈이 유입되어 간세포에서 산소와 이산화탄소의 교환이 이루어지게 하고, 문맥을 통해서는 위나 장에서 흡수된 영양분 등을 포함한 정맥혈이 유입되어 간에서 영양분의 가공처리 및 저장과 독소의 해독이 이루어지게 한다. 간동맥을 통해서는 분당 400ml 정도의 혈액이 유입되고, 문맥을 통해서는 분당 1,200ml 정도의 혈액이 유입되므로, 즉 간의 혈액공급은 간동맥을 통해서 1/4 정도, 문맥을 통해서 3/4 정도가 이루어진다. 간은 매일 1L 가량의 담즙을 생산해서 담낭(gallblader, 쓸개)으로 보내는데, 담낭에 일시 저장되어 있던 담즙은 소화과정 동안에 십이지장으로 배출된다. 배출된 담즙의 주요 성분은 소장에서 흡수되어 문맥을 거쳐 간으로 돌아오고, 이것이 다시 간세포에서 담즙의 생성 분비를 촉진케 하는 작용을 하게 된다(의학블로그, 2008).

간의 기능과 운동

이 부분에서 간의 기능과 운동과의 관계를 측정하기 위해서는 많은 도구와 장비는 물론 동물의 신체를 이용해야 한다. GOT와 콜레스테롤 수치, 알코올 분해를 기준으로 운동과 간기능의 관계를 살펴보면 아래와 같다.

GOT

GOT(Glutamate-Oxalate-Tansaminase)는 세포원형질과 미토콘드리아에 존재하는 효소로서, 아미노기 이전 반응을 통해 불필수 아미노산의 합성에 관여한다. 이는 심장, 간, 골격근 및 신장순으로 많이 존재하며, 세포나 조직의 손상으로 인하여 증가할 수 있다. 심근경색, 간염 등 심장이나 간에 이상이 생기면 이 효소가 세포 밖 혈중으로 누출되어 다량 검출되므로, 심장, 간 등의 이상 진단 시 매우 유용한 효소이다. 특히 알코올성 지방간에 예민하고 지방간 환자의 경우에 현저히 증가하는 점에서 다소 특이성이 있다(정대모, 2001).

콜레스테롤

간의 콜레스테롤과 운동과의 관계를 연구하기 위해 쥐를 통한 실험에서는 콜레스테롤 함유 식이에 의한 유의차는 있었으나 운동에 의한 효과는 볼 수 없었다. 이 연구와는 달리 월령 22~23개월 흰쥐와 월령 8개월 흰쥐를 대상으로 매일 30분간 수영운동을 3개월 동안 실시한 결과, 간의 총콜레스테롤의 경우 늙은 동물은 대조군에 비해 운동군이 30.7%, 젊은 동물이 34.5%나 감소하였고, 간 중성지방도 늙은 동물은 대조군에 비해 운동군이 60.6%, 젊은 동물은 58.7%의 감소율을 보였다고 했다. 한편, 수컷 흰쥐에게 하루 10분간 수영 운동을 6주간 실시한 후 간의 지질 상태를 분석한 연구에 의하면 간의 중성지방은 운동에 의해 유의적인 감소 효과가 나타났으나, 총콜레스테롤의 경우 감소 효과가 없었다고 밝혔다.

이상에서 살펴본 바와 같이 운동 수행이 간의 콜레스테롤 수치에 미치는 영향은 운동 방법이나 강도 혹은 지속 시간에 따라 차이가 있고, 생합성에 미치는 영향도 아직 불분명하다. 따라서 운동이 간의 콜레스테롤 수치에 어떠한 영향을 미치는지는 더욱 연구되어야 할 과제이다(강민숙, 2007).

알코올 분해

간은 인체의 중요한 기관으로 당질 · 단백질 · 지방을 대사, 유해물질의 해독, 담즙 생성 등의 역할을 맡고 있으므로 알코올 섭취 시에는 자연히 큰 부담을 갖게 된다. 알코올이 간에 나쁜 이유는 알코올로 인한 독성물질 즉, 아세트알데히드(숙취원인물질)가 간세포를 파괴하기 때문이다. 과다한 알코올 섭취는 간이 해독을 감당하지 못하여 알코올성 간장 장애를 일으키게 되며, 과음을 계속할 경우 간세포가 급격히 파괴되어 알코올성 질환이 유발된다(김현철, 2008).

혈중 알코올 농도의 감소 및 제거는 알코올의 대사가 간 내 대사, 호흡 대사, 땀 대사이기 때문에 음주 후 가벼운 유산소 운동이 대사기능 저하의 영향을 받는 신체회복에 긍정적인 효과를 주는 것으로 나타났다. 따라서 알코올 섭취 후 숙취를 예방하고 알코올 분해를 빠르게 하기 위해서는 적당한 운동을 하는 것이 바람직하다(김현철, 2008).

참고문헌

김현철(2008). 음주 후 회복유형이 혈중 알코올 농도와 간 기능 효소에 미치는 영향. 인천대학원 석사학위논문. p22-23.

강민숙(2007). 콜레스테롤 식이와 운동이 흰쥐의 체내 지질수준, 간기능, 혈소판 응집 및 적혈구막 Na 유출에 미치는 영향. 제주대학교 석사학위논문. p1. 29-30.

정대모(2001). 장기적 운동이 지방간 환자의 간기능에 미치는 영향 : GPT GOT γ -GTP수치를 중심으로 분석. 경희대학교 석사학위논문. p9. 36-37.

운동과 췌장기능

췌장은 위의 뒤쪽에 위치하고 "십이지장의 팔" 로 낫 모양으로서 관으로(현광석, 2002), 섭취된 식이의 소화와 대사에 대하여 필수적 역할을 수행하는 매우 중요한 기관이다. 췌장의 외분비부(선방조직)에서는 췌장액을 분비하여 십이지장으로 보낸다. 췌장액에는 탄수화물, 지방, 단백질 등의 영양소를 분해하는 각종의 소화효소와 위에서 십이지장으로 이송되어 오는 식미(위산에 의하여 강산성을 나타냄)를 중화시키는 중탄산염 이온이 함유되어 있다(이규승, 2002). 췌장에는 랑게르한스 섬Langerhan's island이 있는데, 이는 호르몬을 분비하는 내분비선이다. 랑게르한스 섬에는 3종류의 세포, α , β , δ 세포가 있으며 그 중 α 세포는 글루카곤glucagon을 분비하고 β 세포는 인슐린insulin을 분비하며 δ 세포는 소마토스타틴somatostatin을 분비한다. 이들 세 호르몬들은 모두 혈당의 유지와 관련이 있으나 서로 상반된 기능을 하는 길항작용을 한다(임완기 등, 2000). 혈액의 글루코스 수준을 일정하게 유지시키고, 섭식 후에 다량으로 흡수된 여분의 영양소를 세포내에 저장시키며, 질식 시에는 저장된 대사기질을 이동시킴으로써 대사 작용이 원활히 이루어지도록 조절한다. 따라서, 췌장의 호르몬 분비가 비정상적으로 높아지거나 낮아지면 간장, 지방조직, 근육 등에서 일어나는 탄수화몰, 지방, 단백질의 저장과 이용이 원활하게 이루어지지 않으며, 세포 수준의 대사과정도 장애를 받는다(이규승, 2002).

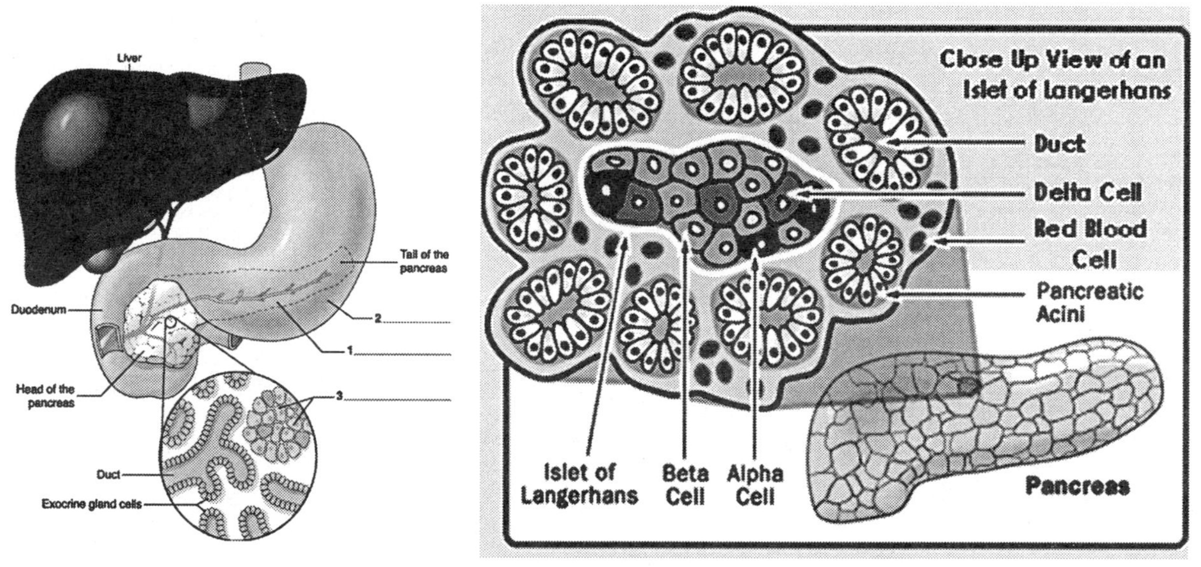

췌장의 구조와 인슐린 분비세포

인슐린의 일반적인 기능

인슐린insulin은 음식이 흡수과정에 있을 때 영양소들이 소장에서 혈액으로 들어오는 과정에 가장 중요한 호르몬으로 작용한다. 그리고 인슐린은 포도당과 아미노산과 같은 영양소들이 혈액에서 조직으로 들어가는 것을 촉진시킨다. 또한 인슐린은 탄수화물, 단백질, 지방의 합성을 촉진시키는 작용을 한다. 이와 같은 모든 기능은 인슐린의 작용으로서 가장 잘 알려져 있는 혈당조절을 위한 것이다. 인슐린은 혈당이 높을 때 분비되어 혈액 내 포도당을 근육이나 간, 지방조직으로 유입되도록 도와주고 아미노산이 단백질로 합성되는 것을 돕는다. 근육에서는 혈당을 이용하여 글리코겐을 합성하고 지방조직에서는 혈당을 지방으로 전환시켜 저장하도록 한다. 그러나 인슐린이 부족하면 혈액 내 포도당이 조직 내로 유입되지 못하고 혈액 내 축적이 되어 혈당이 상승하게 되는데, 신장에서 재 흡수되는 수준을 초과하는 혈당은 오줌을 통해 배출된다. 그와 같이 혈당이 높아 요를 통해 배출되는 증상을 당뇨병이라 한다.

운동에 대한 인슐린의 반응

운동을 시작하면 대부분의 호르몬은 분비가 증가하나 인슐린은 분비가 현저히 감소하는 양상을 보인다. 인슐린의 가장 중요한 작용은 혈액 내에 정상치보다 많은 포도당을 조직으로 유입시킴으로써 혈당치를 유지시키는 것이다. 그러나 운동 중에는 혈당이 저하될 수 있으므로 인슐린의 분비가 감소한다. 혈장 인슐린 농도가 낮은 경우에도 혈당이 정상치를 보이는데, 혈당이 정상치인 상태에 서 혈장 인슐린 농도가 감소하는 원인은 다음과 같다. 즉, 만일 운동 중에도 인슐린 분비가 휴식 시와 같다면 혈중 포도당은 순식간에 조직으로 들어가 저혈당 증세를 보일 것이다. 이는 운동 중 근육의 포도당 흡수율은 휴식시의 7~12배이기 때문이다. 따라서 인슐린 분비가 감소해야 정상 혈당을 유지할 수 있다. 운동을 하는 동안 정상 혈당치임에도 불구하고 혈장 인슐린 농도가 감소하는 것은 교감신경의 자극에 의해 인슐린 분비가 억제되기 때문이다 (임완기 외, 1999)

훈련에 대한 인슐린의 반응

휴식 시 혈장 인슐린 농도는 훈련에 의해 거의 변하지 않는다. 그러나 지구성 훈련 후에는 운동 중 혈장 인슐린 농도의 감소가 완화(적게 감소)된다. 이러한 혈장 인슐린 농도 감소의 완화는 훈련에 의해 교감신경계의 반응 역시 완화(에피네프린과 노에피네프린의 분비 감소)된 결과이며, 또 한 가지는 인슐린 의 민감성이 더 증가한 때문이다. 이는 체세포, 특히 근육세포에 대한 인슐린의 결합력이 더 커져서 혈당을 감소시키는 데 적은 인슐린으로도 충분하다는 것을 의미한다. 이와 같은 훈련에 대한 인슐린의 반응은 당뇨병 환자에게 규칙적인 운동이 당뇨병을 개선시키는 필수적인 작용을 한다는 시사점을 제공한다.

글루카곤의 일반적인 기능

글루카곤glucagon은 췌장의 랑게르한스 섬의 α 세포에서 분비되는 호르몬으로 주로 간에 작용하여 포도당신생gluconeogenesis을 통해 혈액으로 포도당을 방출하여 혈당을 상승시키는 작용을 한다. 즉, 간에서 글리코겐을 분해시켜 포도당을 만들고 아미노산으로부터 포도당을 합성하는 데 기여한다. 또한 지방조직에서는 저장된 중성지방을 분해하여 지방산을 혈액으로 방출시킴으로써 혈당 대신 지방산의 이용을 크게 하여 혈당의 사용을 제한하는 작용도 한다. 따라서 글루카곤은 혈당이 낮을 때 분비되어 혈당을 상승시킨다.

글루카곤과 인슐린은 서로 길항적인 작용을 하는 호르몬으로 혈당 조절에 기여한다. 혈당이 높으면 인슐린 분비가 증가되어 조직으로의 포도당 유입을 촉진하여 글리코겐이나 지방으로 포도당을 저장하도록 해서 혈당치를 낮추며, 혈당이 낮으면 글루카곤이 분비되어 간에서의 포도당신생 과정을 촉진시켜 혈액으로의 포도당 방출을 도와주며 지방의 이용을 증가시켜 포도당의 사용을 줄임으로써 혈당을 높이는 작용을 한다.

운동에 대한 글루카곤의 반응

장시간의 운동은 글루카곤의 분비를 증가시켜 혈액 내 글루카곤의 농도를 상승시킨다. 이는 위에서도 언급했듯이 혈당을 유지하기 위해 간에서 포도당 신생과정을 통해 포도당을 만들어 혈액으로 방출해야 때문이다. 근육이 혈액 내 포도당을 빠른 속도로 흡수하여 혈당이 낮아지면 글루카곤은 분비가 증가한다.

운동에 의한 혈장 글루카곤 농도의 상승은 훈련에 의해 완화되는 것을 볼 수 있다. 훈련 후 최대화 운동 중 혈장 글루카곤의 농도는 휴식시보다 약간 증가하거나 거의 변화가 없다. 이와 같은 효과는 운동 중 혈당 유지에 간의 포도당 방출이 그리 많이 필요하지 않음을 의미한다. 또한 교감신경계의 활성이 훈련에 의해 완화되어 그 결과 교감신경의 활성에 의해 자극된 글루카곤의 분비가 그만큼 감소한 것이다.

소마토스타틴

소마토스타틴somatostatin은 췌장의 δ 세포에서 분비되며 혈액 내에 포도당과 아미노산이 다량 있을 때 분비가 되며 분비된 후에는 인슐린과 글루카곤의 분비를 모두 억제하는 작용을 한다(임완기 등, 2000).

참고문헌

임은미(2004). 운동 강도가 Streptozotocin-유도 당뇨쥐의 혈중 인슐린 농도와 췌장 β-세포의 손상 억제에 미치는 영향. 충남대학교 대학원. p44-52.

임완기,김병완,정동춘,김태형,정덕조,이병근(2000). 운동생리학. 도서출판 홍경. p295-301.

전엄봉,조성봉,서재명,이상욱 편 저(1997). 운동생리학. 도서출판 홍경. p177-179.

이규승(2002). 일반내분비학. 선진문화사. p193-214.

운동과 신장기능

신장kidney은 한 쌍의 강낭콩 모양이며, 복막 밖 척추 좌우 양쪽에 있다. 사람의 신장은 체중의 약 0.5~1.0% 정도, 약 130g의 작은 장기이다. 신장은 길이 약 12cm, 폭 6cm, 두께 3cm 정도이며 심장에서 방출되는 혈액량의 약 20%를 공급받고 있다. 이처럼 많은 혈액이 신장을 통과하는 것은 신체기관 중 신장이 중요한 역할을 하는 것을 시사한다. 신장 내측의 가장 오목한 곳을 통하여 요관ureter, 혈관, 림프관 및 신경들이 신장으로 출입한다.

신장을 세로로 잘라보면 바깥쪽의 신피질renal cortex과 안쪽의 신수질renal medulla, 가운데 신우 renal pelvis의 세 부분으로 나누어진다. 신피질은 결합조직으로 이루어지며 색깔이 밝은 편이다. 신수질은 색이 짙어 암적색을 띠고 있다. 신피질은 모든 신소체를 포함하고 있으며 헨레고리Henle' loop도 피질에서 시작하여 수질로 내려간다. 그리고 수질 집합관은 수질을 통과하여 신우로 이어진다. 수질에서부터 유도 돌기papilla가 신우 속으로 돌출하고 있다. 신우는 요관으로 이어져서 방광으로 요를 내보내는 작용을 한다. 방광에 고인 요는 요도를 거쳐 체외로 배출되는데, 이를 배뇨urination라고 한다.

신장에 혈액을 공급하는 신동맥은 복부 대동맥에서 신장 내로 들어와 여러 개의 작은 혈관이 되어 사구체로 들어온다. 사구체에는 수입 소동맥afferent arteriole과 수출 소동맥efferent arteriole의 두 가지 소동맥이 함께 연결되어 있어서 여과를 용이하게 할 수 있다.

수입 소동맥은 수출 소동맥보다 직경이 크기 때문에 사구체 모세혈관압을 증가시키게 되어 혈액의 수분과 용질이 계속 여과될 수 있게 한다. 사구체의 모세혈관들은 다시 모여 수출 소동맥이 되어 보우만주머니를 빠져나온다. 그리고 근위세뇨관, 헨레고리, 원위세뇨관 및 집합관을 지나면서 물질교환을 한 후 다시 모인 요는 신장으로부터 신우에 이르게 된다. 그리고 요관을 통해 방광으로 보내져 체외로 배출된다(이연숙 등, 2009).

인체의 신경계에는 약 100억 개의 신경세포가 있어, 그 신경조직은 구성요소가 두 가지 세포로 되어 있는데, 하나는 자극을 받아 그 흥분impulse을 전달 또는 감수하는 기능을 하는 신경세포nerve cell or neuron이고, 다른 하나는 이 신경세포를 지지해 주는 교질세포glial cell이다. 신경세포는 흥분성과 전도성이 있다. 즉, 국소에 가해진 자극에 반응을 일으켜서 어느 한점의 자극효과를 타점에 파급시켜 이 자극에 반응을 할 수 있는 성질을 흥분성excitability이라 하고, 이 자극을 타점으로 옮기는 성질을 전달성conduction이라 한다.

자극의 종류는 온도의 변화, 기계의 접촉, 압력pressure의 변화, 전류방사선 및 화학적 자극 등인데, 그 결과는 각각 세포의 특성에 따라 나타난다. 예를 들면, 선세포의 자극은 그 선의 특정 분비물을 방출하고, 근을 자극하면 수축함과 같은 것이다. 이러한 구조적인 또는 기능적인 최소단위인 신경세포neuron이라 한다. 전형적인 신경세포에는 세포체cell와 두 종류의 돌기process가 있는데, 하나는 짧고 가지를 쳐서 수상돌기dendrite라 불리며, 자극을 받아 세포체에 전달하는 작용을 하고, 또 하나는 한 줄의 긴 축색axon인데, 세포체에서는 나가는 자극을 다른 neuron의 수상 돌기에 전해 준다.

축색은 중추신경계에서도 엷은 교질막에 의하여 싸여 있고, 중추신경 밖에서는 축색은 더욱 분화된 신경총에 의하여 감싸여 있는데, 대부분의 축색은 신경초와의 사이에 지방질인 수초schwanns sheath를 가지고 있다. 수초가 일정한 간격을 띄고 가늘어진 마디를 Ranvier's Node절이라 한다. 교질세포는 신경세포 간 또는 신경섬유 사이를 에워싸고 있는 일종의 결합조직의 발달이고, 뇌와 척수의 주요 지지조직이다(강충식 등, 2000).

인체의 생리적 조절계로 기능하는 신경계와 내분비계는 내적 환경의 항상성을 유지하는데 가장 중요한 역할을 하며, 스트레스 시에 나타나는 생리적 반응은 신경계 및 내분비계의 통합 과정을 거쳐 이루어지고 있다. 또한 신체활동의 내적 환경을 이루고 있는 수분과 전해질 대사에 관련 되어있는 신장은 renin을 분비함으로서 sodium의 재흡수와 관련된 renin-adgiotensin-aldosterone계의 중후적인 역할을 하는 것으로 알려져 있다. 과중한 신체활동이나 운동 시에는 이들 호르몬 및 전해질의 불균형을 초래할 수 있으며 이는 신체의 모든 기능에 영향을 미칠 수 있게 된다(김명애, 1985).

현재 임상에서 신장 기능의 지표로 가장 많이 사용되고 있는 혈청 creatinine의 정상 범위는 각 의료기관에서 표준을 설정하여야 하지만 근육량과 연관되어 있는 creatinine의 특성상 남녀의 차이를 분명히 하여야 할 것으로 보인다. 즉, 수 만명을 대상으로 연구하여 발표된 우리나라 성인의 creatinine의 평균치를 보면 남자는 1.05-1.08±0.1 mg/dL, 여자는 0.81-0.82±0.1 mg/dL이다1-3).

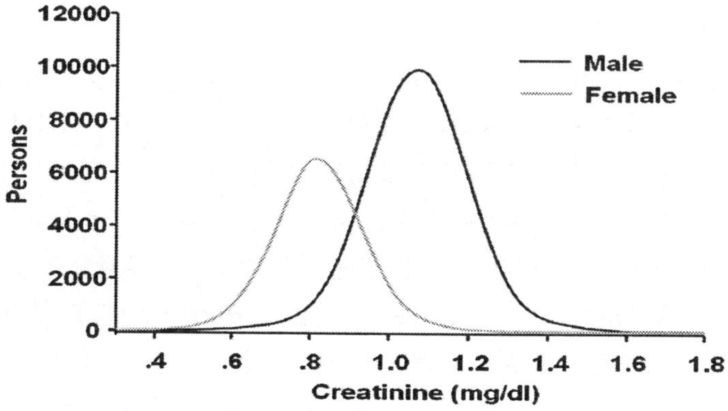

남녀의 혈청 차이

5만명의 무증상 건강진단 성인에서 남녀의 creatinine에 따른 분포도로 남녀의 creatinine 의 평균치 및 분포 모양이 확연히 다름을 보여 주고 있어 여자의 경우 creatinine 1.2 mg/dL만 되어도 상위 99% percentile에 드는 높은 수치이나 남자의 경우 평균치에 가까운 수치임을 알 수 있다.

이러한 creatinine 치로 사구체 여과율을 추정하여 각 환자에게 적용하는 것이 일반적인데 이를 위해서는 몇 가지 인정되는 공식이 있다. 현재까지 가장 흔히 쓰이는 Cockcroft-Gault equation은 혈청 creatinine과 환자의 나이, 몸무게를 사용 요소로 하여 creatinine clearance를 추정하는 공식이며 최근 많이 사용하는 MDRD equation (Modificaton of Diet in Renal Disease study)은 혈청 creatinine과 나이만을 이용하여 사구체 여과율을 추정하는 공식이므로 전체 통계에 주로 사용하여야 하고 각 개인의 비만도 및 체형을 반영하지 못한다. 또한 체표면적 1.73m2으로 표시되므로 임상적으로 환자의 약물 용량 등을 계산하려면 반드시 환자의 체표면적으로 환산하여야 한다(진동찬, 2007).

참고문헌

강충식, 김원식, 김종훈, 이청무(2000). 운동해부학. 교학연구사. p.170.

김종오(2004). 운동 강도가 streptozotocin 유도 당뇨 흰쥐의 신장기능과 형태학적 변화에 미치는 영향. 한국스포츠리서치. p.1010-1013.

이연숙, 구재옥, 임현숙, 강영희, 권종숙(2009). 이해하기 쉬운 인체생리학. 파워북. p.252-254.

진동찬(2007). 건강 검진 자료로 본 우리나라 무증상 성인의 신장기능과 신장질환 (논평). 대한신장학회. p123-124.

운동과 소화기능

소화digestion

복잡하고 큰 분자의 물질을 장관막을 통하여 혈액 내로 이동시킬 수 있도록 작은 분자의 물질로 분해하는 과정이며, 이렇게 소화된 물질이 장관벽 세포막을 통하여 혈관과 림프관 속으로 이동되는 현상을 흡수라고 한다(김태진, 2005).

소화기계digestive system

소화관을 통해서 이동되어온 음식물은 더 작은 물질로 분해한 후 혈액 내로 들어오게 하는 주된 일을 하는 기관계를 소화기계라고 한다(김태진, 2005).

소화기계의 구조

소화 · 흡수에 관련된 기관을 소화기계라고 하는데, 이는 입에서 항문까지 이어져 있는 관인소화관(구강 · 인두 · 식도 · 위 · 소장 · 대장 · 항문)과 소화액을 분비하는 실질 기관(타액선 · 이자 · 간)으로 구성된다(서영환, 2005).

구 강

구강이란 입의 공간을 말하는 것으로 치아, 턱, 혀, 타액으로 구성된다. 치아는 음식물을 잘게 자르고 갈고 부수는(기계적 소화) 것이 치아의 역할이다. 음식물을 작게 만듦으로써, 위와 장에 주는 부담도 그만큼 가벼워진다(위승두, 2005). 턱은 위아래의 치아를 사용하여 음식물을 잘게 부수는 역할을 한다. 혀는 맛을 느끼는 것 외에 음식을 상하 치아 사이로 보내는 기능을 한다(위승두, 2005). 타액에는 탄수화물 분해요소인 아밀라아제가 함유되어 있고, 이 효소 작용에 의해 전분은 당으로 분해된다. 타액은 음식물에 습기를 주어 목구멍으로 넘기기 쉽도록 하는 역할도 있다(위승두, 2005).

인 두

인두에는 비부, 구부, 인두부가 있다. 물과 음식덩어리가 인두점막에 닿으면 연하운동이 반사적으로 일어난다(서영환, 2005).

식 도

식도는 인두에서 위에 이르는 가늘고 긴 근육성 관으로 길이는 약 25cm 이고, 앞뒤로 눌린 듯한 타원형을 하고 있다. 음식물이 통과할 때 크게 벌어지고 잘록해지며 순서대로 수축하면서(연동운동) 음식물을 위로 보낸다(위승두, 2005).

위

위는 식도에 연결되어 있는 주머니 모양의 기관으로 위의 입구를 분문, 분문의 상부를 위저부, 중앙부를 위체부, 십이지장으로 연결되는 부분을 유문부일 유한다(서영환, 2005). 위벽에는 위선이 있어서 위액이 분비되 유단백질 분해효소인 펩신과 염산이 함유되어 있어서 강한 산성을 띤다(위승두, 2005). 위내의 점막에는 많은 주름이 세로로 나 있고 위소와을 유문부 많은 작은 구멍이 있으며, 각각의 부위에서 분문선, 위저선에서는 소화효소와 위산이, 유문선에서는 가스트린이 분비된다(서영환, 2005).

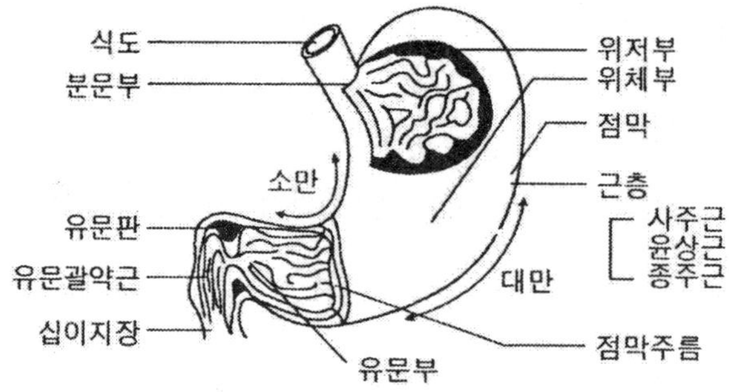

위(서영환, 2005)

소 장

소장은 소화 · 흡수에서 가장 중요한 기관이다. 위에서 십이지장으로 보내지는 산성의 소화반죽은 알칼리성의 이자액, 쓸개즙, 장액 등의 분비액에 의해 중화된다. 또한, 소장의 유동운동과 분절운동에 의해 소장을 통과하는 동안 막소화 효소의 작용을 받아 완전히 소화됨과 동시에 흡수된다(서영환, 2005).

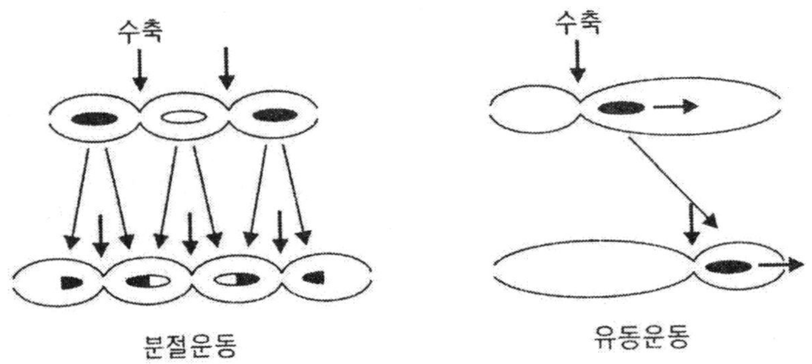

소장의 운동(서영환, 2005)

대 장

대장은 소장과 연결되어 있다. 대장에는 소화효소를 분비하는 기능이 없고, 소장에서 소화 흡수된 음식물로부터 수분을 흡수하는 것이 주된 역할이다. 여기서 남은 찌꺼기가 대변이 되어 직장으로 들어가 항문을 통해 체외로 배출된다(위승두, 2005).

신체활동과 소화기능

우리들이 먹은 음식물이 입에서 출발에서 식도를 통과하여 위에 도달한 후, 다시 십이지장으로 가서 대장을 통과하기까지 10시간 이상이 소요되는데, 장운동이 너무 빨리 이루어지면 설사를 하게 되고 너무 느리면 변비가 되는 것이다. 이 장운동이 일정하지 못하고 빨랐다가 느렸다하면 설사와 변비가 번갈아 일어나게 된다. 우리의 소화기관인 위나 장은 음식물을 소화시키기 위해서 끊임없이 운동을 계속하고 있고, 그 운동은 매우 규칙적이다. 이 내장운동이 불규칙하게 되면 소화에 이상이 초래되게 된다. 이것이 바로 소화불량인 것이다.

운동을 하면 소화가 잘 된다. 그것은 운동이 위장운동을 더 원활히 하도록 돕기 때문이다. 또한 운동을 하게 되면 신체 전체가 에너지를 많이 쓰기 때문에 그 에너지를 빨리 보충하기 위해서는 소화 흡수가 빨리 이루어 져야 되기 때문이다.

음식물 속의 영양분을 소화 흡수, 내분비선으로부터 필요한 호르몬을 분비, 신경이 뇌로부터의 신호를 근육에 전달하기 위해 필요한 신경 세포막을 적절히 유지할 수 있도록 많은 에너지를 소비하는 것이다(이근일, 김도준, 김동제, 김갑수, 강성기, 조재혁, 천윤석, 2006).

운동할 때 주의사항은 식사 후 한 시간 내에 운동은 하지 않아야 한다. 그것은 음식물이 위에 아직 존재해 있는 상태에는 운동이 해롭기 때문이다. 이 상태에 운동을 하면 위에서 십이지장으로 넘어가는 부분의 근육이 수축하여 위에 있는 음식이 장으로 내려가지 못하기 때문에 소화에 지장이 초래된다. 식사를 금방 운동을 하면 옆구리가 결리는 것을 경험하게 되는데, 이는 바로 위속에 있는 음식물의 무게 때문에 횡격막이 당겨서 나타나는 증상이다.

또한 식사 후 1시간 경과 후에 음식물이 소장에서 흡수하여 혈당이 최고치에 달하기 때문에, 이 혈당이 증가하면 따라서 인슐린이 증가하게 된다. 인슐린이 증가된 상태에서는 에너지 이용이 잘되지 않기 때문에 운동의 효과를 반감하게 된다. 그러니 식사 후 1시간이내에 운동을 하지 않는 것이 좋다. 따라서 운동은 공복에 하는 것이 이상적이다. 식후에 운동을 할 경우는 위내의 음식물이 장으로 내려가는 시간인 식후 3시간은 경과해야 한다. 그러나 가벼운 산보정도는 식후에 바로 해서도 괜찮으며, 이는 오히려 소화에 도움을 주게 된다. 규칙적인 운동으로 위장기능을 증진시켜 위장장애와 소화불량에서 해방되는 슬기를 가져야 한다.

운동이 소화기능에 미치는 영향으로 야윈 사람이 운동을 하면 체중이 증가한다. 이는 스트레스나 신경질적인 성격 때문에 위장의 소화 기능이 장애를 받아 말랐던 사람이 운동을 함으로써 스트레스가 해소되고 위장의 활동이 활발해져 소화·흡수가 잘되기 때문이다. 거의 모든 운동이 위장 강화에 도움이 된다. 위궤양 치료에 운동이 효과적인 이유는 운동으로 인해 위벽의 근육을 포함한 전신의 근육에 피로가 생기고, 그로 인해 위산의 분비가 억제되기 때문이며, 또 다른 이유로는 이완 효과를 들 수 있다. 따라서 소화 불량 등 신경성 위장 질환뿐만 아니라, 위염이나 위궤양 등에도 약물의 치료와 함께 규칙적인 운동요법을 실시하면 더 빨리 건강을 되찾을 수 있다.

소화기관과 배설기관에 있어서의 운동의 영향은 소화기관과 배설기관이 양호한 상태를 유지하도록 돕는다. 위와 장의 신경과 근육들은 더 좋은 상태로 효과적인 방식으로 작용할 수 있다. 또한, 운동은 보통 배가 고프도록 하고, 대체적으로 허기는 소화기능을 향상시킨다(강유원, 1999).

참고문헌

강유원(1999). 체육원리. 태근출판사. p258.
김태진(2005). 생리학. 정담미디어. p156.
서영환(2005). 스포츠 영양학. 대경북스. p89. p91-92.
위승두(2005). 스포츠 생물학. 대경북스. p69-84.
이근일, 김도준, 김동제, 김갑수, 강성기, 조재혁, 천윤석(2006). 스포츠 영양학. 신아출판사. p16.

운동과 혈액기능

혈액Blood이란 단일 세포막을 통한 물질 이동만으로는 개체가 필요로 하는 물질을 공급하거나 대사 산물을 이동시킬 수 없기 때문에 동물의 각 조직과 세포 주위에 세포의 내적 환경internal environment을 유지시킬 수 있는 조직이다. 다시 말하자면, 개체를 구성하는 부분을 조직으로 분류하면 다른 조직은 모두 일정한 부위에 고정되어 있으면서 기능을 수행하는데 반해 혈액은 순환하면서 기능을 수행하는 순환조직circulating tissue이라고 말할 수 있다. 또한 혈액의 기능Blood function은 운반기능, 조절기능, 방어기능으로 나누어 볼 수 있다(하종식, 2003).

혈액의 운반기능 종류 및 역할

혈액의 운반기능에는 가스 운반, 영양물질 운반, 노폐물운반, 호르몬 운반 등이 있다(권헌영, 2008).

가스 운반은 적혈구 내의 혈색소(헤모글로빈)가 폐에서 산소와 결합하여 조직에 산소를 공급하며 조직세포에서는 이산화탄소를 혈색소에 결합된 산소와 교체하여 폐로 운반되는 대사를 나타낸다. 즉, 호흡을 통해 흡입된 산소가 폐포alveolus에 도달하고 폐포 내 모세혈관 속에 들어 있는 적혈구 내로 확산된다. 산소의 대부분은 적혈구 내에 있는 혈색소와 결합하여 운반되며 일부분은 혈장 중에 용해된 상태로 운반된다. 폐모세혈관과 폐포 사이는 거리가 매우 짧아 산소는 모세혈관 안으로 확산되어 들어가고, 폐모세혈관까지 수송되어 온로 맥혈 내 이산화탄소는 폐포 안으로 확산되어 호출된다. 이때 산소의 유입과 인산화탄소의 호출은 분압의 차이에 의해 이루어진다. 호흡을 통해 1분당 약 250㎖의 산소가 흡입되고 200㎖로 도의 이산화탄소가 호출(呼出)된다(권헌영, 2008). 옆의 그림은 혈액 내 이산화탄소 운반의 3가지(용해된 상태의 이산화탄소, 헤모글로빈과 결합한 이산화탄소, 중탄산) 형태를 나타낸 그림이다.

영양물질 운반은 위나 장에서 흡수된 탄수화물, 지방, 비타민, 무기질 등의 영양물들이 장점막세포를 통해 흡수 되어 문맥혈관을 거쳐 간으로 운반된 다음 간에 저장되거나 혈액을 통해 각 조직이나 장기로 운반하는 것을 말하며 여분의 영양물질은 저장조직에 저장된다(권헌영, 2008).

노폐물 운반은 각 조직에서 생성된 요소, 요산, 암모니아 등의 분해 대사산물은 혈액을 통해 간에 운반되고 간에서 배설되기 쉬운 형태로 분해된 후 신장이나 담도, 피부를 통해 체외로 배설하는 기능을 말한다(권헌영, 2008).

또한 호르몬 운반은 내분비장기에서 생성, 분비된 각종 호르몬이 혈액을 통해 각 기관으로 운반된다는 것이다. 다음 그림은 말초 혈관에서의 물질 이동을 잘 나타내 주는 그림이다. 혈액이 각 조직세포에게 물과, 글루코스, 아미노산, 산소를 각 조직세포에 제공하고 항상성을 위해 다시 물을 다시 흡수하고, 이산화탄소와 노폐물을 가지고 가는 물질의 이동을 나타낸다.

혈액의 조절기능 종류 및 역할

조절기능에는 삼투압의 유지, pH의 유지, 체온의 조절 등이 있다(권헌영, 2008). 혈액의 혈장단백질, 특히 알부민과 염분이 혈장 삼투압을 일정하게 유지하는 역할을 한다. 혈액과 조직액 사이에는 삼투압평형이 유지되고 있으나, 혈장에 있는 알부민이 감소하여 혈액의 삼투압이 낮아지게 되면 수분평형water balance을 유지하기 위하여 혈관 내 수분이 모세혈관을 통해 조직으로 이동하게 되고 부종(edema)이 생기게 된다(권헌영, 2008).

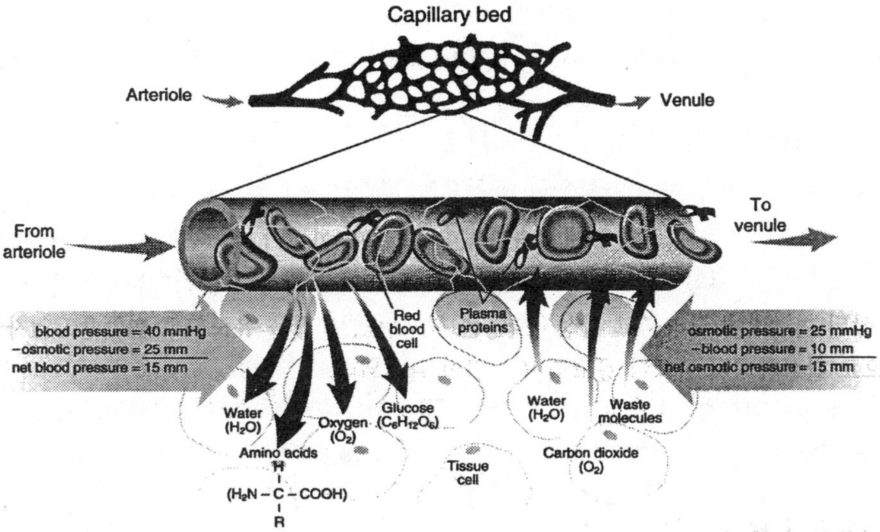

말초혈관에서의 물질 이동

혈액의 pH는 7.4(±0.05)로 약 알칼리성이며 단백질 및 전해질 등의 완충작용에 의하여 일정하게 유지되고 있다. 질병으로 pH가 7.4보다 낮아지면 acidosis라고 하고 pH가 높아지면 alkalosis라고 한다. pH의 변화가 ±0.2 이상 되면 생명이 위험하게 된다(권헌영, 2008).

또한 혈액은 체온의 조절 역할도 한다. 혈액 내 수분은 열을 잘 전도하기 때문에 신체부위에 따라 온도 차이가 생기면 혈액을 통해 열이 이동되어 체온을 균등하게 유지시킨다. 예를 들어, 조직에서 열이 발생되면 열을 흡수하고 폐나 피부를 통해서는 수분 증발이 일어나고 이로 인해 체온은 낮아진다. 혈액이 순환하면서 체온은 균등하게 조절한다. 저온 상태에서는 혈류를 통해 피부로 열이 전달된다(권헌영, 2008).

혈액의 방어기능 종류 및 역할

방어기능으로는 이물질 제거 기능과 지혈 기능이 있다(권헌영, 2008).

이물질 제거 기능은 주로 백혈구에 의한 기능으로 백혈구 중의 호중구나 단구는 체내로 침입한 세균과 같은 병원체가 체내로 들어왔을 때 생체 이물질로 인식, 그곳으로 유주migration하여 탐식 후 분해해 버린다. 백혈구 중의 림프구는 병원체 등의 이물질에 대항하는 항체를 생성하고, 이물질은 항원-항체 반응 antigen-antibody reaction에 의해 병원성이 소실된다(권헌영, 2008).

지혈기능은 혈소판과 혈액응고인자들 외에 모세혈관에 의해 주로 이루어지며 혈관이 손상을 받아 출혈이 일어나면 모세혈관은 혈소판의 점착을 돕고 응고인자 활성화 물질들을 방출한다. 혈소판은 손상된 혈관 벽에 달라붙고 활성물질들은 혈소판의 응집을 유도하고 혈액응고인자들이 연쇄적으로 활성화되어 혈액이 응고되면 지혈이 완성된다(권헌영, 2008).

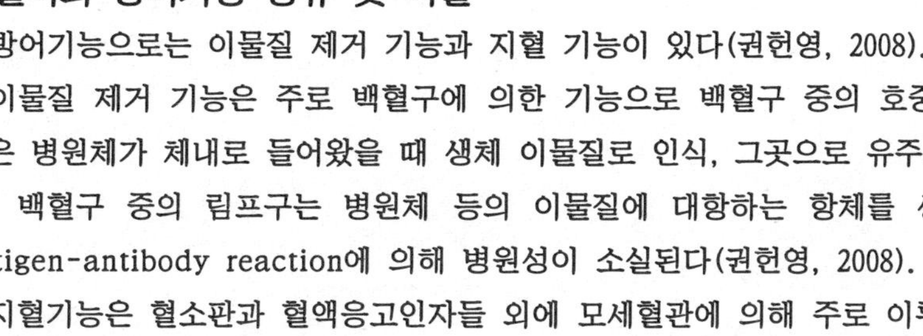

혈액의 응고 과정

옆의 그림은 혈액의 응고 과정을 설명한다. 우선 상처 입은 세포와 혈소판으로부터 혈액 응고 인자가 나와 트롬보플라스틴(트롬보키나아제)이라는 효소가 합성된다. 그 뒤 트롬보키나아제는 혈장 속의

Ca^{2+}과 함께 작용하여 혈장속의 프로트롬빈을 트롬빈으로 활성화시킨다. 그 뒤 트롬빈은 혈장 단백질인 피브리노겐을 피브린으로 만들어, 이 피브린들이 혈구와 뭉쳐서 혈병을 만든 뒤 혈액을 응고시키게 된다.

운동으로 인한 혈액기능의 영향

윤장순(2009)은 남성 편마비 환자들을 위한 운동으로 체간근 운동을 선택하여 만성 편마비 환자의 체간근 등속성 운동 치료 수행 후 신체 구성분, 혈액성분의 변화, 혈중 호르몬 등에 어떤 변화가 있는지를 알아본 연구에서, 일반 혈액 성분(백혈구, 적혈구, 헤모글로빈, 헤마토크리트, 혈소판)은 운동기간에 따라 미미한 변화를 보였을 뿐 유의한 차이는 없었으며, 글루코스만 12주 운동 후 유의한 차이를 보여주었다고 하였다.

또한 한형주(2003)는 건강한 젊은 여성의 혈액내 운반체(헤마토크리트지, 적혈구, 헤모글로빈)는 12주간의 지구성 운동 트레이닝 프로그램의 적용에 크게 변화하지 않았다는 연구 결과를 나타내었다.

하지만 윤은정(2003)의 운동이 혈액 응고와 항응고 성분에 미치는 영향에 관한 연구에서는 규칙적인 운동이 혈소판의 수를 낮추며, 운동의 형태는 혈소판 수에 큰 영향을 미치지 않는다고 하였다. 또한 전문적으로 운동을 실시하는 집단의 항응고 성분이 일반인들보다 높게 나타난 경향으로 미루어, 체력 수준이 높을수록 항응고 과정이 안정시나 운동 후 회복기에도 더 빨리 나타난다고 하였다.

참고문헌

권헌영 외 19명(2008). 기본혈액학. E Public. p10-12.

윤은정(2003). 운동이 혈액 응고와 항응고 성분에 미치는 영향. 성균관대학교 석사학위논문. p32-34. 52.

윤장순(2009). 체간근 등속성 운동치료에 의한 만성 편마비 환자의 신체구성, 혈액성분, 호르몬의 변화. 단국대학교 대학원 박사학위논문. p5-6. 47. 63. 74.

정성태(2003). 파워 운동생리학. 형설출판사. p186-190.

하종식(2003). 인체생리학. 신광출판사. p113-124.

한형주(2004). 12주간의 지구성 운동 트레이닝이 혈액내 운반체에 미치는 영향. 운동과학. 13권, 제1호. p15. 23.

운동과 성기능

여성과 남성 생식선은 부신피질에서 생산되는 것과 같은 성호르몬을 생산한다. 중요한 차이점은 생식선에서 부신피질보다 더 많은 양의 성호르몬이 생성된다는 것이다(Marieb, 2007). 생식을 조절하는 경로는 시상하부와 뇌하수체 전엽에 의한 펩티드, 단백질 그리고 당단백질호르몬의 분비와 함께 시작한다. 이러한 자극호르몬(trophic hormone)들은 생식샘으로부터 안드로겐(androgen), 에스트로겐(estrogen), 프로게스테론(progesterone) 등을 포함하는 스테로이드 성호르몬들의 분비를 조절한다. 이러한 호르몬들은 긴밀히 연관되어 있으며 동일한 스테로이드 전구체들로부터 생성된다. 양쪽 성 모두 안드로겐과 에스트로겐을 생성하지만 안드로겐은 남성에서 우세하고 에스트로겐은 여성에서 우세하다(고영규, 2006).

성 스테로이드에 대한 조절 경로는 남성과 여성 서로 유사하다. 양성 모두 생식조절은 시상하부-뇌하수체 전엽-말초분비샘의 양상을 따른다. 시상하부에서 분비되는 생식샘 자극호르몬 방출호르몬(GNRH)은 여포자극호르몬(FSH)과 황체형성호르몬(LH)을 조절한다. FSH와 LH는 다시 생식샘에 자극적으로 작용한다. FSH는 배우자발생의 시작과 유지에 LH는 스테로이드 성호르몬의 생성에 작용한다(고영규, 2006).

남성 생식

남성 생식계는 정소, 부속샘과 관, 외부생식기로 구성되어 있으며, 외부생식기는 음경(penis)과 정소를 함유하고 있는 음낭(scrotum)으로 이루어져 있다. 요도는 정자와 요의 배출을 위한 경로이며, 이는 요도해면체에 둘러 쌓여있고, 음경해면체의 기둥과 함께 음경의 발기조직을 구성한다. 부속샘과 관은 전립샘, 정낭, 구요도샘을 포함한다.

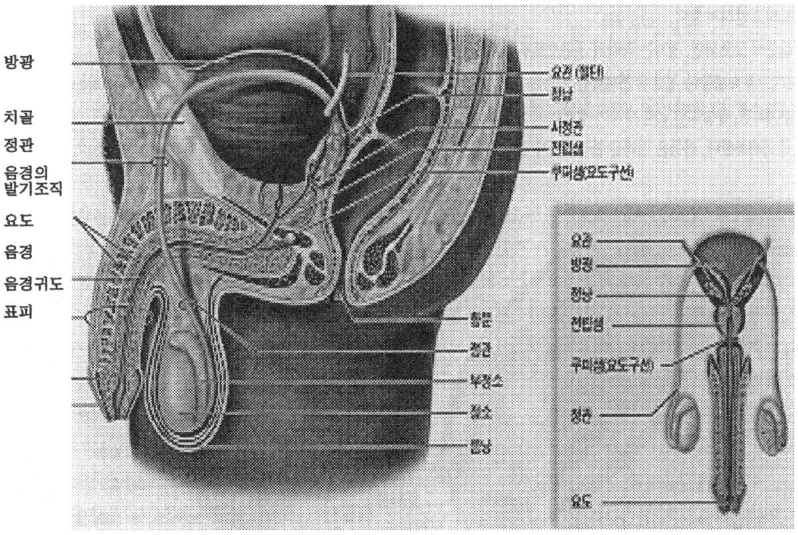

남성의 생식계(Mader, 2008)

정소는 약 5cm × 2.5cm 크기의 타원 모양으로 정소란 말은 라틴어로 '증인' 을 의미하며, 이는 고대로마에서 선서를 하는 남성은 한 손을 그들의 생식기에 놓았다는 사실에서 유래했다. 정소는 정세관 덩어리를 둘러싸고 있는 하나의 단단한 외부 섬유피막을 가지고 있으며 혈관과 테스토스테론을 생산하는 라이디히세포들을 구성하고 있는 간질조직이 있다. 라이디히세포는 테스토스테론이 남성 특징의 발달을 지시하기 위해 필요한 태아기에 처음으로 활성화 되었다가 사춘기에 생성을 재개한다(고영규, 2006).

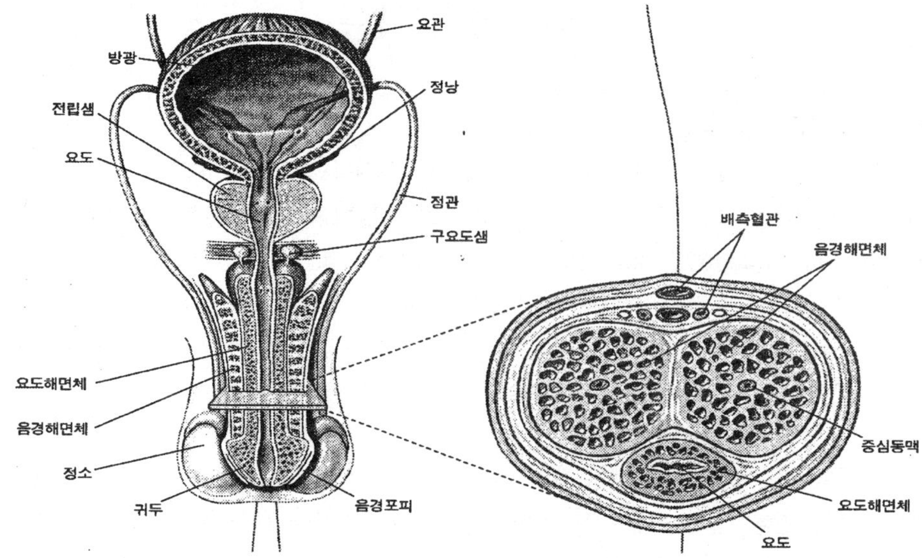

남성의 생식구조(고영규, 2006)

기 관	기능
정소	정자와 성호르몬을 생산
부정소	정자가 성숙하고 저장되는 관
정관	정자가 저장되고 이동하는 관
정낭	정액에 영양소와 액체를 공급
전립샘	정액에 액체를 공급
요도	정자를 수송
쿠퍼샘	정액에 점액을 포함한 액체 공급
음경	성교를 위한 기관

남성의 생식기관(Mader, 2008)

남성호르몬이란 남성의 정소(精巢)에서 분비되는 호르몬으로 고환 호르몬과 테스토스테론을 주성분으로 하는데, 남성의 제이 성징(第二性徵)의 발달을 촉진하며 성적 충동을 일으킨다. 남성의 테스토스테론은 정소에서 분비되지만 5% 정도는 부신피질에서 나온다. 테스토스테론은 말초조직에서 더 강한 유도체인 디히드로테스토스테론(DHT)로 전환된다. 정소는 테스토스테론을 에스트라다이올(estradiol)로 전환한다(고영규, 2006).

남성 호르몬은 정자와 테스토스테론을 일정하게 생산하도록 조절하는 음성 되먹임 조절에 관여한다. 혈액내에 상당한 양의 테스토스테론이 특정 수준으로 상승할 때, 테스토스테론은 시상하부와 뇌하수체 전엽으로 하여금 GnRH와 LH 각각의 분비를 감소시키고, 테스토스테론의 수준이 감소하면 시상하부는 GnRH의 분비를 증가시키고, 뇌하수체 전엽은 사이세포로 하여금 LH의 분비를 증가시킨다. 세정관 벽의 세르톨리 세포는 적당할 때 GnRH와 FSH의 분비를 방지하는 인히빈(ingibin)이라는 호르몬을 생산한다(Mader, 2008). LH의 주요한 표적은 테스토스테론을 생성하는 라이디히세포이다. 또한 테스토스테론은 피드백작용으로 뇌하수체 전엽에 의한 LH의 방출을 억제한다. 테스토스테론은 정자 형성에 반드시 필요하지만 그의 작용은 세르톨리세포에 의해 매개되는 것으로 보인다(고영규, 2006). 세르톨리세포는 안드로겐 수용체를 가지고 있어 안드로겐결합단백질을 생성한다.

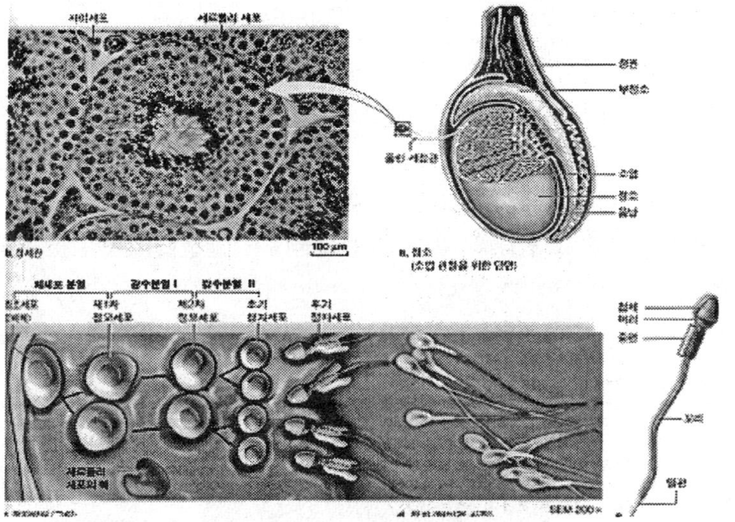

정소와 정자(Mader, 2008)

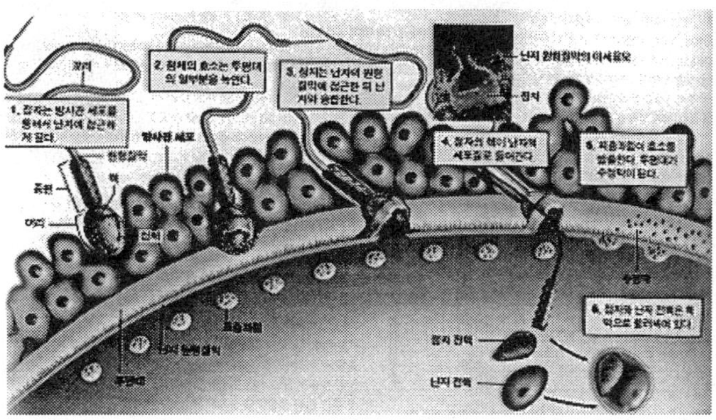

수정 (Mader, 2008)

테스토스테론은 스테로이드로 구성되어 있으며 황체형성 호르몬에 의해 조절된다(Mader, 2008). Leydig 간질세포에서 형성되며 성인 고환의 약 20%를 차지한다. 유아기에는 고환에 존재하지 않지만, 출생한지 몇 개월 되지 않는 남아와 사춘기 이후의 성인 남성에서는 많이 존재한다. 두 시기에서 테스토스테론은 많은 양을 분비한다. 테스토스테론은 사춘기 후 분비가 증가하여 음경, 음낭, 고환을 확대시키고 이차성징의 발달을 일으킨다. 이차성징에는 체모의 발달과 머리털의 성장에 영향을 주며, 후두 점막층의 비대증과 후두의 확대를 일으켜 남성을 저음으로 만든다. 전신 피부의 두께와 피하조직의 주름을 증가시키고, 신체의 근조직에 큰 영향을 미친다. 뼈기질의 전체량을 증가시키고 칼슘을 유지하는 원인이 된다. 골반입구를 좁게, 길이를 길게 하고, 힘을 크게 증가시키는데 영향을 미친다. 또한 기초대사율과 적혈구를 증가시키고, 나트륨의 재흡수를 증가시킨다(Guyton, 2002). 피부의 땀샘을 자극하여, 여드름과 체취의 원인이 되기도 한다(Mader, 2008). 과다 시에는 조기성장발육, 남성형다모증, 월경이상을 보일 수 있다. 부족 시에는 발기불능을 일으키고 결핍이 소아기에 시작되면 남성 이차성징의 발달이 되지 않을 수 있다(Goldberg, 2004).

안드로겐은 배우자발생 이외에도 신체에 여러 영향을 준다. 제 1차와 제 2차로 나뉘는데 1차 성징은 남성을 여성과 구별하는 내부 성기관과 외부생식기를 말한다. 안드로겐은 배아 발달 동안 그들의 분화와 성숙기 동안 그들의 성장에 중요하다. 2차 성징은 남성을 여성과 구별하는 신체 모양과 같은 신체의 다른 특징들을 말하는 것으로 역삼각형의 상체, 수염과 머리카락의 성장, 근육의 발달, 성대의 비대로 인한 음성의 저하, 성욕(libido)의 행동효과 등과 같은 특징을 나타내는 데 중요한다(고영규, 2006).

여성 생식

여성의 외부생식기는 음문(vulva) 또는 음부(pudendum)로 알려져 있다. 대음순, 소음순, 작은 발기감각 조직인 음핵, 질, 처녀막으로 되어있다(고영규, 2006). 여성 호르몬이란 여포호르몬인 에스트로겐과 황체호르몬인 프로게스테론을 지칭한다. 에스트로겐은 난소 · 부신피질 · 고환 · 태반계 등에서 생성되며 양성(兩性)에 있어서 여러 가지 기능을 가진다. 에스트로겐은 제1차, 2차 성적형질을 조절하며, 2차 성징으로는 둔부와 상부대퇴부의 지방분포와 가슴의 발달이 있다. 부신피질에서 생성되는 안드로겐에 의해 음모와 겨드랑모의 성장이 일어나며, 성욕은 부신안드로겐의 조절을 받는다(고영규, 2006). 난소는 사춘기 전까지는 기능을 전혀 하지 않다가 사춘기가 되어 뇌하수체 전엽의 성선자극호르몬에 의해 자극되면 활동을 시작한다(Marieb, 2007).

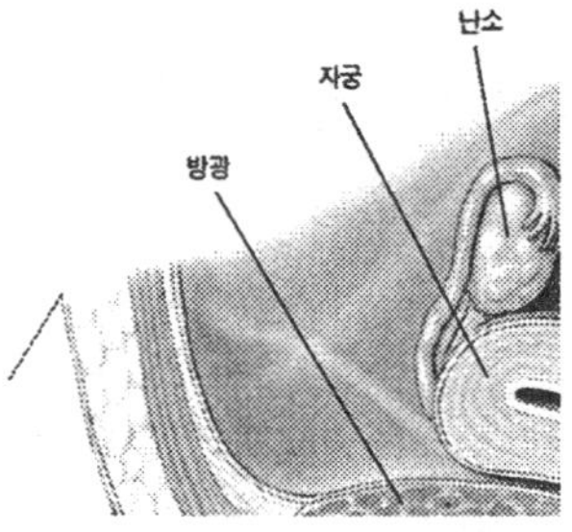

여성 생식(고영규, 2006)

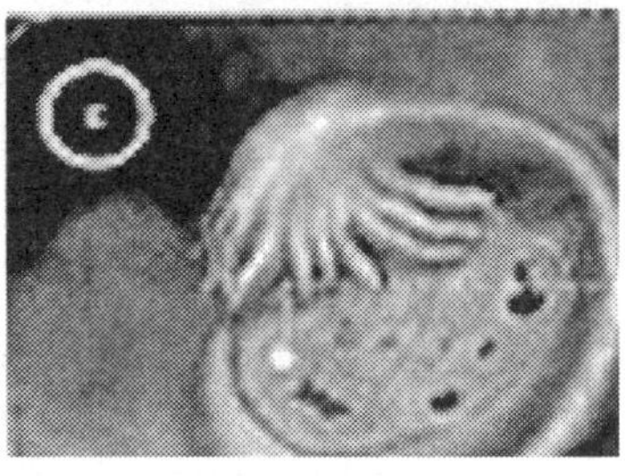
난소(알렉산더 치아라스, 2006)

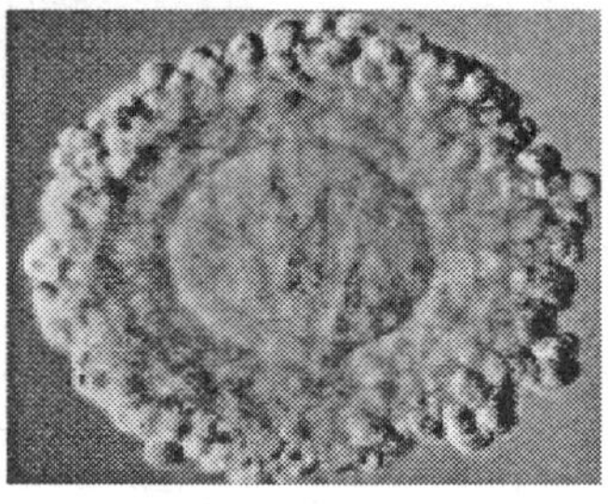
난자(바르바라 갈라보티, 2005)

여성호르몬은 여성에 있어서는 2차 성징을 발현하고 월경주기, 여성생식기 운동, 수정, 착상, 초기배의 영양공급에 맞는 환경조성 등에 관여한다. 인공적으로 합성된 에스트로겐제제는 경구피임제, 유방암 · 전립선암의 진행억제제로 쓰이고, 폐경 후 위하감 경감, 유즙분비 억제 등과 골다공증 · 절박유산 · 난소질환 · 월경과다 등의 치료에 쓰인다.

프로게스테론은 스테로이드로 구성되며 황체형성호르몬에 의해 조절된다. 배란 후에 자궁내막이 수정된 난자를 받아들일 수 있는 준비를 하게하고, 과다 시 배란을 방해하고 불규칙한 월경출혈을 야기할 수 있다. 융모성 성선자극호르몬은 당단백질로 이루어져있으며, 임신동안 황체가 퇴화되지 않도록 하여 에스토로겐과 프로게스테론이 상승하게 한다. 남자태아의 고환에서 테스토스테론의 생산을 자극한다(Goldberg, 2004).

초기 여포기: 뇌하수체 전엽으로부터 생식샘 자극호르몬의 분비가 증가한다. FSH의 영향을 받아 난소 내의 여러 여포들이 성숙하기 시작한다. FSH의 영향을 받은 과립막세포(granulosa cell)와 LH의 영향을 받은 여포막세포는 스테로이드호르몬을 생산하기 시작한다. 여포막세포는 안드로겐을 합성하여 방향화효소에 의해 에스트로겐으로 전환한다. 에스트로겐은 FSH와 LH의 분비에 대해 음성 피드백효과를 발휘하여 주기 내에 추가적인 여포의 발달을 막고, 동시에 과립막세포에 의한 에스트로겐의 생성을 촉진한다. 난소로부터 분비되는 에스트로겐은 자궁내막의 성장, 증식에 영향을 미친다.

후기 여포기: 에스트로겐의 분비가 정점에 달해 임신이 가능한 자궁을 준비시킨다. 이 외에도 인히빈과 프로게스테론이 분비되어 FSH를 억제시킨다. 초기에 음성 피드백효과를 발휘했던 에스트로겐은 양성피드백으로 전환되며, 프로게스테론의 도움을 받아. GnRH에 대한 뇌하수체 반응을 증대시켜 LH의 분비를 증가시킨다.

배란: LH가 정점에 도달한 후 약 16~24시간이 지난 후 일어난다. LH의 급증은 여포의 파열을 촉진시키고, 여포막세포를 여포강간 안으로 이주시켜 과립막세포와 혼합해 강을 채우게 한다. 두 세포는 황체세포로 변형되어 프로게스테론을 분비하기 시작하고, 따라서 에스트로겐의 합성은 감소한다.

초기부터 중기까지의 황체기: 황체에 의해 지속적으로 프로게스테론과 에스트로겐을 생성한다. 두 호르몬의 조합은 시상하부와 뇌하수체 전엽에 대하여 음성 피드백을 발휘하고, 생식샘 자극호르몬의 분비는 황체의 인히빈 생성에 의해 더욱 억제된다. 프로게스테론은 계속 자궁내막의 임신을 준비시키며, 자궁경부가 점성을 갖도록 하며, 발열능력이 있어 배란 후 기초체온을 상승시킨다.

황체후기: 임신이 일어나지 않으면 황체세포가 퇴화되고 프로게스테론과 에스트로겐의 생성이 감소한다. 이로 인해 뇌하수체와 시상하부에 대한 음성 피드백신호가 제거되어 FSH와 LH의 분비가 증가한다. 자궁내막의 유지는 프로게스테론의 존재에 달려있기 때문에 호르몬의 생성이 떨어지면 자궁내막의 혈관이 수축하고 세포들이 사멸하여 생리가 시작된다(고영규, 2006).

정자 수 및 정자의 운동성을 나타내는 total motility, VCL과 형태를 나타내는 정자두부의 length, width, acrosome 등은 운동 강도에 영향을 받고 있지 않은 것으로 나타났다. 그러나 통계적으로 유의하지는 않지만 60%, 80% VO2max 운동조건에서 정자의 운동성은 안정 시 보다 약 22%, VCL과 VSL은 각각 약 27%, 30% 감소해 40% VO2max 이상 운동 강도가 증가함에 따라 정자의 운동성이 약해지는 경향을 보였다. 정상형태의 정자 비율도 40% VO2max 조건에서 최고치를 이루고 운동 강도가 증가할수록 감소하는 경향을 보였다. 운동이 남성호르몬 활성에 미치는 영향은 5α-DHT는 60% VO2max에서 유의하게 증가되었다가 80% VO2max에서 유의하게 감소하였다. 이는 고강도 운동 후에는 정자의 활동성이 떨어지는 가능성을 제시한 것으로 생각된다. 운동 강도가 증가함에 따라 SHBG가 유의하게 증가하였는데 이는 고강도의 장시간 운동이 테스토스테론의 활성을 약화시키는 영향을 나타내는 것이라고 판단할 수 있다. 따라서 과도한 강도의 장기간 또는 장시간 운동은 생식기계 내분비기능과 정자에 부정적인 영향을 주는 요인이 큰 것으로 생각할 수 있다. 하지만 최대 운동과는 달리 최대하 운동에서의 테스토스테론의 반응은 운동기간과 강도에 따라 변화가 크다. 따라서 20대의 성인남자에게 있어 60% VO2max의 장시간 운동은 free testosterone과 5a-DHT의 활성증대에 긍정적인 영향을 주는 운동 강도로, 아울러 80% VO2max의 장시간 운동은 SHBG의 활성을 조장하는 운동 강도로 생각할 수 있다. 정자의 활성을 높이기 위한 적정한 장시간 운동 강도는 60% VO2max가 타당하다.

현재 우리나라에서 남성에 의한 불임이 50% 이상을 차지하고 있으며, 결혼한 부부 7쌍 중 1쌍이 불임으로 고통 받고 있다. 과거엔 동서양을 막론하고 불임의 책임을 전적으로 여성에게 미루었지만, 지난 몇 십년 동안 남성 정자 형성 장애로 인한 불임이 큰 원인으로 밝혀진 것이 사실이다(한상인, 2008).

여성 성기능 장애도 또한 유병률이 높을 뿐만 아니라 다양한 원인의 질환으로서 개인의 삶, 질과 대인관계에 직접적인 영향을 미치는 질환이다. 국내에서는 아직 수행된 연구가 미흡하나 Laumann, Paik, Rosen, & JAMA(1999)은 43%의 여성이 여러 가지의 여성 성기능 장애를 호소하고 있는 것으로 보고하였다(전미정, 2008). 인간의 생식기능 및 조절 호르몬 분비 활동은 성장 발달 단계에 따라 변화를 보인다. 태아기부터 영아기까지는 생식 기능 관련 호르몬들이 비교적 다량 분비되어 기관 발달을 촉진시키고 영아기 이후 사춘기까지는 이들 호르몬의 분비가 매우 낮아서 생식 기능의 휴면기를 보인다. 그러다가 사춘기 이후부터는 다시 생식 기능 관련 호르몬들의 분비가 급증하여 활동적인 생식 활동을 영위하게 한다. 그러다가 노년기에 들어 다시 성선 기능 감퇴 등으로 성 호르몬들의 분비가 감소한다(김광진, 김창주, 김형진, 박사훈, 1998).

운동과 성

한상인(2008)은 복합 운동이 남성 호르몬 및 정자 특성에 미치는 영향에서 복합 운동은 정자 수(Concentration)의 변화에, 60% 운동집단에서는 통계적으로 유의한 차이를 나타내지는 않았지만, 80%의 운동 집단에서는 유의한 차이가 있다고 하였다. 정자의 운동성에 있어서도 80%의 운동 집단에서만 유의한 차이가 나타났다. 이것은 80% 이상의 고강도로 복합 운동을 하는 것이 남성들의 남성생식기계 개선, 남성 불임 조기 방지 또는 예방을 할 수 있는 복합 운동의 강도가 될 수 있다는 가능성을 제시하였다.

여성을 대상으로 한 전미정(2008)의 연구에서는 운동군과 대조군에 대해 12주간의 골반저근 강화 운동 후 긍정적인 효과가 있는 것으로 나타났다. 질 평균 지속시간과 최대 질 내압은 운동군이 대조군에 비하여 유의하게 증가한 것으로 나타났으며, 연구에서 시도된 골반저근 강화 운동으로 성욕 및 성 각성 장애에 대한 성생활 평가서 역시 성적 만족이라는 궁극적인 치료 효과가 있었다.

참고문헌

김찬희, 한상인, 이중원(2008). 강도별 복합운동이 남성 호르몬 및 정자 특성에 미치는 영향한국체육과학회지. Vol. 17, No. 4, p1041-1045. 1048.

강태혁, 남상석, 문황운, 선우섭(2004) 장시간 운동이 혈중 남성호르몬 활성과 정자 운동성 및 형태에 미치는 영향. 운동영양학회지. Vol. 8, No. 3. p370-373. p375.

고영규(2006). 생리학. 라이프사이언스. p724-738.

Elaine N, Marieb(2007). 핵심 인체구조와 기능. p268

Stephen Goldberg, M.L(2004). 알기 쉽게 이해하는 임상생리학. p151.

Sylvia S, Mader(2008). 인체생명과학. p311. p321. p324. p354.

Arthur C. Guyton, M.D.(2002) 의학생리학. p1079-1081.

바르바라 갈라보티(2005) 사람의 몸. p103.

알렉산더 치아라스(2006) 자연이 만든 가장 완벽한 디자인 인체. p131.

김광진, 김창주, 김형진, 박사훈(1998). 인체생리학. 정문각. p314. 1-6.

박상갑, 김종인(1997). 운동처방론(증보판). 세종출판사. p67-69.

한상인(2008). 강도별 복합운동이 남성 호르몬 및 정자특성에 미치는 영향, 한양대학교대학원 생활스포츠학과 석사학위논문. p1-45.

전미정(2008). 골반 저근 운동이 여성의 질 내압과 질 수축 지속시간 및 성기능 만족도에 미치는 효과. 계명대학교 일반대학원 체육학과 석사학위논문. p16-48.

운동과 골밀도

인간의 신체 중 뼈는 그 골격을 이루는 부분이다. 뼈는 유기질이 35%, 무기질이 45%, 수분이 20%로 구성되어 있고, 유기질은 세포와 세포간질로 이루어져 있으며, 콜라겐 섬유가 세포간질의 90%를 차지하고 그 외 세망섬유와 무형질을 함유하고 있으며, 골의 기능은 기계적으로 몸을 견고히 지탱하고 신체의 장기를 보호하며, 운동의 중심이 되고 있는 것은 물론 여러 가지 무기질의 저장하는 장소로서의 역할을 하고 있다. 또한 골격계의 혈류량은 심박출력의 10% 정도를 차지하고 있다(김성열, 2008). 인간의 일생에 걸쳐 함께 할 운동과 대부분의 고령인구들이 맞닥뜨리는 걱정거리 중 하나인 골밀도의 유지 사이에는 어떠한 상관관계가 있을까? 이러한 의문의 해답으로는 대체적으로 운동과 골밀도는 비례하는 관계가 있다는 것이 일반적이다.

여러 골 관련 질환 중 골밀도에 관련한 가장 대표적인 것은 골다공증으로 이것은 정상인의 성별, 연령과 인종에 따라 정상치와 비교하여 골량이 감소되어 있는 상태를 말한다. 골다공증은 운동의 장애와 척추의 변형을 유발하고, 고관절 및 척추골절의 원인이 되며, 그 후유증이 심각하여 사망이나 타인의 도움이 있어야만 생활을 할 수 있게 되기도 한다(남태호, 오덕자, 황영성, 2000). 보통 남성들은 골다공증이 중년기 이후의 여성들이 주로 걸리는 병으로 생각하곤 하지만, 많은 남성들에게도 골다공증이 발견된다. 뼈의 위축과 남성들의 골다공증에 의해 독일의 통계에 따르면 약 25만 건의 골다공증 사례와 600만 명의 골다공증 환자가 집계되고 있다(Markus Metka, Tuli P. Haromy, 2002). 이러한 결과를 예방하기 위해 인간은 여러 종류의 다양한 부위에 대한 운동을 실시하는 것이다.

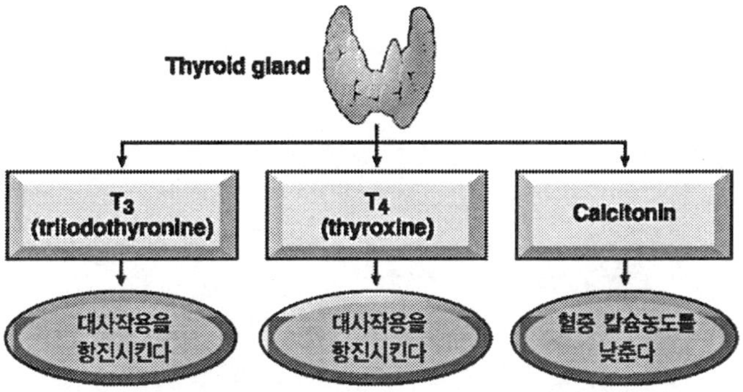

육체적 활동은 조골 세포를 자극하여 골 재생을 촉진시키기 때문에 골다공증 치료에 있어서 계속적으로 적당한 양으로 운동을 하는 것을 필수로 한다. 정상인의 경우 해면골에서 골량 재형성bone remodelling 과정을 거치면서 교체되고, 골의 흡수와 재형성 과정은 파골 세포와 조골 세포를 비롯한 세포들의 상호 유기적이고 복잡한 골대사 작용에 의해 일생을 통하여 지속적으로 이루어진다. 이러한 대사 과정에서 골 흡수와 골 형성에 불균형이 있으면 골량 감소가 일어나게 된다(김원식, 1995).

사지의 고정이나 신경마비에 의해서 신체 일부가 움직이지 못하는 상태에 있으면 골 위축을 초래한다는 것은 일반적으로 잘 알려져 있고, 1년에 3개월 이상 누워 있거나 부동고정 immobilization은 골 손실을 초래하게 되어 골 건강을 저해한다는 연구결과는 골 건강에 신체활동이 중요함을 의미한다(남태호, 오덕자, 황영성, 2000). 환자들은 이러한 경우 운동을 물리치료와 중량운동의 병행을 통해 근육과 골밀도의 수준을 복구하려고 노력한다. 이런 상황에서 운동은 골다공증 환자에게 긍정적인 영향을 미친다는 여러 연구 결과들이 있다. 일반적으로 남성보다 쉽게 골밀도가 떨어지는 여성들에 대한 조사들의 결과는 운동을 규칙적으로 하는 여성에게 더 높은 골밀도를 볼 수 있었다고 조사된다. 노년기의 운동은 골 질량을 증가시키기보다는 골 손실을 억제하는데 더 효과적이며 골격에 물리적인 힘을 가하지 않으면 요로 칼슘 배설량이 증가되어 골 손실이 따르므로, 골격에 물리적인 힘이 가해져야만 그 효과를 얻을 수 있다. 하지만 골다공증 환자의 경우, 골격이 이미 너무 약해져 있으므로 안전한 운동으로 걷기를 권장하며 척추에 무리를 주는 볼링, 골프, 테니스 등과 낙상의 위험이 있는 승마 등은 삼가는 것이 바람직하다(남태호, 오덕자, 황영성, 2000).

골에 가해지는 물리적 스트레스의 중요성은 체중 부하가 없는 장기적인 침상 안정이나 무중력 상태의 우주 생활 후에 체중의 부하가 가장 많이 가해지는 부위의 골 손실 정도가 다른 부위보다 증가한다. 체중에 의한 부하 외에도 근육의 수축 또한 골에 물리적인 스트레스를 제공한다. 운동선수에서 골밀도의 증가를 가장 뚜렷이 보이는 부위는 신체 활동과 관련해 가장 많은 물리적 스트레스를 받는 부위라고 할 수 있다(남태호, 오덕자, 황영성, 2000).

전형적인 뼈의 구조
STRUCTURE OF A TYPICAL BONE

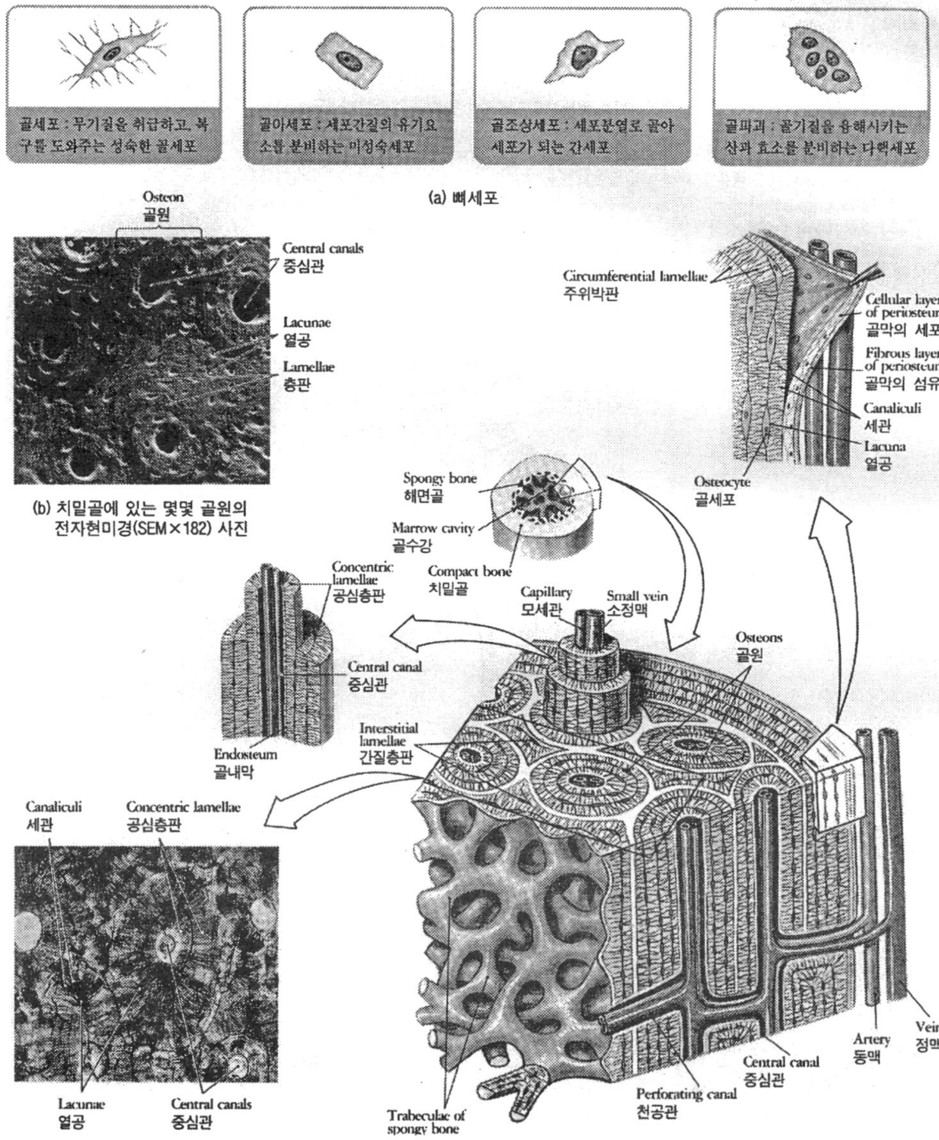

앞으로의 고령화 사회에서 삶의 질을 좌우할 인간의 건강은 전 연령에서 꾸준한 관리가 필요할 것이다.

많은 연구에 따르면 신체운동과 골밀도의 움직임에 밀접한 관계가 있기 때문에 운동을 꾸준히 하는 것이 무엇보다 중요하다고 말한다. 규칙적인 운동으로 골다공증의 예방과 치료에 기여할 수 있다. 그리고 그러한 운동들은 대부분 저항성 운동과 근력운동이 중심이 된다고 추측할 수 있다. 물론 이런 연구들은 다양한 특성을 가진 모든 인간의 신체에 적용하기에는 아직 더 많은 연구 집단과 분석이 필요하다. 그럼에도 운동과 골밀도의 영향은 운동과 골다공증에 대한 영향을 미루어 봤을 때 의미가 있다.

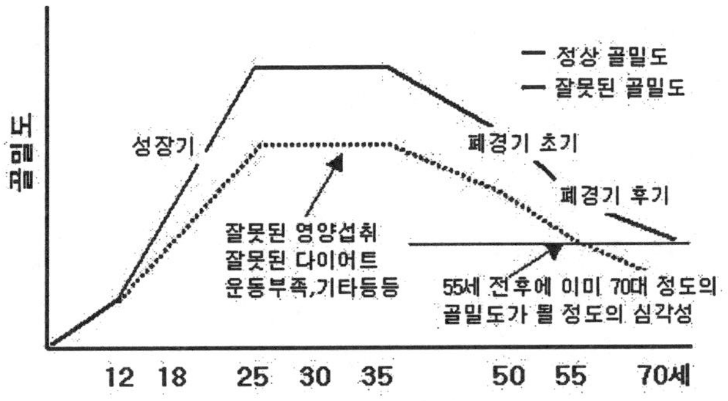

여성의 연령변화에 따른 골밀도

참고문헌

김성열(2008). 체중부하운동과 수중운동이 중년여성의 신체조성 및 등속성 근력과 골밀도에 미치는 영향. 한양대학교 교육대학원 석사학위 논문. p86-87.

김재연, 김진배, 동중영, 박진혁, 이송우, 장봉우, 장태영(2009). 신체활동과 스트레스. 한양출판사 p228-229.

남태호, 오덕자, 황영성(2000). 운동이 골밀도에 미치는 영향. 체육과학연구소 논문집. p83-94.

이종수(2009). 저항성 운동과 점핑운동의 복합운동이 폐경기 전 여성의 신체조성, 체력, 골밀도에 미치는 영향. 국민대학교 스포츠산업대학원 석사학위 논문.

Markus Metka, Tuli P. Haromy(2002). 남성건강혁명. 매일경제신문사. p242.

운동과 당뇨

당뇨병diabetes mellitus이란 인슐린insulin이 부족하거나 인슐린에 대한 감수성이 떨어져 탄수화물대사 carbohydrate metabolism에 이상이 생기는 질환이다. 당뇨병은 인슐린 치료가 필요한 연소 당뇨병과 식이요법으로 조절이 가능한 성인용 당뇨병으로 나눌 수 있는데 이름과는 상관없이 이 2가지 형은 어느 나이에서나 생길 수 있다. 증상은 소변량과 소변보는 횟수가 늘어나며, 목마름, 가려움, 배고픔, 체중감소, 허약 등이 나타나고 혈액 및 소변검사에서 당이 높게 검출되는 것이 특징이다. 당뇨병은 치료를 하지 않고 낫는 경우는 거의 없다고 보아야 하며 1920년대 인슐린을 분리해내기 전에는 대부분의 환자들이 발병한 뒤 짧은 기간 안에 죽었다. 치료를 하지 않으면 혈액 속에 지방분해 산물인 케톤ketone체가 쌓이는 케톤증이 생기고 뒤이어 산종과 구역질 및 구토가 생긴다.

당뇨병 발생의 정확한 원인은 아직 모르나 여러 가지 원인으로 추측하고 있다. 대한 당뇨병협회 에서는 인슐린 의존형 당뇨병(IDDM), 인슐린 비의존형 당뇨병(NIDDM), 영양 실조성 당뇨병, 이차성 및 기타형 당뇨병으로 분류한다. 인슐린 의존형 당뇨병은 다른 말로 제 1형 당뇨병이라고도 하며 선천적인 것으로 당뇨병에 유전적 소질이 있는 사람, 곧 당뇨병 소질자가 어떤 발병인자에 의하여 당뇨병이 발생하는 것을 말한다. 태어날 때부터 랑게르한스섬langerhans islets의 기능에 결함이 있는 것이 이 1형 당뇨병의 대표적인 경우라 할 수 있다. 제1형 당뇨병의 감수성에 유전적 소인이 약 1/3정도 관여하는 것으로 보인다. 1형 당뇨병이 발생할 평균 위험은 제 1형 당뇨병 환자의 자손 중 약 6%에서 발병하며 유전적으로 동일한 일란성 쌍둥이인 경우 36%가 동시에 발병하는 것으로 알려져 있다. 인슐린 비의존성 당뇨병, 즉 2차성 당뇨병은 인슐린을 분비하는 랑게르한스섬의 결함이 아닌 다른 원인에 의해 발생한 당뇨병을 제 2형 당뇨병이라고 한다. 제 2형 당뇨병은 β 세포의양, 인슐린 분비 및 작용, 지방 분포와 비만등과 같은 임상특징에 영향을 미치는 유전적 환경요인의 복잡한 상호작용을 보이는 이질적 증후군이다(가톨릭대학교 의과대학 내분비내과 편, 2006).

췌장 세포 구조

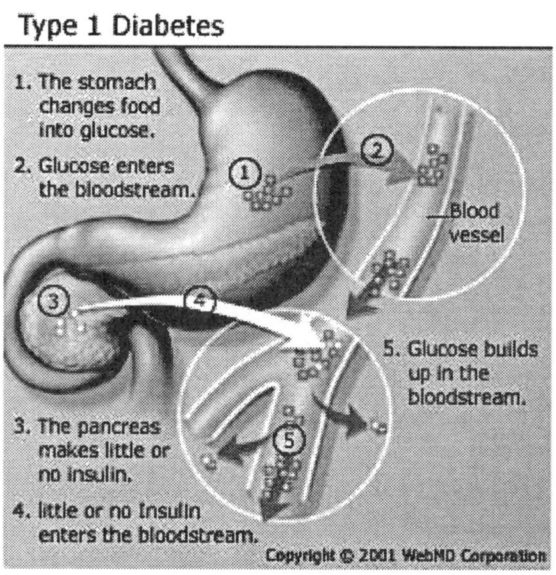

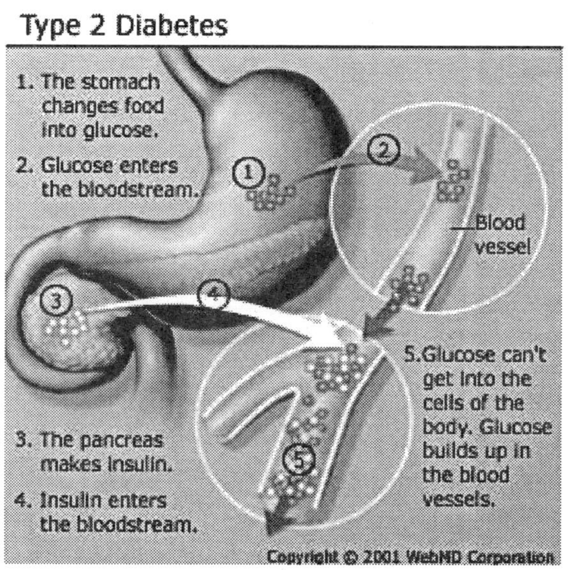

다음의 왼쪽 그림은 제 1형 당뇨병의 발발 과정을 그린 그림으로 췌장pancreas에서 인슐린이 거의 생산

되지 않아 그대로 혈중 포도당이 계속 쌓여가는 과정이며 위의 오른쪽 그림은 제 2형 당뇨병의 발발 과정을 나타낸 그림으로 췌장에서 인슐린이 생산은 되지만 효과가 떨어져 포도당이 조직세포에 흡수되지 못해 결국 혈중 포도당 수치가 상승하게 된다.

인슐린의 발견 전에는 식사요법과 운동요법이 당뇨병의 주된 치료법이었고 오늘날에도 당뇨병 환자의 혈당 조절을 위한 표준 방침은 음식 섭취, 운동량의 증가 및 적절한 인슐린이나 경구 할당강하제의 사용에 의존한다. 당뇨병 치료에 있어서 운동의 장점이 수 세기 전에 알려졌지만, 1919년 Allen이 운동이 혈당을 저하시키고, 일시적인 내당능력을 향상시킨다는 것을 처음으로 증명하였다. 인슐린이 발견되고 얼마 후 Lawrence는 운동이 주입된 인슐린의 혈당 저하능력을 강화시킨다는 것을 증명하였고, 인슐린과 운동의 병합요법이 급격하게 증상을 나타내는 저혈당을 초래할 수 있고, 인슐린 치료중인 많은 당뇨병 환자의 인슐린 요구량을 감소시키는 것을 알게 되었다. 최근 들어서는 운동이 혈당을 상승 시킬 수 있고, 혈당 조절이 불량한 인슐린 의존형 당뇨병 환자에서 케톤산혈증diabetic ketoacidosis을 야기하고, 심한 운동이 지속적인 고혈당을 야기 할 수 있음을 알게 되었다. 인슐린 비의존형 당뇨병 환자에서 체중 감량을 위한 저칼로리 식사와 함께 병행되고, 인슐린 저항성을 개선시키기 위해 자주 처방되어 진다(이태희, 2000).

다음 그림에서 보듯이 운동은 혈당에 지대한 영향을 미친다. 체내의 혈당 농도가 높아지면 인슐린의 분비량이 증가한다. 인슐린은 근육과 지방세포를 자극하여 당을 흡수하도록 하여 추후 활동에 필요한 에너지원으로 사용할 수 있도록 하고 운동을 하는 도중에는 근육에 저장되어 있던 글리코겐glycogen이 에너지원으로 제일 먼저 사용된다. 운동이 계속 지속되게 되면 근육에서 소비되는 글루코스glucose는 평소의 20배 정도가 사용되게 되고 운동이 오랫동안 지속되게 되면 지방산이 주 에너지원으로 사용되게 된다.

활동적인 사람보다 좌식생활을 주로 하는 사람에게서 당뇨병 발생이 2배 이상 증가한다고 보고 있으며, 또한 신체 활동을 통한 에너지 소비가 500kcal/wk/ 이상일 때에 2형 당뇨병 발생률이 비활동적인 사람에 비해서 감소됨은 잘 알려진 사실이다. 이는 앞에서 말 한 것처럼 신체활동 중에 근육에서 소모되는 산소가 20배까지 증가함으로써 필요한 에너지를 보충하기 위해서는 신체활동 초기에는 골격근에 저장된 글리코겐의 이용을 증가시키게 되지만 시간이 지날수록 간으로부터 유리되는 글루코스 이용률이 점차 증가하기 때문이다.

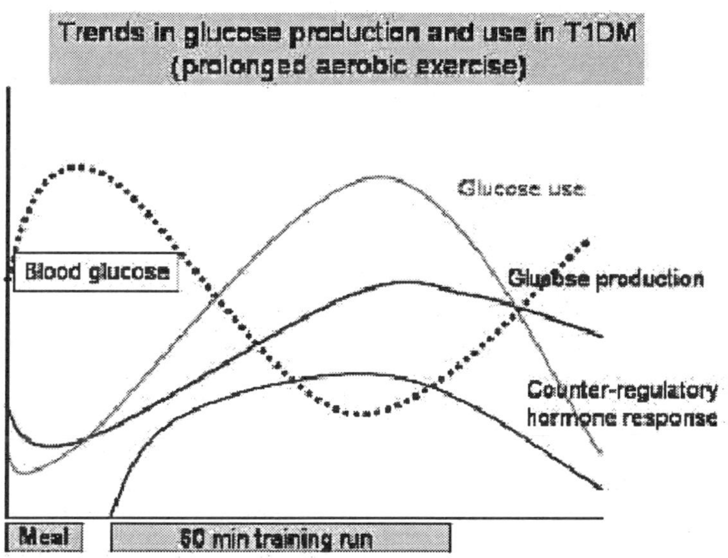

미국 보건복지부(IHHS, 1996) 보고서에서는 대부분 성인들에게 이상적으로 주 중 매일 적어도 30분 이상의 중등도 활동을 권고하고 있다. 또한 운동중재 효과에 대한 메타분석 연구에서는 혈당 조절을 위해 1

회 평균 49분, 주당평균 3.4회를 실시하는 것이 효과적인 것으로 보고하고 있다. 미국 당뇨병학회(ADA, 2008))의 연구보고에 따르면 주당 150분의 중등도 당뇨병 예방프로그램(Diabetes Prevention Program: DPP)의 생활 중재는 당뇨병 전 단계 사람들에게 유의한 혈당 저하 효과를 가져왔으며, 당뇨병 환자들에 대해 주당 150분 운동을 권고하는 것이 중하다고 보고하고 있다.

다음 표는 당뇨병 환자의 일반적인 운동지침 내용이다. 제 2형 당뇨병 환자들의 건강관련 이점을 달성하기 위해서는 주당 최소 1000kcal을 소비하는 유산소 활동을 권고하며, 체중관리의 목표를 위해서는 주당 2000kcal이상 칼로리 소비를 위해 매일 운동하는 것을 권장한다. 또한 혈당 조절에 대한 운동의 효과로서 인슐린 감수성의 증가는 운동 후 60시간 정도로 3-5일 후에는 운동 전 수준으로 완전히 돌아가기 때문에 중등도 신체활동을 48~60시간 이내 간격으로 반복적으로 실시한다면 혈당이 장기간 조절된다고 보고하고 있다(김종호, 2009).

운동의 효과는 제 1형보다는 제 2형 당뇨병에 더욱 큰 효과가 나타난다. 제 1형은 인슐린 투여와 운동을 병행해야 하며, 제 2형은 운동만으로 큰 효과를 얻을 수 있다. 운동을 할 경우 말초 조직의 혈류량을 증가시키고, 근육 및 지방세포의 인슐린 감수성이 높으며 이로서 혈당이 내려가게 된다. 체내에 소량의 인슐린으로도 그 기능이 증가하게 된다. 운동을 통한 당뇨병의 예방이나 개선효과로는 크게 다섯 가지가 있는데 첫 번째로 규칙적인 운동은 당뇨병 환자의 혈당을 내려주며, 인슐린 작용을 증가시키고 혈액순환을 촉진시키며 심장기능을 강화시켜 혈압을 조절해 준다. 두 번째로 운동은 비만을 예방하며 표준 체중을 유지해 주고 고저혈증의 예방 동맥경화의 진행을 늦춘다. 세 번째로 평소의 비활동성 근육에까지 글리코겐 저장을 향상시키고 호르몬 기능을 활성화 시킨다. 네 번째는 산소 자극을 통하여 혈당량이 높아지며 글리코겐의 잠재적 저장능력을 향상시키고 마지막으로 당뇨병 환자에게서 볼 수 있는 혈소판의 이상을 정상으로 환원시킨다(이상연, 이명섭, 2002).

<table>
<tr><th>구분</th><th>제1형 당뇨병</th><th>제2형 당뇨병</th></tr>
<tr><td>운동
시기</td><td>IDDN 환자들은 운동시작 시에 혈당수준과 인슐린 투여가 고려되어야 하며 인슐린의 작용이 최고점을 이루는 시기에는 운동을 피해야 하며 혈당 수준이 올라갈 때 운동하는 게 좋음</td><td>식후 혈당 수준이 올라가는 30-60분 후 운동하는 게 좋음</td></tr>
<tr><td>빈도</td><td>최적의 혈당조절을 위해 매일 실시</td><td>주3-5회, 인슐린 투여 또는 비만 당뇨병 환자의 경우 매일 실시</td></tr>
<tr><td>강도</td><td colspan="2">최대 심박수의 60-90%, 최대산소섭취량의 50-80%</td></tr>
<tr><td>시간</td><td colspan="2">5-10분간 준비운동, 20-60분 본 운동, 5-10분 정리운동</td></tr>
<tr><td>형태</td><td colspan="2">유산소성 운동 - 신체활동의 저충격 형태로 걷기가 가장 편리하며, 합병증, 말초신경병증 또는 퇴행성 관절염 같은 질환은 체중 부하(걷기, 뛰기 등)와 비체중 부하(고정식 자전거, 수영, 수중운동)를 교대로 실시
저항운동 - 최소 주2회 대근육군의 포함된 최소 8-10가지 운동으로 피로할 때 까지 최소 1세트 10-15회를 수행</td></tr>
<tr><td>금기
사항</td><td colspan="2">IDDN 환자는 공복혈당이 250mg/dL를 초과하고 케톤증이 있을 때는 운동을 피하고, 케톤증이 없어도 혈당이 300mg/dL 초과한다면 격렬한 신체활동은 피한다. 또한 기타 합병증에 따른 주의사항으로 증식 망막변증, 미세혈관병증, 신경변증, 신증이 있는 환자는 격렬한 신체활동을 피함</td></tr>
</table>

운동은 이렇듯 당뇨병의 개선이나 예방에 상당히 긍정적인 작용을 한다. 하지만 혈당수준의 개선을 위한 운동으로 단독적인 근력강화 운동보다는 심혈관 및 심폐기능, 체중조절 들의 전체적인 개선을 위해서 유산소성 운동과 병행하는 것이 가장 이상적이라고 생각되어진다(정준현, 2004).

참고문헌

가톨릭대학교 의과대학 내분비내과 편(2006). 당뇨병의 진단과 치료. p265 4-6. 265 요약1-3.

김영설. 당뇨병 알아야 이긴다. 홍신 문화사. p33 5-19. 35 1-4.

김종호(2009). 고혈압, 당뇨병 환자의 운동 상담을 위한 운동프로그램 적용. 계명대학교 박사학위 논문. p13 3-10. 14 1-18.

이상연, 이명섭(2002). 당뇨병에 대한 영양과 운동처방. 중앙대학교 스포츠과학 연구소. p11 1-12.

이태희(2000). 운동과 당뇨병. 운동학 학술지. p1 2-35.

정준현(2004). 유산소 운동과 근력강화 운동이 노인 당뇨성 환자에 미치는 영향. p46.

운동과 근 기능

1980년대에 들어서면서 물질적인 풍요와 고도 산업사회를 살아가는 이 시대에는 좌업생활의 증가와 과도한 영양 섭취로 인한 비만이 큰 사회문제로 대두되고 있는 실정에 비추어 볼 때 비만이 단순한 당뇨, 고혈압, 고지혈증, 관상동맥질환 등의 성인병뿐만 아니라 상대적으로 체중에 비해 허리의 근육량muscle mass을 저하시키므로 연속적으로 요부위의 근력약화를 초래하게 되어 결국에는 요통을 발생시킨다는 연구자들의 견해가 점차 설득력을 얻고 있는 실정이다(서정훈, 2006). 근력약화가 통증을 초래한다는 것에 비추어 보면 통증을 예방하기 위해서는 근력을 강화하는 것이 하나의 방편이 될 수 있다. 근육은 일정 강도 이상의 운동자극을 주면 근섬유가 발달하여 굵어지며, 근력도 증가한다. 또한 규칙적인 운동은 관절의 혈액순환을 촉진하여 관절이 부드러워지며, 스트레칭에 의해 관절 주의의 인대 및 근육의 신축성을 향상시켜 유연성이 증대되므로 상해의 예방에도 많은 도움이 된다(소재무, 이천호, 왕석우, 안현상, 채창훈, 김민석, 조영웅, 서진희, 2006). 인간의 모든 동작은 근육의 수축에 의해 일어난다. 위의 그림에서 근 섬유가 어떤 것인지 알 수 있다. 근 섬유는 수축 속도에 의해 속근 fast twitch fiber와 지근 섬유slow twitch fiber로 나눌 수 있다. 속근 섬유는 수축 속도는 빠른 데 비해 피로하기 쉽고, 지근 섬유는 수축 속도가 느린 데 비해 피로감이 적다. 속근 섬유는 희게 보여 백근, 지근 섬유는 붉게 보여 적근이라고도 한다. 일반적으로 약한 힘을 낼 때는 지근 섬유가 우선적으로 이용되고, 강한 힘을 낼 때는 속근 섬유가 사용된다. 단, 약한 부하라도, 신장성 수축 시나 빠르게 움직일 때는 속근 섬유가 먼저 이용된다. 예를 들면, 마라톤 등 지구성인 경기는 지근 섬유의 비율이 높은 사람이 적합하고, 역도 등 순발력이 요구되는 경기에는 속근 섬유의 비율이 높은 사람이 적합하다(윤신중, 2006). 근 수축이란 액틴actin과 마이오신 필라멘트myosin filament가 서로 맞물려 장력이 생길 때의 근육 상태이다(김효철, 2000). 이러한 근 수축의 메커니즘을 아래의 표와 그림에서 확인할 수 있다.

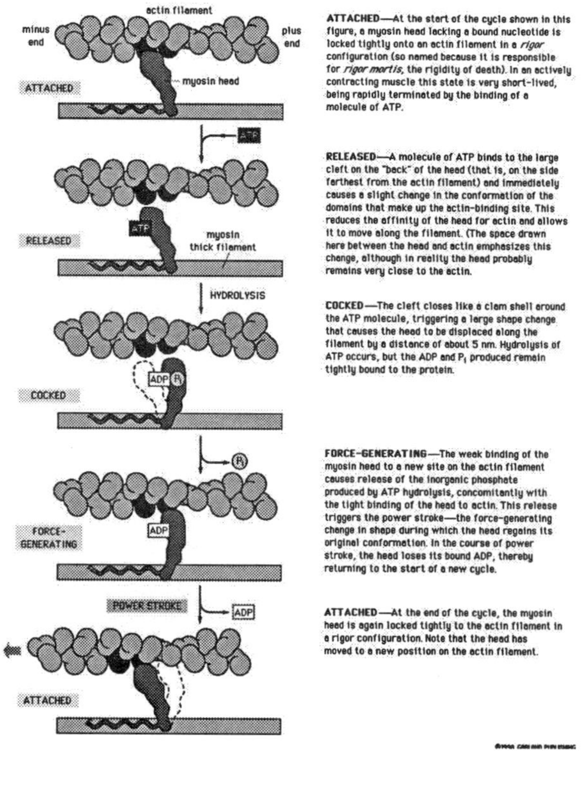

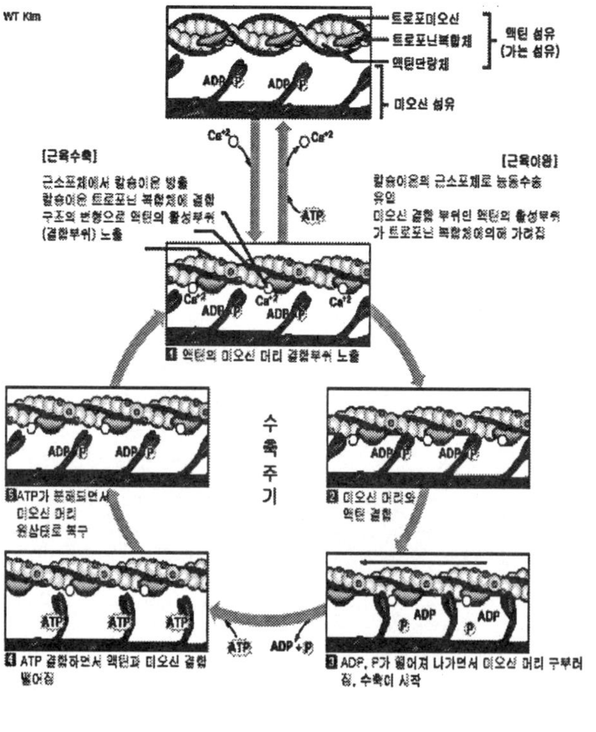

근에 과부하가 걸리면 근섬유는 미세하게 손상된 후 복원되는데, 이러한 손상과 복원을 반복하면서 근은 점차 단면적이 늘어나 굵어지게 된다. 일반적으로 근의 단면적에 비례하여 근력이 증가하게 된다. 이런 근 성장 과정을 촉구하는 요소 중에는 호르몬이나 성장 인자 등이 있는데, 근의 증강에 관계가 깊은 것은 남성호르몬과 성장호르몬이다. 또한 최근 들어서 성장 호르몬의 작용에 의해 간장이나 근에 분비되는 인슐린 모양 성장인자 등의 성장 인자가 근의 성장에 크게 관여하는 것으로 알려졌다. 호르몬은 분비되고 나서 전신에 흐르기 때문에, 혹사되지 않은 근도 성장이 촉구된다. 그러나 성장 인자는 혹사된 부분에만 분비되기 때문에 만일 하반신 트레이닝을 한다면 주로 하반신이 발달하는 등의 효과가 있는 것이다(윤신중, 2006).

이런 과정을 통해 이뤄지는 근수축을 통해 근이 발달하고 그에 따라 근력은 강화된다. 여러 연구 등을 통해, 약화된 근력이 통증을 유발한다는 것을 뒤집어 생각해 보면, 이렇게 강화된 근력은 해당 부위와 관련하여 여러 통증을 예방할 수 있을 것이라는 사실을 알 수 있다.

(1) 신경에서 신경충격이 가해지면 근소포체에서 칼슘 이온이 나와 필라멘트를 활주시키게 한다.
↓
(2) 방출된 칼슘 이온은 트로포닌과 결부, 액틴 필라멘트를 활성화시킨다.
↓
(3) 액틴 필라멘트와 미오신 필라멘트에 연결다리가 만들어지고, 액틴이 미오신에 겹쳐지는 방법으로 활주가 생긴다.
↓
(4) 이 때 에너지원인 ATP의 화학적 에너지가 분해되고, 기계적 에너지로 전환되어 근육이 수축한다.

참고문헌

김효철(2000). 신장성 근수축에 의한 등속성 트레이닝이 힘효율, 파워 및 근지구력 개선에 미치는 영향. 명지대학교 대학원 박사학위. p7.

서정훈(2006). 복합운동과 크레아틴섭취가 요통환자의 무산소성파워, 혈중피로물질, 근기능 및 통증에 미치는 영향. 전남대학교 대학원 박사학위. p21.

소재무, 이천호, 왕석우, 안현상, 채창훈, 김민석, 조영웅, 서진희(2006). 건강을 위한 운동의 이해. 건국대학교출판부. p62

윤신중(2006). 스포츠의 과학적 원리. 도서출판 금광. p51-61.

요약하기:

운동과 정신건강

요약하기:

스트레스의 개념

현대를 살아가는 사람들 가운데 스트레스란 말을 모르는 사람은 거의 없을 것이다. 이는 현대생활이 그 만큼 스트레스의 영향을 많이 받고, 또 현대인은 스트레스 속에 살고 있다는 것을 반영하는 것이다. 우리는 보통 스트레스를 좋지 않은 것으로 여긴다. 정신적으로 피곤하게 만드는 것, 마음을 쓰게 하는 상황이나 인물, 골치 아프게 생각되는 것, 마음 상하게 하는 것 등으로 생각한다. 또 이로 인해 정신적으로나 신체적으로 불편감이 생기고, 일상생활이나 대인관계에 문제가 생기는 것이라고도 할 수 있다. 우리를 우울하게 만들고, 불안에 떨게 하며, 예민하게 만들고, 화가 나게 하며, 잠들지 못하게 하는 것들이다. 일상생활에서 겪는 스트레스의 종류는 대부분 이런 것들이다.

그러나 스트레스의 개념에서는 그 범위가 훨씬 넓다. 원래 스트레스란 용어는 물리학에서 주로 사용되었던 것인데, 스트레스란 물체에 어떤 힘이 가해졌을 때 물체 내부에 생긴 변화, 즉 외부의 힘에 대한 물체의 왜곡이다. 즉 인체에 있어서는 인체 외부에서 어떤 힘이 작용했을 때 인체내부에서 보이는 변화를 스트레스 상태라 한다. 여기서의 힘이란 물리적인 힘뿐만 아니라 눈에 보이지 않는 어떠한 자극도 다 포함된다.

이러한 범적응 증후군이란 증상군은 유해 작용이 계속되면 시간에 따라 경고반응, 저항기, 피비기의 3단계를 거친다. 이러한 작용 인자를 스트레스 원이라고 하고 이로 인해서 생긴 상태를 스트레스라고 할 것을 제안했다. 그리고 스트레스의 정의를 생물학적 계의 내부에 비이상적으로 발생한 모든 변화로 이루어진 특이적 증후군으로 나타난 어떤 상태라고 했다. 이 스트레스란 말은 일상적으로 영어에서 오랫동안 사용되어 왔고 특히 공학분야에서는 어떤 저항에 대해서 작용하는 힘을 의미하는 것이었다(배수진, 2000).

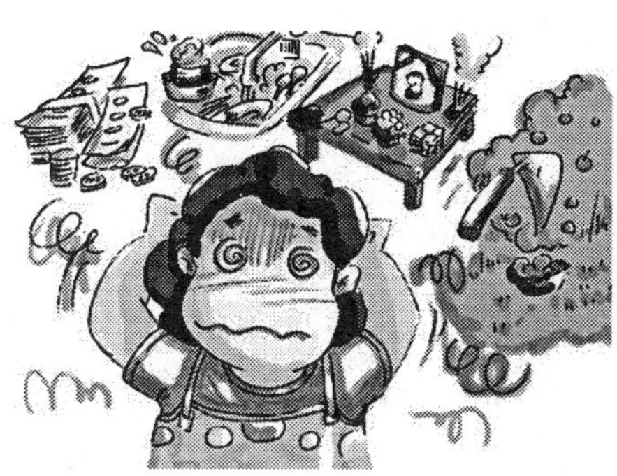

스트레스stress라는 말의 어원은 라틴어의 'strictus' 또는 ' stringere'라는 말에서 유래되었다. 여기서 'stricus'라는 말은 팽팽한, 좁은 등의 뜻을 가졌으며, ' stringere'라는 말은 팽팽하다 등의 의미를 가지고 있다(한국심리학회, 1997). 스트레스란 용어도 일찍이 14세기에도 사용되었는데, 그 때에는 고뇌, 억압, 긴장, 피로, 곤란 혹은 고통을 의미하는 용어로 쓰여 졌다. 그 후 17세기에 와서 역경이란 심리학적 뜻으로 쓰여 지기 시작하였으며, 19세기 및 20세기 초에 이르러서 스트레스가 신체의 어떤 구조적, 화학적 구성요소의 독특한 변화로 인해 과학적으로 분석할 수 있고, 객관적으로 평가할 수 있다 의미하는인식하게 되어 체계적으로 쓰이기 시작하였다(김정희 역, 1991). 이러한 스트레스를 많은 학자들이 정의하였는데 Winnubst(1984)는 스트레스를 육체나 인간에게 작용하는 힘, 압력, 강한 영향력을 가리키는 뜻으로 사용하기 시작하였다. 이때를 기점으로 해서 스트레스에 대한 반응양상을 조직적으로 연구하기 시작했다(Quick,

1984).

지금까지 스트레스 전문가들이 사용해 온 스트레스의 정의들을 종합해 보면 다음과 같이 정리할 수 있다.

첫째, 사회 환경적인 개념의 스트레스로써 항상성을 파괴하여 긴장과 불안감을 일으키는 자극을 스트레스원이라고 하는데, 이 스트레스원 자체를 스트레스라고 정의하는 경우다. 스트레스원은 주로 외부 환경에 있으나 내부 환경, 즉 생각이나 느낌도 될 수 있다.

둘째, 심리적 개념의 스트레스는 유전적 소인과 경험에 의해서 형성된 인지 정서반응에 의해 스트레스가 생긴다는 개념으로 스트레스원에 의해 생기는 괴로움, 긴장, 불안감 등의 느낌을 스트레스라고 한다.

셋째, 생리반응으로서의 스트레스인데 이 개념은 주로 과학자들이나 의사들이 사용하는 스트레스 정의로 객관적인 의미를 내포한다. 즉, 스트레스원이 유발하는 측정이나 예측이 가능한 생리적인 반응으로 스트레스를 정의하는 것이다. 예를 들어, 스트레스에 의한 심장 박동 수 증가, 혈압상승, 스트레스 호르몬 증가, 면역기능 변화 등을 측정하여 스트레스를 정의하는 것이다.

스트레스의 유형과 증상

우리는 스트레스를 두 가지 유형으로 구분할 수 있다. 그것은 긍정적 스트레스와 부정적 스트레스 인데 긍정적 스트레스는 결혼, 여행, 승진 등과 같은 순기능 적이고 상쾌한 스트레스이다. 부정적 스트레스는 이혼, 사별, 해고와 같은 역기능적이고 고통스런 스트레스이다. 스트레스가 항상 부정적인 영향만을 주는 것은 아니다. 너무 심하거나 너무 적지 않은 적절한 수준의 최적 스트레스는 과제수행에 도움이 되며 생활에 활력과 건강을 준다고 보고되고 있다. 따라서 스트레스가 사람에게 치명적인 영향을 주는 것은 스트레스가 지나치게 많거나 또는 지나치게 적을 때이고, 또 일시적이 아니라 만성적으로 오랜 기간 계속될 때이다. 이처럼 건강을 위협하지도 않고 이런 긍정적 효과를 극대화 시킬 수 있는 스트레스를 최적 스트레스eustress 라고 부르고 있다(최기완,2006).

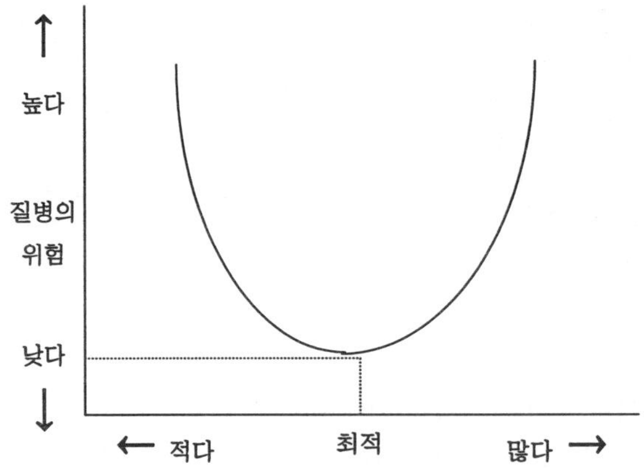

우리의 신체는 자극에 의해 신체의 변화가 3단계로 진행되는데 제1기는 경고반응 단계 즉 자극이 가해진 초기 반응이며 이것을 자극에 대해서 신체가 경고를 울리고 전신의 방위기제가 작용한 결과라고 생각했다. 그때까지 의학에서는 병은 모두 외부의 유해자극이 여러 가지 경로를 통해 육체에 침입하여 독자적 장애를 일으키는 것으로 여겨져 왔다. 즉, 어떠한 자극에 의해서 독자적인 병이 생긴다는 것이다. 이에 대해서 병의 실체를 육체의 범위에 한정해서 구했다. 육체는 자극이 가해지면 방위기능이 작용하여 그에 대응할 수 있는 상태로 변화하고 이것을 자극에의 적응이라고 한다. 이러한 적응이야 말로 병의 본체라고 생각했으며 외부의 수많은 자극에 대해 그에 대응하는 육체의 방위기구는 일정하므로 항상 결과는 위의 3증후군으로 나타난다. 가해진 자극이 강하면 방위하지 못하고 육체는 죽음에 이른다. 그러나 육체의 방위력이 이기게 되면 반응은 다음 단계로 진전하게 된다.

제2기 저항기 단계에서는 부신피질이 더욱 비대하여 호르몬을 분비하는 과립이 많이 축적된다. 이것은 자극에 대하여 완전히 적응하여 저항하는 시기이다. 일반적으로 스포츠의 프로들은 이러한 저항능력을 갖추고 있다고 할 수 있는데 이러한 저항기도 자극이 지속적으로 가해지면 언제까지나 계속될 수는 없다.

제3기 피비기 단계에서는 자극에 대응, 얻어진 적응상태를 상실해 저항할 수 없게 되어 최초 경고반응과 같은 상태가 되어 죽음에 이른다.

스트레스를 유발하는 요인

사람들에게 스트레스 상태를 유발하는 요인이 여러 가지 있다. 외부적 스트레스 요인에는 물리적 자극, 화학적 자극, 생물학적 자극이 있다. 물리적 자극은 주로 우리 외부에서 우리 인체에 가해지는 물리적인 자극을 말한다. 춥거나 더운 장소에서의 오랜 작업, 소음이나 진동, 압력이 심한 곳에서의 정도 이상의 노출 등이 대표적이고, 화상이나 동상 등도 스트레스원으로 거론되고 있다. 화학적 자극은 인체 내부 또는 외부에 발생하는 화학적인 변화로 인체에 스트레스 상태를 유발하는 요인을 말한다. 산소의 결핍 또는 과잉, 일산화탄소, 절식 또는 기아, 비타민류의 부족, 음식물의 과잉, 약물 등을 들 수 있다. 생물학적 자극은 세균, 급성전염병, 해충, 기생충 등에 의해 체내에서 산출되는 독소 등이 해당된다. 물론 이런 것들 때문에 선행되는 질환이 발생할 수 있고, 단시일 내에 치료가 되면 스트레스 상태에서 벗어날 수도 있다. 그러나 자주 반복되거나 만성적인 경우에는 스트레스와의 연관성이 크다고 볼 수 있다.

내부적 스트레스 요인에는 정신적 자극, 신체 피로적 자극, 성격요인이 있다. 정신적 자극에는 스트레스를 논할 때 주로 언급되는 것이고, 또 많은 부분을 차지하고 있는 것이다. 대인관계에서 생기는 정서적 자극(노여움, 초조, 불안, 공포, 증오, 긴장 등)과 정신적인 상처가 스트레스를 유발한다. 출산시의 충격 및 외과적 충격 등도 거론되는데, 이들은 보편적으로 겪을 수 있는 상황이지만 일시에 과도한 자극이 스트레스 요인으로 작용하는 것이다.

신체 피로적 자극은 현대생활에서 우리가 거의 매일 느끼는 피로는 신체적인 것과 정신적으로 엄밀히 구분하기는 쉽지가 않다. 신체적으로 피로한 생활을 한다는 것은 그만큼 정신적으로도 긴장되고 피로한 생활을 하고 있다는 것이다. 그리고 적어도 신체적으로 피로한 생활은 신체적이나 정신적으로 휴식을 취할 수 있는 기회를 그만큼 빼앗는 것이다. 그러므로 잦은 출장이나 야근, 심야의 공부, 불규칙한 식사 등 생체의 리듬이 흐트러져서 생기는 상해는 스트레스를 잘 유발한다. 성격 요인은 우리 주변의 모든 사항이 스트레스원으로 작용 할 수 있다고 하였다. 다시 말하면, 우리는 스트레스원에 둘러싸여 생활하고 있다고 하여도 과언은 아니다. 그러나 자극을 받는다고 해서 모든 사람들이 똑같이 문제를 일으키는 것은 아니다. 어떤 사람은 사소한 자극에도 쉽게 반응을 보여 스트레스 상태에 이르고, 어떤 사람은 웬만한 자극에는 반응을 보이지 않는다. 이러한 차이는 사람마다 자극을 받아들이고 해석하고 처리하는 방식에 차이가 있기 때문이다. 이러한 차이는 사람마다의 성격에 따른 것이라고 할 수 있다.

참고문헌

최기완(2006). 중등학교 체육수업 스트레스 요인 분석. 국민대학교 교육대학원. p6-8. 11.

한숙자(2007). 부부갈등과 스트레스를 관리하기 위한 인지행동적 접근. 한영신학대학교. p5.

김지혁(2002). 만병의 근원 스트레스 원인과 퇴치. 가림출판사. p17-19.

배수진(2000). 최신 스트레스관리. 학문사. p28-29.

스트레스의 전달과정

스트레스의 전달과정을 이해하기에 앞서 그 요인이 될 수 있는 스트레스원이 무엇인지를 파악해야 한다. 간단히 말하면 스트레스원이란 스트레스를 일으키는 여러 사건 혹은 상태를 의미한다. 이런 스트레스원의 종류는 다양하며 크게 환경적인 요인과 개인적인 요인으로 나누어 볼 수 있다(김정호, 김선주, 2007). 환경적인 요인은 스트레스 반응을 유발하는 '밖' 의 요인으로 큰 환경 및 작은 환경에서 발생하는 물리적(소음, 공해, 과밀 등) · 사회적 (사회 구조의 문제, 사회적인 편견과 차별 등) 환경 요인의 변화를 주요 요소로 하고 있다. 그리고 개인적인 요인은 스트레스 반응을 유도하는 '안' 의 요인으로 동기체계(비현실적인 동기, 동기간의 부조화), 인지체계(비합리성), 행동체계, 성격 요인 등으로 구분 지을 수 있다. 이처럼 다양한 종류의 요인들이 우리의 일상생활에서 스트레스 반응을 일으키는 작용을 하며, 이런 다양한 자극들에 의해 우리 신체는 여러 작용을 거쳐 궁극적으로 스트레스로부터의 반응이 이루어지는 것이다.

위에서 언급한 스트레스 요인에 따른 반응은 여러 가지 있을 수 있으나, 현재까지 많이 다루어진 신체적(생리적) 스트레스 반응을 위주로 보고자 한다. 그 중에서 가장 보편적으로 알려진 이론으로는 일반적응증후군(general adaption syndrome, GAS)이 있으며, 이 이론에서 언급한 과정(경고-저항-탈진)을 기본으로 스트레스 전달과정과 가장 밀접한 경고반응alarm을 살펴보고자 한다. 경고반응은 스트레스원에 대한 조기반응으로 복잡한 생리적 반응이 발생하고, 에피네프린·긴장·혈압상승 등이 시작되는 과정이다. 아래에 스트레스원에 따른 일반적인 전달체계 도식이 나와 있다.

스트레스 반응의 기제는 크게 신경계통(교감신경계) 및 내분비 계통(뇌하수체-부신필질의 관계)의 활성화로 이루어지며, 이 두 가지의 체계에는 공통적으로 시상하부가 작용하고 있다(김정호, 김선주. 2007).

즉, 스트레스가 생겼을 때, 감지된 정보를 대뇌피질에서 분석하여 시상하부와 변연계(뇌의 중심핵 근처에 대뇌반구의 가장 안쪽 모서리를 따라 있는 몇 개의 뇌구조의 집합체) 그리고 신체해당 기관과 축을 이루어 연관 지워 반응하는 것을 말한다. 물론 편도체, 시상하부, 시상 앞부분 등이 포함된다. 변연계는 포유류 동물에게만 완전히 발달되어 있다. 시상은 시상하부와 뇌간에 의하여 조절되는 몇 가지 본능적 행동을 부가적으로 통제하고 정서행동에도 중요한 역할을 한다. 그것은 자율 신경을 활성화시켜 교감신경성 자극을 여러 기관에 전달하여 신체가 싸우거나 방어하도록 하는 데 도움을 준다. 또한 시상하부의 방출인자가 뇌하수체를 자극하면 뇌하수체 전엽호르몬이 나와 자율 신경을 자극한다. 척수에서 시작하는 자율신경 운동뉴런의 축색종말은 부신수질에 있는 크로마핀 세포라는 선세포와 접하여 활성화시킨다. 그리고 활성화된 크로마핀 세포는 에피네프린을 직접 혈류로 방출한다. 이는 교감신경성 반응을 더 강화시킨다. 따라서 부신수질과 교감 신경절은 상호보완적으로 작용하며, 스트레스에 대항할 수 있도록 서로 보강하게 된다(박승옥, 배정호, 1996). 여기서 교감신경계는 외부스트레스 요인에 의한 반응에 에너지를 소모하는 방식으로 작용하며, 부신수질은 교감신경이 자극받을 시 에피네프린과 노에피네프린이라는 호르몬을 분비함으로써, 교감신경의 영향을 받지 않는 부분까지 광범위하게 작용한다.

내분비계통(뇌하수체-부신피질의 관계)과 스트레스 반응간의 구조는 아래 그림과 같다. 즉, 시상하부는 시상하부 호르몬 방출요인에 반응해서 뇌하수체에서 분비되는 호르몬으로 부신피질에 영향을 준다. 부신피질자극호르몬(ACTH)은 혈액을 통하여 부신피질까지 순환한다. 그리고 일단 부신피질이 자극되며, 다양한 방법으로 스트레스 반응을 발현하기 위하여 혈액내로 호르몬을 방출하게 된다(김금순, 곽금주 등, 2009). Selye의 말을 인용해보면 스트레스 반응은 두 가지 내분비선, 즉 뇌하수체전엽(후엽은 신경계)과 부신에서 분비되는 호르몬의 증감에 의해 좌우된다고 한다. 스트레스의 유발요인은 피질의 연합영역에 의해 감각 대상으로 처리·해석되고, 그 결과로서 시상하부에서 코티코트로핀 방출호르몬(CRH)을 분비시킨다. 즉, 구심경로를 통해 전달된 스트레스 정보는 시상하부에서 CRH라는 화학적 형태로 바뀌게 된다.

스트레스의 내분비 계통

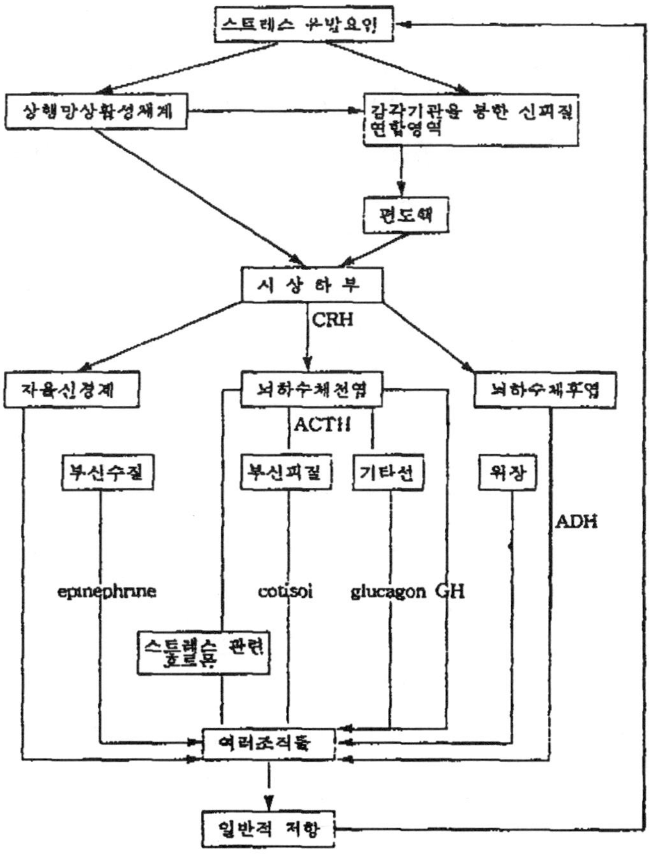

이 CRH는 문맥을 통해서 직접 뇌하수체전엽에서 ACTH의 분비를 자극하며 분비된 ACTH는 전신으로 순환한다. 그리고 혈류에 의해 ACTH는 부신피질에 도달하여 최종적으로 스트레스 호르몬인 코르티솔을 비롯한 여러 가지 부신피질호르몬을 방출시ㅁ후엽되는 것이다. 여기서 스트레스에 대한 반응으로 코르티솔이 높은 수준으로 방출되는 것은 정상적이며 매우 적응적인 것이다. 그러나 이런 경우가 대부분 그러하듯이 코르티솔이 과다한 것은 안 좋은 일이다. 즉, 과다한 코르티솔 수준이 장기적으로 유지될 경우 고혈압을 일으킬 수 있다. 지속적이거나 만성적인 스트레스를 일으키는 좋지 않은 생활이나 작업상황은 고혈압을 일으킬 수 있다. 또한 높은 코르티솔 수준이 장기간 지속되면 신체의 감염에 대한 저항능력이 현저하게 감소하기도 한다(박승옥, 배정호, 1996).

스트레스가 없는 사람은 죽은 사람이라고도 한다. 위에서 보는 바와 같이 스트레스가 무엇이고, 스트레스에 따른 신체적 반응 및 전달 과정을 함께 고려한다면, 스트레스에 관한 좀 더 포괄적인 이해가 이루어질 수 있을 것이다.

참고문헌

김금순, 김성재, 곽금주, 임난영, 임숙빈, 하양숙, 조선희(2009). 아카데미. p61.
김선주, 김정호(2007). 스트레스의 이해와 관리. 시그마프레스. p74-146. 155-163.
김진배, 동중영, 장봉우(2009). 신체활동과 스트레스. 한양출판사. p247-248.
박승옥, 배정호(1996). 스트레스에 반응하는 신체의 생리적 과정에 대한 소고. 기초과학연구소논문집. p15-18.

스트레스 해소방법

스트레스 해소 방법은 크게 신체적 접근방법Physical Approach과 정신적 접근방법Mental Approach로 나눌 수 있다. 신체적인 접근방법으로는 운동이 있다. 운동은 심리적 스트레스로부터 회복하는 데에도 중요한 몫을 담당한다. 정신적, 감정적 스트레스는 불안과 우울의 요인이 되는데, 격렬한 운동은 남녀에게 있어서 각종 불안상태를 감소시켜 준다. 운동도, 호흡률, 맥박, 혈압, 근육의 혈액유입, 산소소비량, 대사율 등은 스트레스 반응을 유발하는 생리적 스트레스 요인들이다. 또한 일정한 강도로 장시간 운동하면 혈장 코르티솔Cortisol, 에피네프린Epinephrine, 노르에피네프린Norepinephrine 등의 호르몬들이 증가된다. 이러한 호르몬 반응들은 최대 산소섭취량의 60% 이상의 운동 강도에서 분비된다(류록규, 1999). 운동을 통한 심리적 효과는 Willis와 Campbell(1992)의 선행연구 고찰을 통해 다음과 같이 자세히 살펴볼 수 있다(황지선,2008).

운동의 심리적 효과(Willis와 Campbell, 1992)

증가요인	감소요인
학교성적	습관적 음주
자신감	공격성
정서적 안정성	불안
독립성	결근일
지적기능	혼란
자기조정력	우울증세
기억력	월경불순
기분	편두통
지각	공포
긍정적인 신체상	신경질 행동
자기조절	스트레스반응
성적 만족감	긴장
안녕감	A형 성격 행동
작업효율성	업무 실수율

웰빙well-being에 대한 관심과 지속적인 신체활동이 정신건강에 효과적이라는 과학적 증명들과 함께 한국인의 운동참여율은 점차 증가하고 있다. 많은 연구들은 운동의 생리적 효과뿐 아니라 심리적인 효과로서 불안, 우울과 같은 부정적인 측면은 감소시키고 자기 효능감, 활력, 웰빙과 같은 긍정적 측면은 증가시킨다는 것을 밝혀내었다. 지금까지의 운동과 스트레스의 관계에 대한 선행연구들은 주로 유산소성 운동능력이 스트레스 요인에 미치는 심리·생리적 반응들을 다루어 왔으며, 유산소성 운동이 스트레스를 극복하는데 효과적이며 유산소성 체력이 강한 사람들이 약한 사람들에 비해 낮은 스트레스 반응을 보인다고 보고되었다(황지선, 2008).

긴장 속에서 생활하는 사람들은 조깅, 걷기 및 자전거타기 등의 운동을 최대심박수의 30~60% 정도의 중, 저강도로 매일 5분~30분씩 수행하다 보면 근육긴장의 완화효과를 얻게 된다. 유산소 운동 프로그램은 스트레스와 긴장감의 완화뿐만 아니라 심폐기능, 신체조정 및 체중조절에도 긍정적인 효과를 보이므로 매우 유용하다(류록규, 1999).

Brown(1991)은 스트레스는 개인의 건강을 악화시키는 역할을 하는데 스포츠를 통한 체력수준의 향상은 건강을 양호하게 할 뿐 아니라 스트레스를 완화하는 역할을 한다고 하였다. 그는 체력과 질병, 스트레스의 관계를 다음과 같이 설명하고 있다.

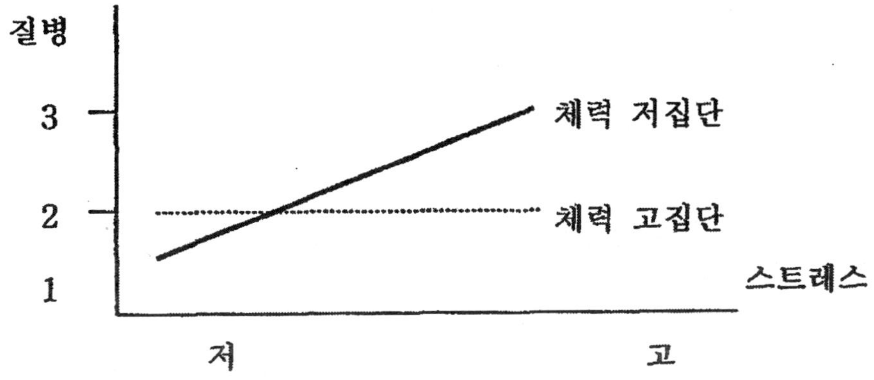

체력수준과 질병 및 스트레스와의 관계

체력수준이 높을수록 스트레스 수준이 증가하여도 질병의 수에는 큰 변화가 없는 반면, 체력수준이 낮을수록 스트레스 수준이 증가하면 질병의 횟수가 증가하고 있음을 보여주고 있다. 이는 체력의 향상이 스트레스 수준이 증가하여도 저항력이 커진다는 사실과 스트레스로 말미암아 질병의 예방에 긍정적으로 작용하고 있음을 보여주고 있다(문한식, 2007).

정신적 접근방법으로는 명상meditation, 상상imagery, 생리적 순환biofeedback 및 자연적 이완autogenic relaxation훈련 등이 사용된다. 명상기법은 대사측면에 있어서 산소소비량의 10~20%의 감소와 평균 분당 맥박수의 3회 감소를 유도하는데, 이것은 알파 뇌파의 활동을 촉진시키므로 결과적으로 안정 상태에 도달한다. 이 방법은 어떤 특정한 단어나 문장의 계속적 반복을 통하여 이완효과를 얻게 한다. 1975년 발표된 벤슨기법benson Technique도 명상기법을 통한 긴장이완을 증진시키는데, 기본적인 요소는 조용한 환경, 안정된 위치, 반응이 저절로 생성되길 바라는 수동적 자세이다.

H.H. 슐츠박사가 개발한 자생적 휴식방법은 본래 자기최면이다. 수족의 중압과 따뜻한 감정과 상상을 함으로써 본인은 휴식상태를 인지함을 배우며 또한 필요시마다 그 상태에 돌입한다. 자생적 접근 방법은 결과적으로 호흡횟수 저하, 심장박동횟수 저하, 근육긴장 감소 및 두뇌의 알파파의 증가를 가져다준다. 1978년 Bahrke와 Morgan은 벤슨기법과 유산소 운동이 동등하게 불안상태를 감소시키는데 효과적임을 밝혔다.

상상기법이란 이완상태를 높이기 위하여 자연유추현상이나 자기최면을 이용하는 시각적 이미지 기법으로, 떠오르는 생각을 시각적으로 형상화함으로써 긴장감, 불안, 걱정거리로부터 일시적이나마 벗어날 수 있도록 한다.

생리적 순환기법이란, 각 개인이 받아들이는 시각 및 청각적 신호에 의해 맥박이나 혈압, 체온, 근육활동 등 일시적으로 변화되는 신체기능을 조절하는 것으로, 긴장이완을 증진시키고 신경근육 긴장을 완화시키는데 높은 효과를 보인다.

자연적 이완훈련은 6단계로 구성된 일련의 정신훈련으로, 하루에 수차례 반복함으로 긴장 이완 효과를 얻을 수 있다. 조용한 실내에서 눈을 감고 누워 다음의 절차에 의해 실시한다. 첫째, 팔다리의 무게감을 느낀다. 둘째, 팔다리의 온기를 느낀다. 셋째, 호흡을 한다. 넷째, 맥박을 조절한다. 다섯째, 안면부위에 시원함을 느낀다. 여섯째, 반응이 저절로 생성되길 바라는 수동적 자세를 취한다(류록규, 1999).

스트레스는 개인의 자원을 초과하거나 통제할 수 없다고 인지할 때 발생하는 것으로 사람들은 각기 다른 방식으로 반응한다. 신체적 · 정신적 · 사회적으로 우리 삶에 관여하는 스트레스를 개인이 어떻게 인지하고 평가하며, 대처해나가느냐에 따라 과잉 스트레스, 적정 스트레스, 과소 스트레스로 다르게 느낄 수 있다. 여기에서 스트레스를 다루는데 중요하게 작용하는 것은 스트레스 자체가 아닌, 스트레스 대처능력에 있으며 성공적으로 대처하게 되면 건강한 상태를 유지하게 되고, 실패하게 되면 질병이 발생하게 되는 것이다. 이러한 스트레스에 대한 관리 기술로서 신체적 · 정신적 건강에 효과적인 신체활동과 정신활동은 많은 연구들을 통해 그 효과가 증명되고 있다(황지선, 2008).

참고문헌

황지선(2008). 운동 및 스포츠 참여에 따른 스트레스 반응 및 대처방식 비교분석. 이화여자대학교 대학원 체육학과 석사학위논문. p1-2. 12-13. 63.

류록규(1999). 스포츠 활동을 통한 스트레스 해소. 학생생활연구. Vol.5 No.-[1999]. p69-72.

문한식(2007). 대학생의 스포츠 참여와 신체적 자기개념, 스트레스 및 정신건강과의 관계. 경상대학교 대학원 체육학과 박사학위논문. p63.

양은혜(2005). 스포츠 활동 참가가 스트레스 및 정신건강에 미치는 영향. 경기대학교 교육대학원 체육교육과 석사학위논문. p24.

최해림(1985). 한국대학생의 스트레스현황과 인지-행동적 상담의 효과. 이화여자대학교 대학원 교육심리학과 박사학위논문. p1-2.

스트레스 검사

스트레스 검사 방법

스트레스의 여부를 확인하는 방법은 신체적 변화를 살피는 것인데 사람마다 다르다. 어떤 사람은 머리가 띵하거나 몸이 피로를 쉽게 느끼는가 하면 어떤 사람은 소화가 안 되고 속이 쓰려오기도 한다. 자기 몸에 이상이 생길 정도의 스트레스는 강도가 강한 것이므로 잠시 일을 멈추고 휴식을 취하거나 그것을 즉각 해소하는 것이 상책이다(고경봉, 2000).

두 번째 방법으로는 스트레스 검사 지를 이용하는 것이다. 대표적인 검사지로 사회 심리적 건강측정도구(Psychological Well-being Index: PWI)이다. PWI는 GHQ(General Haelth Questionnaire)을 기반으로 1993년 장세진이 GHQ 60을 기초로 우리나라의 현실에 맞게 재구성 한 것이다. PWI는 보통 사람들을 대상으로 스트레스의 수준을 평가하고 정신건강 수준을 측정하는 도구이다. PWI는 총 18문항으로 구성되어 있으며 최근 몇 주간의 정신적, 육체적인 스트레스 상태를 체크 하며 0점부터 54점으로 평가 가 이루어진다(이평숙, 1984).

우선 PWI 방식은 지문이 길고 지루해서 집중력을 떨어뜨리는 문제점이 있다(이평숙, 1984). 그래서 또 다른 스트레스 점검표를 통해서 자신이 스트레스를 받고 있는지의 여부에 대해서 판단해 볼 수 있고 자신이 스트레스를 얼마만큼 받고 있는 지에 대해서 심리면과 신체면으로 나누어서 측정해보는 방법이 있다.

스트레스 점검표(김지혁, 2001)

심리감정상의 징조	신체적 징조	행동상의 징조
언제나 초초해 하는 편이다.	숨이 막힌다.	반론이나 불평, 말대꾸가 많아진다.
흥분이나 화를 잘 낸다.	목이나 입이 마른다.	일에서 실수가 많아진다.
집중력이 저하되고 인내력이 없어진다.	불면증이 있다.	주량이 증가한다.
건망증이 심하다.	편두통이 있다.	필요 이상으로 일에 몰두한다.
우울하고 기분이 침울하다.	눈이 쉽게 피로해진다.	말수가 줄고 생각에 깊이 잠긴다.
뭔가를 하는 것이 침울하다.	어깨나 목이 자주 결린다.	말수가 많아지고 말도 되지 않는 자기주장을 펼칠 때가 있다.
매사에 의심이 많고 망설이는 편이다.	가슴이 답답해 토할 기분이다.	사소한 일에도 화를 잘 낸다.
하는 일에 자신이 없고 쉽게 포기하곤 한다.	식욕이 떨어진다.	화장, 복장 등 외모에 대한 관심이 없어진다.
뭔가 하지 않으면 진정이 안 된다.	변비나 설사를 한다.	사무실에서 개인적으로 전화를 자주하거나 화장실에 가는 횟수가 증가한다.
성급한 판단을 내리는 경우가 많다.	신체가 나른하고 쉽게 피곤을 느낀다.	결근, 지각, 조퇴가 늘어난다.

* 10개 항목 중 해당 항목이 3개 이하이면 정상, 4~6개면 스트레스를 어느 정도 느끼고 있고, 7개 이상이면 심각한 수준임을 말해준다.

심리 측면에 나타나는 스트레스

최근 1개월 동안 다음 항복에 대해 어느 정도 느끼고 있었는지 해당 되는 번호에 ㅇ표를 한다.

스트레스 측정(김지혁, 2001)

	항상 느꼈다	자주 느꼈다	가끔 느꼈다	전혀 없었다
1. 매우 긴장하거나 불안한 상태가 되었다.	3	2	1	0
2. 기분이 매우 동요되었다.	3	2	1	0
3. 사소한 일에 매우 신경질적이었다.	3	2	1	0
4. 소모감, 무기력감을 느꼈다.	3	2	1	0
5. 침착하지 못했다.	3	2	1	0
6. 아침가지 피로가 남고, 일에 기력이 솟지 않았다.	3	2	1	0
7. 화가 나서 자신의 감정을 억제할 수 없었다.	3	2	1	0
8. 생각지도 못한 일 때문에 곤욕을 치렀다.	3	2	1	0
9. 심각한 고민이 머리에서 떠나지 않았다.	3	2	1	0
10. 모든 일이 생각대로 되지 않아 욕구불만에 빠졌다.	3	2	1	0
11. 모든 일에 집중할 수가 없다.	3	2	1	0
12. 남 앞에 얼굴을 내미는 것이 두려웠다.	3	2	1	0
13. 남의 시선을 똑바로 볼 수 없다.	3	2	1	0
14. 똑같은 실수를 반복했다.	3	2	1	0
15. 가족이나 친한 사람과 함께 있는 시간도 편안하지 않았다.	3	2	1	0

신체면에 나타나는 스트레스

	항상 있었다	자주 있었다	가끔 있었다	전혀 없었다
1. 불면	3	2	1	0
2. 심장이 두근거림	3	2	1	0
3. 얼굴이나 신체 일부의 경련	3	2	1	0
4. 현기증	3	2	1	0
5. 땀이 많이 남	3	2	1	0
6. 감각이 예민함 (몸이 근질거리거나 따끔따끔한 통증을 느낀다.)	3	2	1	0
7. 요통	3	2	1	0
8. 눈의 피로	3	2	1	0
9. 목이나 어깨 결림	3	2	1	0
10. 두통	3	2	1	0
11. 감염증(감기, 후두염 등)	3	2	1	0
12. 변비	3	2	1	0
13. 발열	3	2	1	0
14. 소화불량	3	2	1	0
15. 설사	3	2	1	0

점수진단 : 합계점수

0~5점	평균값 이하로 특별히 문제가 없다고 생각할 수 있다.
6~12점	평균수준이다.
13~19점주의	수준으로 평균보다 조금 높다. 약간의 주의가 필요하다.
20점 이상	경고 수준으로 위험수위이다. 상당한 주의 또는 의사와의 상의가 필요하다.

주의점

심리스트레스 평가점수가 평균수준 이상인 사람은 정신적으로 무리하지 않아야 한다. 특히 경고 수준인 사람은 일상생활을 하는 중간 중간에 5분 정도의 휴식이나 기분 전환 등이 필요하다. 또 하루 1회 15분 정도는 스트레스 요인을 완전히 생각하지 않고 심리적 피로를 회복시킨다.

신체스트레스 평가점수가 평균수준 이상인 사람은 점심시간 등을 이용하여 하루 1회 15분 정도의 스트레칭으로 근육 이환훈련을 한다. 또한 휴일 등을 이용하여서 적절한 운동이 필요하다.

직업별 스트레스 정도

검사지를 통해 사람들이 스트레스 정도를 파악할 수 있다. 대부분 직업별로 스트레스정도가 나뉘는데 그 이유는 직업마다 환경이 다르고, 스트레스에 대한 영향도 다르기 때문이다. 직업 스트레스에는 두 가지의 요소를 갖는데 통제 가능성과 심리적 압박감이다. 이 두 가지 요소를 결합할 때, 스트레스의 정도가 잘 드러날 수 있다. 예를 들어 압박이 강하고 통제가 약할 때, 책임감이 높을 때, 해고 가능성이 있을 때, 학생들에 입시문제 등으로부터 시달릴 때, 심리적 요구와 압박으로 스트레스를 받게 된다(한승헌, 2008).

참고문헌

고경봉(2000). 세상의 온갖 스트레스로부터 나를 지키는 법. 한국언론자료간행회. p19-21. 59-61.

김지혁(2001). 만병의 근원 스트레스 원인과 퇴치. 가림출판사. p20-20. 67-70.

이평숙(1984). 생활사건과 관련된 스트레스량 측정에 관한 방법론적 연구. 연세대학교 대학원 박사논문. p14-15.

한승헌(2008). 스트레스 지수 알고리즘 설계 및 분석 표현기법에 관한 연구. 아주대학교 일반대학원 박사논문. p39-40.

운동과 스트레스

우리가 흔히 말하는 스트레스는 디스트레스distress를 말한다. 디스트레스란 우리의 기분을 상하게 하는 부정적인 사건들을 통해서 우리의 정서에 영향을 미치고 고통을 준다. 그러나 스트레스가 전혀 없는 것은 우리를 무기력하게 만들 수 있다. 때로는 적절한 스트레스가 우리의 생활에 활력을 불어넣어 자신감을 심어주고 일의 생산성과 창의력을 높여줄 수 있다는 점에서 스트레스에는 긍정적 효과도 있다. 이처럼 건강을 위협하지 않고 긍정적인 효과를 극대화시킬 수 있는 스트레스를 최적 스트레스eustress라고 부른다(김은경, 2003). 여기서 주로 살펴보려고 하는 것은 우리가 흔히 말하는 스트레스 즉 부정적인 스트레스를 말한다. 우리의 생활 속에서 스트레스를 받지 않는다는 사람을 찾아보는 것은 어렵다. 현대사회를 살아가고 있는 대부분의 사람이 항상 스트레스를 받으며 살고 있기 때문에 이에 대해 살펴 볼 필요가 있다. 부정적인 스트레스는 신체적·정신적 고통을 주게 되고 이것이 발단이 되어 큰 병이 되기도 하기 때문에 이를 대처하고 예방하는 것이 중요하다.

스트레스의 요인은 잠재적인 스트레스 요인, 정신적인 요인, 생리적인 요인으로 나뉜다. 각 요인들을 자세히 살펴보면 다음 그림과 같다.

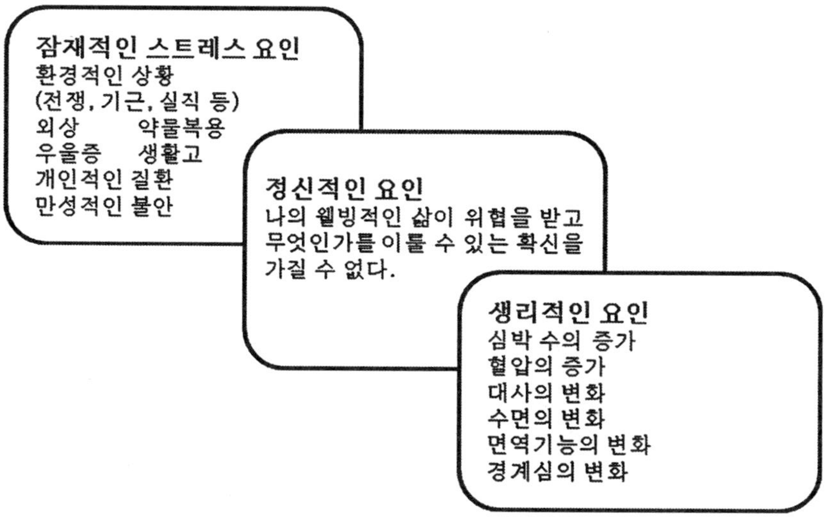

스트레스 요인(김성수 등, 2007)

최근의 연구를 살펴보면 면역체계는 생리학적으로 감정에 반응하는 뇌의 한 부분에 직접적으로 관계가 있거나 부분적으로 조절한다는 것을 알 수 있다. 그리하여 감정과 질병, 심지어 죽음 사이에는 직접적인 연결이 있는 것으로 본다. 사람이 긴장을 하게 되면 스트레스를 많이 받게 되고 복통, 설사, 고혈압 등 증세가 나타난다. 이러한 스트레스는 외부의 환경에 의해서 생리적인 반응과 정신적인 반응을 동반하여 불편한 심리적 상태를 유발하는 것이다(김성수 등, 2007). 우리가 흔히 말하는 스트레스는 신체적으로 상해를 입거나 심리적으로 사람들과 생활할 때 생기는 정서적인 스트레스를 말한다.

이러한 스트레스가 건강에 미치는 영향을 그림으로 표현하면 다음과 같다.

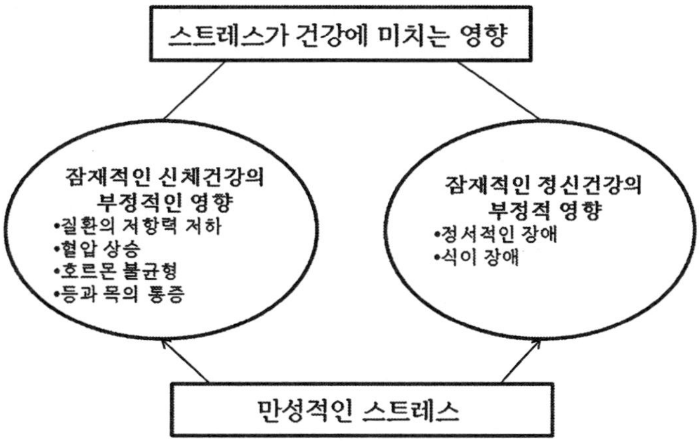

만성적 스트레스의 반응과 영향(김성수 등, 2007)

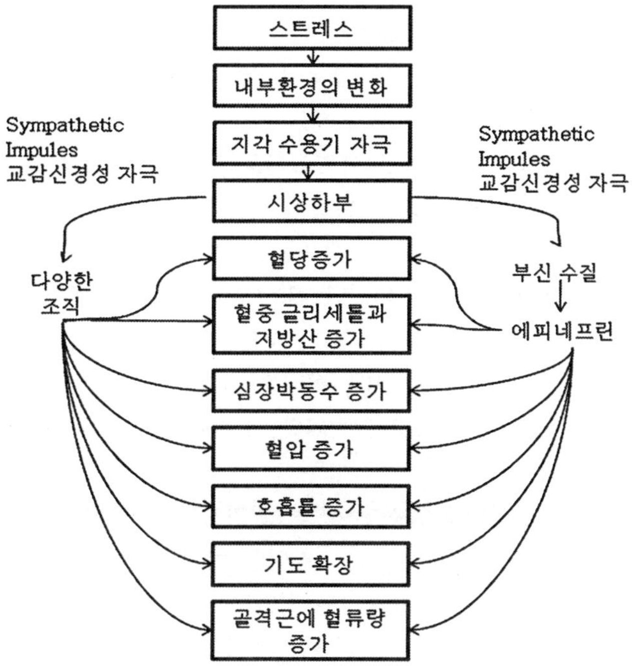

스트레스와 질병간의 기전(김은경, 2003)

첫 번째 그림을 보면 스트레스는 눈에 보이지 않게 부정적인 영향을 미치고 있다. 질환의 저항력을 저하시키며 혈압을 상승시키고 호르몬의 불균형을 일으킨다. 또한 일반인들이 느끼는 등과 목이 뻐근하게 느껴지는 현상을 들 수 있다. 또 정신적으로는 정서적인 장애, 식이 장애등을 야기할 수 있다.

두 번째 그림은 구체적으로 신체적 질병이 생기는 과정을 설명하고 있다. 생활사건에 대한 지각이 감정상태를 유발하고 내적 갈등이나 외적 조건이 사건의 해결을 방해한다면 이런 지속적인 감정으론 생리적 변화를 일으켜 질병이 생길 수 있다. 신체적인 것인 연령, 성별이나 심리적인 것인 인격, 기존 정신병리, 그리고 환경적인 사회적지지 및 경제적 상태와 같은 변수들이 영향을 미쳐 스트레스 인자는 대뇌피질에서 지각하여 그것이 생체에 위협적인 것인지 아닌지를 평가한다. 이런 평가에 영향을 미치는 변수들로는 신체적인 것으로 연령, 성별이 있고, 심리적인 것으로 인격, 기존 정신병리가 있고, 환경적인 것으로는 사회적지지 및 경제적 상태가 있다. 그 다음 평가에 대한 방법들을 선택하도록 한다. 선택된 대응 방법에 다른 감정반응이 일어나고 이것은 급성의 스트레스 인자인 경우 시상하부-뇌하수체를 자극해서 교감신경을 통해 부신수질을 자극하여 에피네프린epinephrine 및 노르에피네프린norepinephrine을 분비하여 심장 박출량을 증가 시키고 맥박을 빠르게 하고 호흡을 가쁘게 하며 혈당의 변화와 같은 대사의 변화가 일어난다. 그러나 스트레스가 지속 시에는 시상하부-뇌하수체-부신축이 자극을 받아 부신피질에서 코르티솔cortisol이란 호르몬을 분비시켜 면역기능을 떨어뜨리게 되어 나중에 여러 가지 질병을 일으킬 위험이 높아진다(김은경, 2003). 정서적인 반응인 스트레스가 뇌와 작용을 하여 면역기능을 떨어뜨리는 것이다.

스트레스로 인한 질병을 막기 위해 제시되는 방안이 바로 운동이다. 일반인들이 스트레스 대처방안으로 가장 먼저 생각하는 것 중 하나로 운동을 들 수 있다. 일반인들은 자신의 체력증진을 위해서 운동을 할 뿐 아니라 스트레스를 해소하기 위해서 운동을 한다.

위의 스트레스로 인해 질병이 생기는 과정에서 스트레스를 받게 되면 코르티솔이라는 호르몬이 분비되어 면역기능을 저하시킨다는 사실을 살펴보았다. 운동과 유사한 무용을 하는 집단을 대상으로 실험을 한 결과 스트레스 호르몬 반응 중 코르티솔은 실험집단에서 무용수행기간이 증가함에 따라 감소하는 경향을 보였으며, 에피네프린과 노르에피네프린은 무용 수행 기간이 증가함에 따라 유의하게 감소하였다(문채련, 2008). 이 연구를 통해 운동이 코르티솔에 미치는 영향도 이와 유사할 것이라는 것을 알 수 있다.

또한 스트레스의 변화를 분석하기 위해 스포츠 프로그램을 설정한 후 프로그램 적용 후 2~3개월간 측정한 결과 프로그램 실시전보다 실시 1개월 후의 스트레스 정도가 더 높게 나타났으나 스포츠 참여 2개월과 3개월에는 스트레스 정도가 급격히 낮게 나타나는 경향을 보였다(박영희, 육조영, 신대철, 1996). 스포츠 프로그램이라는 새로운 환경과 경험 때문에 그것이 스트레스 요인으로 작용하여 처음에는 높아졌으나 그 후 운동을 통해 스트레스 정도가 낮아진 것을 볼 수 있다. 이는 지속적인 스포츠 활동 참여가 스트레스 해소에 긍정적인 영향을 보여준 것으로 해석할 수 있다. 이러한 스포츠 프로그램 참여를 통해 스트레스를 줄이기 위해서는 개인이 그 운동에 얼마나 만족하고 있는가와 그 운동이 얼마나 체계적이고 규칙적으로 이루어졌는가도 중요한 요소로 작용한다.

스트레스 감소를 위한 운동은 그 기간이 길어야 한다. 단기간보다 장기간의 운동이 스트레스에 덜 민감해지고 잘 대처할 수 있다. 또한 정기적으로 스포츠 참여를 하게 되면 일반인의 심리적 스트레스, 신체적 스트레스, 직무 스트레스, 가정 스트레스를 완화시키는 역할을 하고 있다. 이는 스포츠 참여는 일반인의 스트레스를 완충시켜주는 데 유효한 수단이며, 일반인들은 스포츠 활동을 통해 스트레스를 해소할 수 있을 것이다(강효영, 김인수, 1993).

구체적으로 스트레스에 좋은 운동이 무엇인지 살펴보면 규칙적인 유산소 운동은 높은 강도의 스트레스를 견디는데 뿐만 아니라, 낮은 강도의 스트레스를 견디는 경우에도 높은 효과를 발휘한다. 따라서 스트레스에 민감한 사람은 경쟁을 하지 않는 것을 전제로 하여 등산, 조깅, 수영 등과 같은 유산소성 운동 중에서 하나를 선택하여 규칙적으로 실행할 것을 권장하고 있다. 적어도 일주일에 3번 정도로 60~90%의 강도에서 20분 이상 1시간 이내에 걸친 운동을 실시하는 것이 다양한 정서요인과 스트레스 해소에 긍정적인 효과를 가져다준다(김성수 등, 2007). 자신의 운동 강도를 측정하여 얼마 정도의 강도로 운동 할 것인지 미리 정해야 하며 건강에 무리를 주는 운동은 피한다. 과한 운동은 오히려 스트레스를 증가시키기 때문에 역효과를 초래할 수 있다.

자신에게 적합하지 않은 운동을 한다거나 방법을 틀리게 하면 오히려 신체의 균형을 깨뜨려 스트레스에 약해지기도 한다. 위에서도 말했듯이 자기 만족감이 높은 운동이어야 하며 규칙적으로 이루어져야 하고 한 가지 운동이 아니라 여러 가지로 구성되어 있다면 체계적인 프로그램이어야 한다. 또한 지나친 운동은 운동중독과 같은 증상을 야기할 수 있으니 조심해야 한다. 또한 너무 경쟁적이고 과도하게 되면 피로하게 되고 우울증을 부를 수 있으니 이에 각별히 신경 써야 한다.

참고문헌

김은경(2003). 최신 스포츠 건강 과학론. p115-116. 121-122.

김성수, 이삼준, 김영표, 지용석, 이재현, 유재현, 이철원, 강선영, 박준기(2007). 운동과 건강. p170-180.

문채련(2008). 현대무용 프로그램 참여가 지단백질. 스트레스 호르몬 및 면역세포에 미치는 영향. 전남대학교 대학원 박사학위 논문. p53.

박영희, 육조영, 신대철(1996). 스포츠 활동참가와 생활스트레스와의 관계에 관한 연구. 진주산업대학교 논문집. vol19. p77.

강효영, 김인수(1993). 스포츠 參與의 스트레스 減少效果 硏究. 진주산업대학교 논문집. 34집. p230.

우울증의 개념

우울증Depression이란 깊은 슬픔과 염려apprehension, 무가치함feelings of worthlessness 및 죄책감, 사회적 위축, 불면증, 식욕 및 성욕의 상실, 또는 일상사에 대한 즐거움 및 흥미의 상실이 두드러진 특수한 정서 상태를 말한다(김윤경, 2000). 현대사회를 우울증의 시대라고 일컬을 만큼 우울증을 겪는 사람이 많고 살아가는 동안에 누구나 경험하게 되는 일반적인 현상이다. 우울증에 대한 유병율은 조사자에 따라 다소 차이는 있으나 시대나 민족, 사회를 망라하여 나타나는 인류 전체의 질환이고, 발생 빈도도 대체로 일정하다는 것이 정설이다(김미좌, 2006).

우울증의 어원

우울증은 프랑스에서는 1308년부터 공인된 단어로 라틴어 depression에서 온 말이다. 이 말이 의학, 특히 정신과 의학의 용어가 된 것은 1870년쯤으로 이때부터 이 말은 나른하고 낙담하고 약해지고 근심에 싸이는 병적인 정신 상태를 가리키는 말이 되었다(Bernard Granger, 2007). 우울증은 Hippocrates가 'melancholia' 로 기술하였고 Bleuler에 이르러 'depression' 이라는 용어가 사용되었다. 어원은 라틴어의 'deprivere' 라는 동사로 '무겁게 내리누르다to press down' 또는 '밑으로 가라앉는 상태를 일으키는 것to due to sink to a lower position' 을 의미한다. 이러한 어원으로부터 유래된 우울은 의기소침dejection)의 상태와 활동저하lower activity 상태를 의미한다. 우울증은 참기 힘든 불행한 기분의 경험을 일컫는다(김미좌, 2006).

우울증의 심각성

2001년 세계보건기구의 발표에 따르면 2020년에는 우울증이 심장병 다음의 두 번째로 가장 일반적인 질환이 될 것으로 예상하고 있다. 이러한 예상과 함께 오늘날 우울증은 더 빈번히 나타나고 있으며, 지난 10년 동안 발병연령도 계속해서 낮아지고 있다. 청소년기에 발병한 우울증은 성인기까지 지속될 가능성이 높을 뿐 아니라, 다른 정신장애들과도 연결될 수 있기 때문에 이에 대한 지속적인 연구가 필요할 것으로 보인다(이지연, 2006).

연도별 우울증 진료 현황(2006~2009.09)

(단위: 건, 천원)

우 울 증				
연도	진료건수 (건)	내원일수 (일)	총진료비 (천원)	급여비 (천원)
2004	1,610,132	3,143,522	107,498,869	70,000,653
2005	1,749,135	3,349,794	121,262,653	79,623,661
2006	1,841,870	3,505,496	139,578,257	95,159,942
2007	2,481,173	3,831,772	163,157,600	111,635,349
2008	3,002,410	3,756,106	166,578,476	112,893,396
계	10,684,720	17,586,690	698,075,855	469,313,000

▲ 연도별 우울증 진료 현황('06~'09.9월)

미국에서는 해마다 적어도 20만명의 사람들이 우울증 때문에 입원을 할 정도로 우울증은 일반 성인집단에서 흔한 정신과적 장애이고 재발률이 50-60%나 되는 장애이다. 다양한 연령대에서 발생하며 평생 유병율은 대략 15%로서 여자의 경우가 다소 높다(김윤경, 2000).

우울증의 증상

우울증은 그 정도에 있어서 단순한 슬픔이나 우울한 기분에서부터 지속적인 상실감이나 무력감, 나아가서는 자살기도를 포함하는 정신병적 상태에 이르기까지 매우 다양하다. 또한, 우울감정과 같은 경우에는 일시적인 현상에 그치는 경우도 있으나, 우울한 성격에서는 지속적 생활방식으로 우울이 채택되고 있으며, 정신질환의 한 유형으로 우울한 양상을 보이는 경우도 있다(나승규, 1993). 광범위한 개념으로서 다양한 경험과 증상, 그리고 감정들을 표현한다(Mark Gilson, Arthur Freeman, 2006).

심리적 증상

우울증 상태에서는 여러 가지 심리적인 변화들이 나타난다. 우선 쉽게 지치며 자주 피곤함을 느끼게 된다. 즐거운 활동에도 흥미를 잃고 긍정적 보상에 주의를 기울이지 못하기 때문에 사회적 활동을 회피하여 위축된 생활을 하게 된다. 우울한 사람들은 흔히 수면에 어려움을 겪는데, 흔히 불면증이 나타나서 거의 매일 잠을 이루지 못하거나 수면 중에 자주 깨어나게 된다. 때로는 반대로 과다수면증이 나타나 평소보다 훨씬 많은 시간을 자거나 졸음을 자주 느끼고 아침에 일어나지 못하는 경우도 있다. 행동과 사고가 느려지고 활기가 감소하여 행동거지가 둔하고 처지게 된다. 따라서 일을 신속하게 처리하지 못하고 지연시키며 활동량이 현저하게 감소한다. 때로는 초조하고 좌불안석하는 불안정한 행동을 나타내기도 한다. 심한 경우에는 자학적인 행동이나 자살시도를 할 수 있다.

신체 생리적 증상

우울증 상태에서는 여러 신체 생리적인 변화가 나타난다. 우선 식욕과 체중에 변화가 나타날 수 있다. 흔히 식욕이 저하되어 체중이 현저하게 감소하는 경우가 많다. 이와 반대로 식욕이 증가하여 갑자기 살이 찌는 경우도 있다. 또한 이들은 피곤함을 많이 느끼고 활력이 저하되며, 성적인 욕구나 성에 대한 흥미가 감소한다. 소화불량이나 두통과 같은 신체적 증상을 나타내고 이러한 증상에 집착하는 경우도 있다. 그리고 면역력이 저하되어 감기와 같은 전염성 질환에 약하고, 한번 감기가 걸리면 오래 가는 경향이 있다(권석만, 2002).

우울증의 종류

우울증에는 여러 가지 얼굴이 있다. 증상의 강도, 지속되는 기간, 증상의 양상이나 패턴, 원인적 요인에 따라 여러 가지 유형으로 구분된다.

반응성 우울증

반응성이라는 용어는 의사들에 의해 두 가지로 사용되는데, 먼저 스트레스가 많은 사건(해고 등)에 의해 발생하여 오래 지속되지 않는 우울증을 묘사한다. 이 용어는 불행에 대한 정상적인 반응이 과장된 형태로 짧은 시간 지속되는 상태를 묘사하는 데 쓰이며, 이때는 상담, 가족의 도움, 스트레스 관리, 실질적 조치들이 치료의 전부일 수 있다. 그러나 큰 스트레스를 주는 사건의 발생으로 더 심한 우울증이 촉발될 수도 있고, 우울증에 취약한 사람에게 병이 시작되고 난 후 스트레스가 큰 사건이 생길 수도 있다. 이렇게 되면 우울증이 스트레스에 반응해서 생긴 것인지 정확히 알기 어렵다. 반응성이라는 용어는 또한 환자가 아직 사회적 상황에 반응하거나 즐길 수 있는 우울증을 묘사하는 데도 사용된다.

내인성우울증

내인성 우울증은 아무런 이유 없이 발생하는데, 보통 증상이 심하고 환자는 식욕부진, 체중감소, 새벽에 깨는 증상, 아침에 더 침울한 기분, 성에 대한 무관심 등의 육체적 증상을 가질 가능성이 크다. 내인성 우울증은 치료를 해야만 증상이 좋아지는 것이 일반적이다. 이 종류의 우울증을 규정할 때의 문제점은, 이 우울증의 증상이 사람에 따라 스트레스가 큰 사건에 의해 촉발되는 우울증의 증상과 같다는 것이다. 또한 우울증을 일으키는 특별한 사건이 무엇인지 알 수 없기 때문에 우울증의 원인을 알기 어렵다.

신경성 우울증

신경성 우울증이란 용어는 환자의 기분이 좋은 날도 있고 나쁜 날도 있고 가벼운 우울증을 묘사하는 데 쓰인다. 환자는 저녁 때 더 우울해진다. 이 종류의 우울증에서는 잠들기 어렵고 잠을 설치지만 새벽에 깨어나지는 않는다. 잠을 너무 많이 자며 평소보다 짜증이 심해지는 사람들도 있다. 신경성이란 말의 남발로 인해 요즘은 신경성 우울증이라는 용어를 그다지 많이 사용하지 않으며, 대체로 가벼운 우울증이라는 뜻으로 쓰인다.

정신병성 우울증

정신병성 우울증은 심한 증상을 보이며, 환자는 육체적 증상을 경험하고 현실감을 잃을 수도 있다. 또 망상이나 환각, 또는 둘 다를 가질 수도 있다. 정신병성 우울증이 있는 사람은 반드시 치료를 받아야한다.

양극성 우울증

양극성 우울증은 조울증의 다른 이름이다. 조울증이 있는 사람은 기분이 들뜬 상태가 계속되다가 지속적인 침울한 상태로 바뀐다. 침울한 상태는 가벼운 우울증에서 심한 우울증까지 다양한 증상을 보인다. 조울증 환자가 기분이 들떠 있을 때는(조증) 기운이 넘치고 평소보다 잠을 적게 자거나 음식을 적게 먹으며 행복감을 느낀다. 그들은 힘이 넘쳐나고 말을 빨리 하며, 생각이 샘솟 듯 하는 것을 느낀다. 판단이 흐려질 가능성이 있고 망상과 환각을 경험할 수도 있다. 그러나 망상과 환각의 내용은 우울증에서와 반대의 양상을 보인다. 권력자들이나 유명 인사들을 알고 있다고 믿거나, 자신이 부자라거나 특별한 권력을 가지고 있다고 믿는 경우도 있다. 들뜬 기분은 침울한 기분만큼 파괴적일 수 있다. 건전한 판단의 결핍과 망상으로 인해 때로는 충동구매를 하여 재정적 파탄을 초래할 수 있다. 심지어 비싼 요트나 집을 구입하기도 한다.

단극성 우울증

단극성 우울증은 대다수 환자들이 겪는 우울증을 묘사하는 데 쓰이는 용어로, 침울한 기분만이 나타나며 들뜬 기분은 나타나지 않는다.

초조성 우울증

초조성 우울증은 불안과 걱정, 안절부절못하는 증상을 가진 우울증을 묘사하는 데 쓰이는 용어이다.

지연성 우울증

지연성 우울증은 정신적, 육체적 반응은 느려지고 집중을 하지 못하는 증상의 우울증을 묘사하는 용어이다. 증상이 심해지면 움직이고 말하고 먹는 것이 불가능해지기도 하고, 그 결과 굶어죽을 위험도 있다.

기분 저하증

기분 저하증은 지속적인 가벼운 우울증을 말한다. 증상이 나타났다 사라지기를 반복하지만, 의사들은 2년의 기간에서 증상이 2개월 이상 지속된 경우 기분 저하증으로 진단한다. 주요 증상은 우유부단함과 낮은 자부심이다. 약물치료보다 정신요법으로 더 좋은 효과를 거둘 수도 있다.

가면 우울증

가면우울증 환자는 많은 증상들이 환자가 우울증임을 보여줄 때도 스스로는 우울하지 않다고 말한다. 이런 환자들은 우울증의 진단이 확정되기 전에 육체적 질병에 대한 검사를 먼저 받을 수도 있다. 가슴통증, 수면장애 등의 증상은 항우울제 치료로 좋아진다.

기질성 우울증

기질성 우울증이라는 용어는 육체적 질병 또는 질병 치료의 후유증에 의해 발생하는 우울증에 붙여진 이름이다.

단순 재발성 우울증

단순 재발성 우울증은 최근에 알려진 병으로, 심각한 우울증이 발생하여 1회에 며칠 동안만 지속되는 것을 말한다.

계절정동장애

계절정동장애는 원래 일년 중 특정 시기에만 나타나는 우울증을 말한다. 이것은 무엇인가에 대한 요구가 증가하기 때문에 나타나는 우울증을 의미했다. 현재 이 용어는 겨울이 되어 해가 짧아짐에 따라 일광 부족으로 발생할 수 있는 특별한 종류의 우울증에 사용된다. 계절정동장애 환자는 탄수화물이나 초콜릿, 또는 둘다의 섭취에 탐닉하게 되고 잠이 늘게 된다.

참고문헌

김윤경(2006). 우울증의 인지행동적 문헌요법용 매뉴얼 개발을 위한 일 연구. 충북대학교 석사학위 논문. p1.

나승규(1993). 우울한 대학생과 우울증 환자간의 비효율적 태도 비교. 충북대학교 석사학위 논문. p1.

이지연(2006). 성인 애착과 대학생의 우울과의 관계 : 낙관성과 비관성의 매개효과. 충북대학교 석사학위 논문. p1.

김미좌(2006). 중학생의 정서지능과 스트레스 및 우울 간의 관계. 충북대학교 석사학위 논문. p22-23.

권석만(2002). 침체와 절망의 늪 우울증. 학지사. p31-32.

Bernard Granger(2007). 우울증 : 우울증 환자는 나약한가. 웅진지식하우스. p6.

Kwame McKenzie(2005). 우울증. 아카데미아. p45-51.

Mark Gilson, Arthur Freeman(2006). 우울증의 인지치료. 시그마프레스. p1.

우울증의 전달과정

뇌는 수백만 개의 신경세포neuron로 이루어져 있다. 어떤 행동을 하는 데 또는 그것에 대해 생각하는 데 수백 개의 신경세포가 사용될 수 있다. 신경세포가 함께 일하려면 의사소통이 필요하며, 이를 위해서 신경전달물질neurotransmitter이라는 화학물질을 방출한다.

한 신경세포의 끝과 다음 신경세포 사이에는 시냅스synapse라 부르는 작은 공간이 있다. 첫 번째 신경세포는 시냅스에 신경전달물질을 방출함으로써 다음 신경세포와 의사소통을 한다. 이 신경전달물질은 다음 신경세포에 달라붙어 정보를 전달한다(Kwame, 2005).

흥분의 전달

시냅스를 이루는 축색 돌기 말단은 약간 부풀어 있는데, 이 부위를 신경 말단이라고 한다. 신경 말단에는 시냅스 소포라는 작은 주머니가 많이 있는데, 이 속에는 아세틸콜린과 같은 신경 전달 물질이 들어 있다.

흥분이 축색돌기를 따라 신경 말단까지 전도되면 아세틸콜린이 시냅스 틈으로 방출된다. 아세틸콜린은 시냅스 틈으로 확산되어 다음 뉴런의 수상 돌기나 신경 세포체의 막에 작용하여 Na^+ 통로를 열어줌으로써 탈분극을 일으킨다. 이렇게 해서 다음 뉴런에서 새로운 흥분이 발생하게 된다. 이와 같이 뉴런과 뉴런 사이의 흥분의 이동을 흥분의 전달이라고 한다(손희도 외, 1951).

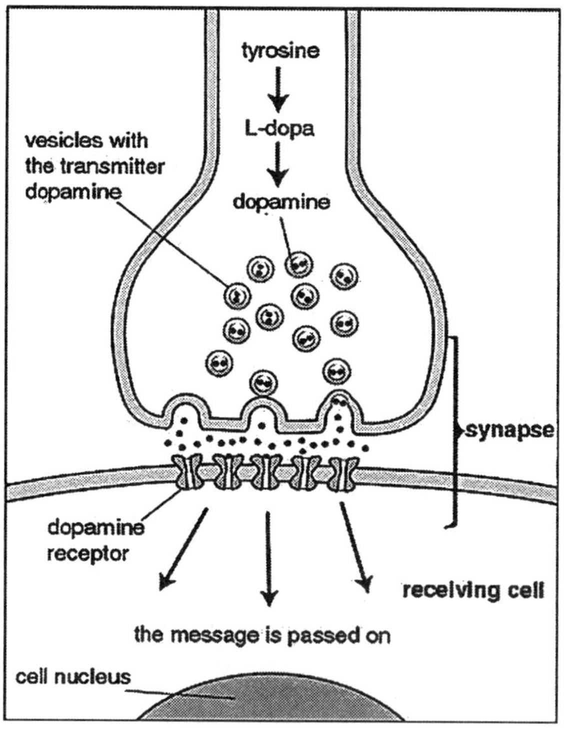

흥분 전달의 방향성

축색 돌기의 중간 부분에서 일어난 흥분은 양 방향으로 전도되어 수상 돌기 쪽으로도 전도된다. 그러나 아세틸콜린과 같은 신경 전달 물질이 들어 있는 시냅스 소포는 축색 돌기의 신경 말단에만 있기 때문에 흥분은 축색 돌기로부터 다른 뉴런의 수상돌기나 신경 세포체로만 전달되고, 그 반대로는 전달되지 않는다. 따라서 흥분은 한쪽 방향으로만 전달된다(손희도 외, 1951).

뇌의 대표적인 신경전달물질

뇌의 신경전달물질 수는 매우 많고, 그 모든 물질이 알려진 것은 아니다. 하지만 그중 어떤 물질은 다른 물질보다 더 두드러지게 드러나며 뇌 활동의 큰 부분을 관장한다. 모노아민계에 속하는 세 가지물질—노르아드레날린, 세로토닌, 도파민—이 특히 그러하다(베르나르 그랑제, 2007).

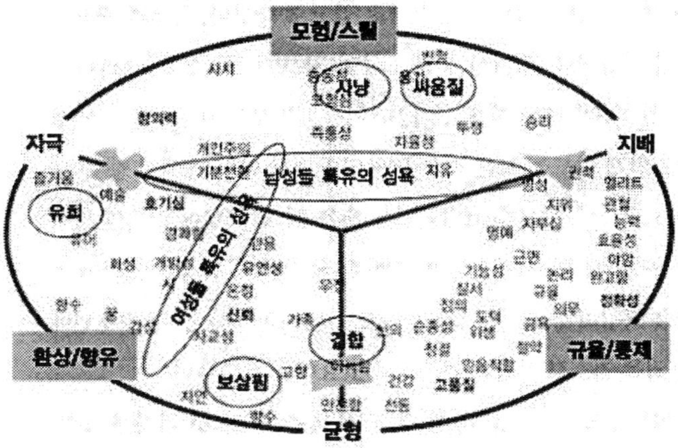

세로토닌serotonin은 만족감과 포만감, 리비도, 불안감에 관한 정보 전달을 한다. 도파민dopamine은 쾌감 전달을, 노르아드레날린noradrenalin은 에너지와 각성 신경 전달 역할을 수행한다(수지 수마이유, 2003).

우울증의 메커니즘

생물학적으로 우울증이 세로토닌과 도파민, 노르아드레날린과 같은 기분과 에너지 조절에 관여하는 신경전달물질의 감소에 관련되어 있다는 것은 인정된 사실이다(수지 수마이유, 2003).

이러한 현상은 다양한 성격의 결과들을 초래한다. 한편으로 뇌기능의 둔화를 목격할 수 있는데, 이것은 또한 생체 에너지의 저하나 주의력 및 집중력 감소, 결단력 부족과 같은 증상의 원인이 된다. 또, 불면증이나 불안감, 생각의 반추, 연쇄적으로 나타나는 부정적인 사고로 표출되는 뇌 일부의 과도한 활동성도 찾아볼 수 있다(수지 수마이유, 2003).

생화학적 요인

우울증의 생화학적 요인은 노르아드레날린, 세로토닌, 도파민을 중개 물질로 사용하는 신경전달의 유입 부분에 결함이 생기기 때문이라는 가설을 주장한 학자가 많다. 이런 신경전달물질들은 시냅스, 즉 뉴런과 뉴런이 서로 만나 소통하는 공간에 방출된다. 그러고 나면 처음 그들을 방출했던 뉴런이 부분적으로 이를 재흡수 한다. 항우울제가 지닌 약리학적 속성 중에는, 이 재흡수를 억제하여 시냅스와 시냅스의 틈새에 그런 물질들을 더욱 많이 존재하게 만든다는 것도 있다. 그리하여 신경전달물질의 유입이 강화되는 것이다(베르나르 그랑제, 2007).

이 물질들은 뉴런 표면에 있는 수용체(受用體)accepter에 가서 달라붙는다. 수용체 바깥, 뉴런 안쪽에 이런 신경전달물질들이 고착되면 폭포처럼 끝없는 생화학적 사건들이 연이어 일어난다. 이런 사건들은 세포의 핵과 그 안에 있는 유전과 관계된 물질에 영향을 미칠 수 있다. 이 모든 사건이 어떻게 일어나는지는 지금껏 밝혀지지 않았고 아직 연구 중이다. 그러니 우울증에서 비롯되는 생물학적으로 비정상적인 증세들을 단지 여러 모노아민의 전달에 장애가 생긴 탓으로만 요약해버리는 것은 너무 단순화해서 보는 관점이다

(베르나르 그랑제, 2007).

생물학적 작업은 또한 신경전달물질의 대사 작용에 참여하는 효소들과 세 가지 신경전달물질—노르아드레날린, 세로토닌, 도파민— 이외의 다른 신경전달물질들에 작용하고, 또 서로 다른 여러 신경전달물질 수용체의 밀도에도 작용하며, 뇌에서 출발하여 부신에 이르면서 부신피질에서 크로티존류의 호르몬을 분비하게 만드는 축(軸)에도 작용한다. 이러한 작업 덕분에 어떤 특별한 합의나 지배적인 방향을 설정하지 않아도, 우울증 환자가 지닌 비정상적인 증세가 확실히 부각되는 것이다(베르나르 그랑제. 2007).

화학물질의 농도가 낮아지는 이유에 대해서는 밝혀지지 않았다. 과학자들은 화학물질의 농도가 낮기 때문에 우울한 기분이 되는 것인지, 아니면 우울증 때문에 농도가 낮아지는 것인지 아직 알지 못한다. 스트레스에 의해 신경전달물질의 농도가 낮아지고, 그 결과 우울증이 발생할 수도 있다. 항우울제는 이 화학물질들의 농도를 높임으로써 효과를 나타낸다(Kwame, 2005).

우울증에 걸렸을 때, 세로토닌을 복용하면 우울증 증세가 완화되거나 완쾌되는 것을 볼 수 있다. 그에 관련된 수치는 다음 표에서 볼 수 있다.

병 명	복용 환자수	효 과
알러지	948 명	84 %
노화방지	148 명	78 %
관절염	719 명	81 %
호흡기장애	2,854 명	77 %
암	889 명	65 %
골다공증	294 명	78 %
당뇨병	2,773 명	84 %
소화기장애	1,593 명	89 %
원기부족	8,327 명	92 %
심장병	1,123 명	80 %
고혈압	938 명	85 %
신장병	2,372 명	67 %
비만증	2,841 명	75 %
두통 등 통증	4,231 명	88 %
성기능장애	1,608 명	87 %
불면증	1,231 명	73 %
중풍	1,019 명	57 %
흡연	452 명	58 %
우울증	807 명	77 %

신경화학 상의 문제로 보는 입장에서는 항우울 약물이 작용하는 방식을 들어 두 가지 신경전달물질, 즉 노에피네프린과 세로토닌의 수준이 낮은 것이 우울증에 어떤 역할을 한다고 본다. 우울증에 있어서 신경내분비 계통이 어떤 역할을 한다고 보는 입장에서는 우울증의 원인으로 시상하부-뇌하수체-부신피질 축의 과잉활동을 들고 있다(김윤경, 2000).

호르몬의 역할

우울증에서 중요한 또 다른 호르몬은 코르티솔cortisol이다. 코르티솔은 스트레스에 대한 우리 몸의 반응과 연관된 호르몬이라는 점에서 중요하다. 코르티솔은 긴급 상황 시 행동을 준비하기 위해 모든 인체 대사 과정에 광범위하게 작용한다. 코르티솔은 면역체계, 신장 기능, 지방과 당의 혈중농도 등을 변화시킨다. 뇌에 있는 뇌하수체에 의해 조절되는 코르티솔의 방출은 우울증 환자에서 정상적인 형태를 보이지 않는다. 건강한 사람에서 코르티솔은 아침에 대량 방출되고 낮 동안에는 방출량이 감소하는 것이 보통이다. 그런데 일부 우울증 환자에서는 종일 똑같은 양이 방출된다. 이 때문에 우울증이 되는 것인지, 우울증 때문에 이런 현상이 생기는 것인지 알지 못하지만, 코르티솔이 뇌의 신경전달물질 농도에 영향을 미치는 것만은 확실하다(Kwame, 2005).

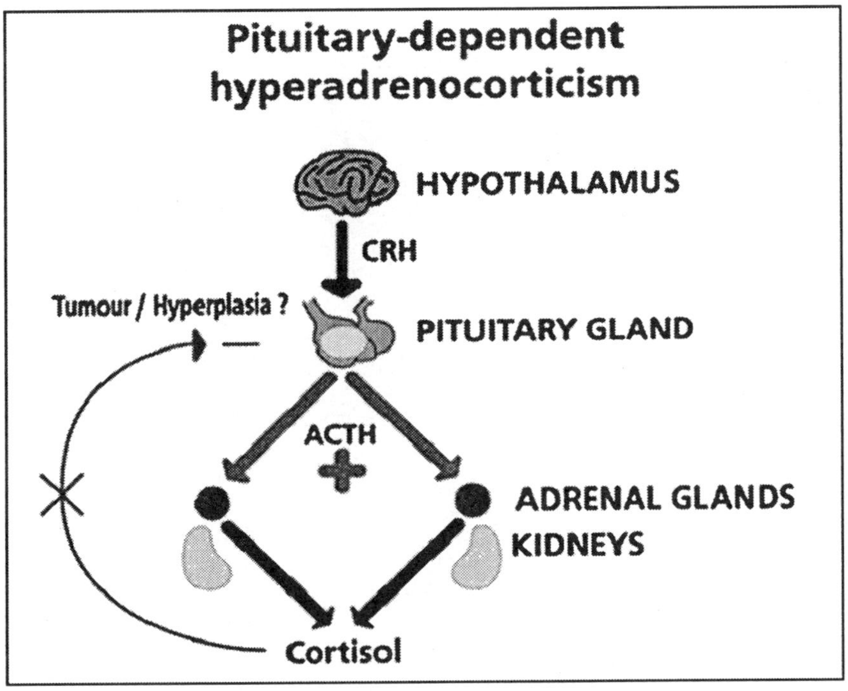

만성 스트레스 반응

스트레스 상태에서 신체가 취하는 우선적인 스테로이드 호르몬 합성 경로를 Pregnenolone Steal 또는 Cortisol Escape라고 한다. 스트레스 상태 하에서는 스테로이드 호르몬 합성의 정상 경로를 이탈하여 cortisol 합성 경로에 우선, 집중된다. 따라서 코르티솔을 제외한 스테로이드 호르몬, 예컨대 progesterone, aldosterone (mineral/scortical pathway/sodium- potassium pump), DHEA와 그 대사물질, estrogens, testosterone 등 sex hormone 생성이 감소된다. Pregnenolone이 주로 cortisol 로 전환되기 때문에 DHEA 고갈이 시작된다. 그 결과 Cortisol/DHEA ratio가 증가하여 정상 비율(5:1 ~ 6:1)을 유지할 수 없다.

Cortisol은 면역 기능 및 거의 모든 신체기능에 영향을 미친다. 코르티솔과 DHEA가 조화를 이루면 (Cortisol/DHEA 비율 유지) 신체는 스트레스에 대해 적응 능력을 유지한다. 그러나 이들 비율이 파손되면 신체는 스트레스에 대해 적응할 수 없다. 이 상태를 만성 스트레스 반응이라고 하며 이때 pregnenolone steal 또는 cortisol escape 현상이 초래되어 cortisol/ DHEA 비율이 증가한다. 이 상태가 지속되면 거의 모든 신체 기능을 위협하게 된다. 호르몬계, 면역계, 대사계 이상이 대표적이다.

참고문헌

김윤경(2000). 우울증의 인지행동적 문헌요법용 매뉴얼 개발을 위한 일 연구. 문학석사학위 청구논문. p1, p5.

수지 수마이유(2003). 우울증 웃어야 산다!. 예신. p36-38.

Kwame. M(2005). 우울증. 아카데미아. p24-27.

Bernard. G(2007). 우울증. 웅진지식하우스. p66-67.

손희도 등(1951). HIGH TOP 생물Ⅰ. p196.

우울증의 치료방법

우울증 치료를 위한 각종 요법

우울증은 우울한 기분과 거의 모든 일에 대해서 흥미나 재미를 상실하는 것을 주로 호소하는 질병으로 체중의 변화, 식욕장애, 수면장애, 피로감, 무가치감, 사고의 장애와 심한 경우 자살까지 유발시킨다. 우울증의 치료는 심할 경우는 입원치료를 권하지만 외래치료로도 충분히 조절되는 경우도 많다. 치료방법으로는 크게 약물치료와 인지치료, 대인관계치료, 행동치료, 가족치료 등의 정신치료를 시행하는데, 경미한 우울증은 정신치료만으로도 치료 가능하나, 중증도 이상의 심한 우울증은 항우울제를 사용한 약물 치료를 필요로 한다(이광헌, 2000).

치료방법을 심리적인 치료(인지치료방법, 심리상담 치료방법, 정신요법, 행동기법, 대인관계 치료방법)과 물리적인 치료(약물치료방법, 광선치료법, 전기쇼크요법, 운동치료방법)으로 나누어서 접근하면 다음과 같다.

인지치료방법

인지치료는 다양한 정신과적 장애(예: 우울, 불안, 공포, 통증 등)를 다루는 데 사용되는 적극적이고 지시적이며, 시간 제한적이고 구조화된 접근이다.

치료기법들은 왜곡된 개념화와 이러한 인지 밑에 깔린 역기능적 신념(도식)을 파악하고 현실을 검증하며 수정하기 위해 고안된 것이다. 환자는 그의 사고를 재평가 · 수정함으로써 그가 전에는 극복할 수 없다고 생각한 문제나 상황에 대처하는 것을 학습한다. 인지치료자는 환자가 자신의 문제에 대해서 보다 더 현실적이고 적응적으로 생각하고 행동하도록 도움으로써 증상을 경감시킨다.

인지치료는 사고, 감정, 소망, 백일몽, 태도 등과 같은 내면적(정신적) 경험에 강조점을 더 둔다는 점에서 행동치료와 대비된다(Beck, 1996).

심리상담 치료방법

우울증 환자에 있어서 성격적인 문제가 있거나 성장과정에서 우울증에 취약할 가능성이 있는 경우에는 정신치료를 병행하는 것이 효과적이다. 정신분석은 일반적인 상담과는 다르다. 자신의 머릿속에 떠오르는 생각과 느낌을, 그것이 다소 이치에 닿지 않는 느낌이어서 말하기 꺼려지더라도 여과 없이 솔직하게 말하는 자유 연상을 기반으로 한다. 정신치료를 보다 효과적으로 받기 위해서는 발생한 문제의 핵심이 본인에게 있다는 것을 알고 있고, 여러 가지 어려운 상황에도 불구하고 비교적 정상적인 활동을 해 왔으며, 환상과 현실을 적절히 구별할 수 있고, 어느 정도 불안을 감내할 수 있을 정도의 능력이 있는 경우이다(삼성서울병원 우울증센터, 2007).

정신요법

우울증 환자는 대인 관계가 원만치 않아 고독해지고, 고독이 한층 고통을 크게 만드는 경향이 있다. 고독이란, 환자가 물리적으로 외톨이가 되었다는 의미만이 아니라 가족이나 친척, 친구와 마음의 유대를 잃은 상태도 의미한다.

그래서 의사는 우선 우울증 환자와 대인적인 관계를 맺어 의사로서의 적절한 조언과 지도를 하게 된다. 우울증 환자 중에는 이러한 의사의 활동조차 거부하는 경우가 있다. 그런 경우에도 의사는 끈기 있게 접촉을 유지해야 한다(와타나베 쇼스케, 2000).

행동기법

행동치료란 행동 패턴의 변화를 확립함으로써 정신적인 면을 바로잡는 수단 중 하나이다. 원인을 규명하거나 해결 방법을 찾는 등의 행위를 하지 않고 현재의 상태를 있는 그대로 받아들여 대처해 나가는 요법을 말한다.

우울증 환자들에게는 지식의 집착이나 추구를 막고 행동만으로 증상을 없애 나가고, 행동을 할 때 처음부터 포기하거나 중도에 그만두는 경향이 강하기 때문에 실패하였다 하더라도 행동하는 그 자체에 의미를 둔다. '다짐하기', '일찍 일어나기' 등이 이에 해당한다고 볼 수 있다(사이쇼 히로시, 2007).

대부분의 행동기법은 치료초기에 이용된다. 적당한 목표로는 수동성, 회피, 분노나 슬픔과 같은 만족감의 결여, 적절한 정서의 표현 부족 등이 포함된다. 이런 증상들은 모두 우울증 환자에게서 나타나지만, 행동기법은 심한 우울증 환자에게 특히 유용하다. 심한 우울증이 있는 사람들은 공통적으로 보다 추상적인 개념화에 주의를 집중하는 것이 상당히 어렵다. 이들의 주의는 잘 한정된 구체적인 제안에만 제한된다. 연구결과에 따르면 구체적인 행동과제에서의 성공경험은 사기저하, 수동성과 회피, 자기비하의 악순환을 깨뜨리는 데 매우 효과적이다(Beck, 1996).

대인관계치료방법

대인관계치료는 대인관계 속에서 우울증을 극복하는 해법을 찾는 방법으로 가족이나 친구를 통해 우울증을 극복하는 것도 이에 속한다고 볼 수 있다. 대인관계치료는 인지치료의 하위 분야로 설정 할 수도 있지만 전문적이지 않은 내담자를 통해서 우울증을 치료하는데 있어 그 차이가 있다고 볼 수 있다.

내담자의 주변인은 내담자의 기본사항을 자세히 알고 있기 때문에 상황에 맞는 조언이나 지원을 해줄 수 있다. 자신의 고민을 숨기지 않고 말해 해답을 찾음으로써 우울증을 극복 할 수 있게 된다(Rosenthal, 2007).

약물치료방법

약물치료는 우울증에 대한 가장 대표적인 물리치료법으로 뇌의 신경전달물질이 부족하여 영향을 주는 화학적 물질, 즉 약물을 통해 치료하는 방법이다. 주로 삼환계 항우울제(tricyclic antidepressants), MAO 억제제(monoamine oxidase inhibitor), 2세대 항우울제(the second- generation heterocyclic antidepressants)이 사용된다(이난이, 2005).

항우울제는 기분을 호전시키고 수면을 개선시키면서도 의존성이나 중독성이 없다는 장점을 가지고 있다. 하지만, 어떤 사람에게는 효과가 있는 항우울제가 다른 사람에게는 효과가 충분하지 않은 경우를 볼 수 있다. 많이 사용되는 항우울제를 아래의 그림에 제시하였다(삼성서울병원 우울증센터, 2007).

항우울제 약물이 심리치료보다 더 저렴한 것은 사실이나, 모든 우울증 환자들이 다 약물치료에 반응하는 것은 아니다. 우울증의 화학요법에 대한 수많은 연구들을 개관한 바에 근거하여 최대치를 추정해보아도, 약 60~65%만이 일반적인 삼환계 약물치료로 뚜렷한 호전을 보인다고 한다(Beck, 1996).

광선치료법

우울증 환자 가운데 계절성 우울증이 있거나 밤낮이 바뀐 환자들에게 특히 도움이 많이 되는 치료법이다. 통상적인 실내조명보다 5-10배 정도 강한 빛(10,000룩스)을 발생하는 라이트 박스를 보는 방법을 사용한다. 빛이 눈을 통해 들어와서 수면-각성 주기를 바꾸어 주고 멜라토닌의 대사에 영향을 주어 우울증을 호전시키게 된다. 수면장애, 시차적응에 문제가 있는 경우, 월경전 불쾌장애 등에도 도움을 받을 수 있다(삼성서울병원 우울증센터, 2007).

전기쇼크요법(전기경련요법)

2개의 전극을 대고 전기를 통해 경련 발작(마치 간질 발작과 같다)을 일으키는 치료법이다. 이 치료는 난치성 우울증에 상당히 효과적이지만, 현실적으로는 잘 사용되지 않고 있다. 환자가 전기 쇼크 요법이라는 말에 공포감을 느끼고, 젊은 의사 중에도 경험자가 점점 줄어들고 있기 때문일 것이다(와타나베 쇼스케, 2000).

전기경련요법 이전에 전신마취를 시행하고 근이완제를 투여하므로 전신적인 경련은 나타나지 않고 뇌에만 자극이 이루어진다. 우울증 이외에도 조증, 긴장증, 정신분열병의 치료에도 사용된다. 현재 전 세계적으로 매년 백만 명이 전기경련요법을 받고 있는 것으로 추산되고 있다(삼성서울병원 우울증센터, 2007).

운동치료방법

운동치료는 운동을 통해 우울증을 극복하는 방법이다. Greist박사는 1979년 자신의 글 〈Running as treatment for depression〉에서 조깅과 우울증 사이에 관해 이야기 하였다. 그의 글을 보면 28세의 여대생이 자신의 학업에 의해 부담으로 우울증을 겪고 있었는데 조깅을 함으로 인해 우울증을 극복하였다고 말하고 있다. 이 여대생이 운동을 하던 중 발목을 다쳐 운동을 쉬는 동안에 다시 우울증이 재발하였으나 운동을 다시 시작하기 시작하면서부터 우울증을 극복한 것으로 보아 운동이 우울증 극복에 영향을 미친다고 볼 수 있다(다비드 세르방-슈레베르, 2004).

국민건강보험공단에서 제시한 아래의 표에 의하면 우리나라에서 우울증으로 치료를 받은 환자의 수는 1995년에 약 19만 명에서 2005년에 59만 명으로 10년 사이에 3배 가까이 증가하였다. 또한, 우울증으로 입원하는 환자수도 2배 가까이 증가하였고 많은 사람들이 우울증에 대한 치료를 통해서 도움을 받고 있다. 하지만, 우울증에 대한 사회적 인식이나, 기피현상으로 아직도 치료받고 있지 않은 경우가 더 많다(삼성서울병원 우울증센터, 2007).

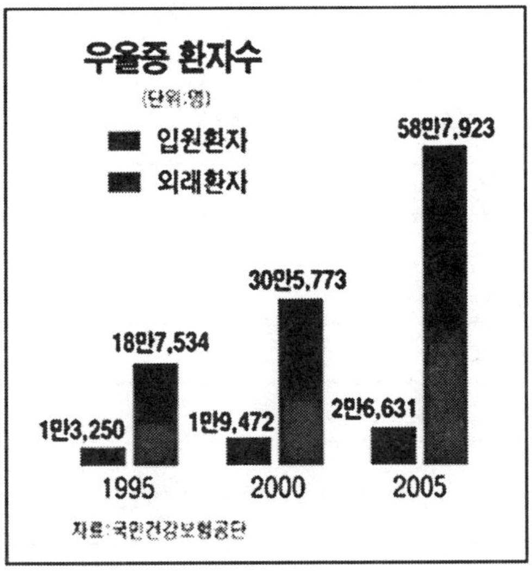

참고문헌

이광헌(2000). 새로운 항우울제들의 약물 상호작용. 생물치료 정신의학 제6권 제1호. p150.

이난이(2005). 인지치료를 통한 우울증 연구 : 인지치료를 중심으로 한 우울증 자가 치유방안. 상명대학교 정치경영대학원 석사학위논문. p13-14. 18-19.

Aaron T.Beck(1996). 우울증 인지치료. 학지사. p16-20.

M. Sara Rosenthal(2007). 약없이 우울증과 싸우는 50가지 방법. 학지사. p200-202.

다비드 세르방-슈레베르(2004). 치유. 문학세계사. p170-172.

사이쇼 히로시(2007). 마음을 치료하는 약상자. 넥서스 BOOKS. p75.

와타나베 쇼스케(2000). 우울증은 치료된다. 동도원. p169. 171-172.

우울증 검사

우울증 검사지(CES-D)

우울증 검사의 척도는 여러 가지가 있다. CES-D는 일반인들이 경험하는 우울증의 증상을 보다 용이하게 측정하기 위하여 개발되었다.

CES-D는 우울 정서를 중심으로 하는 우울증상을 측정하기 위한 20문항으로 구성되어 있다. 척도의 문항은 이전에 타당화가 검증된 다른 우울 척도들(예, BDI, SDS, MMPI-D) 가운데서 선발되었으며, 척도의 실시는 면접용으로도 사용하기도 하나 주로 자기보고식으로 사용되고 있다(전겸구, 이민규, 1992).

한국판 CES-D 검사지는 다음과 같다

지난 일주일간 나는	전혀 없었다. ①	한두번 그랬다 ②	자주 그랬다 ③	매일 그랬다 ④
1. 평소에는 아무렇지도 않던 일들이 괴롭고 귀찮게 느껴졌다.				
2. 먹고 싶지 않고, 식욕이 없었다.				
3. 어느 누가 도와준다 하더라도, 나의 울적한 기분을 떨쳐 버릴 수 없을 것 같았다.				
4. 적어도 보통사람들 만큼의 능력은 있었다고 생각한다.				
5. 무슨 일을 하든지 정신을 집중하기가 힘들었다.				
6. 상당히 우울했다.				
7. 모든 일들이 힘들게 느껴졌다.				
8. 미래에 대해 희망적으로 느꼈다.				
9. 지금까지의 내 인생은 실패작이라는 생각이 들었다.				
10. 두려움을 느꼈다.				
11. 잠을 설쳤다.				
12. 비교적 잘 지냈다.				
13. 평소에 비해 말수가 적었다.				
14. 세상에 홀로 있는 듯한 외로움을 느꼈다.				
15. 사람들이 나에게 차갑게 대하는 것 같았다.				
16. 큰 불만 없이 생활했다.				
17. 갑자기 울음이 나왔다.				
18. 마음이 슬펐다.				
19. 사람들이 나를 싫어하는 것 같았다.				
20. 도무지 뭘 해나갈 엄두가 나지 않았다.				

지금까지 연구 결과에 의하면 우울증을 판별하기 위한 분할 점수cutoff point로는 16점이 적절한 것으로 주로 주장되고 있다(전겸구, 이민규, 1992).

A·S 심신의학 테스트(사이쇼 히로시, 2007)

질 문	아니오	네		
		때때로	자주	항상
1 몸이 무겁고 쉽게 피곤함을 느낍니까?				
2 소음이 신경 쓰입니까?				
3 최근에 기분이 가라앉거나 마음이 무거워진 적이있습니까?				
4 음악을 들으면 기분이 좋아집니까?				
5 아침엔 특히 무기력 합니까?				
6 토론 등에 집중할 수 있습니까?				
7 목덜미나 어깨가 심하게 결립니까?				
8 두통이 있습니까?				
9 밤에 잠을 잘 이루지 못하고 아침 일찍 눈을 뜰 때가 있습니까?				
10 사고나 부상을 잘 당합니까?				
11 입맛이 없습니까?				
12 텔레비전을 보면 즐겁습니까?				
13 숨이 막히고 가슴이 답답할 때가 있습니까?				
14 목 깊숙이 뭔가가 막혀 있는 것 같습니까?				
15 자신의 인생이 시시하게 느껴집니까?				
16 일의 능률이 오르지 않고 무슨 일이든 귀찮습니까?				
17 이전에도 현재와 비슷한 증상이 있었습니까?				

※'아니오'는 0점, '때때로'는 1점, '자주'는 2점, '항상'은 3점을 계산해 모두 합산한다.

※ 10점 이하라면 건강하고, 5점 이하면 아주 좋은 상태다. 반대로 16점 이상은 우울증 경향이 강한 상태다.

※ 20점 이상이 나왔다면 우울증이 강하므로 의사나 전문 의료 기관에 상담이 필요하다.

우울증 자기 진단표(노무라 소이치로, 2006)

질문1-다음 중 최근 2주 동안 당신에게 해당되는 것에 동그라미를 표시 하시오.

- 거의 날마다 슬픔, 공허함, 덧없음 등의 심한 우울함을 느낀다. □
- 거의 날마다 무엇을 하든지 재미가 없고 즐거움을 느끼지 못한다. □

▷ 동그라미가 1개도 없는 경우 ☞ 우울증 아님, 테스트 종료.
▷ 동그라미가 1개도 있는 경우 ☞ 질문 2

질문2- 다음 중 최근 2주 동안 거의 날마다 당신에게 해당하는 것에 동그라미를 표시하시오.

- 식욕이 전혀 없거나, 너무 식욕이 왕성하다. □
- 전혀 잠을 못자거나, 졸음이 쏟아져 견딜 수 없다. □
- 안절부절 못하거나 또는 생각과 동작이 매우 굼뜨다. □
- 금방 피곤해지고 매우 나른하다. □
- '나 같은 사람은 어쩔 수 없다', '나쁜 사람이다' 라며 스스로 질책한다. □
- 생각할 수가 없고, 집중력과 판단력이 떨어진 상태가 이어지고 있다. □
- 자꾸만 자살을 생각한다. □

▷ 동그라미가 3개 이하인 경우(질문1에서 동그라미가 2개였던 경우나 2개 이하인 경우)
☞ 우울증 아님. 테스트 종료.
▷ 동그라미가 4개 이상인 경우(질문1에서 동그라미가 2개였던 경우나 3개 이상인 경우)
☞ 질문 3

질문3- 위에 나열한 증상 때문에 매우 괴로우며 회사 일이나 가사 일, 학업에 심한 지장을 받고 있습니까?

▷ 지장을 받지 않는다 ☞ 우울증 아님. 테스트 종료.
▷ 지장을 받는다 ☞ 우울증일 가능성이 높음. 테스트 종료.

우울증과 신체의 증상

다음은 검토해야 할 증상들의 일부 목록이다. 이 중에서 현저한 증상이 있다면, 기분장애로만 생각하지 말고 먼저 병원을 찾아 검진을 받아보라(마크 길슨, 아서 프리먼, 2006).

수면장애 : a. 자주 깸 b. 잠들기 어려움 c. 하룻밤에 10시간 이상의 수면

위/소화기 장애: a. 변비/설사 b. 잦은 오심/구토 c. 단단한 음식을 먹지 못함

근육/골격계 증상 : a. 근육/긴장/관절통 b. 근육 뭉침 또는 지속적인 경련 c. 지속적인 피로감 d. 잦은 또는 장기간의 두통

우울증의 예방과 회복

신체의 활발한 활동이 우울증을 예방하고 회복에 도움을 준다는 정보는 널리 알려진 사실이다. 운동은 우울증을 예방하는 백신임과 동시에 증상을 완화해주는 역할을 한다. 운동을 했을 때 우울감을 느끼는 정도가 상당히 줄어든다는 연구 결과도 심심치 않게 볼 수 있다.

운동이 기분을 좋게 하는 데는 분명한 이유가 있다. 우선 운동을 하면 '엔도르핀' 이라는 호르몬이 활발하게 분비된다. 엔도르핀은 고통이나 통증을 느끼지 못하도록 신경을 차단함으로써 기분을 좋게 하는 호르몬이다.

또한 운동을 하면 기분과 감정에 영향을 미치는 '세로토닌' 이라는 신경전달물질이 분비된다. 우울증에 시달리는 사람들은 이 세로토닌이 부족한 경우가 많아 운동을 통해 세로토닌 분비를 촉진하면 기분이 좋아진다(우종민, 2009).

참고문헌

노무라 소이치로(2004). 나만 혼자 몰랐던 내 우울증. 팝콘북스. p38.
마크 길슨, 아서프리먼(2006). 우울증의 인지치료. 시그마 프레스. p44. 17-28. p45. 1-3.
사이쇼 히로시(2007). 마음을 치료하는 약상자. 넥서스북스. p126.
우종민(2009). Dr.우의 우울증 카운슬링. 리빙하우스. p256. 2-13.
전겸구, 이민규(1992). Korean Journal of clinical Psychology 1992. Vol. 11. No.1. p66. 15-22

요약하기:

운동과 면역

요약하기:

스트레스와 면역

스트레스의 정의

스트레스는 안정된 정신 및 신체에 변화를 강요하고 정신과 신체의 적응 반응을 유발한다. 스트레스 반응을 유발할 정도의 내·외부적 환경의 변화를 스트레스로 표현하며, 결국 신체 항상성의 변화를 유발하는 내·외부적 자극을 스트레스로 정의할 수 있다(김동수, 2007).

스트레스 종류

스트레스는 크게 세 가지 종류가 있는데 생물학적 스트레스는 병원균의 감염에 의한 스트레스를 말하며, 화학적 스트레스는 오염 화학물질, 독성물질 및 방향물질들의 자극에 의한 스트레스이고, 정신적 스트레스는 업무에 대한 과중한 스트레스를 말한다. 이렇게 스트레스가 세 가지의 종류로 분류되지만 각각의 스트레스에 대한 반응은 약간의 차이만 있을 뿐 근본적으로 같은 반응이 유발된다.

스트레스 반응(질병)

스트레스 반응은 생리적 기능(소화기능, 면역기능, 성적활동)을 일시적으로 제한시키며 근육의 힘을 강화시키기도 하는 등 스트레스 반응이 지속 될 경우 신체기능의 이상이나 질병의 발생/회복에 영향을 끼친다.

면역력의 정의

면역체계는 박테리아나 바이러스 같은 미생물의 침투와 같이 대처할 수 없는 만성 감염으로부터 신체가 손상 받지 않도록 만성 감염의 재발을 막는 역할을 수행하고, 변이세포가 암으로 발전하기 전에 이를 감시하고 파괴하는 등 신체로 하여금 질병에 저항하도록 돕는 정교한 신체체계이다. 인간 면역체계는 기능이 서로 다른 다양한 세포로 이루어져 있다(이인혜, 2005).

면역력의 종류

면역체계는 비특이성 면역과 특이성 면역으로 구분된다.

비특이성 면역은 병원체에 대한 저항력을 의미하는 것으로 병원체의 본질에 상관없이 반응하는 면역반응이다. 바이러스가 침입하면 피부·점막·인터페론 등이 가장 먼저 반응하는데, 이렇게 일반적인 신체방어를 담당하는 것을 비특이성 면역, 또는 선천적 면역이라고 한다.

특이성 면역은 항원의 체내 침입을 인식하고 항체를 생성하여 이를 파괴하는 것으로 비특이성 면역반응으로는 역부족일 때 나타나는 과정이다. 특이성 면역은 어떤 바이러스와 마주친 후 계속해서 같은 바이러스와 만나게 될 때 이루어지기 때문에 후천적 면역이라고도 불린다. 대표적 특이성 면역세포는 T임파구와 B임파구 세포이다(이인혜, 2005).

면역체계

유기체가 환경의 급격한 변화와 같은 스트레스상황에 노출되면 내적으로 다양한 생리적 변화들이 일어나게 되는데, 이들 생리적 변화들은 각기 독립적으로 작용하는 것이 아니라 상호 관련성을 가지고 있으며, 동질정체를 지향하는 모든 체계처럼 대뇌의 통제를 받는다. 면역체계에 영향을 주는 주요신경-내분비체계는 '시상하부-뇌하수체-부신' 체계이다. 스트레스가 발생하면 시상하부는 CRF(부신피질자극호르몬 방출인자)를 통해 뇌하수체가 ACTH(부신피질자극호르몬)를 방출하도록 촉진하고, 이는 다시 부신피질이 코르티솔과 코티코스테로이드를 방출하도록 신호한다. 부신선의 분비는 다시 면역체계를 자극해서 방어반응을 개시하고 저항력을 증가시켜 다시을 빠르게 한다. 그러나 코르티솔 같은 부신피질 호르몬은 T와 B임파구의 생성을 억제하거나 손상자)는 경향이 있다. 그러면 감염질환에 대한 저항력은 떨어지고 감기나 독감 같은 흔한 질병에 대한 취약성은 증가된다. 이런 방식으로 시상하부에 의한 신경신호가 내분비체계와 면역체계간의 의사소통의 한 기제로 작용하는 것이다.

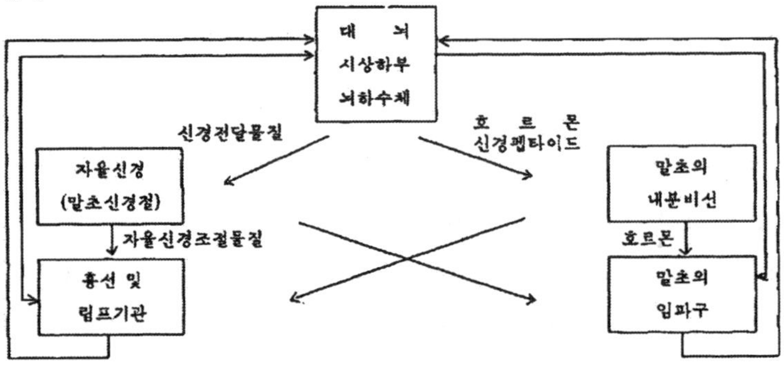

(박순권, 장현갑, 1993)

면역력과 스트레스의 관계

면역체계는 내분비체계 및 신경계와 밀접한 관련성을 가진다. 면역체계는 내분비 체계와 양방적 연락망과 신호분자 및 수용기를 가지며 신경계와도 관련되어 있어서 중추의 NE체계는 임파구 및 대식세포의 수용기에 직접적으로 작용하여 면역반응수행에 필요한 물질의 생성과 분비에 영향을 미친다고 한다. 대표적인 스트레스 호르몬인 코티코스테로이드가 면역기능을 억제한다는 사실이 실험적으로 밝혀졌고, 성장호르몬이 T-세포의 면역기능을 향상시킨다는 보고도 있다.

그러나 다른 연구에 의하면 코티코스테로이드는 면역기능을 억압할 수도 있고 증진시킬 수도 있다고 하는데, 이 호르몬의 수준이 지나치게 높거나 낮으면 면역기능이 억압되고 적정수준일 때는 면역기능이 증진된다는 것이다. 코티코스테로이드 외에도 스트레스에 민감한 반응을 보이는 호르몬들은 이와 같은 방식으로 면역체계에 영향을 주며, 면역체계도 이들 호르몬의 작용에 대해 저항하는 능력을 가진다고 한다. 또한 면역체계가 호르몬을 생성한다는 견해도 있는데 Blalock과 Smith(1985)는 백혈구에서 만들어진 ACTH는 생물학적인 활동과 분자량에 있어서 뇌하수체에서 생성된 ACTH와 유사한 점이 발견된다고 밝혔다.

이상의 보고로 미루어 볼 때 면역기능은 내분비기능과 밀접한 관련성을 가지며, 내분비체계가 면역기능에 어느 정도의 영향을 미치지만 그 영향력이 반드시 일방적인 것은 아닌 것으로 보인다. 많은 연구들에서는 신경화학적 요인이 면역기능에 관여한다는 사실을 밝히고 있지만, 반면에 면역반응이 신경계의 활동에 영향을 준다는 연구도 있다.

스트레스 노출 빈도와 면역

스트레스에 노출되는 빈도에 따라 면역기능이 어떻게 변화되는지를 알아본 연구에 의하면 1회의 전기충격을 받은 경우에는 NK세포의 활동이 기저선에 비해 감소되지만 여러 번 반복되면 오히려 기저선 이상으로 회복된다는 사실이 밝혀졌다.

그러나 횟수에 관계없이 NK세포의 활동이 억제된다는 보고가 있는가 하면 3일간의 활동스트레스를 받은 흰쥐는 60%가 위궤양을 나타내었으며 항체생성에서는 변화가 없었고 죽은 동물도 나타나지 않았으나, 5일 및 6일간 스트레스를 받은 경우에는 90%가 위궤양에 걸렸으며 항체생성도 억제되었고 50%의 동물들이 죽었다는 결과도 보고되어 있다.

이상의 결과에서 알 수 있듯이 빈도 또는 기간에 따라서 면역기능에 미치는 영향을 달라지고, 스트레스의 종류가 측정된 면역성분에 따라서도 상이한 결과가 나타난다. 그러나 스트레스에 노출되는 경험이 반복되면 처음에는 저하되었던 면역기능이 점차 정상수준으로 회복된다는 연구결과는 면역체계가 환경에 적응해 가는 능력이 있음을 시사한다.

수면박탈

매일 1시간씩 2주일동안 흰쥐의 활동주기인 밤 또는 비활동 주기인 낮에 활동스트레스를 준 실험결과에 의하면 활동스트레스를 받은 동물들은 그렇지 않은 동물에 비해 위궤양을 더 많이 보였고, 흉선과 비장의 무게가 가벼워졌으며 생존기간도 더 짧았다고 한다. 즉 수면방해가 스트레스의 면역억제 효과를 강화시킬 수 있다는 결과가 도출되었다.

성숙의 정도

수면박탈 실험 이후 6주 및 10주된 흰쥐를 대상으로 발달정도에 따른 스트레스 효과가 연구되었는데 미성숙한 유기체가 성숙한 유기체 보다 스트레스에 더 취약하다는 것을 알아냈다.

사회심리적 요인

원숭이를 동료와 분리시킨 뒤 3시간, 24시간, 2일, 7일이 결과한 뒤에 면역기능의 변화를 살펴본 연구 결과에 따르면, 3시간과 24시간 후에는 면역반응이 모두 저하되었지만 7일 후에는 정상수준과 다르지 않았다고 한다. 이러한 결과는 짧은 기간의 사회적 스트레스도 상당한 기간 동안 면역기능을 억제시킨다는 것을 보여준다.

급성/만성 스트레스

O'Leary(1990)에 따르면 인간에 있어서 스트레스가 면역기능 및 질병에 대한 감수성에 미치는 효과를 개관한 문헌에서 급성 스트레스에 대한 연구결과들은 일관성을 보이지 않으나 만성 스트레스는 지속적으로 면역기능을 억제한다고 한다.

Holmes와 Rahe(1967)이 고안한 사회적 재적응 평가척도에 따라 배우자의 죽음과 이혼/별거 등이 면역기능에 어떤 영향을 미치는 가에 대한 Bartrop 등(1977)의 연구에 따르면 T 및 B-세포의 양적 차이는 없으나 임파구 증식반응이 낮아지는 등 면역성분의 양적인 차이는 보이지 않았으나 면역체계의 기능적 지표에서는 낮은 수준을 보여주었다.

해결과제

사람들이 해결해야 할 과제 또한 면역기능에 영향을 미치는 것으로 보고되었다. 연구결과에 따르면 시험 스트레스를 가진 정신과 레지던트들의 임파구 증식반응이 저하되었으며 치과대학생을 대상으로 시험 전-후의 면역기능을 비교한 결과 또한 NK세포 및 T-세포의 수가 감소되고 NK조정물질인 interferce의 생성 능력이 떨어진다고 한다. 즉, 시험 스트레스가 면역력에 미치는 영향이 크다는 것을 알 수 있다.

무료함

과중한 과제와는 반대로, 할 일이 없어지는 요인 또한 심한 스트레스로 작용한다. 실업률이 증가할 때 정신병원의 입원환자, 심장질환에 의한 사망, 음주관련 질병, 그리고 자살 등의 비율이 증가한다고 하는데, 국가로부터 자신의 수입의 90%에 해당하는 실직수당을 받고 있음에도 불구하고 면역기능이 저하된 것은 실직에 따른 경제적 부담보다는 할 일이 없어졌다는 심리적 스트레스가 더 중요하게 작용하기 때문으로 볼 수 있다.

물리적 요인

환경오염과 같은 물리적 요인도 신체의 면역기능에 영향을 미친다. 1979년의 원자력 안전 사고로 방사능 오염지역이 되었던 Three Mile Island의 거주자들이 사고의 재발 및 자신의 건강에 대한 스트레스가 높은 동시에 B 및 T-세포와 NK세포의 수가 감소되며, NK세포의 활동성도 다른 지역의 거주자보다 저하되어 있음을 발견하였다고 한다.

면역체계의 역기능

면역체계는 역기능적으로 작동될 수 있고, 질병으로 이끌 수도 있다. 면역체계의 역기능은 과소 활동성, 과잉활동성, 잘못된 활동성이라는 세 가지 방식으로 구분된다. 과소 활동성은 스트레스가 유도한 부신피질 호르몬에 대한 반응에서 확인된다. 부신피질호르몬이 방출되면 T와 B임파구 세포의 수가 감소되어 면역력이 떨어지게 되는데, 면역력은 조금만 감소되어도 병인에 대한 민감성을 크게 증가시킨다. 면역체계의 과소 활동성을 대표하는 질병이 각종 암이다.

과잉 활동성은 병인이 체내에 침투하지 않았음에도 불구하고 면역체계가 과잉 대응하는 것을 말한다. 과잉활동성의 전형적인 질병으로는 천식을 들 수 있다.

잘못된 활동성은 자가 면역 반응으로 자신을 항원으로 지각하고 자신의 신체기관을 공격하는 상태를 말한다. 면역결핍증후군, 노화, 그리고 내성종양등과 관련이 있지만, 보다 더 알려져 있는 것이 류머티즘관절염, 건선, 홍반성 낭창, 다발성 경화증, 알레르기 등이다.

정상적인 스트레스 반응은 건강한 상태와 질병상태에서 모두 중요한 역할을 담당하고 있다. 다만, 생리적 스트레스 반응이 생명유지 활동에 직접적 영향이 있을 때 유발되고 적절한 시기에 유도되어야 그 역할을 다할 수 있다. 면역체계는 '시상하부-뇌하수체-부신'체계로 되어 있으며, 면역과 스트레스 사이의 관계는 스트레스의 빈도/기간, 심리사회학적 요인, 급성/만성, 해결과제, 무료함, 물리적 요인, 생활 스트레스 등 스트레스 요인에 따라 다르게 나타난다.

병원균의 감염으로 인한 생물학적 스트레스나 특정 물질들의 자극에 의한 화학적 스트레스는 외부적 요인으로써 스스로 통제하기 어려울 수 있으나, 정신적 스트레스는 비교적 본인이 통제 할 수 있는 스트레스이다. 세 가지 스트레스의 반응은 약간의 차이만 있을 뿐 근본적으로 비슷한 반응을 야기하기 때문에 정신적 측면에서 올바른 생활습관과 태도를 견지하는 것이 바람직 할 것이다. 일상에서 부딪칠 수 있는 여러 가지 형태의 위협을 도전으로 생각하고 위협적인 상황을 덜 위협적인 상황으로 전환시키는 태도 수정이 필요하다. 목표를 적절히 세우고, 규칙적 운동을 통해 심장박동, 호흡수, 혈압을 줄이고, 신체에 대한 통제감과 성취감을 얻을 수 있다면 스트레스를 낮추는 데 도움이 될 것이다.

참고문헌

김동수(2007). 건강과 질병에서 스트레스 반응 기작. (空士)論文集. 제57집 제3권 (2006. 10). p267-280

김정호, 김선주(2007). 스트레스의 이해와 관리. 시그마프레스.

박순권, 장현갑(1993). 스트레스와 건강: 행동면역학. 學生硏究 24,1('93.5). p1-30.

이인혜(2005). 현대인의 정신건강. 대왕사.

신경내분비계와 면역계

내분비체계는 호르몬이라고 하는 물질을 혈류 속으로 분비하는 신체 내에 있는 분비선으로 구성되어 있다. 이들 여러 가지 호르몬들은 신체활동에 대단히 많은 영향을 미친다. 모든 분비선들이 스트레스에 관여하고 있음에도 불구하고 가장 주목받는 분비선은 뇌하수체와 부신선이다. 부신은 수질이라고 부르는 내부와 피질이라고 부르는 외부로 구성된다. 수질은 속으로 뻗쳐있는 교감신경에 의해서 시상하부와 연결된다. 시상하부가 자극되면 흥분은 수질로 전달되고 이 영역은 에피네프린Epinephrine이라고 하는 호르몬을 즉각적으로 방출한다. 이 호르몬이 영향을 미치는 곳은 일차적으로 심장혈관계이다. 부신피질은 직접적으로 신경흥분을 통하지 않고 뇌하수체에서 분비되는 호르몬에 의해 시상하부와 관련되어 다음과 같이 작용한다. 뇌하수체는 부신피질 자극호르몬이라는 호르몬을 혈류 속으로 분비한다. 그것은 혈류를 통해서 표적 분비선인 부신피질로 전달된다. 부신피질이 한번 자극되면 그것은 차차 핏속으로 호르몬을 흘려보내면서 그 양을 증가시켜 이러한 호르몬들이 스트레스 반응을 형성시킨다. 부신피질의 두 가지 기본적인 분비물은 당류코르티코이드(Glucocorticoids: 코르티솔:Cortisol)와 무기질코르티코이드(Mineral-corticoids: 알도스테론Aldosterone)이다(이민규, 2004).

아래의 그림은 뇌, 내분비체계, 면역체계 사이의 상호연관성을 나타낸 그림이다.

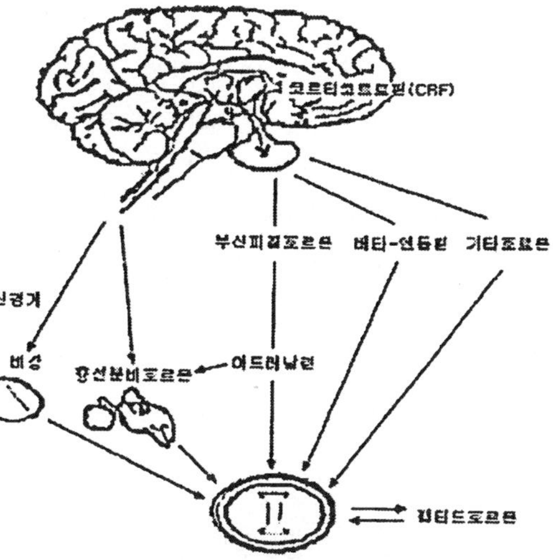

여러 내분비계는 전체가 함께 작용해야 하므로 어느 한 부위의 장애는 전체체계에 장애를 가져올 수 있다. Selye에 따르면 만성적 스트레스는 내분비선의 형태적 변화를 수반한다. 즉, 부신피질의 증대, 림프선의 팽창, 갑상선의 위축, 위궤양, 뇌하수체의 질량 증가 등이 관찰되었다. 최근의 연구에서는 만성적 스트레스가 만성적 호르몬 불균형과 관련된 여러 가지 질병을 일으킨다는 것이 밝혀졌다(김정호, 김선주, 2007).

신경내분비계는 정신사회적 인자와 면역기능의 중개자다. 뇌하수체에서 방출되는 peptide , hormone 및 자율신경계 물질들을 중심으로 알아보면 뇌하수체에서 방출되는 peptide에는 임파구에 직접결합 반응하는 peptide, 간접적으로 내분비계의 분비를 자극하여 작용하는 LH(luteinnig hormone), 직접 간접적으로 모두 작용하는 ACTH, TSH(thyoid stimulating hormone) 면역계에 영향을 미치는 hormone에는 직접 임파구에 결합, 작용하는 Corticosteroid, thyroxin, progesterone, 간접적으로 흉선(thymus)의 thymosin의 방출을 자극하여 작용하는 testosterone, estradiol가 있다(고경봉, 1996).

아래는 심리적 변수와 신경내분비계 관한 표이다.

.심리적 변수	신경내분비계
운동력(locomotion)	노르에피네프린 ↑ > 에피네프린 ↑
걱정(anxiety) 스트레스(distress)	에피네프린 ↑, 부신피질 호르몬 ↑ > 노르에피네프린 ↑
두려움(fear) 화(anger)	에피네프린 ↑, 미주신경 ↑ > 노르에피네프린 ↑
무기력(hopeless)	부신피질 호르몬 ↑, 미주신경 ↑
좌절(defeat) 포기(giving up)	에피네프린 ↑, 부신피질 호르몬 ↑ 미주신경 ↑, 바소프레신 ↑

대뇌반응으로는 정서 장애를 유발하며 공포, 자아 위협증, 만성피로증후군, 원형탈모증, 기억 및 인식기능 저하, 시각 저하 등이 나타나며, 심혈관계 반응으로 혈압 외에도 혈소판 증가, 혈관수축으로 인한 심근경색, 심근 국소빈혈, 뇌경색, 뇌졸중, 혈관 내 세로토닌 고갈에 따른 두통 및 안절부절증 등이 나타난다. 또한 면역체계의 반응으로는 코르티솔Cortisol 및 아드레날린Adrenal 등의 증가에 따른 임파구 수의 감소, 면역 글로블린 활동 저하, 대식세포 및 자연살해세포 수 및 기능 감소, 면역 활성화 물질인 사이토카인 등의 활동 감소로 면역 기능이 감소된다. 심리학적 변수와 신경내분비계의 관련성을 정리하면 위 표와 같다(박성신, 2005).

다음은 면역계 개요를 그림으로 나타난 것이다.

스트레스와 면역기능 간의 관계는 중추신경계, 신경내분비계 및 면역계 간의 의사소통 즉 상호작용에 의해 이루어지고 있다(고경봉, 1996).

스트레스 반응으로 나타나는 고독, 무력감, 우울 등의 부정적 정서는 이러한 면역계의 작용을 억제한다(Pelletier & Herzing, 1998). 특히 만성 스트레스는 신속하고 효과적인 면역반응을 나타내는 신체의 능력을 억제하게 된다(Amkraut & Solomon, 1974; Glaser, Rice, Sheridan 등, 1987; Hafen, Frandsen, Karren & Hooker, 1991; O'Leary, 1990). 따라서 똑같이 감기 균에 노출된다 하더라도 신체적으로나 정신적으로 건강한 사람은 감기에 잘 걸리지 않지만, 건강 상태가 좋지 않거나 정신적으로 스트레스를 많이 받는 사람은 쉽게 감기에 걸린다. 또한 같은 사람도 평상시에 놀 때는 멀쩡하다가 꼭 중요한 일을 앞두고, 예를 들어 개학을 한다거나, 중요한 시험이 있다거나, 혹은 중대한 발표가 있을 때 몸이 아픈 경우가 있는데, 이것도 공교로운 것이 아니라 스트레스로 인해 면역계가 약화되어 나타나는 현상이다(김정호, 김선주 2007).

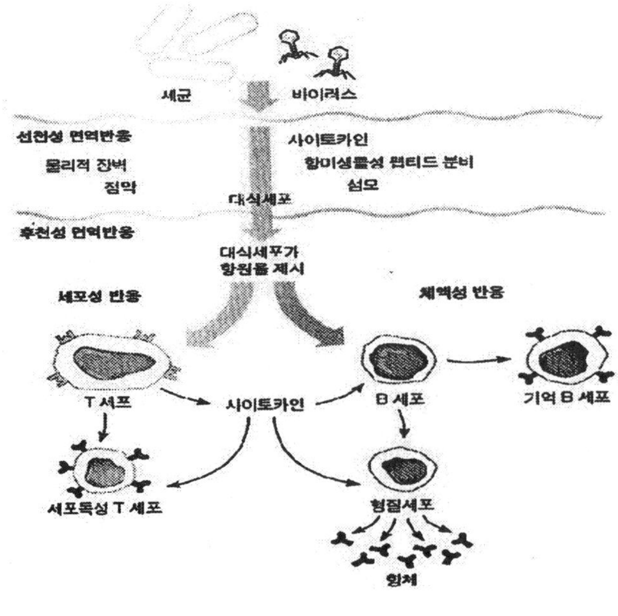

면역세포는 서로에 대해서는 물론 신경계 및 내분비계와도 상호작용을 하는데, 대표적인 상호작용 기제로는 시상하부-말초 축 사이의 상호작용, 임파 조직에 있는 수용기의 존재, 그리고 특정 임파기관에 대한 신경전달물질의 신경감응 등이다. 면역체계와 상호 작용을 하는 신경계의 주요 기제 중 하나는 말초로부터 부신피질자극호르몬(ACTH)과 같은 신경전달물질이 방출됨에 따라 이루어진다. 즉, 시상하부는 부신피질자극호르몬방출인자(CRF)를 통해서 말초 부신피질자극호르몬의 분비를 촉발하며, 그에 따라 분비된 부신피질자극호르몬은 부신피질에서 코르티솔 및 코티코스테로이드 호르몬을 분비하게 한다(이인혜, 1997).

스트레스는 면역억제와는 정반대로 과잉면역을 유발할 수도 있다. 과잉면역이란 과장된 자가 면역 반응으로, 자신을 항원으로 지각하고 자신의 신체기관을 공격하는 상태를 말한다. 류머티즘 관절염(rheumatoid arthritis), 건선(psoriasis), 다발성 경화증(mutiple sclerosis), 홍반성 낭창(lupus erythematosus), 알레르기 등이 과잉면역 반응에 의한 질병이다(김정호, 김선주, 2007).

다음은 스트레스가 면역계에 미치는 불균형을 표로 나타낸 것이다.

신경내분비와 면역 간의 상관관계를 보면 Blocke 등(1987)은 시상하부-말초 축 이론에 면역체계를 포함하는 개념을 제안 하였는데, 부신피질자극호르몬이 임파구에 의해서 생성되며, T-helper 임파구의 감마 인터페론 생성을 억제하는 것이 궁극적으로 면역기능의 억제효과를 유발한다고 주장하였다. 즉, 면역체계가 바이러스 물질이나 다른 항원과 마주치게 되면 시상하부의 부신 피질자극호르몬을 분비하게 하는데, 이 때 시상하부에서 비롯된 신경신호가 내분비계와 면역체계 간의 의사소통 기제를 나타내는 것으로 가정하였다(이인혜, 1997).

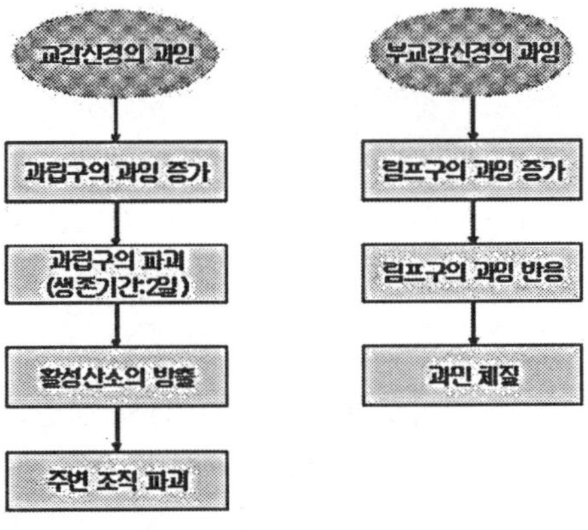

스트레스가 면역계에 영향을 미칠 뿐만 아니라 면역계가 정신사회적 기능에 영향을 미칠 수 있다. 따라서 스트레스와 면역기능 간의 관계를 규명하기 위해서는 면역계, 내분비계, 자율신경계 및 뇌활동을 동시에 측정, 비교하여 이들을 통합할 필요가 있다(고경봉, 1996).

참고문헌

고경봉(1996). 스트레스와 면역기능. 정신신체의학 4(1) 학술논문. p146. 150-152.
김정호, 김선주(2007). 스트레스의 이해와 관리. 도서출판 시그마프레스. p176. 183-186.
박성신(2005). 직업 스트레스와 음성장애에 관한 연구. 이화여대 대학원 석사논문. p16-17.
이민규(2004). 현대생활의 적응과 정신건강. 도서출판 교육과학사. p31-32.
이인혜(1997). 정신생리학. 도서출판 학지사. p321.

림프구와 운동

림프구lymphocyte

백혈구의 한 종류로서 전체 백혈구 중 약 25% 정도를 차지하는 세포이다. 면역 반응을 담당한다. 림프구는 척추동물, 포유류에서 면역 반응을 맡고 있는 백혈구 가운데 하나로 전체 백혈구 중 약 25% 정도를 차지하고 있다. 크기가 6~15μ m로 작은 편이며 세포질이 얼마 없다. 림프구는 크기를 가지고 소림프구(6~9μ m)와 대림프구(9~15μ m)로 나누기도 하지만 이 분류 방식이 절대적인 기준은 아니며, 이보다는 기능적인 차이를 이용하여 구분하는 것이 일반적이다. 대림프구 중에서 표면에 입자 성분이 붙어 있는 림프구는 NK-세포(natural killer cell)이며 소림프구는 T-세포와 B-세포로 나뉜다. 이러한 여러 림프구는 대개의 경우 몸속에서 면역 작용을 담당하고 있다.

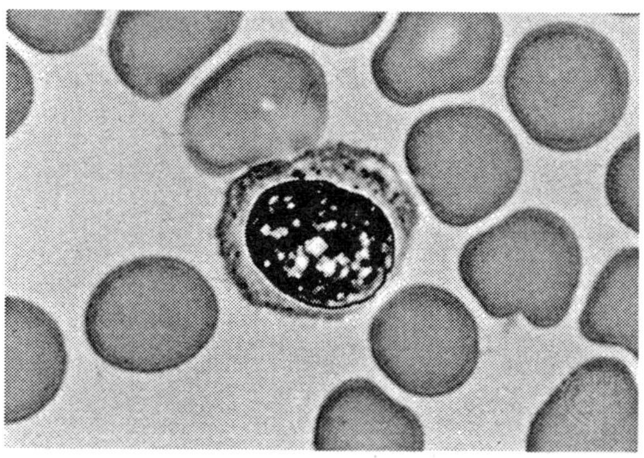

사람의 림프구

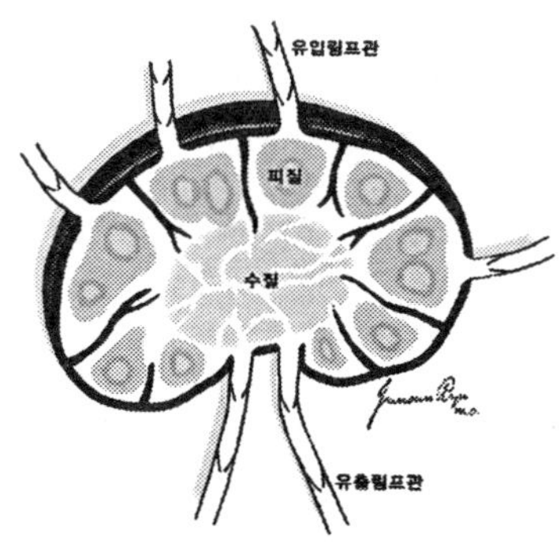

림프절의 기능

림프구의 분류와 기능

림프구는 이물질을 인지하고 특이하게 반응하는 세포로서 정상 성인은 10개의 림프구를 가지고 있으며, 전체 백혈구의 20~30%를 차지한다. 림프구는 여러 가지 세포로 분화 할 수 있는 잠재력을 가진 조혈계통 세포에서 분화된 림프계 세포들이 골수로부터 조혈세포 분화 환경제공부위 즉 흉샘으로 이동되어 두 종류의 림프구 즉, T림프구와 B림프구로 분화된다.

이 세포들은 세포 표면에 가지고 있는 분화항원과 세포 기능에 따라 구별된다. 세포 표면에 있는 모든 항원 분자를 세포 표면항원이라 부르는데, 이중에는 림프구의 성장, 분화과정 중 어느 과정에만 선택적으로 나타나는 특징을 가진 분자를 분자항원이라 한다. 세포 표면항원에 대한 항체를 만들 수가 있으므로 이 항체를 이용하여 림프구를 비교적 용이하게 구별할 수 있다.

최근의 구별 방법 중, 세포표면에 성장·분화항원을 단세포군 항체집단을 이용한 명명으로 CD명명법이 가장 주목받고 있다. CD는 cluster of differentiation의 약자이며, 표식인자 특성에 따라 CD1, CD2, CD3 등으로 부른다.

림프구는 크게 두 종류, 즉 B림프구와 T림프구로 구별된다. T림프구는 조절기능과 행동 세포기능에 따라 보조 T세포, 억제 T세포 그리고 세포독성 T세포로 구별된다. 다른 림프계 세포로 null세포로 부르는 자연살해세포가 있다.

Lymphocytes related with immune response

세포종류	기능	세포표면 표식인자
Total T cell		CD2+, CD3+, CD11+
T helper cell	사이토카인 분비 항원감지 T cytotoxic cell 활성	CD3+, CD4+
T suppressor cell	면역반응 억제 Tc활성 억제	CD3+, CD8+
T cytotoxic cell	항원보유 표적세포용해	CD3+, CD4+
B cell	항체생산(면역글로불린 분비) 면역기억작용	CD19+
NK cell	미생물과 종양세포에 대한 독성작용 사이토카인 분비	CD3-, CD16+, CD56+

T 림프구

T 림프구는 골수에서 기원하여 흉선에서 분화하며, 전체 순환림프구의 70~80%를 차지하는 면역세포이다. T 림프구가 항원을 가진 세포와 특이 반응을 하고 T 림프구가 생산한 사이토카인이 대식세포와 자연살해세포 등을 활성화하여 세포 내 기생 미생물 또는 암세포를 파괴하는 반응을 세포매개 면역반응이라 한다.

T림프구의 특정적인 표식인자는 B 림프구의 면역글로불린 해당되는 T(T cell reporter:TCR) 세포수용체이다. TCR은 그 구성분자 형태에 따라 TCR1과 TCR2 두 종류가 있는데, 말초혈액 T림프구의 약 95%는 TCR를 가지며 CD4와 CD8 분자 유무에 따라 다시 구별된다(김세종, 1994).

모든 성숙 T 림프구는 CD3 표식인자를 가지고 있고, CD4 표식인자를 가지는 T세포는 보조 T세포로서 말초 혈액 T 림프구의 55~75%를, CD8 표식인자를 가지는 T 세포는 억제 T 세포 혹은 세포 독성 T세포로서 전체 T 세포의 25~40%를 차지한다.

B 림프구

B 림프구는 말초림프기구 중 약 15%를 차지하고 있으며, B 림프구를 T림프구와 구별하는 기본 표식인자는 면역 글로불린이다. 말초혈액 B림프구는 표면 면역 글로불린으로 IgM, IgD, IgG, IgA, IgE를 가지고 있다. 이 세포 표면 면역 글로불린은 항원수용체로서 중요한 기능을 가진다.

B림프구는 특이항원과 반응하여 생산한 항체에 의한 면역인데, 만들어지는 항체는 체내에서 항원을 중화시키고 또한 제거시키는 일을 한다. 이를 항체 매개면역 혹은 체액 면역이라고 한다. B 림프구는 세포표면에 IgM 과 IgD을 가지며 또는 IgE를 가진 B 림프구는 드물다. 항체 매개 면역반응의 기본은 세포 표면에 IgM, 과 IgD를 표현하고 있는 B림프구가 특이 항원과 결합하여 그 결과로 B 림프구 증식이 일어나고 세포 표면 글로불린을 분비하는 형질 세포로 분화되는 과정이다. 항원은 항체 생산에 T 림프구가 필요한 T 의존항원과 T 림프구가 필요 없는 T 비의존 항원으로 구별한다.

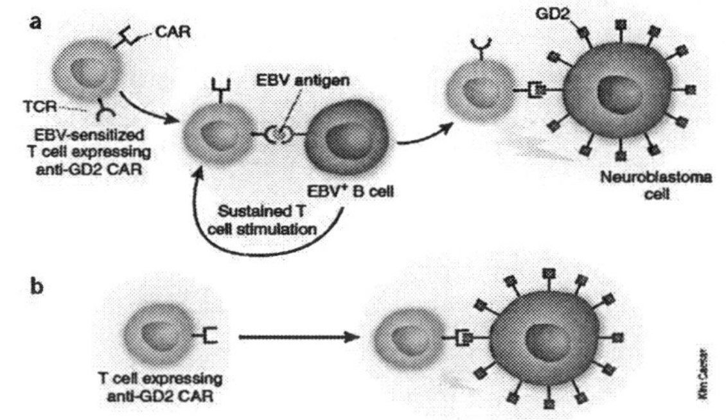

T림프구의 기능

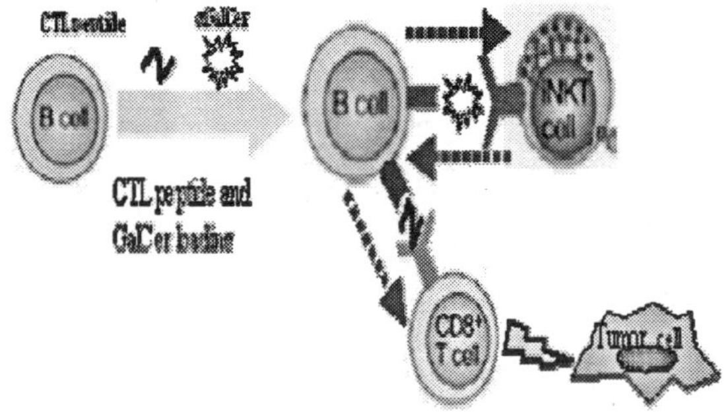

B림프구의 기능

(진승훈, 2003)

B와 T림프구의 비교

특징	B 림프구	T 림프구
가공되는 부위	골수	흉선
면역타입	체액성(항체분비)	세포매개성
아군집(subpopulation)	기억세포와 형질세포	세포독성(killer) T세포
표면항체의 존재	존재(lgM 또는 lgD)	감지되지 않음
항원 수용체	존재(표면항체)	존재(면역글로불린과 관련)
수명	짧다	길다
조직분포	비장에 많고 혈액에 적다	혈액과 림프에 많다
혈액 림프구의 백분율	10-15%	75-80%
항원에 의한 변형	형질세포	활성화된 림프구
분비 생성물	항체	림포카인
바이러스 감염에 대한 면역	소아마비, 장바이러스	대부분
세균 감염에 대한 면역	연쇄상구균, 포도상구균, 기타	결핵, 나병
진균 감염에 대한 면역	알려져 있지 않다	많다
기생충 감염에 대한 면역	트리파노소마증, 말라리아	대부분

운동과 림프구 변화

운동 후 전에 비해 뚜렷하게 높은 증가를 나타내는 것은 림프구 및 T 림프구이며, 그 비율의 변화와 함께 트레이닝에 의한 영향이 림프구 및 T 림프구에서 우선적인 것으로 생각된다. 또한 Robertson(1951)등은 운동 수행 시 아드레날린, 노르아드레날린 및 코르티솔 증가 양상과의 관련성행 주로 강조하였다. 이러한 호르몬과의 관련성은 propranolol투여가 부분적인 림프구를 중심으로 한 백혈구의 증가양상이 나타난다는 된다에서도 뒷받침 된다. 그러나 스트레스에 의해서 증가된 부신피질의 스테로이드성 호르몬은 오히려 림프구 수의 감소현상을 나타낼 수프구 몇것으로 알려진 바프구 데 적절한 운동 수행을 통한 림프구수 증가현상은 스트레스에 의한 감소현상을 대체할 수 있는 기능의 측면에서도 생각해 볼 수도 있다.

림프구와 운동

운동 중에는 내분비계와 자율신경계에 적응현상이 일어나 일부 호르몬의 분비가 촉진되고 자율신경이 항진된다. 또한 세포에서는 이러한 변화를 잘 받아들일 수 있도록 세포막에 수용기들이 활성화 된다. 이러한 변화는 결과적으로 면역계에도 변화를 초래할 것이다.

운동 중에는 일시적으로 호중구 증가증neutrophilia과 림프구 감소증lymphopenia이 나타난다. 이러한 변화는 운동 강도가 크고 운동량이 많을 때 더욱 현저하게 나타나는데 운동 중 혈장 카테콜아민, 성장호르몬, 코르티솔의 변화와 밀접한 연관이 있는 것으로 알려져 있다. 운동 중에는 에피네프린(카테콜아민의 일종)과 코르티솔이 급격히 증가하는데 면역세포의 변화는 이러한 내분비 물질의 변화와 관계가 있다.

운동을 규칙적으로 할 경우에는 안정 시에는 면역계에 별다른 차이가 나타나지 않는다. 하지만 신체적, 정신적, 병리학적 스트레스를 받았을 때 나타나는 면역기능의 저하 현상이 많이 호전된다. 한 연구에서는 규칙적인 운동을 한 후에 급진적인 운동 후 나타나는 면역계의 이상반응이 줄어들었다. 또한 동물을 대상으로 한 실험에서 종양세포를 이식한 결과 사전에 규칙적인 운동을 실시한 집단이 운동을 전혀 하지 않은 집단에 비해 종양세포의 성장이 느린 것으로 나타났다.

호중구/림프구 비율은 운동 중(30분)과 운동 직후에 안정 시에 비해 경미한 증가를 보인 반면 회복기 60분과 120분에 301%와 315%의 상당히 높은 증가를 나타냄으로써 인체의 면역체계에 생리적 스트레스로 작용할 수 있다. 면역응답의 지표인 T4/T8비율은 운동중과 운동직후 일시적으로 감소를 나타내었으나, 회복기에 안정 시 수준으로 돌아왔다. 이상의 결과에서 60분 이상의 일회성 지구성 운동은 운동중과 회복기에 인체의 면역기능에 일시적인 저하 현상을 유발시킬 수 있으므로 건강과 아름다움을 위해 운동하는 일반인은 성, 연령, 체력수준 및 건강상태에 적합한 운동 강도와 운동지속시간을 설정하는 것이 필요하다.

참고문헌

김이규(1999). 수영운동이 중년 여성의 혈중 지질 및 림프구에 미치는 영향. 동아대대학원 박사학위논문. p29-30.

나재철(2009). 운동이 호중구 림프구에 미치는 영향. p156~163.

조중연(2007) 유산소운동 강도와 운동량이 면역세포에 미치는 영향. 한양대학교대학원 석사학위 논문. p7-13.

진승훈(2003). 면역학의 소개 1장.

자연살해세포와 운동

적당한 강도의 규칙적인 운동은 그 자체가 스트레스원의 형태로 인간의 항상성을 자극하고 인체가 이에 적응하는 과정을 반복함으로써 순환계, 호흡계, 신경계 등에 긍정적인 효과를 가져온다는 것은 잘 알려진 사실이며, 각종 면역세포의 수를 증가시킬 뿐만 아니라 호중구와 대식세포의 식작용 및 산화폭발oxidative burst, 림프구의 증식반응 및 항체생산, 자연살해세포의 활성도 등 면역계 전반에 걸친 기능에도 향상을 가져온다(진영수 등, 1998).

그렇다면 운동은 구체적으로 면역에 어떤 영향을 줄까? 이 장에서는 면역세포 중 특별히 자연살해세포의 변화에 대해 알아보기로 한다.

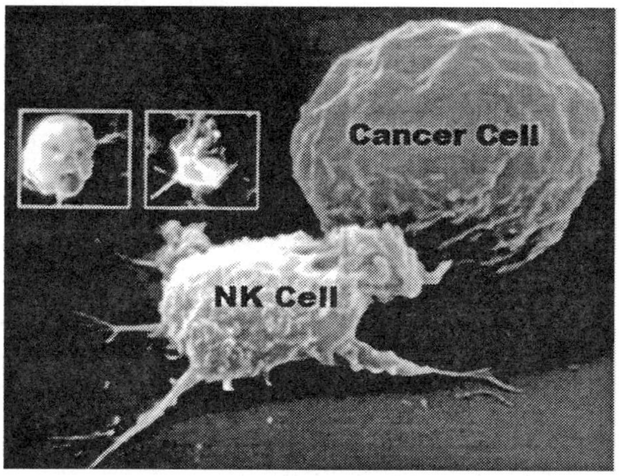

자연살해세포와 암세포

자연살해(natural killer-cell, NK-cell)세포는 림프구 계통의 세포로, 면역학자들이 종양을 가진 마우스로부터 얻은 종양-특이 세포들의 활성을 측정하던 중 우연히 발견되었다(Janis kuby 등, 2006).

'자연살해' 라는 용어는 혈액이나 비장으로부터 이들 세포를 분리하는 추가적인 활성과정 없이 직접 다양한 표적 세포를 죽일 수 있다는 사실로부터 유래한다(Abul K. Abbas 등, 2008).

이들 세포는 재순환되는 림프구 집단의 5~10% 비율을 차지하며, 바이러스 및 종양에 대한 면역 방어에 관여한다. 면역학적으로 중요한 사이토카인을 분비하기 때문에, 면역조절에 있어 중요한 역할을 담당하게 된다(Janis kuby 등, 2006).

자연살해세포는 감염된 세포를 직접 죽이는 것 외에 미생물을 죽이는 큰 포식세포를 활성화시키는 IFN-γ 의 주요제공원이다. 골수 전구세포로부터 생성되며 수많은 세포질 과립을 가지고 있는 대과립 림프구로 나타나기 때문에 대과립 림프구로도 불린다(Abul K. Abbas 등, 2008).

자연살해세포는 암세포를 죽이는 능력을 기본 바탕으로 처음 설명하였다. 자연살해세포는 활성리셉터와 주조직복합체 I (MHC class I)에 특이 억제리셉터를 가지고 있으며 이것은 암세포에 대항하는 자연살해세포 활성의 특이성을 보여준다. 활성 리셉터의 접목으로 퍼포린과 그랜자임을 포함하는 과립을 방출하여 타겟 세포를 용해시키고, 사이토카인을 생성시킨다. 이러한 활성은 억제 리셉터의 결합에 의해 봉쇄된다.

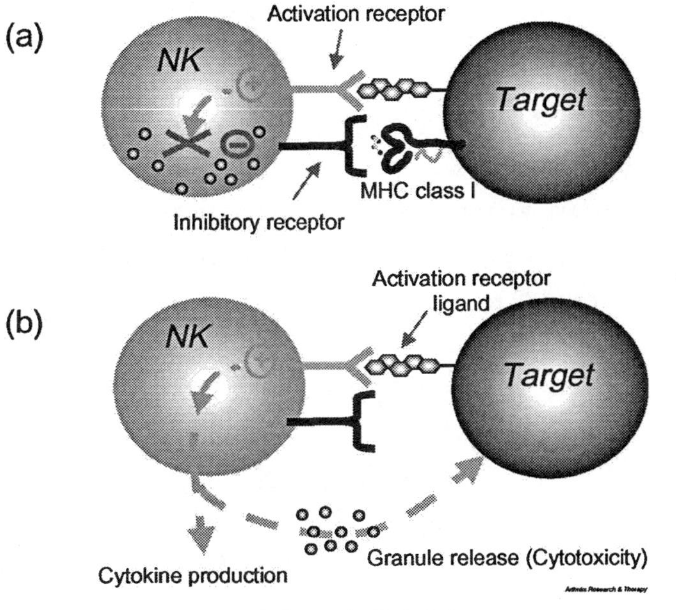

자연살해세포의 활성원리

운동과 자연살해세포에 관한 연구들은 대부분 운동에 의해 수와 비율의 뚜렷한 변화가 있다고 보고하였다. 총 림프구에 대한 자연살해세포의 상대적 비율은 지속적인 운동뿐만 아니라 단시간 최대 또는 최대하 운동 후 50~300% 가량 증가한다고 한다. 자연살해세포 수 변화의 폭은 운동 시간보다 운동 강도에 더 영향을 받는다고 한다.

Stranser 등(1997)은 고강도(최대산소섭취량 80%)운동과 저강도(최대산소섭취량40%)운동을 비교한 연구에서 고강도 운동집단에서만 운동 직후 자연살해세포 수의 증가를 보고하였고, Nieman 등(1993)은 최대산소섭취량 80%에서 트레밀 달리기 운동이 최대산소섭취량 50%에서 운동한 것보다 더 큰 자연살해세포 수 증가를 보고하였다.

따라서 일반인의 경우 적정 운동 강도와 운동량을 설정하기 위해서는 중강도의 운동을 1시간 이내로 하거나 운동 강도가 높은 수준이더라도 운동량, 즉 개인별로 산출된 운동시간을 30분 내외로 제한해야할 것으로 보인다(조중연, 2007).

참고문헌

Janis kuby 외(2006). Kuby면역학. 서울: 월드사이언스. p374.

Abul K. Abbas 외(2008). 세포분자면역학, 6판. 이퍼블릭. p38.

진영수, 김미정, 박준영, 김근수, 박정태, 김용권(1998). 운동양식에 따른 T림프구와 자연살해세포의 급성반응. 대한스포츠의학회지. 16(2), p260.

조중연(2007). 유산소성운동 강도와 운동량이 면역세포에 미치는 영향. 한양대학교교육대학원. p17. 31-32. 35-36.

운동과 T세포

T세포는 림프구의 70%를 차지하고 있는 면역세포로 인체 내에서 많은 일을 담당하고 있다. 우선 T세포의 'T'는 흉선thymus의 첫 글자를 따라서 지은 것인데, Thymus는 프랑스 요리 재료로도 쓰이는 송아지 흉선의 냄새인 타임thyme 이라는 허브 향과 거의 비슷하다고 해서 붙여진 이름이다. T세포는 골수에서 나와 간세포(줄기세포)가 되고 이 간세포가 골수에서 나와 흉선에서 분화(분열하고 증식하면 T세포가 되는 것이다)된 것이다. T세포는 T림프구 또는 T임파구라고도 한다.

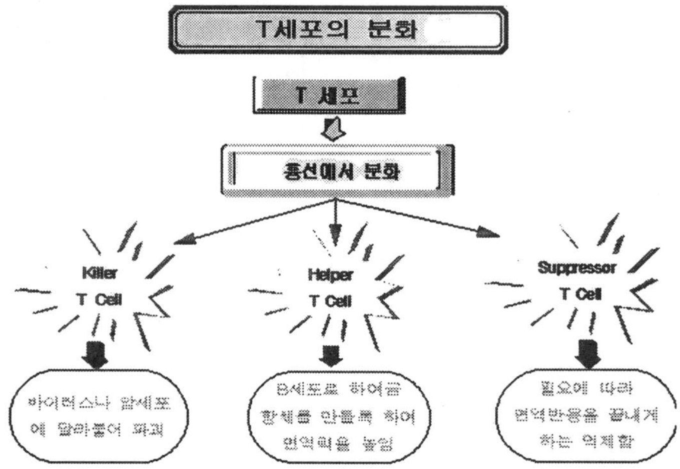

위의 그림처럼 T세포는 흉선에서 분화된다는 말은 교육을 받는다는 의미이다. T세포가 교육을 받아 어떤 것은 Killer T cell(살해T세포), Helper T cell(도움T세포), 그리고 Suppressor T cell(억제 T세포) 등의 세 가지로 기능이 분류된다. 이들은 세포 표면에 있는 단백질 분자를 이용하여 구분할 수 있다. 킬러 T세포의 'CD 8^{+}', 헬퍼 T세포의 'CD4^{+}'가 있다. 이들은 바이러스 감염이나 암으로 변한 세포, 즉 비자기 세포를 인식하는데 중요한 역할을 한다. 또한 TcR(T Cell Receptor, 수용체)가 있는데, 이 역시 비자기를 탐색하는 역할을 한다. 따라서 T 세포는 CD8^{+}이나 CD4^{+} 그리고 TcR을 이용하여 자기와 비자기를 정확히 구별하게 된다. T 세포는 B세포도 간세포로 형성되는 면역세포이다. 그런데 한 간세포가 T세포 또는 B세포로 되는 것은 유전자에 의해 B세포로 되는 것이 아니라 '우연'에 의해 일어나게 된다. 어떻게 이렇게 T세포가 여러 개로 분화되는지는 내부 환경에 의해 좌우되지만 정확한 이유에 대해서는 아직도 애매한 입장이다.

운동과 T세포 수

적절한 면역능을 유지하기 위해서는 T세포의 절대적인 숫자도 물론 중요한 의미를 가지나, 같은 수의 T세포라 하더라도 그 중 조력 T세포(Helper T cell, CD4^{+})와 세포독성 T세포(cytotoxic T cell, CD8^{+})의 비율이 얼마만큼 되느냐 하는 것이 또 하나의 중요한 요인이 된다. 만약 우리 몸에서 조력 T세포의 수가 감소하게 되면, 그 결과 자연살해세포와 T세포를 활성화시키고 B세포의 증식과 성숙과정을 촉진시키는 역할을 하는 사이토카인의 분비가 제한을 받게 된다. 따라서 조력 T세포와 세포독성 T세포의 비율(CD4^{+}/CD8^{+})을 1.5 이상으로 유지하는 것은 면역능에 있어 매우 중요한 의미를 갖는다.

심한 운동이나 격심한 운동을 하게 되면 조력 T세포와 세포독성 T세포의 비율(CD4^{+}/CD8^{+})이 감소하는 것으로 보고되었다(Shephard, 1997). 이러한 비율을 1.5이상으로 유지하는 것과 조력 T세포의 절대 숫자를 높게 유지하는 것 중에서 어느 것이 더 중요한지에 대해서는 좀 더 많은 연구가 실행이 된 다음에야 결론을 내릴 수 있을 것이다. 또한, 조력 T세포의 절대적 숫자와 세포독성 T세포와의 비율을 어느 정도로 유지해야 자연살해세포의 활성도를 증가시키고, 따라서 자연살해세포의 절대적 수가 감소되더라도 어느 정도 그 손실을 보상해 줄 수 있는지가 흥미 있는 관점인데 이에 대해서도 더 많은 연구가 필요하다고 주장하였다(Shephard & Sheck, 1999; 김현숙 등, 2001).

스트레스와 습관적 운동에 따른 총 T세포

스트레스와 습관적 운동이 면역기능에 어떠한 영향을 주는지를 알아보기 위해 43명을 대상으로 스트레스를 측정한 후 혈액을 채혈하여 각각의 스트레스와 생화학적 변인을 검증한 연구에서 총 T세포는 스트레스와 습관적 운동에 따라 유의한 차이가 있었으나, 스트레스와 습관적 운동에 따라 TS 세포는 차이가 없었으며, TH세포는 습관적 운동에 따라서만 차이가 있음을 확인하였다(조준용, 이규성, 양춘호, 2002).

운동 강도가 림프구 아형 변화에 미치는 영향

다양한 강도의 운동이 혈중 림프구 아형에 어떠한 영향을 미치는 지에 대한 연구에서는 7명의 건강한 성인 남성들(연령: 25.6±1.5세, VO2max: 56.0±2.7 ㎖/㎏/min)을 대상으로 사전 검사를 통하여 최대 산소섭취량을 측정하였고 이를 기준으로 4가지 운동 강도, 즉 VO2max의 50%, 65%, 75%, 85%에 해당하는 운동 속도와 운동 시간을 개별적으로 산출하여 트레드밀에서 최대하 달리기 운동을 실시하였다. 림프구 아형들의 변화를 분석하기 위하여 전완주정맥에서 안정 시, 운동 직후, 회복기 90분 째에 각각 혈액 15㎖ 씩을 채취하여 원심분리한 후 즉시 운반, 분석하였다. 운동에 따른 전체 림프구 및 림프구 아형의 수는 운동 직후에 안정 수준 보다 증가하여 회복기 90분 째에 감소하였다. 각 면역 감소하는 운동 강도가 높을수록 증가하는 경향을 보이며, 특히 85% 강도는 운동 직후 시점에서 다른 강도들보다 높은 증가를 나타내었다. 림프구와 NK cell은 안정 시에 비해 운동 직후 증가하여 회복기 90분 째에 안정 시 수준 이하로 감소하였다. 운동에 따른 T4 림프구 증가보다 T8 림프구의 증가폭이 더 크게 나타나, T4/T8 은 운동 직후 감소하였다. 결론적으로, VO2max의 50~85% 정도의 최대하 운동에 의해 순환 혈액의 면역세포의 증가 현상이 나타나며, 특히 운동 직후 시점에서 고강도 운동은 중강도 운동 보다 더 큰 증가를 수반한다(전태원, 박성태, 2003).

참고문헌

김현숙 외(2001). 21세기 스포츠 영양. 교문사. p262. 6-23.

김상국 외(1995). 운동과 건강. 대한미디어. p361-368.

조준용, 이규성, 양춘호(2002). 습관적 운동과 스트레스가 T-세포. NK-세포 및 면역글로빈에 미치는 영향. 한국사회체육학회지. p367-369. 374.

전태원, 박성태(2002). 운동 강도가 림프구 아형 변화에 미치는 영향. 운동과학 제13권 제1호. 서울대학교.

운동과 항체

항체antibody는 생체에 침입한 항원에 대응해서 면역계에 의해 만들어져 항원과 특이적으로 반응하는 물질인데, 체액성 면역을 맡게 된다. 혈청 r-globulin 분획에 함유되는 단백질로서 사람에서는 면역 글로불린Ig immunoglobulin이라 하고, G(IgG), M(IgM), A(IgA), D(IgD), E(IgE)의 5종류로 나누어진다(신희수, 양점홍, 김태왕, 2001).

항체는 삼차원의 입체구조를 갖고 있어서 특정 항원과 결합할 수 있는 결합부위를 갖고 있으며, 그 결합부위를 이디오타이프idiotype라고 한다. 면역 글로불린의 다섯 가지 종류 중에서 특히 세 가지가 순환항체의 대부분을 차지한다. 면역 글로불린G(IgG)는 항체의 80%를 차지하고, 면역 글로불린A(IgA)는 13%, 그리고 면역 글로불린M(IgM)은 6%를 차지한다.
나머지 항체는 면역 글로불린D(IgD)와 면역 글로불린 E(IgE)인데, 소량으로 나머지 부분을 구성한다(김성수 등, 2008).

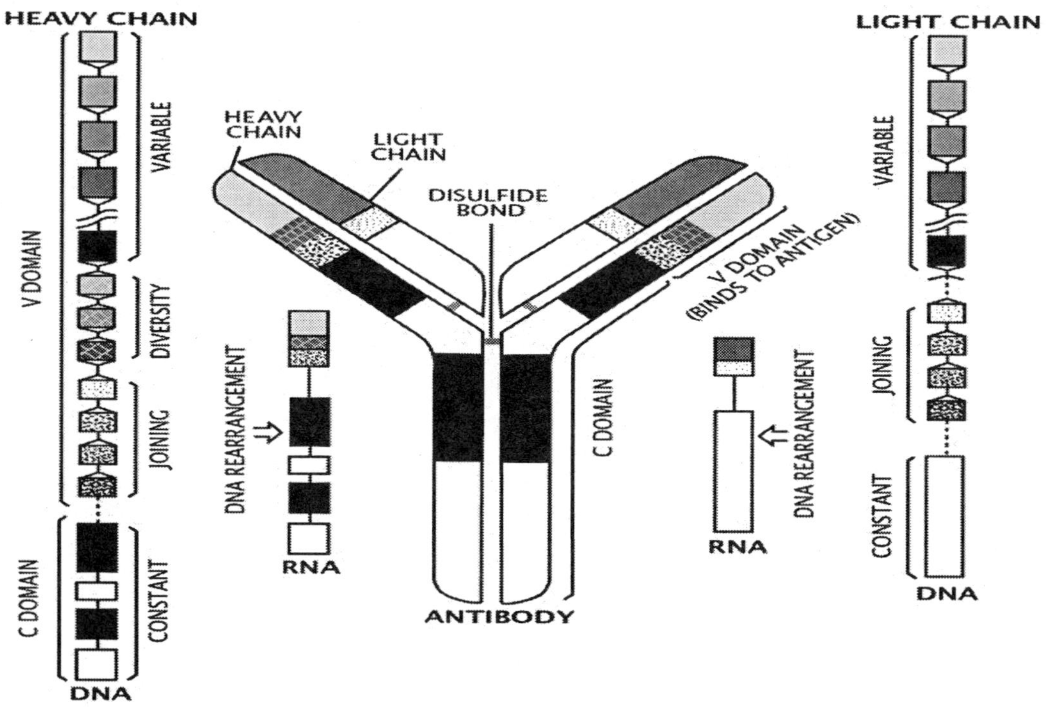

항체의 구조

The coding and assembly of antibody molecules. Randomly chosen alternatives of the variable (V), diversity (D), and joining (J) regions from different DNA modules combine to form an RNA transcript, which is then translated into a protein chain. Two heavy and two light chains are assembled into an antibody molecule. The constant region is sometimes referred to as the Fc fragment, and the variable region as the Fab fragment(Steven A Frank, 2002).

항체의 생산 단계

B 세포 활성
① 항원보유체antigen-bearing agent의 인체 내 침입. ② B 세포가 자신의 항원수용체의 모양과 같은 항원보유체를 만났을 때 활성화됨. ③ B 세포는 증식하고 성장함. ④ 새로 형성된 B 세포 중 일부는 형질세포plasma cell로 분화됨. ⑤ 형질세포는 항체를 생산하여 분비함. ⑥ 항체는 항원보유세포와 결합하여 이를 파괴시킴.
T 세포 활성
① 항원보유체의 인체 내 침입. ② 대식세포와 같은 식균작용이 있는 항원표지세포antigen-presenting cell는 항원보유체를 삼키고, 라이소솜에 의해 소화시킴. ③ 분해된 항원보유체에서 나온 항원이 항원표지세포의 세포막 표면에 나타남. ④ 조력 T 세포가 자신의 항원수용체와 모양이 같은 표지된 항원을 만났을 때 조력 T세포는 활성화됨. ⑤ 활성화된 조력 T 세포는 사이토카인을 분비. ⑥ 사이토카인은 B 세포의 증식을 촉진함.

(김성수 등, 2008)

항체의 종류

1) 면역 글로불린G(IgG): 혈청 중에 가장 다량으로 존재하는 면역 글로불린으로 항원자극 후 접속적으로 생산되고 자극의 반복에 의해 생산량의 증가가 현저하다.

2) 면역 글로불린M(IgM): 면역 글로불린 중 다른 클라스의 것에 비해 분자량이 약 5배이고, 이것의 생산은 조기에 피크에 달하여 면역학적 활성이 세므로 초기에 중요한 항체이다.

3) 면역 글로불린A(IgA): 혈청 중에서 G의 약 1/6밖에 존재하지 않지만 소화관이나 기도의 분비액, 타액, 초유, 눈물 등의 분비물 중에 들어 있는 항체의 주성분이 되고 있다.

4) 면역 글로불린D(IgD): 주로 B 세포 표면에 수용체로서 존재한다.

5) 면역 글로불린E(IgE): 화분증, 고초열, 천식 등의 원인이 되는 소위 레아긴reagin항체의 본체이다. 정상인의 혈중 농도는 극히 낮지만, 알러지 환자에서는 증가한다(신희수 등, 2001).

항체의 특성

항체는 면역글로불린의 특이적 당단백이다. 전기 영동법으로 혈청을 이동시키면 감마글로불린 분획에서 다양한 항체를 분리해 낼 수 있다. 그러나 면역글로불린immuno-globulin, Ig이라는 용어는 모든 항체가 반드시 전기영동 시 감마의 분획에만 존재하는 것이 아니기 때문에 감마 글로불린이라는 용어 대신에 사용한다. 항체는 주로 혈청에 존재하지만 눈물, 침, 초유 등과 같은 체액에도 있다.

신체 방어에 있어서 항체의 일차적 기능은 항원과 결합하여 독소나 일부 바이러스를 중화시키는 것이다. 항체의 이차적 기능은 보체와 같은 다른 효과 물질effector agent와 결합하여 세균과 같은 비교적 큰 항원을 제거하는 것이다(최승구 등, 2009).

항체(면역 글로불린)의 기능

면역 글로불린G(IgG)는 혈장과 체액 내에 존재하며, 박테리아나 바이러스, 독성물질에 대한 저항에 특히 효과적이다. IgG는 또한 보체complement라고 불리는 효소균을 활성화시킨다.

면역 글로불린A(IgA)는 외분비액에서 발견된다. 즉, 모유, 눈물, 콧물, 위액, 장액, 담즙액과 소변 중에 존재한다.

면역 글로불린M(IgM)은 박테리아나 음식 내의 특정 항원과 접촉하였을 때 생성되며, 보체complement를 활성화시키는 작용을 한다.

면역 글로불린D(IgD)는 대부분의 B 세포 표면, 특히 어린이의 B 세포에서 발견되며, B 세포를 활성화시키는 작용을 한다.

면역 글로불린E(IgE)는 IgA와 함께 외분비액에서 발견되어 알러지반응allergic reaction에 관여한다.

면역 글로불린의 종류와 작용

종류	발생지	주요기능
IgG	조직액과 혈장	박테리아, 바이러스, 독성물질에 대한 저항 보체complement의 활성화
IgA	외분비액	박테리아, 바이러스에 대한 저항
IgM	혈장	특정 혈액 수혈에 뒤 이어서 적혈구막에서 자연적으로 발생하는 항원에 반응, 보체 활성화
IgD	대부분의 B 세포	B 세포 활성화
IgE	외분비액	알러지 반응을 촉진

일반적으로 항체는 세 가지 방법으로 항원과 반응한다. 항체는 직접 항원을 공격하거나, 항원을 공격하는 보체complement를 활성화시키거나, 항원이 확산되는 것을 막기 위해 특정 부위의 변화를 유발시킨다. 항체의 직접적인 공격방법으로는 항원과 결합하여 항원이 서로 엉겨 붙도록 하거나 불용성 물질을 형성하도록 하는 것이다. 이러한 작용은 식작용 세포들로 하여금 항원 보유체를 보다 쉽게 삼킬 수 있도록 한다.

또 다른 예로써, 항체가 항원분자의 독성부분을 덮어서 독성을 중화시키는 것이다. 그러나 항체의 가장 중요한 기능은 보체를 활성화시키는 작용에 의해 이루어진다. 보체는 혈장의 체액에 존재하는 일군의 단백질이다. IgG나 IgM 항체들이 항원과 결합하면, 이들 항체들은 항체로부터 반응부위reactive site를 노출시킨다. 그로 인해 보체 단백질을 활성화 시키는 일련의 반응이 촉발된다. 즉, 항원-항체 복합체를 코팅하여 이 복합체가 보다 쉽게 식작용에 의해 처리될 수 있도록 하며, 대식세포와 호중구를 감염부위로 인도하고, 항원 보유체를 응집시키며, 외부세포의 세포막을 파열시키고 바이러스 분자구조를 변화시키기도 한다. 또는 염증반응을 촉진하여 감염체infectious agent가 번지는 것을 막기도 한다.

IgE는 염증반응을 촉진하는데, 때로는 너무 반응이 강해서 조직손상이 유발되기도 한다. 이 항체는 광범위하게 분포되어 있는 비만세포mast cell를 자극하여 히스타민histamine을 분비하도록 한다. 히스타민은 혈관확장과 부종과 같은 염증반응과 관련되어 변화를 일으킨다(김성수 등, 2008).

항체(면역 글로불린)에 미치는 운동의 영향

총 혈장단백질의 약 20%는 면역 글로불린이다. 면역 글로불린은 당단백의 일종으로 세포막 표면에서 항원수용체로 작용하기도 하며, 일부는 항체로서 혈청이나 림프액에 존재한다. 다섯 종류의 면역글로불린(IgA, IgM, IgA, IgD, IgE)은 단시간의 운동에 의해서는 일관된 변화가 나타나지 않지만, 격심한 탈진적 트레이닝에 의해서 감소된다고 보고되고 있다.

운동과 관련해서 가장 뚜렷한 변화를 보이는 면역 글로불린은 점액에서 발견되는 IgA로서, IgA는 점막상피에 대한 바이러스와 박테리아의 부착을 억제하고 바이러스 복제를 억제하여 상기도호흡감염(upper respiratory tract infections : URTI)을 예방하는 역할을 한다.

중정도 운동은 타액 중 IgA에 영향을 주지 않으니 마라톤, 노르딕 스키, 장거리 사이클이나 수영과 같은 격심한 지구성 훈련은 타액 중 IgA를 감소시킨다. 특히 전형적인 실험실 조건에서 75% VO_2 max 이상으로 90분 동안 트레드밀 운동을 한 육상 선수들에게서 IgA 분비량이 20~50% 감소했고, 뒤이어 2, 4일째 현저히 감소하는 것으로 나타나다는 보고도 있다.

이러한 보고들은 매일 격렬한 운동이 연속될 때 상기도호흡감염의 위험성이 높아질 수 있음을 보여준다. 운동량과 운동 강도가 상기호흡감염과 갖는 관련을 나타내주는 일명 'J형 패턴'을 보여준다. 즉, 여러 역학적 연구들은 중정도의 운동이 상기도 호흡감염의 위험을 낮추어 주지만, 고강도의 격렬한 운동은 감염의 위험성을 크게 한다는 것을 증명하고 있다. 이러한 J형 패턴은 단순히 상기도 호흡감염뿐만 아니라 전반적인 면역기능과 운동 강도와의 관계에 적용될 수 있을 것으로 생각된다(김성수 등, 2008).

단시간의 최대운동은 T 세포의 순환을 자극하여 운동 후 150%의 증가를 보이며 정상적인 T 세포의 수는 운동전 수준보다 더 감소되었다가 운동 후 곧 회복된다고 한다. 단시간의 최대운동 후 T 세포의 증가는 단련자에 비해서 비단련자에서 더욱 크며, 특히 보조 T 세포와 억제 T 세포 모두 증가하지만, 억제 T세포의 증가가 더욱 크게 나타난다.

대조적으로 마라톤과 같은 장기간의 격렬한 운동 후에는 T 세포와 보조 T 세포의 수에는 변화가 없는 반면, 마라톤 달리기 후 억제 T 세포의 수는 감소되며, 21시간까지 낮게 유지되기도 한다. 그 이유는 보조 T 세포의 수는 변화하지 않지만 T4:T8 비율은 이 시기에 증가하기 때문이다.

B 세포의 수는 운동 중 갑자기 증가하였다가 빠른 속도로 회복된다. 단시간의 최대운동 중에 단련자는 비단련자에 비하여 B 세포의 수가 소폭으로 증가하지만 지속적인 강렬한 운동 중에는 적은 수의 변화가 일어나는 것으로 알려져 있다.

IgA 수준 변화를 기록한 첫 번째 연구는 미국 남녀 노르딕 선수들로써 같은 나이의 통제그룹 피험자들보다 휴식 시 타액 IgA 농도가 더 낮게 나타났음을 보고한 바 있다. 통제된 환경과 비경쟁적 실험실 상황에서 격렬한 지구성 훈련 후 타액 IgA 수준이 감소하였다.

자전거 선수들을 대상으로 환기역치의 90%(70~80% VO2max)로 2시간 동안 자전거 운동을 실시한 다음 IgA 농도는 운동 후 즉시 60%로 더욱 낮아져 1시간 동안 그 상태를 유지한 후 24시간만에 운동 전 수준으로 회복하였다. 육상선수를 대상으로 31km 달리기를 실시한 다음 혈청 IgA 수준을 조사한 결과 운동직후 40%가 감소하여 18시간동안 유지되었다. 비록 심한 운동이 높은 상기도 호흡질환URI의 발병, 그리고 감소된 분비물의 IgA 수준과 관련되어 있으나 일시적인 관계는 명백하게 입증되지 않고 있다. 그러나 폭넓은 기간 동안 연구된 엘리트 선수의 두 그룹으로부터의 임시 자료는 운동으로 초래된 타액 IgA 농도 감소와 URI의 발생 사이의 일시적인 관련을 시사하고 있다.

스쿼시 엘리트선수들을 대상으로 10주 동안 주 1회, 하키 엘리트선수들은 10일 동안 매일 일반적인 운동 전과 후에 타액 표본을 수집하여 연구한 결과, 14명의 스쿼시 선수 중 5명(36%)과 19명의 하키 선수 중 5명이 상기도 질환을 나타냈고 다른 질병들은 보고되지 않았다. 스쿼시 선수들의 경우 7명의 병의 발현 증상이 있는 선수 중 6명이 보통의 연습 후 IgA 수준이 22% 감소되어 2일 내에 먼저 발생하였다. 하키선수들은 모두 비슷하게 5명이 URI 발현 증상이 있는 선수들의 IgA 수준은 23% 감소되어 2일 이내에 먼저 발생한 반면, IgA가 변화되지 않았거나 약간 증가한 선수들은 병이 나타나지 않았다(김수근, 김도희, 1999).

면역기능과 운동 강도

규칙적인 운동은 초기 면역과 그 이후의 적응 면역을 증진시키며 특히 적응 면역 중 세포매개 면역 반응과 항체매개 면역 반응에 영향을 미치는 것으로 알려져 있다. 하지만 이러한 운동도 몸의 상태가 건강하거나 몸에 맞는 운동을 규칙적으로 실시해야 효과적이며, 운동의 경험이 없거나 스트레스나 질병이 있는 상태에서의 운동은 오히려 신체에 부담을 주어 면역력을 악화하는 결과를 초래하게 된다. 또한 일회성의 운동도 체력 수준에 맞게 수행 되어야 하는데, 장시간 너무 무리하게 수행하면 에너지 고갈과 함께 면역력의 감소를 초래하여 상기도 감염과 같은 질환을 야기하게 된다. 따라서 무리한 운동 후 'open window' 시기에 적절한 이온음료의 섭취, 영양분 공급 및 휴식은 건강관리에 필수적이라 할 수 있다. 또한 수행한 운동이 규칙적이라 할지라도 운동은 운동 환경이나 선천적인 요소에 따라 운동 유발성 천식을 포함하는 운동 유발성 알레르기 질환을 야기하는 환경을 조성할 수 있으므로 마라톤과 같은 장기간 운동 시 특히 주의해야 할 것으로 여겨진다(곽이섭, 김철우, 백영호, 2007)

저 · 중강도 및 고강도 운동이 면역기능에 미치는 영향

저 · 중강도 운동	고강도 장시간 운동
1) 백혈구수 및 호중구수 증가 2) 호중구 기능 활성 3) 대식세포기능 활성 4) 자연살해[NK]세포수 증가 및 자연살해 세포 독성활성 항진 5) 유사분열물질 자극에 대한 림프구 증식 6) 감염질환, 종양성장 저항력 증가 7) 혈청 면역글로불린 항진	1) 림프구아형(T,B 및 NK세포)비율 및 절대수 감소 2) T4/T8비 감소 3) 유사분열물질 자극에 대한 T림프구의 반응 감소 4) 항체합성 약화 5) 타액면역글로불린 A치 감소 6) 감염율의 증가 7) 종양성장 저항력 약화 8) 자가면역질환 유발 9) 사이토카인의 면역조절기능 약화

(나재철, 2004)

운동이 면역변인에 미치는 긍정적, 부정적 및 중립적 효과

긍정적	부정적	중립적(효과없음)
질병에 대한 저항성 ↑바이러스 감염의 생존 ↑박테리아 감염의 생존 ↓암 발생 빈도 백혈구 분배	↑상기도 감염 발생 빈도 ↑급성희백수염에 의한 마비 ↓박테리아 감염의 생존 ↓보조T세포/억제T세포 비	안정시 백혈구수 혈청 면역글로불린 림프구 증식 점액 면역글로불린 A 대식세포 독성 활성
림프구 증식 ↑B세포 반응	↓T세포반응	
선천성 면역 ↑호중구 살균 ↑대식세포활성 ↑급성기단백질	↓호중구 살균 ↓대식세포살균 ↓보체	
체액성 면역 ↑특이항체 반응	↓특이항체반응 항체반응지연 ↓점액 면역글로불린 A	
사이토카인 ↑IL-1, IL-6, TNF α, IFN2	↓안정시 IL-1치 ↓IL-2농도 ↓IL-2수용체수	
독성 ↑자연살해살균 ↑ADCC살균 ↑대식세포 cytostatic 활성	↓운동 후 2시간 자연살해세포 활성	

참고문헌

곽이섭, 김철우, 백영호(2007). 운동과 면역반응에 대한 고찰. 생명과학회지 제17권 제8호. p1169.

김성수 등(2008). 운동과 건강. 도서출판 21세기 교육사. p119-121. 128-129.

김수근, 김도희(1999). 운동처방을 위한 운동생리학의 기초. 도서출판 대경북스. p254-255.

나재철(2004). 운동생리학. 도서출판 대경북스. p278.

신희수, 양점홍, 김태왕(2001). 운동과 면역에 대한 소고. 부산대학교 체육과학연구소논문집. 제17호. p145-146.

최승구 등(2009). 면역혈청학. 청구문화사. p30-31.

Steven A. Frank(2002). Immunology and Evolution of Infectious Disease. Princeton University Press. p17-18.

호중구와 대식세포

호중구neutrophils와 대식세포에 대한 이해를 위해서는 먼저 전반적인 몸의 내재면역반응에 대한 이해가 우선시 된다. 피부표면에 발생하는 상처를 통하여 박테리아가 들어오게 되고 이는 조직 내 효과세포를 활성화하고 사이토카인cytokine이라는 용해성 단백을 분비하여 다른 세포들과 작용하여 내재면역반응이 발생하게 된다. 이로 인한 결과로 감염된 조직에서는 염증inflammation의 상태가 유도된다. 이러한 염증의 상태는 열, 통증, 발적, 부종 등으로 정의되기도 한다(김선영 등, 2006).

호중구는 순환 혈액 내 백혈구의 65%를 차지하며 정상인에서 약 1.5~7.7 × 109/L(1500~7700/㎕)정도로 총 백혈구의 31%로 혈액 내에 존재한다. 호중구는 중성 염료에 염색되는 세포질 입자를 가진 다형핵 백혈구로 운동성과 식세포 작용이 두드러지고 급성 염증에서 중심적 구실을 하며 호중성 백혈구의 줄임말로써 호중구neutrophils, 호산구, 호염구 등의 다형핵 백혈구phonuclear leukocyte중 하나이다.

호중구가 반응하는 과정을 살펴보면, 피부가 외부의 환경으로부터 공격을 받을 때, 이물(異物)을 먹어치우는 일군의 탐식세포가 나타난다. 이때 가장 먼저 달려오는 것은 과립구의 일종인 호중구이다. 과립구 중의 하나인 호중구는 세균이 인체에 침입하는 즉시 그 수가 극적으로 증가하며 뒤에 설명될 대식세포와 함께 다양한 세균들의 표면에 있는 공통성분을 인지, 결합하여 식세포 작용을 하며, 사이토카인cytokines이라는 생물학적 활성분자를 분비한다. 이 때 활성분자들은 근처의 혈관을 확장시켜 국소 혈류를 늘리고 체액의 누출을 증가시키는 염증효과를 나타내는 한편, 근처의 다른 백혈구를 불러 모으는 역할을 한다.

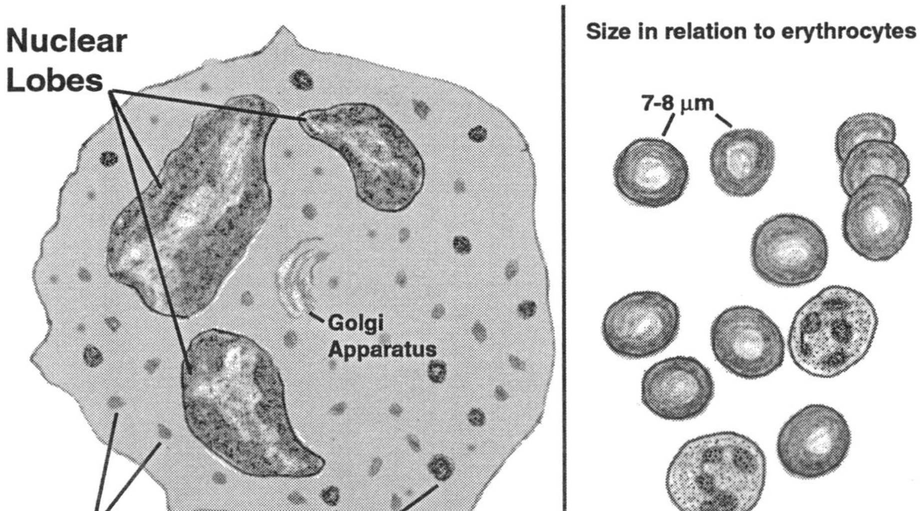

호중구는 위의 그림에서와 같이 리소솜lysosomes, 골지체golgi apparatus, 핵엽nuclear lobes, 배출물질ingested material로 구성되고 그 크기는 10~14㎛로써 적혈구erythrocytes의 크기인 7~8㎛보다 약 1.5배에서 2배정도 크다. 호중구 세포는 일반적인 세포와는 다르게 말굽모양을 나타내며 이러한 핵의 모습을 핵엽nuclear lobes이라고 한다. 리소솜은 인체에 들어온 병원체와 반응하여 그 결과로 배출물질ingested material을 만들어낸다. 골지체golgi apparatus는 세포 내의 세포질 소기관으로 동식물 세포 모두에서 발견되며 리소솜을 만드는 기능을 가지고 있다.

위에서의 말한 것과 같이 호중구는 우리 몸의 면역기능에 중요한 역할을 하는 세포이다. 호중구의 이상으로 인해 인간에게 생기는 질병 중 대표적인 것은 호중구 감소증neutropenia을 예로 들 수 있다. 호중구 감소증은 말초 혈액 내 호중구의 감소로, 과립구 감소증granulocytopenia와 같은 의미로 사용되며, 절대 호중구 수는 백혈구수와 호중구 백분율을 곱하여 구한다. 정상적인 절대 호중구 수는 대체로 2000/mm3 이며, 절대호중구수가 500/mm3이하로 감소하면 감염의 위험성이 증가하게 된다(닥터코리아, 2005).

호중구 수	중증도
0~500	4
500~1,000	3
1,000~1,500	2
1,500~2,000	1

호중구 감소증의 정도 구분(정산인은 2,000개 이상)

호중구 감소증neutropenia은 감염이나 약물에 의해 유발되는 경우가 가장 흔하며, 자가 면역 질환이나 골수질환, 비장종대 등에 의해 이차적으로 유발되는 경우도 있다. 그 외에 드문 경우이나, 선천성으로 태어날 때부터 심각한 정도의 호중구 감소증을 보여 사망에 이르게 하는 질환군이 있고, 가족성으로 항시 가벼운 정도의 호중구 감소증이 있으나 일상생활에는 아무런 지장이 없는 경우도 있다(서울대학교병원, 2009).

실제로 특정 약물에 의한 호중구 감소증이 발병하는 사례도 확인할 수 있다. 급성 관동맥증후군 환자, 경피적 관동맥 성형술을 시행 받는 환자, 뇌졸중, 심근경색 등의 경우에 혈전 형성의 예방을 위해 사용이 되는 항혈소판 제제인 clodogrel은 aspirin과 함께 사용하는 병합요법을 통하여 관동맥 스텐트 시술 후 급성 및 아급성 혈전형성을 감소시키는데 광범위하게 사용 되고 있다. 그러나 특정 환자에 투여한 clopidogrel을 복용한지 11일째 호중구수가 0이 된 사례가 국내 의료진의 논문에 의해서 발표 된 적이 있다. 당시 환자는 72세의 여성환자로써 당뇨병과 고혈압 병력을 가지고 있었으며 관상동맥 중위부에 협착 소견을 보여 위의 관동맥 스텐트 삽입술을 시행, clopidogrel 복용 전 시행한 혈액 검사상 백혈구수 7,500/㎣(호중구 54%, 임파구 29.9%, 단핵구 10.3%, 호산구 3.5%, 호염구 0.4%)가 나타났으나 clopidogrel 복용 11일째 시행한 혈액검사에서는 백혈구 수 2,200/㎣(호중구 0%, 임파구 62%, 단핵구 33%, 호산구 2%, 호염구 2%)로 나타났다. 이처럼 실제 질병의 치료에 빈번히 사용되는 약물에 의해서 호중구 감소증은 유발될 수 있으며 그에 대한 환자 및 의료진의 주의도 요구 될 것이다(김민웅 등, 2003).

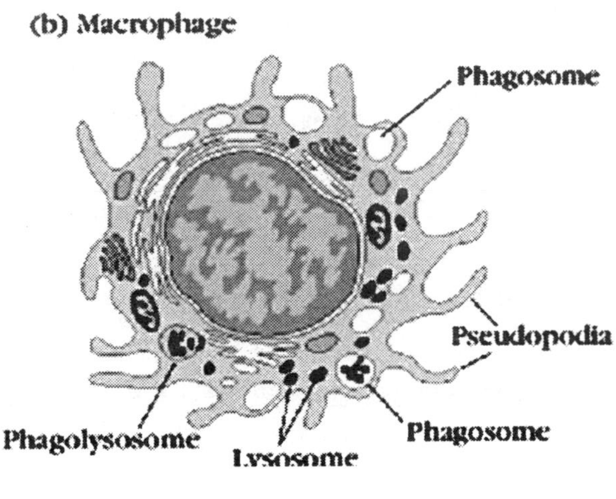

호중구는 일반적으로 운동에 의해 백혈구 수의 증가와 함께 같이 증가하는 것으로 알려지고 있다. 호중구가 운동 직후 증가하고, 운동 후 회복 45분에 정상치로 돌아 왔다가, 2시간정도 이후에는 다시 증가되는 성향을 보인다. 이런 호중구의 반응을 운동의 시간, 즉 아침운동과 저녁운동에 따른 호중구 수의 비교를 나타낸 연구도 있었다. 여대생 7명을 대상으로 한 이 연구에서는 각각의 피험자들에게 아침, 저녁의 동일한 강도의 운동을 실시, 그 결과로 운동 전의 아침이 51.56(7.45%)이고 저녁이 51.69(6.95%)로 저녁이 더 높게 나타났으나 운동 후에는 아침이 55.57(8.93%), 저녁이 49.14(7.84%)로 아침 운동 후 더 상승되는 양상을 보였다. 하지만 유의한 차이가 없는 것으로 보아 감염에 대한 인체의 초기 반응에서 중요한 역할을 하는 호중구의 반응은 아침, 저녁의 어떤 시간대 운동에 대한 긍정적, 부정적 영향을 미친다고 판단하기는 어렵다는 결과가 나왔다(윤정화, 2008).

대식세포macrophage는 탐식세포라고도 불리며 면역담당 세포의 하나로써 동물 체내의 모든 조직에 분포하며, 이물질, 세균, 바이러스, 체내 노폐세포 등을 포식하고 소화하는 대형 아메바상 식세포를 총칭한다. 혈액단구(혈류의 단핵백혈구), 폐포대식세포, 복강대식세포, 염증부위 육아종대식세포 등은 유주성 대식세포이다. 이것에 대하여 쿠퍼세포, 중추신경계의 소교세포, 피하 그 밖의 결합조직에서 볼 수 있는 조직구, 지라 ·골수 ·림프절동에서의 세망내피 및 림프구 간극에 돌기로 뻗어 있는 수지상 대식세포, 혈관외막세포 등은 정착성 대식세포라고 한다. 이러한 대식세포의 세포질에는 가수분해효소가 축적된 리소좀이 많이 있고, 이물포식에 의하여 형성된 파고좀과 융합해 효소를 방출하여 이물을 소화하는 식작용을 하고 있다.

대식세포의 식작용 과정을 살펴보면, 먼저 대식세포에 의하여 파괴될 입자, 즉 항원 입자에 대식세포가 능동적으로 뻗어나가 대식세포의 표면에 결합된 다음, 항원 입자를 대식세포의 세포막이 둘러싸게 된다. 이때 비교적 큰 직경 1-2대식세포의 세포막이 항원을 완전히 둘러싸게 되면 항원은 포식소체phagosome 또는 세포내소낭endocytic vacuole이라는 주머니 상태로 대식세포 안으로 들어가게 된다. 이 주머니는 대식세포내의 리소솜lysosome과 융합되어 포식소체phagolysosome를 형성, 리소솜lysosome이 가지고 있는 여러 가지의 산성가수분해효소의 작용이나 superoxide radical 및 과산화수소와 같은 활성화 산소계 물질 oxygen radical등의 작용에 의하여 항원을 분해되고 죽이는 것이다(김희제 등, 2008).

위에서의 대식세포는 운동을 통해서도 그 활동성이 증가한다는 연구가 발표되기도 했다. 4주령의 수컷 마우스 20마리를 운동군 10마리, 비운동군 10마리로 구분하여 운동군에는 5일/주, 하루에 30~40분의 운동을 3단계의 강도(10m/분, 12m/분, 14m/분)로 나누어 실시하였고 비운동군에는 실시하지 않았다. 4주 후, 각 마우스의 복막 대식세포 분리, dextran 물질로 세포를 자극하여 이를 대식세포가 흡수하는 방법을 통해 대식세포 식균 작용을 측정한 결과 동일한 배양조건에서 운동군이 통제군에 비해 비교적 높게 나타났다. 이를 통해 장기간 중강도 운동이 대식세포의 식균 작용을 증가시킴을 알 수 있다(박희근, 2008).

참고문헌

김선영, 김창환, 김태규, 김희제, 서영훈(2006). 면역학. 라이프사이언스. p11. 19-24.

김희제, 박성규, 서영훈, 이기현, 정낙균(2008). Janeway 면역생물학. E PUBLIC. p45. 38-40. 46,1-3.

김민웅, 윤지훈, 김치훈, 강화미, 박정호, 조경임, 김태익(2003). Clopidogrel에 의해 유발된 호중구 감소증 1예. 대한내과학회지. p426, 8-13. 427,2-8.

박희근(2008). 장기간 중강도 운동 훈련이 마우스 대식세포의 면역반응에 미치는 영향. 충남대학교 박사학위 논문. p66. p67.

윤정화(2008). 운동수행 시간대에 따른 여대생의 면역세포 반응. 숙명여자대학교 석사학위논문. p60. p62.

요약하기:

음주와 흡연의 영향

요약하기:

알코올과 뇌

알코올의 어원은 아랍어로서 al-koh'l이다. 나중에 이것은 발효주를 가열, 증류하여 얻어진 물질, 즉 증류주를 일컫는 이름으로 변하였다. 그러나 화학적으로 알코올이란 탄화수소의 탄소 원자를 히드록시기 -OH로 치환한 화합물을 총칭하는 것이며, 일반적으로 R-OH로 표시한다.
실제 알코올 공업에서는 에탄올, 메탄올 등 모든 종류의 알코올류를 알코올이라고 지칭하지만, 좁은 의미에서의 알코올은 우리가 마시는 주류의 성분인 에탄올을 의미한다. 그러므로 모든 알코올은 마실 수 있는 술과 동일한 의미를 갖는 것이 아니다.
우리가 마실 수 있는 술은 화학적으로는 에틸알코올 즉 에탄올이며, 그 중에서도 화학적으로 합성한 공업용 에틸알코올이 아니라 미생물의 발효에 의해서 만들어진 일부의 알코올 음료에 국한 되는 것이다.

알코올은 주로 꽃, 나뭇잎, 나뭇가지의 휘발성 기름이나 추출물에서 발견된다. 지방족 알코올은 천연에서 산출되는 알코올 중의 하나이다. 몇 개의 당 알코올도 식물에서 발견된다. 콜레스테롤 같은 스테롤은 동물과 식물에서 모두 발견된다.
메탄올을 제외하고는 공업적으로 사용되는 대부분의 1차 포화 알코올은 내장기관에 축적되어 손상을 줄 정도로 독성은 없다. 그러나 몇 가지는 신경 계통에 축적되어 영향을 미친다. 대표적으로 영향을 받는 것이 바로 뇌이다(김창원, 2007).

중추 신경계는 신체의 다른 어떤 기관보다도 알코올에 민감하게 반응한다. 어떤 사람들은 알코올을 흥분제로 생각하기도 하지만, 알코올은 처음 섭취할 때나 과량 섭취할 때나 똑같이 중추 신경계의 억제제로 작용한다. 전기 생리학적인 연구에서 알코올은 다른 전신 마취제와 똑같이 뇌의 최고 통합 기능에 가장 먼저 억제제로 작용한다. 알코올은 이전의 훈련과 경험에 의해 성취된 절제와 자기 통제력을 상실하게 만들지만, 척수 반사와 같은 반응은 오히려 촉진시킨다(김창원, 2007).

알코올을 다량 마시면 뇌세포가 죽는다. 학업이나 기억 또는 사고능력 모두 저하되는데, 이들의 저하는 알코올의 농도에 정비례도에 나타난다고 한다. 알코올은 과음하면 취는데,무슨 이야기를 하고,무슨 행동을 했는지를 기억할 수 없다. 소위 '필름 끊기는 현상' 이 나타나는데, 가끔 형사적 또는 민사적인 재판 과정에서도 알코올성 중독환자라고 병적인 원인을 내세워 해당 원고를 변호도에 실형이나 감형의 혜택을 보는 것을 신문, 방송을 통해 들을 수 있다. 실제로 일시적으로 술데,취하게 되면 좌우 평형감각이나 거리 감각이 둔화 또는 없어지고 언어 구사의 억제, 사고 및 판단 능력이 저하 내지는 격감한다. 그래서 여러 가지 교통사고, 안전 및 상해사고의 원인이 되고 심지어는 방화, 살인, 강간, 폭행우 의 강력한 형사 범 다.유발하게 된다(조성기 외, 2002).

이러한 현상들은 알코올 중독자에게서 쉽게 찾아 볼 수 있다. 알코올 의존 환자의 갈망은 인지적, 정서적 요소가 모두 관련되는데, 알코올은 의존 환자들의 손상 뿐 아니라 정서 처리 능력에도 영향을 끼친다(이은, 2008).

의학적으로 말하자면 술은 중추 신경계를 불규칙적으로 강하시켜주는 일종의 진정제이다. 일상적 용어로 말하면, 술은 현재 진행 중이거나 앞으로 일어날 사태에 대하여 뇌의 정상적인 통제기능을 방해 한다고 볼 수 있다.

기억의 기능에 관한 우리의 지식은 신경심리학과 뇌 영상 촬영의 업적 덕분에 최근 20년 동안 깊이 쇄신되었다. 많은 연구결과가 인간의 기억을 받쳐주는 뇌의 신경망과 관련해 잠정적인 총론을 제안할 수 있게 해 준다. 뇌의 한부분에서 기억의 위치를 파악하는 것은 생각할 수 없지만 특정한 역할 또는 지배적인 역할이 뇌의 어떤 구역에 할당 될 수는 있다. 이것은 기억의 상호작용적인 체계와 관계된 접근과 일관된다(이효숙, 2009).

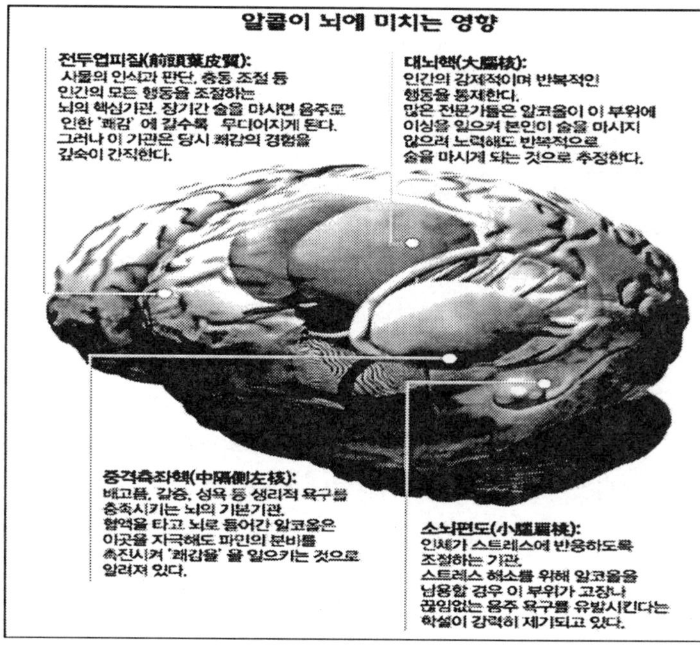

뇌의 각 부분의 기능

알코올이 구체적으로 대뇌의 각 부위에서 영향을 미치는 점은 다음과 같다.

알코올이 혈액으로 들어오면 가장 먼저 중격측좌핵으로 향하게 된다. 이 부위는 뇌의 가장 원시적인 부위이며 배고픔, 갈증, 성욕의 만족을 추구하는 부위로 알코올은 이곳을 자극하여 도파민의 분비를 촉진시켜 쾌락을 유발하게 된다. 이러한 쾌락은 계속하여 반복하려는 경향을 갖는다.

전두엽피질은 세상에 대한 학습, 판단, 충동조절 등 인간의 모든 행동을 조절하는 뇌의 핵심기관이다. 수년에 걸쳐 음주하면 쾌락의 짜릿한 자극이 무뎌지고 낡은 것이 되어버리지만, 전두엽은 쾌락의 경험을 하나의 기억으로 입력시키고 깊숙이 간직한다.

대뇌핵은 운동, 반복적 업무 수행, 강박행동 등과 관련된 부위로 이전의 강제적이며 반복적인 행동을 통제한다. 금주하고 싶은 소망에도 불구하고 강박적인 음주를 지속하게 되는 것은 이 신경경로에 이상을 일으켜 본인이 술을 마시지 않으려고 노력해도 반복적으로 술을 마시게 되는 것이다.

소뇌편도는 신체가 스트레스에 반응하는 것을 조절하는 부위이다. 스트레스 해소를 위해 알코올을 남용할 경우 이 부위가 고장 나서 끈임 없는 음주 욕구를 유발 시킨다. 알코올이 주는 스트레스 해소 효과 때문에 시작되는 알코올 중독도 있다. 그러나 지속적인 알코올 남용은 입력된 기억과 강박적 음주의 경과를 밟을 수 있다.

이러한 결과는 임상 실험을 통해서도 나타난다. 연구에서는 Lie-Decarli 액체 식이로 4주 동안 Sprague Dawley 중 수컷 쥐에게 식이무게 1kg당 1.77g의 CLA를 첨가하여 공급하였을 때, 만성적인 알코올 섭취에 의해 뇌 조직에서 생성되는 FAEES 함량과 산화적 스트레스 및 Apoptisis와 관련된 단백질 수준에 미치는 영향과 CLA 첨가에 의한 영향을 비교 관찰하여, 알코올과 같이 CLA를 섭취 하였을 때는 뇌 조직의 FAEES 함량과 11-CLAEES 함량이 높다는 연구결과를 내놓았다(김민석, 2007).

위의 결과에서 알 수 있듯이 때때로 술을 마시고 해방감을 느끼거나 말이 많아지며 쉽게 흥분하는 증상을 보이는 사람이 많아 알코올을 흥분제로 생각하기 쉬우나 사실은 그 반대이다. 고등동물의 대뇌 피질은 수질로부터 나오는 동물적 행동을 억제하는 기능을 하고 있는데, 알코올은 이 고도의 억제 능력을 마비시킴으로써 거친 말이나 행동이 여과 없이 나오게 한다(김창원, 2007).

적당량의 음주는 뇌의 기능을 활발하게 정상적인 활동을 돕지만, 과유불급이라는 말이 있듯이, 지나친 음주는 오히려 뇌의 활동을 마비시켜 비정상적인 행동을 하게끔 만든다. 따라서 적당량의 음주를 생활화하여 본인뿐만 아니라 타인에게도 피해를 끼치지 않는 성숙한 음주 문화를 만들어야 할 것이다.

참고문헌

김민석(2007). 만성적으로 알코올을 투여한 쥐에서 CLA 혼합물이 뇌 조직에 미치는 Fatty Acid Ethyl Esters 함량과 항산화 체계 및 Apoptosis 에 미치는 영향.

김창원(2007). 알코올과 알코올의 존중. 하나의학사. p29-30. 122. 130-131.

앤더슨 스파카드(2003) 한잔만 더 알코올 중독 알아야 치료할 수 있다. 도서출판 창조문화. p47.

이은(2008). 알코올 의존 환자의 알코올 관련 자극 및 정서 자극에 의한 뇌활성 특성 비교.

조성기 등(2002). 알코올백과. 한국음주문화센터. p123-124.

프란시스 위스타슈(2009). 우리의 기억은 왜 그토록 불안정할까. (주)알마. p113.

알코올과 간

사람들은 아주 오래전부터 알코올, 즉 술을 마시며 살아왔다. 포도당이 많이 함유된 포도를 원료로 하는 와인의 제조는 기원 전 6천년 경부터 이미 시작되었을 것으로 추정하고 있고(김창원, 2007), 현대의 사람들도 알코올과 밀접한 관계를 맺고 살고 있다. 이러한 알코올은 사람들의 기분을 좋게 해주지만 다른 한편으로 신체에 좋지 않은 영향을 미친다. 특히 신체의 여러 기관 중 간은 알코올의 해독과 관련이 있기 때문에 많은 영향을 받기 쉽다.

간은 성인의 경우 대략 1.5kg의 무게에 양 손바닥을 합친 정도의 크기로, 인체의 장기 중 가장 큰 장기다. 간은 오른쪽 갈비뼈에 둘러싸여 보호를 받고 있다. 간은 2개의 엽으로 나눌 수 있는데, 우엽과 좌엽이라고 한다(김정룡, 2000). 이러한 간은 3천억 개의 간세포로 이루어져 있으며 만약에 간질환이 발생했다고 하면 이 간세포가 파괴되는 것으로 보면 된다. 간세포 외에도 영양소를 수송하는 문맥, 노폐물을 배출하는 담즙 등으로 이루어져 있다. 간의 역할로는 혈당 농도 조절, 단백질 생성, 지방의 합성 및 분해, 그리고 해독작용이 있다. 알코올과 관련한 간의 기능은 주로 해독 작용과 연관된다고 할 수 있다.

간의 해독 작용을 알려면 알코올의 대사metabolism과정을 알아야 할 것이다. 위에서 말한 알코올, 정확히 말하여 에탄올이 신체에 들어오면 위와 장에서 쉽게 흡수된다. 공복 시에는 알코올이 들어간 후 30분만에 혈중 최고치에 달한(강태진, 2007)다. 알코올의 대사는 보통 간에서 일어나는데 일부분은 위 점막에 있는 효소에 의해서 발생하기도 한다. 흡수된 알코올은 위장관 상피세포 및 간세포의 알코올 탈수효소 alcohol dehydrogenase와 간세포 내 미세소체microsome의 시토크롬 P-450 산화효소(cytochrome P-450 oxidase)에 의해 아세트알데하이드(acetaldehyde, CH3CHO)가 되고, 다시 아세트알데하이드는 알데하이드 탈수요소aldehyde dehydrogenase에 의해 아세트산염(acetic acid, CH3 COOH)으로 변화되며, 이 때 NAD또는 NADP가 환원되어 NADH 및 NADPH가 생긴다. 정상적으로 간의 기능은 생명활동에 있어서 필수적이다. 위의 과정과 같이 대부분의 알코올은 위의 과정처럼 배설되기 쉬운 형태로 전환이 된다(강태진, 2007). 다시 말하자면 인체에 들어온 신체의 대사 작용을 통해 그 성분이 변화하게 되고 간의 해독작용으로 소변과 대변의 형태로 변하여 밖으로 빠져나가게 되는 것이다. 보통 우리가 술을 마신 다음날 배뇨활동을 통해 알코올 성분을 배출하면 편안해지는 것도 간의 기능 덕분이다.

그러나 대사과정 중 생성되는 일부 대사산물(예를 들면, 아세트알데하이드)은 알코올 그 자체보다 더 큰 독성을 지닌다(강태진, 2007). 즉, 인체에 알코올이 들어오면 더 큰 부작용을 일으키기 전에 간이 해독을 하여 배설물로 변형시키게 되고, 이 때 독성이 강한 아세트알데하이드와 같은 여러 가지 대사산물들이 생겨서 간에 좋지 않은 영향을 주게 된다. 알코올 자체가 신체 내에 들어와서 문제를 일으키기도 하지만 대사과정에서 생겨난 부산물질들이 더 큰 문제를 일으키는 것이라고 보면 되겠다. 이와 같은 대사산물들은 간세포에 영향을 주어 염증과 손상을 일으키고 간 기능에 장애를 유발하게 된다.

그렇다면 알코올의 영향을 받은 간은 어떠한 질병을 일으키는 것인가? 알코올에 의해 간에 질병에 생기는 것을 알코올성 간질환(alcoholic liver disease, ALD)라고 부른다. 알코올성 간질환은 임상 및 병리학적 소견에 따라 알코올성 지방간, 알코올성 간염, 알코올성 간경변증으로 나눌 수 있다(백용한, 2004). 술을 자주 마시는 사람들 대부분이 지방간을 지니고 있고 알코올성 간염, 알코올성 간경변증 순으로 그 숫자가 많다(백용환, 2004).

알코올성 지방간alcoholic fatty liver은 간에서 알코올이 아세테이트로 대사되는 과정에서 발생하는 산화환원상태의 불균형으로 인해 유발된다. 지방간 환자는 자각 증상이 없으며 우연히 간 검사를 하거나 복부 초음파검사를 해서 지방간이 있음을 알게 되는 경우가 대부분이다(백용한, 2004). 간 무게의 5% 이상으로 지방이 침착된 경우를 지방간이 있다고 말하며 지방이 많이 쌓인 간은 비대해진다. 지방간은 우리 신체에 심각한 질환을 주지는 않지만 간이 비대해지기 때문에 뻐근한 불쾌감과 피로감을 느낄 수 있다(김정룡, 2000). 간의 기능에서 언급하였듯이 간은 지방분해의 역할을 한다. 그런데 술을 너무 많이 마셨을 경우 알코올의 해독에 너무 많은 힘을 쏟느라 지방분해를 원활히 하지 못하게 된다. 이 때 지방이 분해되지 못하고 간에 쌓이게 되어 지방간이 발생하는 것이다. 지방간은 많은 사람들이 큰 무리 없이 지내므로 심각한 병은 아니지만 이것이 발전하여 알코올성 간염이나 알코올성 간경병증을 유발한다는 점이 중요하다.

알코올성 간염alcoholic hepatitis은 간세포 손상과 함께 간내 염증반응이 발생한 상태로 조직학적으로 간세포 괴사necrosis및 세포괴사apoptosis, 염증세포 침윤 등이 관찰된다(백용한, 2004). 다시 말하자면 간세포가 염증으로 인하여 죽어가는 질환을 말하는 것이다. 그 증세로는 식욕부진, 구토, 쇠약감, 복통, 황장, 체중감소, 발열 등이 있으며 심한 경우에는 부종, 복수, 정맥류 출혈, 혼수, 정신질환 등의 증세를 관찰할 수 있다. 알코올성 간염이 발생하면 사람마는 증상이 다른데 초기나 심각하지 않은 경우엔 별다른 증상이 없지만 그 증세가 심한 경우에는 사망에 이르기까지 한다.

알코올성 간경변증alcoholic cirrhosis은 반복적인 간내 염증으로 인해 간섬유화가 진행되어 비가역적 상태가 된 것을 말하며 특징적으로 콜라겐 등 세포 외 기질이 중심정맥주위로 축적되어 섬유성 격벽으로 둘러싸인 간재생 결절이 관찰된다(백용한, 2004). 쉽게 말하면 간이 딱딱하게 굳어졌다는 것이다. 이 질병은 술을 긴 기간 동안 마셨을 때 발생하는 질병이다. 알코올성 지방간이나 알코올성 간염이 자주 발생하여 만성적인 염증을 거쳐서 생기는 병이기 때문이다. 알코올성 간경변증이 발생하면 혈관종, 황달, 복막염 등의 증세를 볼 수 있다. 만성이 되어 간이 굳어져 매우 위험한 상태지만 음주를 중단하게 된다면 생존율이 크게 올라간다.

알코올성 간질환의 가장 근원적인 치료법은 술을 더 이상 마시지 않는 것이다(김정룡, 2000). 알코올성 간질환은 그 원인이 신체로 들어오는 알코올에 있으므로 술을 더 이상 마시지 않음으로써 질병의 악화를 중단할 수 있고 간 스스로 원래의 모습을 되찾을 수 있기 때문이다. 만약에 알코올성 간질환을 앓고 있음에도 술을 마신다면, 지방간이나 간염을 앓고 있을 경우 알코올성 간경변증으로 발전할 수 있다. 또한 알코올성 간경변증의 상태에서 계속하여 술을 마신다면 사망에 이를 수 있다.

술의 종류	술의 용량	알코올의 양
위스키	30ml	10g
포도주	100ml	10g
맥주	205ml	10g

지금까지 알코올이 간에 미치는 영향과 그로 인하여 발생하는 질병까지 알아보았다. 하지만 사람들이 살아가며 술을 아예 마시지 않기란 불가능 하다. 그러므로 현명하게 술을 마시는 방법도 알아야 할 것이다. 먼저 술 자체를 많이 마시지 않는다고 알코올을 적게 섭취하는 것이 아니라는 점을 알아야 한다. 다음 표에서 볼 수 있듯이 각각의 술마다 알코올의 양이 다르다. 즉 술의 절대적인 양을 적게 마시는 것이 중요한 것이 아닌 알코올의 양을 적게 섭취하는 것이 중요한 것이다. 그리고 그렇게 섭취하게 된 알코올은 간이 분해 할 수 있는 양이 한정되어 있다. 그러므로 술을 마신 다음에는 간을 쉬게 해주는 것이 좋으므로 음주 후 2, 3일 정도 후에 또 술을 마시는 것이 좋다. 또한 안주를 곁들여 마심으로써 위벽을 보호하고 알코올이 위에서 더 잘 분해되도록 돕게 해야 하는 것이 좋은 음주 습관이다.

알코올의 섭취는 사람들이 사회생활을 하면서 피할 수 없는 일이다. 하지만 다량의 알코올을 섭취하면 간에 좋지 않은 영향을 미치게 된다. 간이 알코올의 해독작용을 하며 좋지 않은 대사 산물들을 만들어내기 때문이다. 이것으로 인해 알코올성 간질환이 발생하게 되며 심한 경우에는 죽음에 이르기도 한다. 그러므로 술을 마시되 올바른 음주습관을 갖는 것이 건강한 간을 유지할 수 있는 방법이 될 것이다.

참고문헌

강태진(2007). 알코올성 간질환과 자연면역 반응. 한국알코올과학회지. p79.

김정룡(2000). 간박사 김정룡의 친절한 간질환 이야기. 에디터. p20. 70. 74.

김창원(2007). 알코올과 알코올의존증. 도서출판 하나의학사. p29. 42.

백용한(2004). 알코올 사용장애의 내과적 합병증 및 치료. 神經精神醫學.

태아 알코올 증후군

임신 중의 알코올 섭취는 그 산모 뿐 아니라 배아나 태아 발달에 손상을 줄 수 있다. 임산부가 알코올을 섭취하면 그 알코올이 태반을 통해 자궁 속의 태아에 스며들기 때문에 그 결과 태아의 발육이 지연되고 미숙아 또는 지진아가 생길 수 있다. 이것이 태아알코올증후군(Fatal Alcohol Syndrome, FAS)이다. 다시 말해, 태아 알코올 증후군(FAS)란 임신기간 중 산모의 음주에 의해 태아에게 발생하는 성장장애, 중추신경장애, 비정상적인 얼굴모습 등 여러 장기의 기형을 동반하는 증후군이다(조윤근 등, 2005). 이 태아알코올증후군은 태아의 신체발달 기간 동안 알코올로 인해 발생했다고 생각되는 신체적, 행동적 기형 등이 모두 합쳐진 것이다. 산모의 음주와 태아의 발달과의 관계에 대해 1960년대 Lamache는 동물실험을 통해 보고하였으며 이후 산모의 음주로 인해 태아에게서 발생되는 특징적인 기형의 형태를 1973년 Johns and Smith가 태아알코올증후군이라고 처음 명명한 이래로 음주가 성장에 많은 영향을 준다는 것은 오랫동안 알려져 왔다(조윤근 등, 2005). 이러한 태아 알코올 증후군은 1000명의 정상 태아 중 1~2명에서 발생하는 것으로 알려져 있으며, 임신 중 알코올 섭취력이 있는 산모에서 태어난 태아에서 성장장애, 안면기형, 신경발달장애 등의 복합적인 증상을 가지는 경우 태아 알코올 증후군으로 진단할 수 있다(조윤영 등, 2005).

발생원인 및 진단방법

태아알코올증후군(FAS)의 원인은 알코올에 의한 태반 혈관의 수축으로 영양분 공급 감소, 산소 공급 저하, 또 정상 발육에 필요한 비타민 A와 엽산folic acid의 저하와 CYP2E1에 의한 과산화반응 등이라고 주장되고 있다(송병준, 2002). 그러나 정확히 알려진 것은 없고 알코올 또는 알코올 대사산물의 태아에 대한 직접적인 독성뿐만 아니라 알코올이 모체의 생식 호르몬에 영향을 미쳐서 발생할 수 있는 것으로 알려져 있다(조윤영 등, 2005). 태아알코올증후군 환자에게서 기형의 정도는 산모의 음주 시작시기, 섭취된 알코올의 양, 유전적 요소 등에 의해 영향을 받으며 음주문제가 있는 여성들에게서 태어난 아이들에게 나타나는 태아알코올증후군의 발생률은 1,000명당 23~29정도이다.

태아알코올증후군의 진단할 때에는 세 가지 주요 판정 기준이 있다.

첫째, 출생 전후에 나타나는 성장 지연이다.

둘째, 작은 머리 둘레, 작은 눈을 비롯한 얼굴과 머리의 비정상적인 특징을 가진 형태 또는 납작한 콧날(안장코), 짧은 코 길이, 코와 입 사이의 평평한 인중(주름이 없음)을 비롯한 얼굴 중간 부분의 형성 부진의 증거이다.

셋째, 신생아의 비정상적인 행동, 정신 지체 또는 기타 비정상적인 신경학적 행동발달을 비롯한 중추신경계 이상의 증거이다.

이러한 기준들 중 최소 한 가지 증상이 반드시 나타나야 태아알코올증후군으로 진단된다. 이러한 특징들은 알코올에 노출되지 않아도 나타날 수는 있으나 눈과 귀의 결함, 심장 잡음, 고환 불강하, 몽고반점, 비정상적 지문이나 손바닥 주름 같은 다른 특징들도 태아알코올증후군에서 나타날 수 있다. 보통 태아알코올증후군의 진단은 여러 가지 증상들과 산모의 알코올 병력에 대해 의사가 알고 있는 사실에 근거하는 판단의 문제이다(Oakley Ray · Charles Ksir, 2003).

증 상

신체적 기형

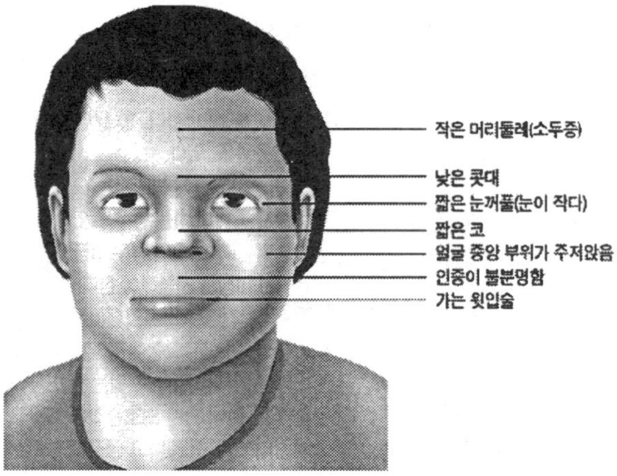

(Dale B. Hahn & Wayne A.Payne, 2004)

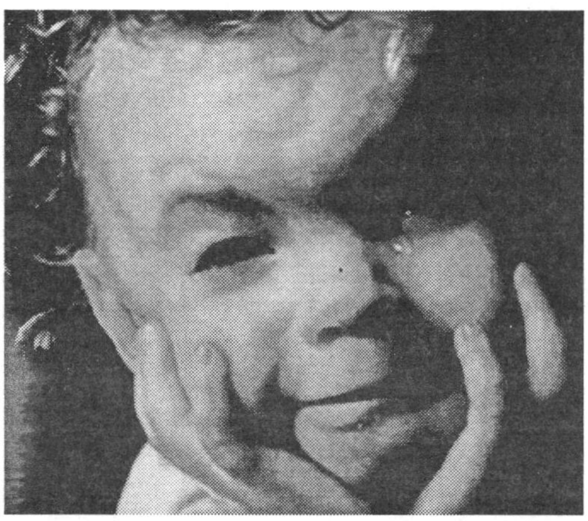

(Dale B. Hahn & Wayne A.Payne, 2004)

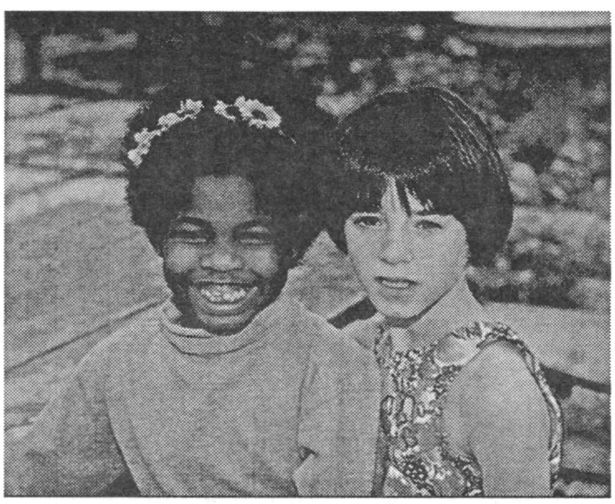

(Oakley Ray · Charles Ksir, 2003)

태아알코올증후군 아동의 형상적인 특징으로 코 밑 인중이 없고, 윗입술이 아래 입술에 비하여 현저히 가늘고, 미간이 짧고, 눈이 작은 특이한 얼굴모습을 갖고 있다(Oakley Ray · Charles Ksir, 2003). 외형적 모습 뿐 아니라 특히 눈에서 다양한 비정상적 결함들이 빈번하게 나타난다는 것이 연구에서 밝혀졌다. 사시, 안검하수, 안내 각추벽, 두눈 먼거리증, 짧은 안검열은 태아알코올증후군 환자에게서 볼 수 있는 특징적인 안주변 안면형태이다. 산모의 음주력이 있는 태아의 90%이상에서 특징적 안소견이 나타난다고 보고된 바 있다. 태아알코올증후군에서 발견되는 사시는 태아알코올증후군 3명 중 2명에서 나타날 정도로 빈번하다(조윤근 외, 2005).

정신적 장애

태아알코올증후군을 겪고 있는 환자들을 대상으로 한 연구 결과 태아알코올증후군의 환자들은 위와 같은 신체적 기형뿐만 아니라 대부분 어머니에 대한 부정적 인식을 가지고 우울, 불안, 피해의식 등을 경험한다. 또한 가정에서 구타, 언어폭력, 방임으로 인해 적대감, 분노, 갈등을 경험하고, 신체학대와 정서학대는 어머니의 알코올 섭취로 인한 영향이 큰 것으로 나타난다(박경일 외, 2008).

예방방법

태아알코올증후군에 대해서는 뚜렷한 치료가 없으며 따라서 예방 및 조기진단이 매우 중요하다. 조기진단 방법으로는 산모의 알코올에 대한 병력 및 환아에 대한 철저한 신체검진을 시행함으로 진단을 내릴 수 있으나 여러 가지 이유로 많은 환아에서 출생 후 버려져 입양되며 임상의들이 간과하는 경우가 많아 좀 더 객관적인 검사방법이 필요하다. 현재 태변이나 머리카락을 분석하여 약물에 대한 노출 정도를 측정하는 방법이 개별되어 사용하고 있는데 다른 약물과 달리 알코올의 경우 분자가 작고 휘발성이 강해서 검출되지 않으며, 알코올이 지방산과 반응해서 생성된 fatty acid ethyl ester인 ethyl linoleate를 태변에서 검출하는 방법을 산전 알코올 노출에 대한 생화학적 지표로 사용하고 있다.

예방 차원에서 보면 금주에 대한 교육, 홍보 등의 공공 프로그램도 중요하지만 그보다는 위험성 있는 산모를 찾아내는 것이 더 실용적이다. 그 방법으로 설문지 방법으로 TACE 설문지 방법, Michigan Alcoholism Screening Test(MAST), 간략화한 MAST 등이 있으며, 보다 객관적인 방법으로 혈중의 acetaldehyde와 음주 후 2주 동안의 혈중농도를 유지하는 것으로 알려진 carbohydrate deficient transferrin(CDT)을 측정함으로 고위험군의 산모를 찾아내어 미리 금주에 대한 교육 및 상담함으로 그 빈도를 줄이려는 노력을 하고 있다(장진하 등, 2004).

참고문헌

박경일, 이광자(2008). 태아 알코올증후군 대상자의 삶의 체험. 간호과학 제 20권 제 1호. p53-54.

송병준(2002). 알코올백과. 한국음주문화연구센터. p125.

장진하 등(2004). 신생아 지속성 폐동맥 고혈압증을 동반한 태아 알코올 증후군 1례. Korean Journal of Pediatrics 제 47권 제11호. p1223.

조윤근 등(2005). 내사시를 동반한 태아알코올증후군 1예. 대한안과학회지 제 46권 제 10호. p1756-1757.

조윤영 등(2005). 이차성무월경이 동반된 태아 알코올 증후군 1예. 대한내분비학회지 제 20권 제 5호. p524. 527.

Dale B. Hahn & Wayne A.Payne(2004). 건강학. 라이프사이언스. p177.

Oakley Ray · Charles Ksir(2003). 약물과 사회 그리고 인간행동. 라이프사이언스. p252-253.

흡연이 인체에 미치는 영향

담배의 중독성

1988년 미국의 대통령 보건 자문기관인 보건총감은 20세기 초부터 시작된 담배의 중독성에 관한 연구를 종합하여 담배가 중독성이 있으며, 담배의 니코틴이 중독을 일으키는 약물이며, 헤로인이나 코카인 같은 마약의 중독과 유사하다고 보고하였다.

중독이란 약물복용행위를 통제할 수 없는 상태를 말하며, 다른 말로는 약물의존성이라고 한다. 여기서 약물이란 정신활성화 약물이다. 니코틴은 약물이며 거의 대부분의 사람이 정상적이고 건강한 생활을 해 나가는데 니코틴을 결코 필요로 하지 않는 것은 명백하다. 흡연은 정신적, 육체적으로 의존이 생기게 하는데, 이는 담배 속에 들어있는 니코틴 성분에 의해 생긴다. 니코틴의 반복적인 노출은 다른 정신활성화 물질들처럼 신경계의 적응을 일으켜 니코틴에 대한 내성 감작 금단 증상을 일으킨다(정광모 등, 2000).

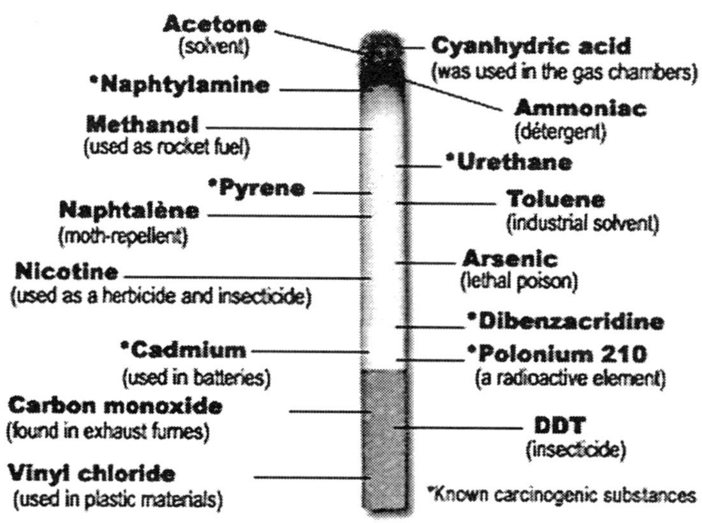

담배에 포함되어 있는 독성 물질

니코틴 전달 메카니즘과 영향

니코틴은 화학적으로 pH 8.0인 약 염기이고, 수용성이면서 지용성이다. 니코틴은 폐, 구강 및 비점막, 피부, 장 등 신체의 어느 곳을 통해서나 즉시 흡수된다. 담배 연기 속에는 미크론보다 작은 크기의 타르 입자가 미세하게 존재한다. 니코틴은 pH에 따라 운반되는 정도가 달라지는데, 호흡기에서는 구강점막, 피부를 통해 즉시 흡수된다. 담배 흡연 시 구강내의 pH는 산성이므로(pH 5.5), 대부분의 니코틴은 이온화되기 때문에 구강점막에서의 흡수는 거의 일어나지 않는다. 그러나 폐에서는 기포의 표면적이 크고, 혈류공급이 많기 때문에 니코틴이 즉시 흡수된다. 씹는담배, 코담배, 씹는 니코틴에서 껌은 염기성이므로, 점막을 통한 니코틴의 흡수가 활발히 일어난다. 흡연 시 니코틴은 폐를 통해 동맥으로 흡수되어 빠른 시간 안에 뇌로 도달하게 된다. 그러나 다른 종류의 니코틴 전달도구들은 니코틴 농도가 천천히 증가하기 때문에 틴 강화가 덜 일어난다. 니코틴의 90%는 코티닌으로 대사되는데, 코티닌은 긴 반감기를 가지고 있어서 니코틴 섭취의 표지인자로 사용할 수 있다. 니코틴의 대부분은 간에서 대사되며 용량과는 관계없다. 니코틴은 신체 어느 곳에서나 즉시 흡수되기 때문에, 담배를 피우면 7초만 지나면 니코틴이 뇌에 도달하는데 이런 빠른 작용 발현이 흡연 틴 을 긍정적으로 강화시키며, 운반되는 니코틴의 양과 운반속도가 남용의 가능성을 결정하는 중요인자이다. 니코틴은 니코틴 콜린성 수용체에 작용하여 혈압과 맥박을 올리고 여러 호르몬의 분비를 촉진시킨다. 중추신경계에서 니코틴 수용체는 만성적 자극에 의해 탈감작되고 조절의 윗 단계에 영향을 미쳐 수용체 밀도가 증가하며, 증가된 수용체 밀도를 충족시키기 위해 니코틴이 포함된 담배를 더 피게 되는 원인으로 보고 있다(정광모 등, 2000).

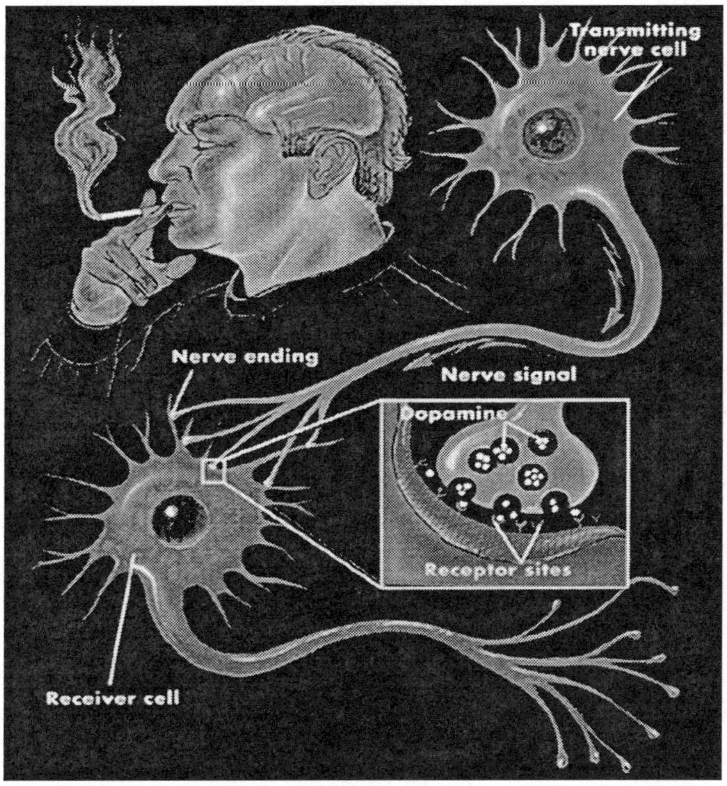

니코틴 전달 과정

흡연에 따른 부정적 영향

담배 사용에 따른 건강상의 위험을 상술한 수많은 정부 보고서 및 다른 보고서들이 나온 덕분에 이제 흡연에 대한 개념이 명확해졌고 전체적인 윤곽이 잡혔다. 비록 폐암이 흔하지는 않지만 모든 폐암의 85%는 흡연으로 인해 야기된다. 모든 종류의 암으로 인한 사망 가운데 흡연으로 인한 사망이 30%나 상호 관련성이 있는 것으로 추정된다. 흡연은 또한 심장 혈관의 질환으로 인한 사망의 30%와 관련되어 있으며 만성 폐쇄성 폐질환으로 인한 사망의 80~90%를 차지한다. 비흡연자가 담배 연기를 들이 마시는 간접 흡연에 대해서는 상당히 많은 논의가 있었다. 담뱃재로부터 올라오는 생담배 연기에는 흡연자의 폐보다 간접 흡연자의 폐로 훨씬 많은 양의 발암물질이 흘러 들어간다.

흡연하는 임신부의 혈액 속에 들어간 니코틴, 시안화수소, 일산화탄소는 성장하는 태아에 상당히 부정적인 결과를 초래한다. 평균적으로 흡연하는 부모에게서 태어나는 유아들의 몸무게는 정상아보다 반 파운드 정도 가볍다. 뿐만 아니라 아이 몸의 크기, 신경학상의 문제점, 읽기 능력과 계산능력에서의 작지만 확실한 차이, 그리고 다양한 연령대에서 나타나는 과다활동장애에도 영향을 미친다는 사실이 드러났다. 그러므로 임신 중 흡연은 태아의 지적 그리고 신체적 성장에 오랜 기간 영향을 미친다.

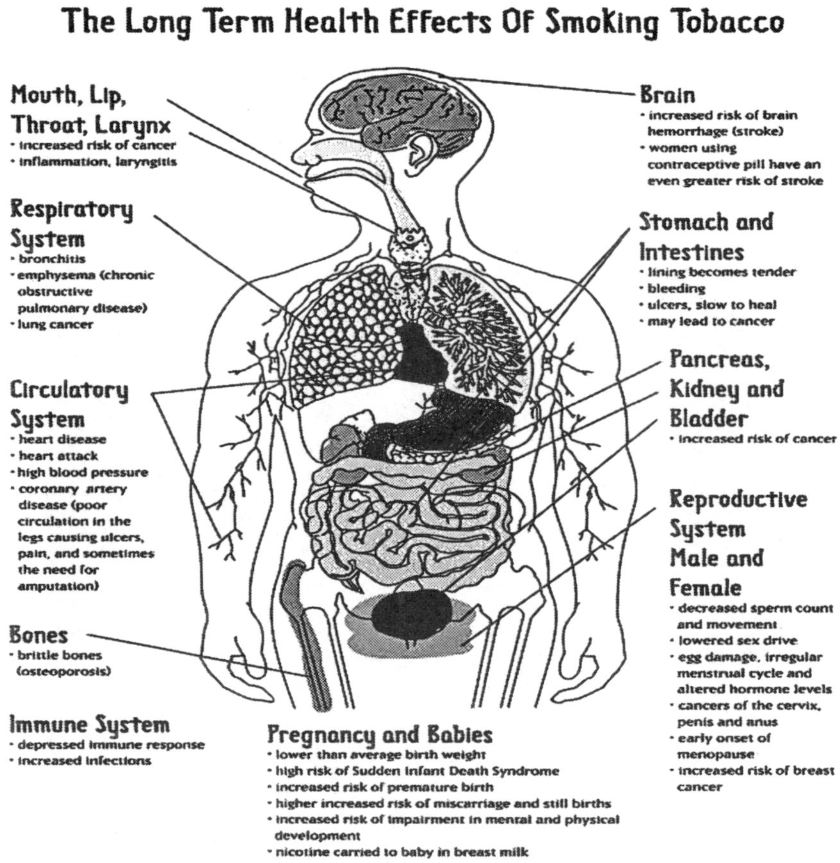

흡연이 건강에 미치는 영향

흡연자와 비흡연자의 비교

장기간의 흡연이 호흡, 순환기계와 운동수행에 어떠한 양상을 초래하는 가를 알아보기 위하여 우리나라 흡연 인구 중 가장 높은 비율을 차지하고 있는 건강한 30대 남성 54명을 대상으로 비흡연군과 흡연군으로 구분하고 폐 기능 검사, 운동부하 검사, 혈압, 혈중 헤모글로빈농도를 측정해 보았다. 폐활량, 강제 호기량 1초율, 최대 환기량 등은 비흡연군이 흡연군에 비해 높게 나타났으며, 호흡교환율, 최대호흡수는 집단 간 유의한 차이가 없었다. 최대 산소섭취량, 최대 심박수, 환기역치, 운동지속시간 등은 비흡연군이 흡연군 보다 높게 나타났다. 안정 시 심박수, 혈압은 흡연군이 비흡연군에 비해 높게 나타났으며, 혈중 헤모글로빈 농도는 비흡연군이 흡연군보다 높게 나타났다. 즉, 흡연은 폐기능, 유산소 운동 능력에 부정적 효과를 나타냈으나 안정 시 심박수, 혈압, 혈중 헤모글로빈 농도 등은 통계적 차이가 없었다(차광석, 2001).

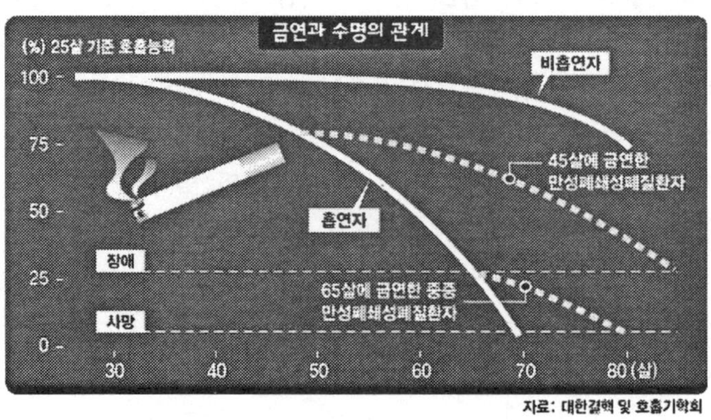

흡연력과 질병의 관계(이재정, 2007)

참고문헌

이재정(2007). 직·간접흡연과 흡연관련 질병발생 위험도 연구. 연세대학교 보건대학원. p32.

정광모 등(2000). 흡연과 건강. 한국금연운동협의회. p49-52.

차광석(2001). 흡연자와 비흡연자의 폐기능, 유산소 운동능력, 혈압, 혈중 헤모글로빈 비교. 한국체육학회지. 제40권, 제3호. p847-853.

Oakley Ray, Charles Ksir(2003) 약물과 사회 그리고 인간행동. 라이프 사이언스. p295-298.

흡연과 심장

니코틴은 흡연 시 한 번 빨아들일 때마다 50~150㎍씩 혈액 속으로 급속하게 흡수되는데, 뇌의 피질뿐 아니라 척수신경과 온몸의 혈관 벽에 분포되어 있는 교감신경을 자극함으로써 교감신경 호르몬 분비를 촉진시키고, 다른 신경 전달 물질들의 분비도 자극함으로써 일시적으로 혈압을 상승시키고 맥박수를 증가시켜 고혈압을 유발한다. 또한 니코틴은 동맥경화증을 악화시키기도 한다. 니코틴의 자극으로 부신에서 에피네프린의 분비가 증가하면 혈액 내의 혈소판이 더욱 끈끈해져서 손상된 혈관 벽에 잘 달라붙게 되며, 여기에 부착한 후에는 혈관벽 세포 증식을 자극하는 물질을 분비함으로써 동맥경화증을 악화시킨다. 특히, 혈소판의 활성이 증가하면 이미 좁아진 혈관을 막히게 하여 무서운 심근경색증을 유발할 수도 있다(김경희, 2002).

니코틴
↓
심장자극
↓
심장 박동 불규칙
↓
심장 손상
↓
각종 심장 질환
↓-----------------↓
수전증 / 중풍 / 뇌졸증 / 허혈성심장병 / 관상심장병 / 고혈압 / 동맥경화 / 뇌졸중

니코틴의 독성작용

일산화탄소는 혈액 속의 산소를 운반하는 역할을 하는 헤모글로빈과 결합한다. 그렇게 되면 산소가 헤모글로빈과 결합하지 못해서, 혈액이 산소를 세포까지 운반하는 역할을 이행할 수 없다. 그 결과 세포는 산소 결핍을 일으킨다. 심장은 대량의 혈액을 내보내고자 운동하기 때문에 심근은 한층 더 산소 부족에 빠진다. 이렇듯 니코틴, 일산화탄소라는 최악의 유해 물질이 상승효과를 일으켜 협심증, 심근경색을 불러오기 쉽다(나인수, 2004).

이런 물질들뿐만 아니라 다른 여러 물질들과 결합하여 흡연은 동맥경화증을 유발하고 특히 심장의 관상동맥질환을 만드는 중요한 위험인자로 작용한다. 흡연은 단독으로도 동맥경화증을 유발할 수 있을 뿐만 아니라, 다른 종류의 위험인자가 있는 경우 동맥경화증의 진행을 기하급수적으로 늘리는 것으로 알려져 있다. 심장 혈관계에 미치는 독성은 다양한 기전으로 설명하고 있다. 우선 혈관의 중요한 보호 작용을 맡고 있는 혈관 내막을 파괴하고, 피의 응고 기능을 관장하는 혈소판을 활성화시킴으로써 혈전 성향을 조장하고, 혈중 콜레스테롤 수치를 증가시켜서 혈관의 동맥경화증을 촉진시킨다고 한다. 그 밖에도 혈관의 갑작스런 수축에 관여하여 협심증이 있는 환자에서는 급성 심근 경색증으로 이행하면서 급사에 이르는 경우가 있다(박승정, 2003).

관상동맥질환이란 크게 협심증과 심장발작(심근경색증)으로 나뉜다. 이들 질환은 심장근육에 혈액을 공급하는 동맥(관상동맥)의 내벽에 기름진 물질들이 쌓이면서 막히거나 좁아지기 때문에 발생한다. 협심증은 활

동하면 심한 가슴통증이 유발되고 쉬면 가라앉는다. 심장발작은 동맥경화증이나 혈전으로 관상동맥이 막히기 때문이다. 이로 인해 심장근육의 일부는 산소부족으로 죽은 조직으로 바뀐다.

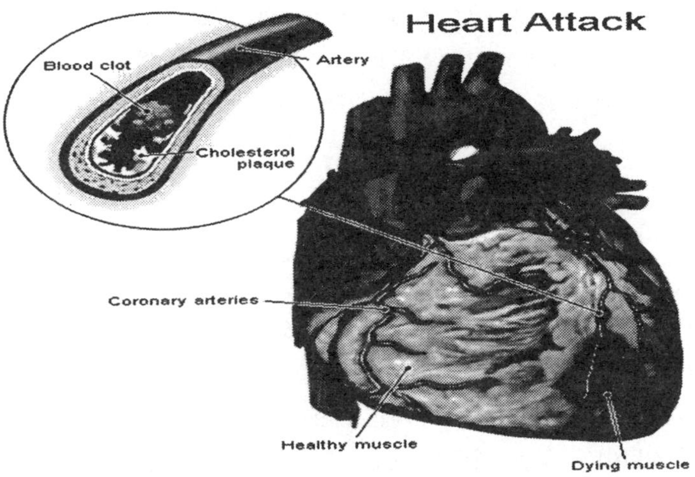

건강한 심장근육과 죽은 심장근육

관상동맥질환을 일으키는 후천적인 위험요인은 흡연, 고지혈증, 고혈압이다. 이 중에서 위험요인이 아닌 상태로 수정 가능한 가장 중요한 요인은 바로 흡연이다. 흡연자에서 심장발작이 발생할 위험은 비흡연자보다 2배에서 3배나 높다. 다른 두 위험요인이 같이 있다면 심장발작의 위험은 8배로 급증한다. 45세 이전에 생기는 심장발작의 80% 정도는 흡연으로 인한 것이다. 이 연령에서 골초들이 치명적인 심장발작에 걸릴 위험은 비흡연자보다 10배에서 15배나 높다. 얼마 피우지 않는 흡연자라도 관상동맥질환에 잘 걸린다. 하루에 1개비에서 4개비 밖에 피우지 않는 여성이 치명적인 관상동맥질환에 걸릴 위험은 비흡연자보다 2.5배나 높다. 담배 연기를 흡입하자마자 심장과 혈관은 즉각적으로 반응한다. 흡연 시작 1분 이내에 맥박은 빨라지기 시작한다. 맥박은 흡연 10분 이내에 30% 이상 빨라질 수 있다. 또한 흡연은 혈압을 상승시키고 말초혈관을 수축시킨다. 혈관이 좁아지면 심장은 전신에 산소를 공급하기 위해 더 일을 많이 해야 한다. 한편 담배연기에 있는 일산화탄소는 혈액의 산소 운반능력을 떨어뜨려서 심장을 더욱 힘들게 한다. 흡연은 혈압을 일시적으로 높이지만, 하루 내내 여러번 피우다 보면 평균혈압이 상승한다. 흡연은 혈압의 변동을 심하게 한다. 혈압의 심한 변동은 심장 손상을 일으킬 위험을 더 높인다. 흡연은 고혈압 치료의 효과를 떨어뜨린다. 흡연은 심장의 정상리듬을 방해하는 카테콜아민의 분비를 촉진시킨다. 이로 인해 부정맥이 유발될 수 있다. 특히, 흡연자는 비흡연자보다 치명적인 부정맥에 걸릴 위험이 훨씬 크다(의료보험조합, 2000). 흡연은 몸속의 여러 가지 지방 성분에 나쁜 영향을 주고 있다. 특히 동맥경화증의 원인이 되는 LDL(저밀도 저단백) 콜레스테롤 및 중성지방을 증가시키고, 동맥경화증을 억제하는 HDL(고밀도 저단백) 콜레스테롤 수치를 현저히 감소시킨다. 그리고 흡연은 혈관 확장 물질의 분비를 억제하고 강한 혈관 수축 물질을 분비시킴으로써 혈관 경련을 초래하게 되는데 이는 협심증이 있는 환자에게는 협심 흉통 및 심근경색 등을 유도할 수 있는 아주 위험한 작용을 한다고 볼 수 있다. 따라서 흡연자에서 협심증이나 심근경색증의 빈도는 3배 이상 높으며, 담배를 끊고도 적어도 1년이 지나야 담배에 의한 위험에서 벗어날 수 있다고 한다(박승정, 2003).

흡연에 의한 사망비는 타르와 니코틴 함량에 비례하여 증가한다. 타르와 니코틴함량이 비교적 작은 궐련(타르 17.6mg이하, 니코틴 1.2mg 이하)을 피우는 사람의 사망비는 비흡연자보다는 50% 높으나 전체흡연자보다는 15-20% 낮다. 비흡연자보다도 사망률이 월등하게 높은 연령층은 남녀 모두 45-54세군이었다는 점으로 보아 흡연으로 인하여 생명이 단축됨을 짐작할 수 있다(박명준, 2001). 또한 심장혈관질환의 유발은 흡연량에 따라 증가하는데, 대다수 관상동맥질환 환자는 흡연 중이거나 흡연 경력이 있으며 특히 50대 이전의 중년 남자에서 뚜렷하다고 한다. 여성에 있어서 관상동맥질환의 위험도는 남성과 유사하며 흡연 여성의 심근경색증의 위험도는 비흡연자에 비해 3배나 높다. 특히 하루에 25개비 이상 흡연하는 여성은 치명적인 관상동맥질환의 위험도가 5.5배, 협심증의 위험도는 2.6배이며, 하루에 1~4개피 정도의 적은 양도 관상동맥질환의 위험도를 2배나 증가시킨다고 한다(조기형, 1999).

참고문헌

의료보험조합(2000). 흡연이 건강에 미치는 영향. 건강문고. p50-52.

박승정(2003). 알기쉬운 심장병 119. 가림출판사. p159-162.

김경희(2002). 심장병 클리닉. 태웅출판사. p.185-186.

나인수(2004). 심장질환 : 우리집 심장질환 주치의!. 신원문화사. p.118-119.

박명준(2001). 흡연이 건강에 미치는 영향에 관한 고찰. 論文集-신흥대학(신흥실업전문대학)24집(인문사회과학). p372-374.

흡연과 임신

의학과 심리학에서 증후군(症候群)은 여러 개의 증상이 하나로 연결되지만 그 까닭을 밝히지 못하거나 단일이 아닐 때 병의 이름에 준하여 부르는 것이다. 기술 의학 면에서 증후군은 알아낼 수 있는 특징의 모임만을 가리킨다. 특정한 질병, 상태, 병은 그에 따른 이유에 따라 자세히 판명될 수 있고 그렇지 않을 수도 있다. 육체적 이유가 증명되면 증후군이라는 낱말은 그 질병의 이름으로 쓰이기도 한다.

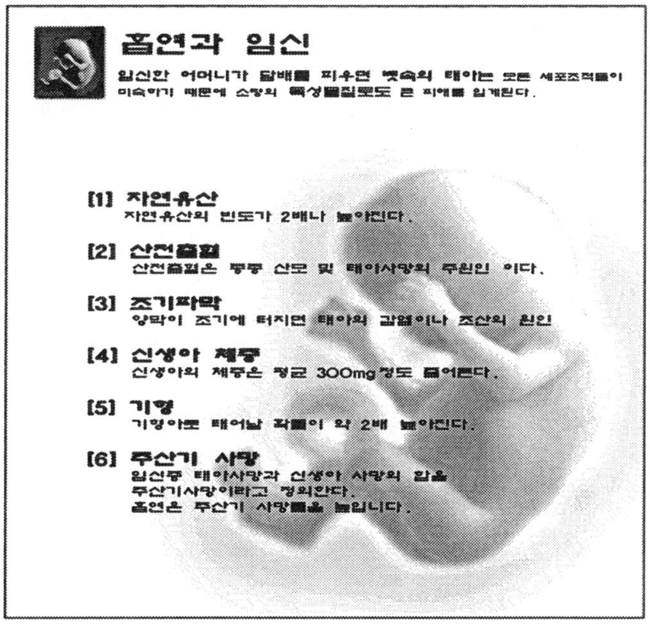

임신 중 모체의 직·간접적인 흡연은 태아에게는 직접적인 영향을 주며 상대적으로 면역성과 발달과정에 있는 태아는 흡연에 노출되어 있으며 막대한 영향을 미치게 된다.

흡연으로 태아에게 영향을 끼치는 원인으로 여성흡연을 이유로 들 수 있으나 흡연으로 정충의 DNA가 손상을 받고 손상 받은 DNA가 자녀들에게로 유전되기도 한다(Cancer Research, 2007). 6주와 12주 동안 담배연기에 노출시킨 쥐를 대상으로 정충을 만드는 줄기세포를 조사하였고 12주 동안 담배연기에 노출된 쥐의 정충 DNA는 노출되지 않은 쥐의 정충에 비해 1.7배나 변이가 많이 일어났고 6주 동안 담배연기에 노출된 쥐의 정충 DNA는 1.4배 더 변이가 많이 일어났으며 이 결과를 볼 때 담배연기에 오래 노출되면 그 만큼 자녀들에게 손상을 받은 DNA를 물려주게 된다. 정충에서 일어난 유전자 변이는 Germ line mutation이어서 회복되지 않는 영구적인 변이이며 이것은 곧 자녀들에게 회복할 수 없는 결함이 있는 유전자를 유전하게 되는 것을 뜻한다.

임신 중인 여성이 흡연하면 태아에게 산소의 공급을 감소시킨다. 날마다 한 갑의 담배를 피우면 20% 이상까지 태아의 산소공급을 감소시키며 태아의 심장박동 속도와 혈압이 올라가고 혈관은 수축되고 호흡에 지장을 준다. 또한, 태아의 발육이 저하되어 출생아의 체중이 줄고, 미숙아를 출산하는 비율도 비 흡연자보다 2~3배 많다. 그 이외에도 흡연으로 인하여 유산, 사산, 그리고 출생 후 24시간 이내에 사망하는 비율이 높다. 여성흡연자들로부터 태어난 아기들은 흡연을 하지 않은 비 흡연 여성들에게 태어난 아기들보다 어렸을 때부터 호흡기 질환에 더 잘 걸리고, 성장과 발육도 지연될 수 있다. 또한 흡연이 모유의 맛과 향을 변화시키며, 흡연 시 나타나는 냄새가 흡연 여성들의 모유를 먹은 아이들에게서도 나타날 수 있다는 연구 결과가 나왔다. 담배 성분이 수유를 통해 아기에게 전달됨으로써 아기는 담배 맛에 대한 경험을 조기에 하게 되며 이는 여성흡연자의 자녀가 후에 높은 흡연율을 보인다는 연구 결과를 설명하는데도 도움을 주고 있다.

흡연하는 부모와 같이 사는 아이들은 기관지염, 기관지천식, 폐렴과 그 밖의 다른 호흡기 질환에 더 잘 걸린다고 한다.

간접흡연이 태아에 미치는 영향 역시 직접흡연의 피해와 크게 다르지 않다. 어려서 또는 젊은 연령에서 간접흡연에 노출된 여성은 임신하기도 어려울 뿐만 아니라 유산의 위험이 더 높아지게 된다. 임신 기간 중 ETS에 노출되었던 여성이 출산한 유아는 출산 체중이 다소 감소할 수 있으며 ETS에 노출된 적이 없는 여성이 출산한 유아보다 자궁 내에서의 성장 저해가 일어날 확률이 소폭 증가할 수 있다. 산소 공급 장애로 태아는 저체중으로 태어나게 되며 이는 성장과정 중 학습능력이 떨어지게 된다.

임신 중 흡연이 행동장애를 가진 아이를 출산할 위험을 크게 높일 수 있다. 또한 이 같은 행동장애는 3세 정도의 어린 나이에도 두드러지게 나타날 수 있다. 임부들 10명당 1명 정도가 임신기간 내 담배를 많이 피웠으며 또한 12.5%는 많이는 아니지만 담배를 피웠으며 12.4%는 임신 중 담배를 끊는다.

출산 당시 산모의 연령, 교육수준, 사회 경제적 수준, 가정의 안정성 등 결과에 영향을 줄 수 있는 인자들을 보정한 후 가능성을 살펴보면 임신 중 담배를 피우는 엄마들에게서 태어난 아이들이 과잉행동, 집중력 저하 등 행동장애를 보일 가능성이 높다.

특히 임신 중 담배를 하루 10개비 이상 심하게 많이 핀 여성의 아이들의 경우에는 이 같은 행동장애가 나타날 위험이 2배 정도 높고 임신 중 하루 10개비 이하의 담배를 피우는 비교적 담배를 많이 피지는 않은 여성에게서 태어난 남자 아이들 역시 주의력결핍과잉행동장애라는 행동장애가 발병할 위험이 80%가량 높다. 또한 3세경 이 같이 임신 중 담배를 과하게 피거나 적게 핀 여성 등 담배를 피우는 여성에게서 태어난 여아들 역시 행동장애 증상이 높게 나타난다.

한편 흥미롭게도 전혀 담배를 피우지 않은 여성들 보다 임신 중 담배를 끊은 여성들에게서 태어난 여자 아이들이 행동장애나 주의력결핍과잉행동장애가 덜 발병하게 된다. 임신 중 담배를 끊을 수 있는 능력이 자기 억제력 및 여유 있는 기질을 가졌음을 암시하며 이 같은 성향이 자녀에게 전달될 수 있다. 임신 중 흡연이 이 같은 행동장애 외에 골격 발달을 저해하고 태아 뇌 기능 역시 저하시킬 수 있는바 임신 중에는 절대 담배를 피우지 말아야 한다.

흡연은 임신에서 가장 위협적인 태반조기박리placenta abruption의 위험을 증가시킨다. 이는 임신 후반기 출혈성 질환으로 태반이 착상 부위로부터 부분적 또는 완전 박리되는 것으로 임신 20주 이후에 태아가 만출 되기 전 기저 탈락 막 부위에서 일어난다. 이는 흡연으로 인하여 산소가 부족해지면서 영양공급이 원활히 이루어지지 않게 되고 모체는 고혈압을 가지게 되면서 가능성을 높이게 된다. 비 흡연 임신부가 한번 태반 박리가 있으면 다음 번 임신에도 태반 박리의 위험이 5.3배 높다. 전에 태반 박리의 경력이 없었던 임신부도 흡연을 하는 경우 태반 박리의 위험이 10.9배 높아지게 된다. 흡연하는 임산부가 비록 정상아의 모습을 갖춘 아기를 출산하더라도 이 아이가 성장하는 과정에서 지능의 저하, 사회적응 능력의 부족 또는 폭력적이 되거나 문제아가 될 가능성이 대단히 높다. 그 기전은 대개 두 가지로 설명하는 데 발육부전은 태아의 뇌 발육 부전을 뜻하는 것으로 뇌 발육부전에 의한 합병증일 수도 있고 또한 니코틴의 직접적인 작용이라고 주장하기도 한다.

그 이외에도 흡연하는 어머니로부터 태어난 어린이는 언청이가 될 확률이 담배를 피우지 않는 어머니로부터 태어난 어린이에 비해 70%가 더 높다. 또한 근육문제 그리고 중이염 발생위험의 증가, 수면장애 등 신체적인 여러 결함이 나타난다.

여성흡연으로 인한 기형아 출생률 및 사산율에 대한 통계자료

임신을 한 여성이 3개월 이전에 담배를 피울 경우에 기형아가 나올 확률이 상당히 높다. 또한 4-6개월 때 담배를 피울 경우에는 태아의 신체발달이 제대로 안 되었거나 체중이 미달인 발육미숙아가 태어날 수 있다. 이렇게 여성흡연자에게서 태어난 아기의 체중은 비흡연자에게서 태어난 아기보다 출생 시 평균 200g 정도 적으며 여성흡연자는 2.5킬로그램 이하의 저체중아의 출생률도 2배나 많고, 조산아 출생의 위험은 11-14%나 많다. 또한 임산부가 담배를 피울 경우, 뱃속의 태아도 같이 담배를 피우게 되고 이것의 부작용은 태어난 아기가 당장은 이상을 보이지 않더라도 성장 과정 중에 문제점이 나타날 수 있고 어른이 돼서 나타날 수도 있다.

흡연에 따른 주 산기 사망률

비흡연자		금연자(과거 흡연자)	흡연자
32.2	1-4개비	31.7	38.5
	5-9개비	31.1	42.2
	10-19개비	28.1	41.6
	20-30개비	35.2	41.2

여성흡연자의 자녀가 비흡연자의 자녀에 비해 독서능력은 3-4%, 주의력은 2% 뒤진 결과를 나타냈다고 한다. 학습과 기억능력 역시 임신 중 흡연으로 인해 손상된다.

아이들의 비만-과체중 위험은 어머니의 임신 중 피운 담배의 양이 많을수록 더욱 높아진다. 어머니가 임신 중 담배를 피우게 되면 이들의 자녀들은 임신 중 흡연에 노출되지 않은 자녀들에 비해 비만 위험이 2배, 과체중 위험이 43% 각각 높게 나타난다.

아이가 2살이 되면 거의가 부모에게 반항적이고 위험스럽고 충동적인 행동을 하게 되지만 임신 중 담배를 피운 여성흡연자에게 태어난 아이들은 이러한 문제아가 될 가능성이 4배나 높으며 이렇게 자궁에서 니코틴에 노출되었던 아이들에게서 나타나는 행동상의 문제들은 사춘기까지 계속될 가능성이 크다.

참고문헌

이종건(2008). 산전 · 산후관리. 여문각. p117-118.
정연강 등(1998). 인간과 건강. 중앙대학교. p28.
한국금연운동협의회(2000). 흡연과 건강. p80-81. 183-184.
토마스 버니(2000). 태아는 알고있다. 샘터사. p36-37. 53-54.

요약하기:

운동과 영양

요약하기:

올바른 영양

영양이란 생물체가 체외로부터 음식물을 섭취하여 소화, 흡수 한 후 이 음식물 속에 들어 있는 영양소라는 물질을 우리 몸에서 적절히 사용하여 체구성 성분과 에너지를 만들고, 생리 기능 조절로 생명 현상을 유지하여 건강한 생활을 할 수 있게 하는 현상을 말한다. 올바른 영양을 섭취하기 위해서는 식품을 적당한 양으로 섭취하여 영양의 균형을 맞추어야 한다. 그 각각을 살펴보면 다음과 같다.

첫째는, 음식의 다양성이다. 한 가지 식품의 섭취로 모든 영양소의 필요량을 충족시킬 수는 없다. 예를 들면, 완전식품으로 알려져 있는 달걀은 비타민 C가 전혀 없고 칼슘도 거의 공급하지 못하며, 우유 역시 철분과 비타민 D의 양이 매우 적다. 따라서 다양한 식품의 섭취를 통해 필요한 영양소를 골고루 공급 받는 것이 매우 중요하다.

둘째는, 음식의 적절한 양이다. 식품을 섭취하는데 있어서 적당한 양의 개념은 매우 중요하다. 따라서 모든 영양소를 필요한 만큼 골고루 섭취할 수 있도록 조절하는 것을 말하며, 너무 많거나 적게 섭취하지 않는 것을 뜻한다. 예를 들면, 어느 날 한 끼 식사에서 상대적으로 지방, 당분, 염분 등이 많은 식품을 섭취했다면, 그날의 남은 식사에서는 이런 것의 함량이 적은 것을 섭취해 하루의 필요량이 적절히 유지될 수 있도록 하는 것을 말한다.

셋째는, 음식의 균형이다. 균형 잡힌 식사란 모든 영양소가 적당한 양으로 포함되어 있는 식사를 말하며, 균형 잡힌 식사를 위한 가장 좋은 방법은 매일의 식사에서 다섯 가지 기초 식품군을 골고루 섭취하는 것이다(최혜미, 2008).

영양권장량과 다섯 가지 기초 식품군

우리나라에서는 4~5년마다 건강을 유지하기 위하여 요구되는 영양소의 요구량을 검토하여 영양권장량을 결정하고, 이를 개인의 식사계획과 식품영양 정책 수립에 사용하고 있다. 또한 사용 식품류를 각 식품에 함유되어 있는 주요 영양소를 근거로 다섯 가지 기초식품군으로 구성하여 균형 있는 식생활을 할 수 있도록 하고 있다(최세영, 2005).

식품군별 1인 1회 분량(한국영양학회, 2007)

식품군	1인 1회 분량	
유지, 견과 및 당류	식용유 1작은술(5g), 버터 1작은술(5g), 마요네즈 1작은술(5g), 땅콩(10g), 설탕 1큰술(10g)	
우유 및 유제품류	우유 1컵(200g), 치즈 1장(20g), 아이스크림 1/2컵(100g), 호상요구르트1/2컵(110g), 액상요구르트 3/4컵(150g)	
고기, 생선, 계란, 콩류	육류 1접시(생 60g), 닭고기 1조각(생 60g), 콩(20g), 생선 1토막(생 50g), 달걀 1개(50g), 두부 2조각(80g)	
과일류	사과(중) 1/2개(100g), 귤(중) 1개(100g), 참외(중) 1/2개(200g), 포도(중) 15알(100g), 오렌지주스 1/2컵(100g)	
채소류	콩나물 1접시(생 70g), 시금치나물 1접시(생 70g), 배추김치 1접시(40g), 오이소박이 1접시(60g), 버섯 1접시(생 30g), 물미역 1접시(생 30g)	
곡류 및 전분류	곡류 1 (300kcal)	밥 1공기(210g), 식빵(대) 2쪽(100g), 국수 1대접(건면 100g)
	곡류 2 (100kcal)	떡 2편(절편 50g), 밤(대) 3개(60g), 씨리얼 1접시(30g)

임신부의 영양관리

임신모체가 생활하는데 필요한 에너지원 및 태아발육에 필요한 영양소를 공급해야 한다. 태아의 부속물인 태반, 제대, 양수 등을 만드는 것 뿐 아니라 모체의 자궁발육, 유선발육, 수유준비와 혈액증가를 위해서도 영양이 필요하다. 또한 분만 시 및 산욕 시의 체력소모에 대비해서 영양소를 저축해야 한다(구재옥, 2006).

임신전기	• 신맛이 있는 식품 섭취. • 뜨거운 음식보다 찬 음식을 섭취. • 수분이 많은 음식을 식단에 넣을 것. • 유제품을 이용할 것. • 소량의 향신료나 조미료 식품으로 식욕을 돋울 것. • 과일 등의 섭취를 증가. • 기분을 상쾌하게 전환할 것.
임신 후반기	• 다섯 가지 기초식품군의 배합이 골고루 이루어진 식이를 섭취. • 섬유질이 많은 채소와 과일을 충분히 섭취. • 임신 시 발생하기 쉬운 빈혈을 예방하기 위해서 짙푸른 채소, 간 종류 등의 철 함량이 많은 식품을 섭취한다. • 염분이 적은 조리를 한다. • 동물성 지방의 섭취량은 적절히 조절하고 식물성 식품을 사용한다. • 가능한 자연식품으로 영양소를 보충하며 정제 비타민과 무기질의 섭취에 유의한다. • 위생적인 식품을 섭취하며 음식은 소화가 잘 되는 조리법을 선택한다. • 자극성이 강한 음식, 짜고 매운 음식, 커피, 술 등은 제한한다.

유아의 영양관리

어린이들은 위의 용량이 작아서 한꺼번에 식사를 많이 할 수 없다. 따라서 영양적인 요구가 증가하는 유아기에는 하루 3끼 식사만으로 적절한 에너지를 섭취할 수 없다. 유아 초기에는 오전과 오후에 각 한 번씩 간식을 주며, 유아 후기에는 간식을 오후 한 번만 준다.

유아의 간식으로 좋은 식품 종류

에너지원	비스킷, 쿠키, 샌드위치, 빵, 감자, 고구마, 떡, 과자, 밀전병 등
단백질, 칼슘 원	우유, 우유음료, 아이스크림, 요구르트, 치즈, 달걀, 푸딩, 콩과자, 콩미숫가루, 깨엿, 땅콩 등
비타민원	신선한 과일 및 주스, 오이, 당근 및 채소 주스 등

학동기의 영양관리

학동기에 나타날 수 있는 영양관련 문제는 철 결핍성 빈혈, 과체중, 비만과 충치 등이다. 이 외에도 인공색소, 향, 설탕 등이 많이 든 특정식품을 과다하게 섭취하는 경우 아동의 행동에 영향을 미친다. 최근 식사섭취 양상이 달라지면서 아동들의 심혈관질환이 발생하고 있으며, 이러한 현상은 지질 및 소금 섭취와 함께 활동량 감소, 비만 등에 기인하고 있다.

학동기의 식사 지침으로는 다양한 음식 골고루 섭취, 표준체중 유지, 매끼 식사 필수, 간식은 적당하게 섭취, 매일 우유 마시기, 채소나 과일을 많이 섭취, 짜거나 맵게 먹지 않기, 당이나 지방이 많이 든 음식을 피을 , 꼭꼭 씹어 먹 , 즐겁게 식사을 많등이 있다. 또한 간식을 먹을 때는 정해진매일간에 먹 , 손을 씻고 먹 , 되도록 우유와 같이 먹 , 너무 많이 먹지 않기, 자주 먹지 않기, 농축된 당질식품 피을 , 불량식품 먹지 않기, 음식을 먹은 다음에는 반드일 양치를 하기 등이 있다.

청소년기의 영양관리

청소년기의 식 행동은 성장발달에는 물론 정서적, 사회적 발달에도 영향을 준다. 따라서 식 행동에 영양을 주는 요소를 알고 대처함으로써 올바르고 합리적인 식 행동을 할 수 있도록 하여야 한다. 청소년기의 올바른 영양관리는 첫째는, 균형 있는 다양한 식품을 섭취해야한다. 둘째는, 적정한 체중유지를 위해 섭취를 조절하고 규칙적으로 운동을 한다. 셋째는, 간식이나 지질, 염분, 설탕 함량이 높은 식품은 제한한다. 지질은 전체 에너지의 20% 또는 그 이하이어야 하며 포화 지방 섭취량은 총에너지의 10% 이하이어야 한다. 다섯째는, 대부분의 에너지는 복합 당질에서 유래되어야 한다. 여섯째는, 매일 5회 이상 다양한 과일과 야채를 먹는다. 일곱째는, 칼슘과 철의 급원식품을 공급해야 한다. 여덟째는, 최소한의 적정한 운동을 꾸준히 해야 한다. 아홉째는, 음주, 흡연을 피하는 것이 건강을 유지하는데 매우 중요하다.

성인기의 영양관리

성인기 이후의 건강은 식습관, 운동유무, 흡연 및 음주 유무, 스트레스 관리 방법에 따라 많이 좌우된다. 따라서 일생동안 건전한 식습관 및 생활습관을 가지면 여러 가지 성인병을 미리 예방할 수 있다. 중년 성인의 경우는 건강에 대한 자신감 부족이나 성인병에 대한 불안 및 건강보조식품과 보약에 대한 과신으로 영양적으로 합리적이지 못한 특정 강장제, 정력제 등을 복용하는 사례가 많다. 하지만 이러한 복용은 건강을 해치는 결과를 가져올 수도 있으므로 과학적으로 입증되지 않은 식품은 먹지 않도록 한다.

노인기의 영양관리

노인기의 영양관리는 같은 연령이라도 개인의 노화에 따라 노화의 양상이 달라지는데 이에 관여하는 주요 원인으로는 규칙적인 식사, 알코올의 적당한 섭취, 이상 체중의 유지, 충분한 수면, 금연, 규칙적인 운동 등을 들 수 있는데 이 중 식사, 알코올의 적당한 섭취, 이상 체중의 유지는 영양과 관계가 있다. 이들 요소들은 상호 보완적이며 신체적 건강과 수명에 큰 영향을 미친다(장정옥, 2007).

스포츠 영양

스포츠 영양은 "좋은 건강과 훈련 적응력을 증가시키고, 운동 훈련 후 빠른 회복, 그리고 최선의 운동 결기 수행을 위한 식이법의 적용" 이라고 호주의 유명한 스포츠 영양학자인 Louise Burke가 정의했다.

그런데 많은 건강 운동수행자들과 스포츠 선수들은 스포츠 영양 및 합리적인 영양관리에 대한 기초지식이 부족하기 때문에 선각자들의 잘못된 생각을 비판 없이 받아들여서 실제로 섭취해야 할 영양소를 약소 평가하는 경우가 있다. 이처럼 영양관에 있어서 과대 혹은 과소평가하는 사고는 삼가해야 할 것이다(백광현, 2005).

운동선수의 영양은 훈련효과를 높이고, 운동 수행능력을 향상시키기 위하여 다음의 사항에 유념해야 한다.

첫째는, 운동이 필요로 하는 에너지의 충분한 공급이 있어야 한다. 둘째는, 열원 영양소가 적절히 구성 되어야 한다. 셋째는, 피로를 수반한 체력의 물리, 화학적 변화에 대한 방위력을 유지해야 한다. 넷째는, 근력 비대에 대응한 단백질의 충분한 공급이 있어야 한다. 다섯째는, 체지방의 과잉에 대해 고려해야 한다(박수연, 2000).

참고 문헌

장정옥 등(2007). 21세기 영양과 건강. 보문각. p220. 334.

구재옥 등(2006). 생활주기 영양학. 효일. p73. 90-91. 218-219. 257. 266. 297. 300. 331.

최혜미 등(2006). 21세기 영양학. 교문사. p9.

백광현(2005). 기초 운동영양 식사학. 성신여자대학교 출판부. p22.

박수연(2000). SPORTS 영양학. 도서출판 태근. p13-14.

영양 권장 기준

영양권장량(Recommended Dietary Allowances ; RDA)의 의미는 일반적으로 건강한 대다수 국민의 영양요구량을 충족시키기 위하여 기존의 영양지식을 참고하여 영양학자들이 권장하는 각 영양소의 섭취수준이다. 그러므로 영양권장량은 어떤 특수한 개인의 영양소 필요량을 의미하는 것이 아니고, 일정한 지역사회에 거주하는 대다수 사람들의 영양요구량을 만족시키기 위한 수준이므로 절대적인 수치가 아닌 개인차를 감안한 개괄적인 수치이다(김혜경 등, 1998). 뿐만 아니라 RDA는 어떤 특정 식품이나 식이방법을 기준으로 하는 것이 아니고 일반 건강인이 일상 식사를 통하여 장기간 섭취할 때 얻을 수 있는 영양소의 최적수준을 말한다(백광현, 2005). 그리고 국가, 또는 지역사회의 식품, 영양정책을 수립하는 데에도 이용된다. 즉, 식량수급 정책, 국민건강 증진방안, 영양결핍증 및 과잉증 예방, 각종 성인성 질환예방 대책 등 대단위 식품 영양정책을 수립할 때에 기준이 되며 각종 영양교육 program을 개발할 때에 영양권장량이 필요하다(김혜경 등, 1998).

한국인 1일 영양권장량(1995년 6차 개정)

연령	체중(kg)	신장(cm)	에너지 (Kcal)	단백질(g)	비타민A (RE)	비타민D (μg)	비타민E (μg α-TE)
영아 0~4(개월)	6.0	59	650	20	350	10	3
5~11	9.1	71	850	25	350	10	4
소아 1~3(세)	13.3	91	1200	30	350	10	5
4~6	18.5	108	1600	40	400	10	6
7~9	26.6	126	1800	50	500	10	7
남자 10~12(세)	37	142	2200	60	600	10	8
13~15	50	159	2400	70	700	10	10
16~19	63	172	2600	80	700	10	10
20~29	66	172	2500	75	700	5	10
30~49	67	170	2500	75	700	5	10
50~64	67	168	2400	75	700	10	10
65~74	64	167	2000	70	700	10	10
75이상	60	166	1800	70	700	10	10
여자 10~12(세)	36	142	1900	60	600	10	8
13~15	48	155	2000	65	700	10	10
16~19	54	160	2100	65	700	10	10
20~29	53	160	2000	60	700	5	10
30~49	55	158	2000	60	700	5	10
50~64	57	157	2000	60	700	10	10
65~74	54	154	1700	60	700	10	10
75이상	51	125	1600	60	700	10	10
임신 전반			+150	+15	+0	+5	+0
후반			+350	+15	+100	+5	+2
수유			+500	+20	+300	+5	+3

한국인 1일 영양권장량(1995년 6차 개정)										
연령	비타민 C (mg)	비타민 b_1 (mg)	비타민 b_2 (mg)	나이아신 (mg)	비타민 b_6 (mg)	엽산 (μg)	칼슘 (mg)	인 (mg)	철분 (mg)	아연 (mg)
영아 0~4(개월)	0.3	0.4	0.4	5	0.3	40	500	380	6	5
5~11	0.4	0.4	0.5	6	0.5	50	500	420	10	5
소아 1~3(세)	0.6	0.6	0.7	8	0.6	80	500	500	10	10
4~6	0.	0.8	1.0	11	0.8	100	600	600	10	10
7~9	0.9	0.9	1.1	12	1.0	150	700	700	12	10
남자 10~12(세)	1.1	1.1	1.3	14	1.2	200	800	800	12	15
13~15	1.2	1.2	1.4	16	1.4	200	900	900	18	15
16~19	1.4	1.4	1.6	18	1.6	250	900	900	18	15
20~29	1.3	1.3	1.6	17	1.5	250	700	700	12	15
30~49	1.3	1.3	1.5	17	1.5	250	700	700	12	15
50~64	1.2	1.2	1.4	16	1.5	250	700	700	12	15
65~74	1.0	1.0	1.2	13	1.5	250	700	700	12	15
75이상	1.0	1.0	1.2	13	1.5	250	700	700	12	15
여자 10~12(세)	1.0	1.0	1.2	13	1.2	200	800	800	18	12
13~15	1.0	1.0	1.2	13	1.4	200	800	800	18	12
16~19	1.1	1.1	1.3	13	1.5	250	800	800	18	12
20~29	1.0	1.0	1.2	13	1.5	250	700	700	18	12
30~49	1.0	1.0	1.2	13	1.5	250	700	700	18	12
50~64	1.0	1.0	1.2	13	1.5	250	700	700	12	12
65~74	1.0	1.0	1.2	13	1.5	250	700	700	12	12
75이상	1.0	1.0	1.2	13	1.5	250	700	700	12	12
임신 전반	+0.3	+0.3	+0.3	+1	+0.5	+250	+300	+300	+8	+3
후반	+0.4	+0.4	+0.4	+2	+0.5	+250	+300	+300	+12	+3
수유	+0.5	+0.5	+0.6	+5	+0.6	+100	+400	+400	+2	+7

(백광현, 2005)

우리나라 사람들의 건강을 유지하기 위하여 하루에 섭취해야 하는 열량과 영양소의 양을 표시한 것으로 성별, 나이, 활동정도에 따라 다르다. 우리나라 성인 남녀의 활동별 에너지 권장량은 보통 생활의 경우 남녀 각각 1일 2,500kcal와 2,000kcal로 되어 있고, 심한 활동을 할 경우에는 1일 3,000kcal와 2,200kcal로 되어있다(백광현, 2005).

한국인 성인의 연령별 단백질 권장량			
나 이	체 중	단백질 권장량(g/kg/일)	단백질 권장량(g/일)
남 20~29	67	1.0	70
30~49	68	1.0	70
50~64	68	1.0	70
64~74	64	1.0	65
75이상	50	1.0	60

나 이	체 중	단백질 권장량(g/kg/일)	단백질 권장량(g/일)
여 20~29	54	1.0	55
30~49	55	1.0	55
50~64	57	1.0	55
64~74	54	1.0	55
75이상	52	1.0	55

스포츠 선수의 단백질 섭취량

종 목	체 중 (kg)	단백질(g)	체중 1kg당 단백질(g)	동물성 단백질 비율(%)
레 슬 링	67	163	2.4	73
싸 이 클	73	202	2.8	70
축 구	59	110	1.9	25
보 트	73	136	1.9	61
체 조(남)	56	109	1.9	66
체 조(여)	48	98	2.0	60

(백광현, 2005)

일반인과 비교해서 스포츠 선수의 합숙훈련 말기와 초보 훈련자의 과격한 훈련 초기에 적혈구 파괴와 헤모글로빈 농도의 저하에 의해 운동성 빈혈이 일어날 수 있기 때문에 이러한 현상을 예방하기 위해서 스포츠 선수에게는 일반인의 2배의 단백질의 섭취가 권장되고 있다는 것을 알 수 있다.

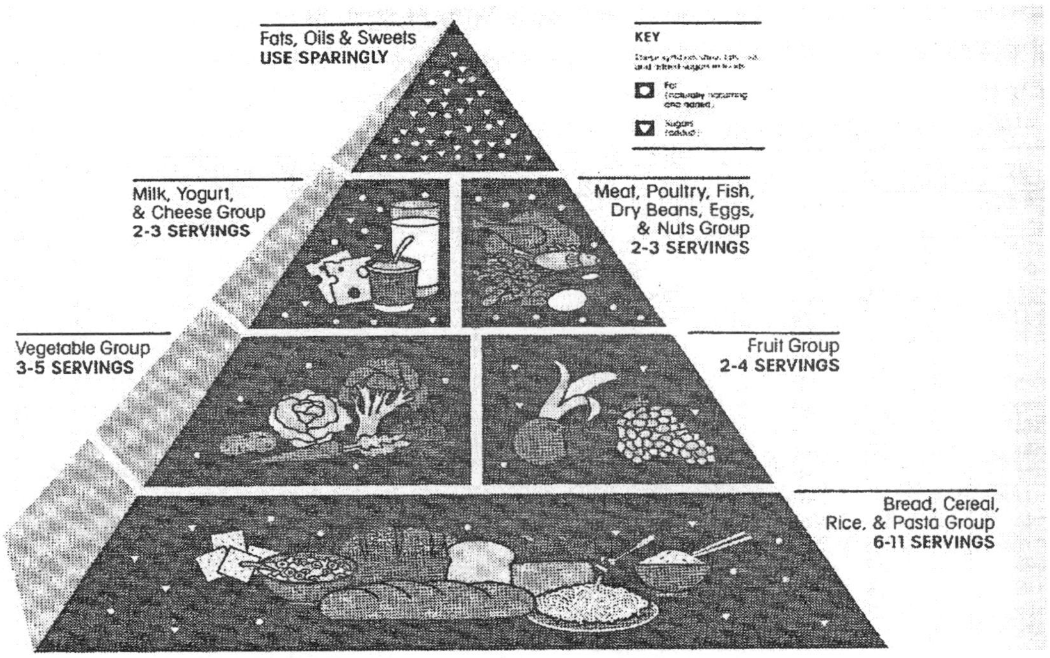

Food Guide Pyramid in United States(김혜경 등, 1998)

위의 식품 피라미드는 하루 동안 섭취하여야 할 음식을 누구나 쉽게 알 수 있도록 표시 한 것으로 성인을 기준으로 빵, 곡류, 파스타, 쌀 등의 탄수화물은 6-11 servings를 섭취하도록 하고, 채소류는 3-5 servings, 과일류 2-4 servings, 우유 및 유제품은 2-3 servings, 육류, 생선류, 가금류, 난류는 2-3 servings를 섭취하도록 한다. 이 pyramid를 보면 많이 섭취해야 할 음식과 적게 섭취해야 할 음식을 쉽게 적용할 수 있다.

식생활에 대한 최근의 연구들을 간략히 소개하면 다음과 같다. 첫 번째로는, 흡연군과 비흡연군과의 실험에서는 흡연력이 증가됨에 따라 영양소의 섭취와 식생활 불균형이 같이 동반됨으로써 흡연 자체뿐만 아니라 식생활의 불균형에 의한 건강상의 문제가 가중될 수 있음을 알 수 있다(김미현, 배윤정, 승정자, 2006). 두 번째로는, 대학생세대와 그들의 부모들을 대상으로 식습관, 식품기호도, 영양섭취실태를 조사·비교함으로써 성인 세대들 간의 식생활 경향을 알아보고자 하였으며 그 결과 대학생세대는 부모세대보다 빵식, 외식, 패스트푸드, 인스턴트 식품, 통조림, 냉동식품, 캔 커피, 캔 쥬스를 섭취하는 횟수가 많아 부모세대보다 서구화, 편이화, 간편화 되어 있음을 알 수 있었다. 또한 육류에 대한 기호도가 높으며, 콩류 및 콩제품, 채소류, 해조류에 대한 기호도가 부모세대보다 낮아 식품 기호도에서도 건강상의 위험요소를 많이 내포하고 있었다(이경애 등, 2006). 마지막으로 영양소 섭취량과 식생활태도 및 스트레스 간의 상관관계는 일부 영양소를 제외하고는 거의 없는 것으로 나타났다. 식생활 태도와 스트레스 간에는 부의 상관관계를 보여, 식생활태도가 좋을수록 스트레스를 적게 받는 것으로 나타났다(윤현숙, 2006).

최근 미국을 비롯한 서구에서는 영양섭취기준Dretary Reference intakes을 제안하고 있다(백광현, 2005). 이러한 영양섭취기준은 한국 내에서도 적용이 되고 있다. 평균필요량Estimated Average Requirments: EAR, 권장섭취량Recommended Dietary Allowances: RDA, 충분섭취량Adequate intake: Al, 상한섭취량Tolerable Upper intake Level: Ul 등의 4가지로 구성되어 있다. 평균필요량, 섭취권장량, 충분섭취량은 서로 연관되는 개념으로 기존의 연구문헌들에 나타난 영양소별 인체 필요량 그 분포를 이용하여 정한다. 평균필요량EAR은 대상 집단을 구성하는 건강한 사람들의 절반에 해당하는 사람들의 일일 필요량을 충족시키는 값이다. 대상 집단의 필요량 분포치 중앙값으로부터 산출한 수치이다. 필요량을 측정하기 위해서는 영양소 섭취상태에 민감하게 반영하는 기능적 지표가 존재해야 하며 영양 상태에 대한 평가기준이 확립되어야 한다. 현재 모든 영양소에 대해 이러한 기준을 충족시키는 지표가 개발되어 있지는 않으며, 측정지표의 적절성의 기준이 연령에 따라 다를 수 있다. 따라서 현재 모든 영양소에 대해 평균 필요량의 설정이 가능하지는 않다. 권장섭취량RDA은 평균필요량에 표준편차의 2배를 더하여 정한다. 권장섭취량RDA = 평균필요량EAR + 표준편차의 2배이며 평균필요량의 표준편차에 대한 충분한 자료가 없는 영양소thiamin, riboflavin, 비타민 B-6, 엽산에 대해서는 변이계수를 10%로 가정하고 권장섭취량을 산출하였다. 그러나 정규분포를 보이지 않는 영양소의 경우에는 통계적인 접근을 달리하여 97-98%에 해당하는 사람의 필요량을 RDA로 제시하는 것이 가능하다. 충분섭취량AI은 영양소 필요량에 대한 정확한 자료가 부족하거나 필요량의 중앙값과 표준편차를 구하기 어려워 RDA를 산출할 수 없는 경우에 제시한다. 주로 역학조사에서 관찰된 건강한 사람들의 영양소 섭취수준을 기준으로 정한다. 따라서 각 영양소는 필요량에 대한 충분한 자료가 있으면 평균필요량EAR과 섭취권장량RDA를 가지며 이러한 자료가 충분하지 못할 때에는 충분섭취량AI를 갖는다. RDA와 AI는 모두 개인차원에서 목표로 하여야 할 섭취량이라는 점에 일치하지만 실제상으로는 차이가 있다. EAR을 아는 경우에 RDA는 인구집단의 97-98%에 해당되는 사람들의 필요량을 충족시키는 양이지만 AI는 어느 정도로 인구집단의 필요량을 충족하는지 확실치 않다. 상한섭취량UL은 인체 건강에 유해영향이 나타나지 않는 최대 영양소 섭취수준이다. 과량 섭취 시 건강에 악영향의 위험이 있다는 자료가 있는 경우에 설정이 가능하다. 따라서 유해 영향이 확인된 영양소의 경우, 영양소의 과잉 섭취로 인한 위험을 예방하기 위하여 일반적인 집단의 대다수 구성원들에게 건강상 유해 영향의 위험을 나타내지 않을 섭취 수준을 상한 섭취량으로 설정한다. 용량-반응 평가 연구로부터 관찰할 수 있는 유해 영향이 나타나지 않는 최대 용량인 최대 무독성량No observed adverse effect level: NOAEL을 도출하거나 이에 대한 자료가 없는 경우에는 관찰할 수 있는 유해영향이 나타나지 않는 최저 용량인 최저 독성량Lowest observed adverse effect level: LOAEL에 개인의 감수성 차이 등에서 유래되는 확실성을 고려한 불확실계수Uncertainty factor: UF를 감안하여 상한섭취량을 책정하게 된다.

참고문헌

김혜경 외(1998). 건강과 영양, UUP出판사. p131. 134.

백광현(2005). 기초 운동영양·식사학. 성신여자대학교 출판부. p16. 85. 180.

김미현 외(2006). 흡연에 따른 남자 대학생의 영양소 섭취 상태와 식사의 질 평가. p583.

이경애 외(2006). 도시지역 성인의 식습관. 식품기호도 및 영양섭취의 세대간 비교. p503.

윤현숙(2006). 식품영양전공 여대생의 식생활 태도, 스트레스 수준 및 식사기록법에 의한 영양소섭취상태 평가.

Choi, M. K., Kim, J. M., Kim, J. G., A study on the dietary habit and health of office workers in Seoul. Kore J dietary Culture. p78-89.

Chung, H. K(2001). Nutrition Education. Hyung Seul Publish. Seoul.

Yoon, H. S., Choi, YY., Stree level and health-related behavior of nurse working in the Kyungnam area. Korean J Commwity Nu-trition. p781-793.

National Statical Office(1997). Annual report if the cause of death ctati cs. Seoul.

Kim, H. A., Lee, K. H., cho, Y. J., An assesment of obesity and dietary habits of college students taking the course health and diet. Korean J Community Nutrition. p166-174.

Recommended Dietary Allowances for Koreans(2000). 7th recision. The Korean Society. Seoul.

탄수화물의 기능

탄수화물은 넓은 뜻으로는 당류, 당질과 같은 뜻으로 쓰인다. $C_n(H_2O)_m$이 마치 탄소와 물분자 H_2O로 이루어져 있는 것처럼 보이기 때문에 이런 이름이 붙었다. 그리고 산소 원자수가 일반식보다 하나 적은 것 Deoxyribose 등, 질소 원자를 함유하는 것(GlcNAc) 등도 탄수화물에 포함시킨다. 화학적으로는 알코올의 알데히드 또는 케톤 및 그 유도체의 총칭이다(표순진, 2004).

탄수화물의 종류와 구조

탄수화물은 녹색 식물의 광합성으로부터 합성되고 식물체 건중량의 50~80%를 차지하는데, 구성하고 있는 당의 수에 의해 단당류 Monosaccharides와 단당류가 2개에서 10개 결합한 올리고당류 Oligosaccharides, 그리고 그 이상 결합한 다당류 Polysaccharides로 분류된다. 올리고당류는 결합한 단당류의 수에 의해 이당류, 삼당류, 사당류라 하여 약 500종이 보고 되어 있다. 올리고당류의 생리작용으로 항충치성, 비피더스균 증식촉진활성, 난소화성 식물섬유로서의 작용 등이 주목되고 있다. 다당류는 단당 또는 그 유도체가 글리코시드 결합으로 중합된 것으로 동물, 식물, 미생물에 널리 분포한다. Cellulose, Hemicellulose, Pectin, Chitin, Chondroitin, 황산 등은 주로 세포의 지지물질로서 역할을 하고, 전분, 글리코겐, 이눌린 등은 에너지 저장물질로서 기능을 하며, 점질 다당과 같이 보호, 윤활, 이온고정, 동결방지 등의 기능을 가지는 것도 있다. 가수분해에 의해 탄수화물만을 구성하는 것을 단순다당, 탄수화물 이외의 성분을 포함하는 것을 복합다당이라고 한다. 또한 1종의 단당으로 되는 것을 단순다당 또는 호모다당 하는oglycan, 2종 이상의 단당으로 되는 것을 헤테로다당 을 eroglycan이라고 한다. 산성당을 포함하면 산성다당에 대하여 중성의 단당으로 되는 것을 중성다당이라고 한다. 다당의 중합도(Deg단당e of Pol뉵 것rizatan,, DP)는 구성당잔기수로 나타내며, 다당의 계통명(국제명명법)은 단당의 어미인 -ose 대신에 -an을 붙인다. 즉, 만노오스만으로 이루어진 다당은 만난이라고 부르며 전분 등의 관용명도 널리 쓰이고 있다(임병우, 2004).

두 번째로는 탄수화물의 구조에 대한 설명이다. 단당류는 카르보닐기의 종류에 의해 알도스 Aldose와 케토스Ketose로 분류된다. 가장 간단한 알도스인 D-글리세르알데히드는 1개의 부제탄소를 갖고 있다(임병우, 2004).

Sucrose는 과실, 꽃 종자 등 식물계에 널리 존재하는 것으로 특히, 사탕수수, 사탕무 그리고 단풍나무 등에 많다. Saccharose라고도 불리며 감미제로서 중요하다. Sucrose는 2개의 당의 환원기끼리 결합하고 있기 때문에 환원성을 보이지 않는다. Maltose는 식물의 잎이나 발아종자, 특히 맥아 중에 많이 함유되어 있으며, 전분이나 Glycogen 등의 아밀라아제Amylase 분해물 중에 생긴다. 산이나 효소 Maltase에 의해 분해되어 Glucose를 생성하며 소장 내의 Maltase에 의해 분해되어 Glucose로서 흡수되고, 환원성을 가진다. 마지막으로 올리고당의 구조에 대한 설명이다. 아래 그림은 시클로덱스트린의 구조를 나타낸 것이다. 시클로덱스트린Cyclodextrin은 D-glucose가 a-1.4결합으로 환상으로 결합한 말타올리고당의 총칭이다. 이 환상분자의 안쪽부분은 소수성이고 외부가 친수성이기 때문에, 안쪽에는 소수성 분자(guest분자)가 결합하여 안정한 포접 화합물을 형성한다. 그 때문에 휘발성물질의 불휘발화(향료, 향신료의 안정화, 교미, 구취제거), 산화방지와 광분해성 물질의 보호(색소의 안정화, 향료, 향신료의 안정화, 교미, 교취, 물성개변 용해성의 개선, 유상, 저융점 물질의 분말화, 점성개선), 유화제 등의 기능을 갖고 있으며 폭넓게 이용되고 있다(임병우, 2004).

탄수화물의 주요기능

탄수화물은 당도가 감소하는 순서에 따라 과당, 설탕, 포도당, 유당 덱스트린, 전분으로 분류할 수 있으며, 당도에 관계없이 신체의 에너지 공급원으로서 4kcal/g의 에너지를 함유하고 있다(김일성 등, 2004). 탄수화물의 기능은 다섯 가지로 나누어서 볼 수 있다.

첫째, 열량의 공급이다. 당질은 단당류인 포도당으로 분해되어 간장에서 산화과정을 거쳐 인체의 근육운동에 이용되며, 남은 열량은 간장이나 근육에 글리코겐의 형태로 저장되었다가 필요시 다시 열량으로 변화하여 이용되나, 산화되지 않은 당질은 지방조직에서 지방으로 전환되어 저장된다.

둘째, 혈당의 유지이다. 혈액 속에는 혈액 100ml에 대해 포도당 80~100mg의 농도가 항상 유지되어야 한다. 혈당량은 간장의 글리코겐이 포도당으로 분해되어 유지되며, 정상적인 경우 혈당량은 100mg%는 넘지 않으나 당뇨병인 경우에는 초과된다.

셋째, 간에서의 해독작용이다. 체내에는 약 300g 정도의 당질이 간이나 근육에 글리코겐으로 저장되는데, 간에 많은 양의 글리코겐이 함유될수록 유해한 물질에 대한 저항성이 크다.

넷째, 단백질의 절약작용이다. 대부분의 글리코겐은 단백질과 복합물로 존재하므로 당질은 단백질을 보호한다. 이것은 간에서 단백질의 아미노기 이탈 작용이 당질이 증가함에 따라 감소되기 때문이다. 즉, 당질을 충분히 섭취하면 단백질의 최소량만으로 충족되므로 당질은 단백질 절약작용이 있다.

다섯째, 식이섬유소의 장운동 기능이다. 에너지원으로는 이용되지 못하지만 장의 운동을 원활하게 하여 변비와 직장암 예방에 중요한 물질이다.

그 외, 간에서 항케토제닉 작용을 하여 지방의 완전대사를 돕는다. 유당은 대장의 대장균 생성의 원인물질이며 칼슘과 인의 흡수를 돕는다(김일성 등, 2004).

탄수화물의 인체에너지원으로의 이용

탄수화물은 운동 시 가장 중요한 에너지원으로, 에너지 공급이 해당 Glycolysis작용에서부터 시작된다. 해당 Glycolysis은 탄수화물인 Glucose가 에너지를 생성하기 위해 10단계의 연쇄반응을 거쳐 Pyruvate로 전환되는 과정을 총칭하는 용어이다. 해당작용은 세포의 세포질 Cytosol에서 일어나는 반응으로 유일하게 무산소Anaerobic, 유산소Aerobic 상황 모두에서 에너지를 생성할 수 있는 경로이다. 특히, 운동의 초반에 수축하는 세포로 충분한 산소가 공급되지 않는 무산소적 상황에서도 해당작용 경로의 활성을 통해 필요한 에너지를 빠르게 공급할 수 있는 대사적 중요성이 있고, 운동이 지속됨에 따라 세포에 산소의 공급이 원활해지면 유산소적 해당과정의 경로를 통해 효율적으로 에너지를 생산하여, 근 수축에 필요한 에너지를 공급한다.

탄수화물을 에너지원으로 하는 운동

탄수화물 섭취는 90~120분 이상 지속되는 지구성 운동에 있어서 중요한 역할을 담당한다. 철인 3종 경기 등과 같은 지구성 운동으로부터 얻어진 측정 결과에 따르면, 장시간 동안 높은 에너지 산출을 유지시키는 탄수화물 식이의 중요성을 제시해준다. 이러한 경기를 수행하는 대부분의 운동선수들은 경기 전, 후에 고탄수화물식품을 섭취한다. 탄수화물은 축구, 럭비, 필드하키, 아이스하키 등과 같이 간헐적인 고강도 운동이 포함되면서 높은 강도가 지속되는 운동에 있어서 필수에너지원이다. 이러한 운동을 하는 선수들은 속근섬유에 저장되어 있는 글리코겐을 지속적으로 사용하며, 그 섬유에 있어서 선택적인 결핍을 초래한다. 탄수화물이 풍부한 식이는 근육 내 글리코겐 저장량을 증가시키며, 근육 내 글리코겐 저장량은 축구경기에서 적절한 운동능력을 발휘하는 데 도움을 준다(이명천 등, 2008).

참고문헌

김일성 등(2004). 식품과 건강. 신광문화사. p51-56.

백일영(2009). 운동과 에너지 대사. 연세대학교 출판부. p12-28.

윤망부(2005). 영양소 백과사전. 동도원. p80-83.

이명천 등(2008). 운동영양학. 라이프 사이언스. p122-125.

임병우 등(2004). 건강기능성 식품학. 도서출판 효일. p13-45.

임웅(2009). 미디어매체와 생활습관이 청소년의 미디어매체중독과 비만에 미치는 영향. p24-25.

정연철(2005). 여고생의 규칙적인 유산소 운동이 신체둘레, 체지방 및 식이섭취에 미치는 영향. p4-5.

표순진(2004). 탄수화물칩을 이용한 탄수화물과 단백질의 상호작용에 관한 연구. p3.

지방의 기능

지방lipid은 탄수화물, 단백질, 핵산과 함께 생물체를 구성하는 4대 거대분자로써 물에는 거의 용해되지 않으며 클로로포름이나 아세톤 등의 유기용매에는 쉽게 녹는 탄소, 수소, 산소로 구성 된 유기화합물이다(Campbell, 2007).

지방은 생리학적으로 크게 4가지의 기능을 가지고 있다. 첫째, 지방은 연료 분자이다. 지방은 생체 내에서 소화되어 글리세롤glycerol과 지방산fatty acids으로 분해되고 이것은 간과 다른 조직들로 이동하여 해당과정glycolysis, 포도당신생합성gluconeogenesis, 지방산 산화fatty acid oxidation 과정을 거치며 보편적 에너지의 유통매체인 ATP를 생성한다. 특히 지방은 1g당 4kcal의 열량을 내는 탄수화물, 단백질에 비해 1g당 9kcal를 내는 중요한 에너지원이다.

둘째, 지방은 생체막의 구성성분이다. 대부분의 지방은 친수성 카르복시산 머리와 긴 소수성 탄화수소 꼬리로 구성되어 있는 친양쪽성amphipathic 화합물이다. 소수성은 소수성끼리, 친수성은 친수성끼리 결합하려는 성질로 인해 친수성 머리 부분은 물과 접촉하고 소수성 꼬리는 다른 소수성 꼬리와 결합하여 지질 이중막lipid bilayer을 형성하게 된다(박상대, 2008).

셋째, 지방은 세포내 신호 전달 체계에 있어서 호르몬과 같은 전달자 역할을 한다. 넷째, 지방은 축적되어 체온의 손실을 막아 신체온도를 유지시켜주고, 체내의 각 기관들을 둘러싸고 보호해 주는 쿠션의 역할을 한다. 이 밖에도 지방은 체내의 신진대사를 조절하는데 필요한 필수지방산을 공급해 주고, 비타민 A · D · E · K와 같은 지용성 비타민의 흡수를 돕기도 한다.

지방은 화학적 성질에 따라 두 가지 그룹으로 나눌 수 있다. 첫 번째 그룹은 극성 머리 작용기와 긴 비극성 꼬리로 구성된 개방형 사슬 화합물로 지방산, 트리아실글리세롤, 인산지방질, 스핑고지방질, 당지질 등이 이에 속한다. 두 번째 그룹은 융합형 고리 화합물인 스테로이드steroid로 콜레스테롤이 이에 속한다(Campbell, 2007).

지방산fatty acid은 탄화수소 사슬의 포화 정도에 따라 포화지방산과 불포화지방산으로 나누어진다. 탄화수소 사슬에 C-C의 단일결합만 존재하는 포화지방산은 쇠고기, 돼지고기 등의 육류와 버터 등의 모든 동물성 지방에 많이 들어 있다. 포화지방산은 지방으로서의 효율이 불포화 지방산에 비하여 높고 체내 이용률도 높은 것으로 알려져 있으나 콜레스테롤의 수치가 높고 체지방의 증가를 가져오기도 하여 가급적 섭취를 줄이도록 권장하고 있다. 탄화수소 사슬에 C=C의 이중결합이 존재하는 불포화 지방산은 식물성 식품과 생선류 등에 다량 함유되어 있는데 생선류에 포함된 불포화 지방산인 오메가-3계와 오메가-6계 지방산은 체내에서 합성되지 않고 반드시 식품의 섭취를 통하여 공급 받아야 하는 필수 지방산이다. 리놀레산linoleic acid과 리놀렌산linolenic acid 등의 필수지방산은 근수축의 조절과 정상혈압의 유지, 신경자극-전달 및 소화 효소 분비조절에 관여하는 등 체내에서 매우 중요한 역할을 수행한다. 최근 불포화지방산인 식물성 기름이 포화지방산인 동물성 기름보다 몸에 이롭다는 사실들이 밝혀지면서 식물성 기름에 수소를 첨가하여 고체화시킨 식물성 버터가 상품화 되고 있는데, 이 과정에서 생성된 트랜스지방이 문제시 되고 있다. 트랜스지방은 생물계에 존재하지 않는 물질로 고밀도 지단백질HDL콜레스테롤에 비하여 심장병 유발에 관여하는 저밀도 지단백질LDL콜레스테롤의 비율을 높인다(강재헌, 2006).

트리아실글리세롤triacylglycerol은 3개의 수산기를 가지고 있는 글리세롤glycerol과 지방산이 에스터ester결합을 형성할 때 생성되는 화합물이다. 트리아실글리세롤은 주로 지방조직에 축적되어 특히 동물에게 지방산을 저장하는 수단이 된다. 생물체가 지방산을 사용할 때에는 트리아실글리세롤의 에스터결합이 지질분해효소lipase에 의해 가수분해 된다.

인산지방질phospholipid은 디아실글리세롤diacylglycerol과 알코올의 결합에 의해 합성된다. 디아실글리세롤과 알코올이 결합하기 위해서는 두 가지 성분들 중 하나는 활성화되어야 한다(Stryer, 2007). 활성화된 디아실글리세롤과 알코올의 결합에 의해서 포스파티딜이노시톨phosphatidylinositol과 디포스파티딜글리세롤diphosphatidyl glycerol이 형성되고, 활성화된 알코올과 디아실글리세롤의 결합에 의해서 포스파티딜에탄올아민phosphatidyl ethanolamine이 형성된다. 포스파티딜에탄올아민의 메틸화로 포스파티딜콜린phosphatidyl choline이 형성되며, 포스파티딜콜린이나 포스파티딜에탄올아민이 세린과 염기-교환 반응을 통해서 포스파티딜세린phosphatidyl serine이 형성된다. 이와 같은 인산지방질들은 생체막의 중요한 구성성분이 된다.

스핑고지방질sphingolipid은 글리세롤 대신에 긴 사슬의 아미노 알코올인 스핑고신sphingosine을 가지고 있는 지방으로 동물과 식물에서 모두 발견되며, 특히 중추신경계의 세포에 풍부하게 존재한다. 스핑고지방질의 가장 간단한 화합물은 스핑고신의 아미노기에 지방산 1개가 아미드amide결합으로 연결되어 있는 세라미드ceramide이다. 세라미드는 콜린과 같은 알코올기와 인산에 의해 결합하여 신경섬유를 감싸고 있는 수초껍질의 성분인 스핑고미엘린sphingomyelin을 형성한다. 세라미드는 또한 당과 결합하여 세레브로사이드cerebroside와 같은 당지질glycolipid을 형성하기도 한다. 강글리오시드ganglioside는 적어도 하나의 산성 당을 포함한 가장 복잡한 스핑고지방질이다. 강글리오시드는 당 잔기들이 순서에 따라서 단계적으로 세라미드에 첨가됨으로써 합성되며, 염증반응에서 상처 부위에 면역 체계 세포를 결합시키는데 매우 중요한 역할을 한다. 테이-삭스병Tay-Sachs disease은 강글리오시드를 분해하는 효소의 결핍으로 인해 발생하는 질병으로 분해되지 못한 강글리오시드가 중추신경계에 축적되어 신체허약과 정신운동 발달의 지연 등의 증세를 나타내다 3살이 되기 전에 죽는 것이 보통이다(Stryer, 2007).

앞서 설명한 지방들과는 달리 융합형 고리 화합물인 콜레스테롤cholesterol은 스테로이드steroid의 가장 대표적인 화합물로 동물의 체내에서만 합성된다. 따라서 콜레스테롤은 주로 간, 계란 노른자, 버터, 육류, 견갑류와 같은 동물성 식품에 많이 포함되어 있다. 콜레스테롤은 담즙산염bile salts, 스테로이드 호르몬, 비타민 D의 선구물질이다. 담즙산염은 간에서 만들어져서 담낭에 저장되고 농축되며 장으로 방출된다. 담즙산염은 음식물에 있는 지방질을 가용화하여 지방질 가수분해효소의 소화 작용을 촉진시키고 지방질이 더 쉽게 장에 흡수되도록 한다. 콜레스테롤로부터 합성되는 담즙산염에는 글리코콜산glycocholate과 타우로콜산taurocholate이 있다. 콜레스테롤로부터 합성되는 스테로이드 호르몬에는 임신에 관여하는 프로게스테론 progesterone, 남성의 2차 성징의 발달에 필요한 안드로겐, 여성의 2차 성징의 발달에 필요한 에스트로겐, Na+의 재흡수를 증가시키는 알도스테론, 글루코오스 신생합성과 글리코겐의 형성을 촉진하며 지방질과 단백질의 분해를 증진시키고 염증반응을 억제하며 스트레스에 반응하게 하는 코르티솔이 있다. 콜레스테롤이 자외선에 의해 광분해되어 생성되는 비타민 D는 칼슘과 인 대사의 조종에서 중요한 역할을 하며, 결핍 시 구루병을 유발한다. 또한 콜레스테롤은 생체막에 끼어들어가 사슬형 지방산과의 반데르발스 상호작용으로 막을 더 규칙적이고 단단하게 안정화시키는 역할도 한다.

하지만 과량의 콜레스테롤은 콜레스테롤 주요 운반체인 LDL 수용체의 합성을 저해하여 혈중 콜레스테롤 농도를 증가시키고 동맥에 콜레스테롤이 쌓여서 막히게 되는 동맥경화증atherosclerosis를 유발해 심장마비나 뇌졸중의 발병률을 높인다(최재훈, 1994).

참고문헌

강재헌(2006). 메디칼 에세이:트랜스지방이란?. 한국논단 202권.

Lubert Stryer. Jeremy M.berg. John L. Tymoczko(2007). Biochemistry(sixth edition). freeman. p617-648. 732-782.

Mary K.Campbell. Shawn O.Farrell(2007). Biochemistry(sixth edition). Thomson. p201-233.

박상대(2008). 필수 세포생물학. 교보문고. p60-95. 331-409.

최재훈 등(1994). Fatty acid composition and functional propreties of low density lipoprotein and oxidized LDL from human plasma. 한국영양식량학회지.

단백질의 기능

단백질은 반드시 폴리펩타이드인데, 폴리펩타이드는 반드시 단백질인 것은 아니다. 우리들이 생각하는 단백질은 아미노산잔기의 공간적인 위치에 이르기까지 확정할 수 있는 확실한 기능적인 입체구조를 취하고 있는 폴리펩타이드의 특수한 한 무리이다. 단백질은 폴리펩타이드로 태어나서, 입체천연구조로 자신을 꾸부리고 비틀어서 성숙하며, 단백질로 되는 것이다(진익렬, 권오유, 2004).

단백질의 생성

단백질은 리보솜에 의해 생합성 된다. 리보솜은 모든 세포와 미토콘드리아, 엽록체 중에 존재하고, 단백질의 합성공장인 동시에 그 자신도 약 40%의 단백질과 60%의 리보솜 RNA로 구성되어 있다. 또한, 리보솜은 2부분이 복합체를 형성하고 직경은 20nm~30nm 정도로 보통의 단백질보다 조금 크다. 세포 중의 핵 내부에 있는 DNA로부터 전사되어 생성된 전령자 RNA는 핵 내에서 스플라이싱이라는 전사 후 조절을 받고 나서, 핵막을 통과하여 핵 외로 운반된다. 핵 외로 나온 mRNA는 세포질 중의 리보솜과 결합하고, 단백질의 합성이 개시된다. 이른바, 리보솜은 mRAN의 염기서열을 단백질의 아미노산 서열로 변환하는 번역 합성기구라고 할 수 있다(전숭종, 2007).

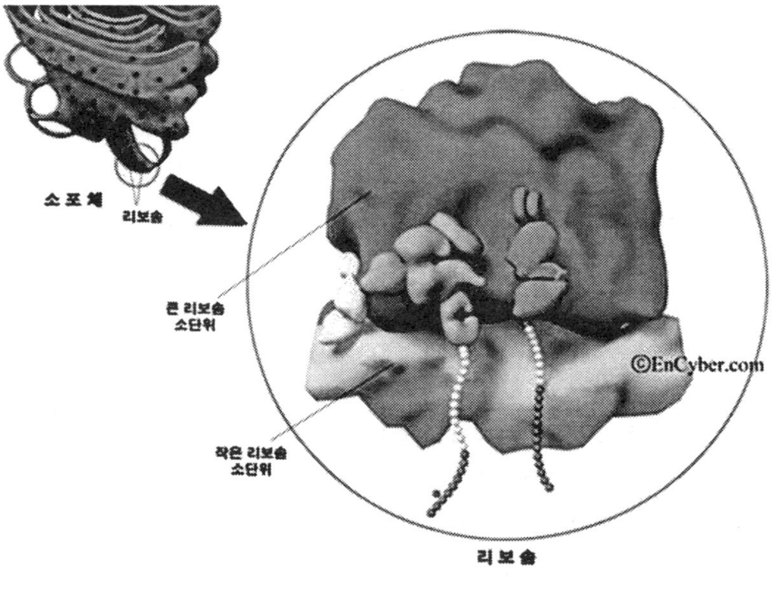

단백질의 구조

단백질은 탄수화물과 지방의 구성요소인 탄소, 수소, 산소의 3가지 요소에 질소를 하나 더 포함하는 화학 구조물이다. 이러한 4개의 원소가 수많은 다른 구조로 결합되어, 그것의 분자 구조는 매우 복잡하고 다양하다. 단백질은 황을 구조요소로 가질 수도 있으며, 어떤 경우는 철분, 인, 요오드 등의 무기질로 구성되기도 한다. 단백질은 탄수화물이나 지방과는 달리 약 16%의 질소를 가지고 있는 것이 큰 특징이다. 단백질의 분자는 매우 크고, 분자량은 약 35,000에서 수백만에 이르기까지 차이가 있다. 단백질 분자의 가장 기본적인 조성 물질을 아미노산이라고 한다. 사람의 몸에는 22개의 아미노산이 있으며, 이러한 아미노산들은 인체 내에서 다른 아미노산으로 합성되기도 하고, 단백질 분자의 크기나 복잡성에 따라 8~18종류의 아미노산들이 모여 신체의 기능과 구조에 필요한 다양한 단백질의 형태가 되기도 한다. 단백질은 식물성 식품과 동물성 식품 두 곳 모두에 함유되어 있다(장봉우 등, 2008).

체조직의 형성

단백질은 신체조직을 형성하는데 필수적인 물질로써 체내의 유기화합물 중 가장 많은 양을 차지하고 있으며, 특히 연조직에 다량으로 포함되어 있다. 이것은 신체 내 모든 세포에서 발견되며 세포 및 신체조직의 형성, 성장, 유지에 매우 중요한 역할을 수행하며, 세포 내의 핵에 존재하면서 유전적 특성을 전달하고, 단백질 합성을 유지하는데 필수적인 역할을 한다. 또한 우리 조직의 계속적인 교체와 밀접한 관련을 가진다(장봉우 등, 2008).

효소, 호르몬, 항체의 구성

단백질은 인체의 생리적 기능에 필요한 효소와 호르몬(갑상선 호르몬, 인슐린, 아드레날린 등)의 구성성분이다. 인체 내에는 약 2,000개 정도의 효소가 있어서 이것들이 소화와 대사를 돕는다. 특히, 탄수화물, 지방, 단백질 등의 대사 조절에 결정적인 영향을 주고 있다. 항체는 여러 가지 항원으로부터 인체를 방어하려는 목적으로 만들어지는 단백질이다. 항원에 대한 항체의 방어 작용을 면역이라고 하며, 식이 단백질이 부족할 경우에 체내에서 항체의 생성이 순조롭게 이루어지지 않아, 감염성 질병에 대한 저항력이 약화된다(장봉우 등, 2008).

체액의 균형 유지

단백질은 세포 내외의 체액 조절에 영향을 끼친다. 또한 삼투압에 영향을 주어 세포막을 통한 액체의 이동에 관여한다. 따라서 단백질 섭취가 부족하면 혈중 단백질 농도가 낮아져, 혈액내의 물이 조직으로 이동하고 그 결과 부종이 나타난다.

산 · 염기의 균형 유지

단백질은 인체 내에서 산과 염기의 역할을 모두 수행 할 수 있는 능력이 있으므로, 인체 내의 산 · 염기 균형을 정상적으로 유지시켜 준다. 즉, 이러한 조절작용은 단백질을 이루고 있는 카르복시기와 아미노기에 의해 이루어지는데, 카르복시기는 염기가 많을 때 산기가 되면서 중화되고, 아미노기는 산이 많을 때 염기가 되면서 중화해 준다.

영양소의 운반

단백질은 여러 영양소와 결합하여, 영양소를 필요로 하는 세포로 운반해 준다. 즉, 수용성 지단백lipoprotein으로서 혈액 내에서 지질의 운반을 도와주고, 헤모글로빈으로 산소를 운반한다.

에너지원

단백질은 인간의 주요 에너지원은 아니지만, 1g당 4kcal의 열량을 내기 때문에 에너지원으로 활용할 수 있다. 탄수화물이나 지방이 충분하게 섭취되지 않아, 운동에 필요한 에너지 공급을 할 수 없을 때, 에너지로 사용된다. 그러나 이런 상황에서 단백질을 에너지원으로 사용하는 경우에는 운동에 관여하는 근육으로부터 알라닌의 손실을 야기한다. 그러므로 근육을 유지하려면 식이로부터 충분한 탄수화물과 지방 칼로리를 섭취하고 단백질을 절약해야 한다. 단백질에서 얻는 에너지는 기아상태나 장시간 운동 시 총에너지의 약 10%에 해당되는 양이다(장봉우 등, 2008).

단백질의 필요량

정상 성인의 1일 단백질 권장량은 총칼로리 섭취량의 10%~12%로, 최소 50g~60g을 권장하고 있다. 그러나 단백질 필요량은 체중, 연령, 환경, 소화와 흡수율 및 단백질의 조리 상태 등에 의해 영향을 받는다(장봉우 등, 2008).

천연단백질

영양분이 조화롭게 함유되어 있는 자연 그대로의 가공되지 않은 식품으로 주위에서 손쉽게 구할 수 있는 계란 흰자, 닭 가슴살, 콩 등이 대표적이다(박창현, 2005).

보충제단백질

일반식품보다 많은 양의 영양소를 공급하기 위해 만들어진 조제품으로서, 각종 운동이나 스포츠에서의 근력향상 및 운동능력의 향상을 위해 간편하게 섭취할 수 있는 분말이나 캡슐로 된 단백질 형태를 의미한다(박창현, 2005).

참고문헌

진익렬, 권오유(2004). 단백질의 일생. 월드사이언스출판사. p17.

전숭종(2007). 단백질공학 입문. 월드 사이언스출판사. p21.

장봉우 등(2008). 운동과 웰니스. 도서출판 개신. p365. 369. 370.

박창현(2005). 장기간 트레이닝시 천연단백질과 보충제단백질이 신체조성, 근력 및 혈액성분에 미치는 영향. 용인대학교 대학원 석사학위논문. p8-9. 47-48.

김성범(2006). 근저항운동과 단백질 섭취가 신체조성 및 혈중지질에 미치는 영향. 용인대학교 대학원 석사학위논문. p37-38.

비타민의 기능

사람의 영양에 필요한 비타민은 지금까지 13여종이 알려져 있다. 비타민에는 물에 녹는 성질이 있는 수용성 비타민과 기름에 녹는 성질을 가진 지용성 비타민이 있는데, 비타민 B복합체에 속하는 B_1, B_2, 니코틴산,(나이아신), 판토텐산, B_6, 엽산, B_{12}, B_{15}, C, P, U 등은 수용성 비타민들이고 비타민 A, D, E, K 등은 지용성 비타민들이다. 이 중에서 B_1, 나이아신, 리보플라빈, 엽산, 아스코르빈산의 결핍은 건강상의 심각한 문제를 야기한다. 비타민에는 프로비타민이라는 것이 있는데, 예를 들면, 베타카로틴과 같은 것으로, 녹황색 야채나 해토에 풍부한 베타카로틴은 비타민A의 전구물질로서 체내에 흡수된 후 그 일부가 비타민A로 바뀐다. 비타민은 mcg(1000분의 1mg), mg(1000분의 1g), I.U(국제단위)등 으로 그 양을 표시한다(박영순, 2000).

비타민은 에너지는 내지 않지만 신체기능 조절과 거의 모슨 영양소의 대사과정에 절대적으로 필요한 영양소이다. 하루에 필요한 비타민의 양은 극히 적지만 필수적이라는 뜻을 가지고 있으며, 체내에서는 합성이 불가능하기 때문에 반드시 식품의 섭취를 통해 보충하여야 한다. 비타민은 효소의 구성과 활성에 불가결의 요소이며, 세포 내에서 화학적 반응의 촉매로서 기능을 담당하고, 분해나 합성의 화학반응을 원활하게 하도록 촉진하여 생리기능을 조절하는 영양소이다. 봄에는 겨울동안 줄어든 일조시간이 다시 길어지고 옥외활동이 늘어나면서 신진대사가 왕성해져서 비타민 B나 C의 소비가 크게 늘어나 나른하고 피곤한 춘곤증을 호소하는 사람들이 많아진다. 봄철에 뚜렷한 이유 없이 찾아오는 춘곤증을 극복하기 위해서는 규칙적으로 균형된 식사를 해야 한다. 특히, 산과 들에서 채취한 신선하고 맛깔스런 봄나물인 달래, 냉이, 씀바귀, 쑥 등을 많이 섭취하는 것이 매우 효과적인데 그것은 비타민을 많이 함유하고 있기 때문이다(강갑석 등, 2002).

비타민은 지용성 비타민인 A, D, E, K 와 수용성 비타민인 B복합체와 C가 있다. 비타민은 어떤 식품에는 많이 들어있는 경우가 있는가 하면 다른 식품에는 전혀 없는 등 그 분포가 일정치 않다. 비타민의 섭취는 비타민 정제를 섭취하는 것보다 갖가지 식품으로 섭취하는 것이 더 안전하고 부작용이 없으며, 이용률이 높아 좋은 효과를 얻을 수 있다. 왜냐하면 대부분의 식품 속에는 아직 알려지지 않은 다른 성분들이 첨가되어 있어 효능을 발휘하기 때문이다. 즉 비타민 A정제나 C정제를 섭취하는 것보다는 간유나 감귤류를 섭취하는 것이 더 좋은 이유는 먹는 즐거움을 얻는 것 외에도 비타민 외의 다른 영양소를 얻을 수 있기 때문이다(강갑석 등, 2002).

비타민의 조효소 기능

체내에서 순차적으로 통제되는 체계 하에 수행되는 기본적인 생리 반응들을 위해 수많은 복합 화학물질로 알려진 효소들은 관련된 다양한 반응들을 조정하는 데에 필수적인 물질이다. 체내에는 수백 개의 효소가 존재한다. 효소들은 식품을 소화시키며 근육을 수축시키고, 에너지 저장분을 유출시키며, 이산화탄소와 같은 가스를 이동시키고 성장을 도우며, 혈액 응고에도 이용된다. 효소는 촉매제로서의 역할을 하며, 그 자신은 변하지 않지만 다른 물질들의 변화를 유도하는 역할을 한다.

효소는 일반적으로 두 가지로 구성되는 화학물질이다. 한 부분은 단백질 분자이며 나머지 한 부분은 조효소와 결합하고 있다. 효소가 제대로 기능하기 위해서는 반드시 두 부분이 존재해야 한다. 조효소는 보통 비타민 또는 관련된 복합물질을 함유한다. 효소는 참여한 초기 반응에서 모두 소모되지는 않지만 시간이 지나면서 활성이 약화되기는 한다. 조효소들 역시 체내대사를 통해 분해된다. 비타민B 복합체들은 중요한 효소 활성의 역할을 하므로, 인체는 신선한 식품을 통해 비타민들을 계속 공급받아야 한다(이명천 등, 2003).

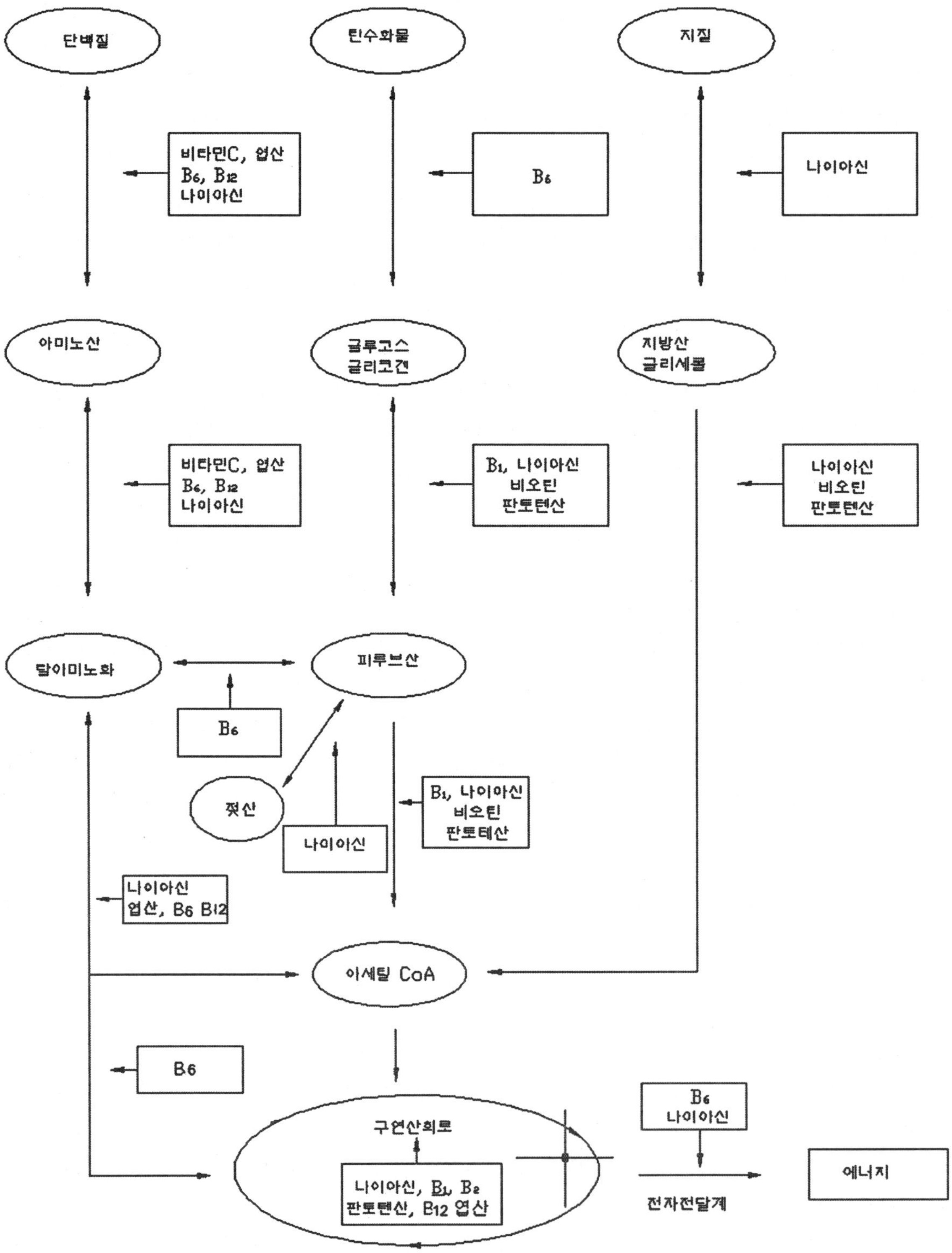

탄수화물, 지질, 단백질과 수용성 비타민(서영환, 2005)

각 비타민의 기능과 결핍에 따른 증상

비타민 명	주요 기능	대표적인 결핍증	많이 들어 있는 식품
수용성 비타민			
비타민 B_1 (티아민)	에너지 생산에 관여하는 효소의 조효소	각기	돼지고기, 배아, 콩류, 종실류
비타민 B_2 (리보플라빈)	산화 환원 반응에 관여하는 효소의 조효소	구내염 피부건조	간, 달걀, 어패류, 유제품, 녹황색채소
비타민 B_6 (피리독신)	아미노산 대사에 관여하는 효소의 조효소	피부염 빈혈	육류, 어류, 콩류, 야채류
비타민 B_{12} (코발라민)	아미노산 합성에 관여	악성빈혈	어패류, 육류, 유제품, 계란노른자위
니아신 (니코틴산)	산화환원반응에 관여하는 효소의 조효소	펠라그라	쌀겨, 어패류, 표고버섯, 땅콩
판토텐산	코엔자임 A의 구성성분, 에너지 생산에 관여	거의 없음 (장내 세균이 합성)	애채류, 어패류, 육류, 콩류
비오틴	에너지 생산에 관여하는 대사효소의 조효소	거의 없음 (장내 세균이 합성)	야채, 과일, 녹황색채소
엽산	아미노산 합성, 핵상 합성에 관여	거적아구성 빈혈	그 외의 야채, 콩류, 간, 과일, 녹황색채소
비타민 C (아스코르브산)	항산화 작용, 콜라겐 합성	괴혈병	토란류
지용성 비타민			
비타민 A (레티놀)	시각기능의 유지 성장, 발육에 관여	야맹증 안구 건조	간, 뱀장어, 유제품, 녹황색 채소
비타민 D (칼시페롤)	칼슘의 흡수촉진 뼈의 형성	구루병 골다공증	어패류, 달걀, 버섯류
비타민 E (토코페롤)	항산화 작용 세포막의 안정화	용혈 동맥 경화	식물성 기름, 종실류, 어패류, 녹황색채소
비타민 K (필로키논)	혈액 응고 인자의 합성, 골 형성에 관여	출혈	배아, 조류, 녹황색채소

(서영환, 2005)

비타민 조효소의 역할

비타민 조효소의 역할을 위의 그림과 관련지어 설명하면 다음과 같다. ① 피루브산과 같은 기질은 다른 물질로 전화되기 위해 효소가 필요하다. 그러나 대부분의 효소는 반응이 일어나기 전에 활성화 되어야 한다. ② 효소와 비타민 조효소는 활성화된 복합체를 형성하고 이때 효소는 열린 구조로 변화하여 결합한다. ③ 열린 활성화된 효소는 기질을 받아들이고 ④ 효소와 조효소를 방출하면서 두 복합물질로 나뉜다(이명천 등, 2003).

항산화제 기능

체내의 다양한 산화 반응들은 유리기로 불리는 물질을 생성한다. 유리기는 짝이 없는 단일 화학물질이며 superoxide radical과 hydrogen radical은 유리기의 예이다. 두 가지 다른 물질인 non-radical species는 hydrogen peroxide와 singlet oxygen이다. 이들 물질은 reactive oxygen species라고 알려진 물질이며 여기서는 이들 물질을 유리기로 간주한다.

유리기는 분자 구조와 체내 화학반응에 영향을 미치는 불균형한 자장을 갖는 불안정한 복합물질이다. 유리기는 체조직에서 반응을 매우 잘 일으킨다. 산화반응이 생명체에서는 필수적이지만 어떤 산화반응은 세포와 세포막에서의 불포화지방산의 산화로 인해 세포손상을 유발하기도 한다. 이렇듯 유리기는 바람직하지 않은 산화를 발생시키기도 한다. Halliwell에 의하면 유리기는 DNA, 지질, 단백질, 기타 다른 물질들을 손상시키기도 하고 암, 심혈관계 질환, 신경퇴화 관련 질환들의 발달에 관련되기도 한다고 한다. 유리기는 체내에서 자연스럽게 형성됨에도 불구하고 인체는 superoxide dismutase, glutathione peroxidase, catalase와 같은 많은 항산화 효소를 생성시켜서 이러한 세포조직 손상을 예방한다. 적절한 기능을 하기 위해 흔히 유리기 제거 효소로 불리는 이러한 효소들은 반드시 구리, 아연, 셀레늄과 같은 특정 영양소들을 잡고 있어야 한다. 이 효소들과 비교하여 그림에서 보여주는 것과 같이 비타민E, C와 β-캐로틴은 항산화 능력을 갖는 비타민들이다. 이러한 항산화 비타민들은 건강 측면과 경기력 향상 면에 있어 최근 많은 관심을 받은 연구 분야이다(이명천 등, 2003).

Hydroxyl radicals와 superoxides 같이 유리기의 파괴력에 대항하기 위해 세포는 세포막과 유전물질의 파괴를 예방하는 다양한 효소를 갖는다. 몇 가지 비타민도 항산화제 역할을 한다. 이들 비타민은 암과 심장병을 예방하고 노화를 방지라는 것으로 알려져 있다(이명천 등, 2003).

호르몬 기능

비타민 D는 비타민 형태로 존재하지만, 인체에서 몇 번의 전환을 한 활성 형태의 비타민D는 호르몬으로서 작용한다. 신장에서 생성된 후 비타민D는 다른 호르몬과 마찬가지로 혈액 내에서 순환하며 골격대사의 촉진을 위해 여러 조직에서 기능을 발휘한다. 비타민A와 K같은 물질들은 간과 장에서 생성되어 인체의 다른 부분들에 기여하지만 보통 이들 비타민은 호르몬으로 간주되지 않는다. 어떤 비타민들은 호르몬의 생성에 있어서 매우 중요하다. 비타민C가 에피네프린의 형성에 중요한 역할을 하는 것처럼 몇몇 비타민들이 호르몬의 형성에 매우 필요하지만 호르몬으로 분류되지는 않는다. 활성형태로서는 유일하게 비타민D가 호르몬의 위치를 차지하고 있다(이명천 등, 2003).

에너지

비타민은 체내의 다양한 기능을 조절하고 최적의 건강을 유지하기 위해 필수불가결한 요소이지만 에너지를 공급하지는 않는다. 열량을 전혀 제공하지 않으며 단백질이나 무기질처럼 체조직 구성에 크게 공헌하지도 않는다(이명천 등, 2003).

비타민의 결핍이나 과잉과 건강의 관계

비타민 결핍증이 건강이나 운동수행능력에 영향을 미치는지 않은지는 아마도 결핍정도에 따라 달라진다고 한다. Hornig라는 학자는 비타민 섭취량의 부족도와 영양불량의 기간에 따라 비타민 결핍정도를 4단계로 분류하였다.

초기단계는 식사를 통한 비타민의 양과 유용성의 부족에 기인한다. 갑작스런 장기간의 고강도(속도와 거리) 훈련을 하면 여러 종류의 요구는 증대되는 반면에 식사형태의 급격한 변화는 비타민의 생리적 유용률

(Bioavailability; 인체가 흡수하는 영양소의 양)에 영향을 미친다.

생화학적 결핍 : 이 단계에서는 비타민의 체내 저장분이 감소한다. 생화학적 결핍은 혈액이나 조직테스트에 의해 확인된다. 예를 들어 라보플라빈(비타민B2)의 결핍증은 적혈구에서 효소의 활성을 감지하여 알아낼 수 있다.

생리적 결핍은 식욕감퇴, 허약함, 만성적인 신체피로 등 불특정한 증상들이 나타나고 이 단계는 잠재적, 제한적 비타민 결핍증으로 알려졌다. 허약함(면역력 감퇴)과 신체피로 등이 나타나면 최적의 운동수행능력을 기대하기는 곤란하며 운동의 강도를 줄이거나 휴식과 충분한 영양섭취를 통하여 극복해야 한다.

임상에서의 비타민 결핍 : 마지막 단계로써 특정 임상 증상이 나타난다. 예를 들어, 빈혈은 엽산과 비타민 B6의 결핍과 연관되어 있으며, 건강과 운동수행능력은 현저히 부정적인 결과를 가져온다.

과거에는 비타민의 일일요구량이 비타민 결핍으로 인한 질병을 예방하기 위하여 설정되었지만 앞으로는 "건강증진의 관점에서 비타민의 역할을 종합하여 연구되고 설정되어야 한다." 고 보고되고 있다. 즉, 단순한 질병을 예방하는 수준이 아닌 건강상태를 향상하기 위한 각종 신체활동에 따른 적정한 필요량이 제시되어야 한다는 것이다. 그렇게 하기 위한 가장 적절한 제안은 신선한 천연식품으로부터 그 증가량을 섭취하는 것이 바람직하다. 대안으로 보충식품으로 권장되기도 하며, 간혹 건강이나 운동수행능력을 손상시키는 범위까지 식품을 통하여 과량의 비타민을 섭취하였다 하더라도 인체는 몇몇 비타민을 신속하게 배출시켜 인체기능을 정상적으로 유지하게 된다. 만약 효과적으로 배출되지 않고 조직 내에 축적되면 과비타민증 Hypervitaminosis이 발생되며 그 수준이면 영양소라기보다는 약물Drug로 작용하기 시작하고 비타민 남용에 의한 독성 반응이 발생한다. 마라톤은 생각보다 많은 영양소를 필요로 하는 고강도 운동이다. 항상 자기의 운동량에 알맞은 영양 섭취를 통하여 최적의 몸과 건상상태를 유지하는 것이 중요하다.

비타민 올바른 섭취

건강에 적신호가 켜지기 시작하면 일단 비타민 영양제부터 선택하는 사람들은 왠지 그렇게 해야만 건강이 좋아지지 않을까 하는 막연한 기대심리 때문이다. 그렇다면 비타민을 얼마나 어떻게 섭취해야 하는 것일까? 비타민의 종류에 따른 권장량은 비타민 결핍을 초래하지 않는 최소한의 양을 말한다. 성인병이나 노화를 막아주는 적극적인 의미의 비타민 섭취량이 아니다. 또 비타민은 종류나 복용방법에 따라 효과가 다르며, 일부는 체내에 과도하게 축적되어 부작용이 생길 수도 있으므로 유의해야 한다. 수용성 비타민과 지용성 비타민은 복용법이 서로 다르다. 수용성 비타민에는 비타민B 군에 속하는 8종류와 비타민C가 있는데 이들은 물에 쉽게 녹고 체내에 소량만 저장되므로 더 많이 섭취할 필요가 있다. 비타민 A, D, E, K는 지방에 녹지만 물에는 녹지 않는 지용성 비타민으로, 이들은 체내에 축적되기 때문에 고용량 복용 시 부작용을 유발할 수 있다. '과용'이 지나쳐 '허용치'를 넘어서면, 자칫 심각한 부작용을 일으킬 수 있다는 것이다. 따라서 지용성 비타민은 가급적 음식을 먹을 때 함께 복용하여 흡수를 높이되 적정량을 섭취해야 한다는 것을 잊지 말아야겠다. 그렇다면 가장 이상적인 비타민 섭취방법은 무엇일까? 그것은 자연에서 찾을 수 있다. 바로 햇빛을 충분히 받고 자란 과일과 야채가 그 해답이다. 사과 한 개만 해도 비타민 C외에 수십 가지의 항산화 성분들이 들어 있다. 그리고 이 수많은 항산화 성분들은 서로 복합적으로 작용해서 상승효과를 가져온다. 따라서 인위적인 비타민제제 등을 통해 단순히 그중 한 성분만을 섭취해서 얻는 항산화 효과보다는 복합적인 건강증진 효과를 기대할 수 있다고 전문가들은 말한다. 수많은 연구결과는 과일과 야채에서 특정한 비타민만을 뽑아 보충제 형태로 섭취하는 것보다 과일과 야채 그 자체로 섭취하는 것이 훨씬 높은 효과를 기대할 수 있음을 공통적으로 말해준다. 그뿐만 아니라 가장 우려되는 과다 복용과 같은 위험성도 없다는 것이다. 하지만 언제부터인가 우리는 토마토 한개, 사과 한 개를 챙겨먹는 일보다 비타민제 한두 알 챙겨 먹는 일에 더 익숙해져 있다. 하지만 무조건 비타민 보충제를 멀리 할 수는 없다. 상황에 따라 비타민 보충제 섭취를 고려해야 하는 경우도 있다. 노약자나 임산부 등은 음식섭취가 충분하지 못하기 때문에 비타민 보충제를 통해 좀 더 많은 영양을 공급해야 할 필요가 있다. 또 고혈압이나 당뇨병 등 만성질환이 있는 사람과 소화기계 질환자, 수술 후 환자의 경우에도 비타민 보충제가 필요하다. 그밖에 불규칙한 식사로 인해 식품 섭취를 골고루 할 수 없는 경우에도 비타민 보충제 섭취를 고려해 볼 수 있다.

참고 문헌

Melvin H. Williams(2003). Nutrition for Health, Fitness and Sports, 6th Ed. Mc Graw Hill. p224-225.

박영순(2000). 질병에 따라 달라지는 식이요법. 도서출판 정담. p25-45.

서영환(2005). 스포츠 영양학. 대경북스. p44-47.

강갑석 외(2002). 식품과 건강. 형설 출판사. p62-73.

비만자의 식단

비만은 단순히 무거운 것이 아닌 체지방lean body mass(체중에서 지방을 제외한 조직)에 비해 상대적으로 피하조직 및 기타조직에 지방이 과잉 축적된 상태를 말한다(Raussin & Swinburb, 1992). 체지방은 에너지 저장원(인체의 총 저장에너지의 85% 차지)으로, 외부에 대한 방어 및 단열제로서 역할을 하지만 그 이상 축적 시에는 대사에 장애를 초래한다. 지방의 축적은 서서히 이루어지기 때문에 정상과 비만을 정확하게 구분하는 것은 어렵다. 일반적으로 성인 체지방량의 정상치는 아래 표를 참고로 했을 때, 남자가 8~15%, 여자가 13~23%이고, 체지방량이 남자는 25% 이상, 여자는 33% 이상 초과하는 경우 비만obesity으로 분류한다. 비만의 원인으로써 다음의 여러 가지 요인을 들 수 있겠다.

분 류	남 자	여 자
마른 체형(lean)	〈8%	〈13%
적당한 체형(optimal)	8~15%	13~23%
가벼운 체지방 축적형 (Slightly overfat)	16~20%	24~27%
체지방 축적형(fat)	21~24%	28~32%
비만(obese)	≥25%	≥33%

(Nieman, 1995)

유 전

인체를 대상으로 한 많은 연구들에서, 양쪽 부모 모두가 정상 체중인 경우, 그 자녀들이 비만이 될 가능성은 10% 이하였으며, 한쪽 부모가 비만일 경우에는 50%, 그리고 양쪽 부모 모두가 비만일 경우에는 그 자녀의 80%가 비만이 될 가능성이 있는 것으로 보고된다.

잘못된 식사행동

식사속도가 빠르고 씹는 횟수가 적을수록 소화흡수 속도는 느리게 되므로 혈당상승 속도도 저하되어, 뇌의 시상하부의 섭식중추는 계속 자극되지만 포만중추는 억제되므로 결국 섭취량이 많아져 과식을 하게 되고, 따라서 비만을 초래하게 된다.

중추성 요인

뇌의 시상하부에는 식욕을 조절하는 식욕중추가 있는데, 이곳에 종양이나 감염으로 조절장애가 생기면 비만의 원인이 된다.

이러한 비만의 치료 방법으로는 식사요법, 운동요법, 행동요법, 약물요법, 수술요법 등이 제시되고 있는데, 가장 중요한 치료 방법은 에너지 섭취량을 감소시키고 소비량을 증가시키는 것이다. 에너지 섭취량을 감소시키기 위해서는 식사조절이 무엇보다도 중요하므로, 비만 치료시 식사제한이 가장 보편적으로 시도되고 있다. 비만치료를 위한 식사요법으로는 중정도의 에너지 제한식modest low calories diet, 에너지 제한low calories diet, 심한 에너지 제한식very low calories diet, 저지방식 low fat diet 등이 제시되고 있다. 제시되는 식사 제한방법들은 서로 다른 특성을 가지고 있으므로 식사요법이 효과를 거두기 위해서는 개개인에 가장 적합한 방법을 사용하여야 한다. 특히 비만은 만성적인 질환이므로 식사요법 역시 이를 고려하여 체중을 감소시키고, 감소된 체중을 지속적으로 유지하는 데 초점을 맞추는 것이 매우 중요하다(승정자, 2003).

비만을 위한 식사는 감식을 통하여 체중을 감소시키는 저열량식을 원칙으로 하며 기본방침은 다음과 같다.

열 량

소비열량이 섭취열량을 상회하도록 하며 3대 열량 영양소를 적절히 배분한다. 갑작스러운 저열량식은 시장기를 유발하고 정신적, 육체적인 고통을 느끼게 하며 장기간 계속하기가 힘들게 된다. 저열량식은 체내에 축적된 지방을 감소시킴으로써 체중을 줄이는 데에 그 목적이 있다. 1일 섭취 열량을 1,200kcal에서 1,800kcal로 정한다. 그러나 체중을 급격히 감소시키면 위험하다. 즉, 일주일에 0.5kg~1kg의 체중을 줄이도록 권장한다.

활동 정도	체중 1kg당 필요에너지(kcal)
1. 활동이 거의 없음(병상에 누워 있는 환자)	29
2. 가벼운 활동(주로 앉아서 하는 일)	31
3. 보통 활동(보통 속도로 걷기)	33
4. 심한 활동(1주일에 3번 이상 심한 운동을 하는 경우)	35
5. 격심한 활동(매일 격심한 운동을 하는 경우)	38

(Melvin, 1999)

단백질

단백질은 표준체중, 혹은 조정체중 1kg당 0.8~1.2kg이 권장된다. 에너지를 제한하게 되므로 근육조직의 과다한 손실을 방지하기 위해서는 적정 수준의 단백질 섭취가 필요하다. 특히 에너지 섭취량이 적을수록 단백질 섭취는 더 중요하다. 일반적으로 질소평형유지를 위해서는 에너지 100kcal을 제한할 때, 0.2~0.3g의 질소를 증가시켜야 하며, 이는 1.75g의 단백질에 해당하는 양이다.

지 방

지방은 많은 에너지를 제공하기 때문에 에너지 섭취를 줄이기 위해서는 감소시켜야 한다. 그러나 지방은 공복감을 덜 오게 하며, 지용성 비타민의 이용과 필수지방산의 공급에 필요하므로 하루 총 에너지 섭취량의 약 20~25%을 넘지 않도록 권장한다.

비타민과 무기질

체중을 감소하기 위해 에너지 섭취량을 제한할 경우 식사 내 무기질과 비타민이 부족하기 쉬우며, 특히 수용성 비타민과 칼슘, 철분 등이 부족하기 쉽다. 따라서 무기질과 비타민이 풍부하면서도 열량은 작고 부피가 많아 만복감을 줄 수 있는 채소나 해조류 등을 많이 섭취하도록 한다.

당 질

당질을 지나치게 제한을 할 경우 지방이 불완전 산화되어 케톤증ketosis이 일어날 수 있으므로 하루에 최저 100g 이상의 당질을 섭취해야 한다. 또한 당질은 단백질의 열량 소모를 방지하고 뇌신경계에는 포도당을 에너지원으로 하기 때문에 당질의 공급이 꼭 필요하다. 그러나 당질 중에서도 설탕이나 물엿, 시럽 등 농축당은 빠르게 체지방으로 축적되므로 피하고, 식이 섬유소는 위에서의 정체시간을 지연시키고 공복감을 완화시키므로 섭취량을 늘리도록 한다.

수 분

정상적인 식사를 하는 경우에는 1일 2l 이상의 수분이 요구된다. 저열량 식사를 하는 경우 에너지원의 공급을 위하여 단백질이 분해되면서 생성되는 질소산물이 증가되므로 이를 배설하기 위해서는 충분한 양의 수분이 필요하다. 특히 저당질 식사를 하는 경우 케톤체의 배설을 위해 많은 양의 수분이 요구된다. 일반적으로 1일 2l 이상 혹은 1kcal당 1㎖ 이상의 수분섭취가 필요하다. 체중조절을 위한 식사요법을 에너지 제한 정도에 따라 다음과 같이 분류할 수 있다.

중정도의 에너지 제한 식modest low calorie diet

일반적으로 평소 섭취량보다 에너지를 500~600kcal 정도 감량한 식사로 환자들의 적응이 쉬우며, 장기간에 에너지 섭취량 감소효과를 얻고자 할 때 도움이 된다. 이 방법을 지속적으로 잘 이용하면 에너지를 심하게 제한할 때보다 일정 기간 후 체중감소의 효과가 더 크게 나타날 수 있다. 이상적이고 균형된 저에너지 식사는 식품 교환표를 이용하여 계획할 수 있다. 환자가 잘 적응할 수 있도록 가능한 환자의 생활 습관과 식품에 대한 선호도를 고려하여 계획하여야 하며, 식사요법 시행할 때 발생 가능한 문제에 대해 사전에 대처할 수 있는 방안을 제시해 주는 것도 매우 중요하다. 중정도의 에너지 제한 식사는 대부분 일상적인 음식으로 계획하지만, 경우에 따라서 상업적인 조제식을 병용하기도 한다.

에너지 제한 식low calorie diet

1일 1,000~1,200kcal 정도로 에너지 섭취를 제한하는 식사로서, 이 방법을 적용할 때 주의점은 모든 환자의 에너지 필요량이 다르다는 것과 몇몇 영양소의 결핍이 초래되기 쉽다는 것이다. 일부 연구에서 1,200kcal 이하로 에너지제한을 할 경우 10~20주간 체중을 15% 정도 감소시킬 수 있다고 보고하고 있으나, 감소된 체중을 유지하는 프로그램이 없을 경우 체중이 쉽게 원상태로 회복되었다. 이 식사의 효과에 대해 1년 이상 연구된 것은 드물며, 환자들의 계속적 참여를 유도할 수 있는 적절한 지원 시스템이 없을 경우 중도 포기율이 매우 높다.

심한 에너지 제한 식very low calorie diet

심한 에너지제한 식사는 1일 400~800kcal의 에너지를 공급하는 매우 적극적인 방법으로 에너지 소모량보다 훨씬 적은 에너지를 섭취함으로써, 부족한 에너지를 체지방으로부터 보충하여 단기간에 빠른 체중 감소가 이루어지도록 하는 방법이다. 이 식사는, 에너지는 제한하되 케톤산혈증ketosis과 질소 및 전해질 손실을 최소화할 수 있는 당질과 질이 좋은 단백질, 필수지방산을 포함한 최소한의 지방, 권장량을 충족시킬 수 있는 비타민과 무기질이 포함되어 있어야 한다. 이 방법을 사용할 경우 일반적으로 1주일에 1.5~2.5kg 정도, 12~16주 사용할 때 20~25kg이 감소된다. 일반적으로 체질량지수가 30kg/㎡ 이상인 비만환자들의 단기간 사용에 적당하다. 심한 에너지제한 식사요법을 기본으로 한 체중조절 프로그램은 일반적으로 아래 표와 같이 4단계로 나누어진다.

심한 에너지제한식의 시행단계(김은미, 1999)

	내 용
단계 1	1일 1,200~1,500kcal 정도의 열량을 섭취
단계 2	1일 800kcal 이하의 열량을 섭취
단계 3	다시 고형음식을 섭취
단계 4	감소된 체중을 유지하기 위해 영양교육과 행동수정에 초점을 둠

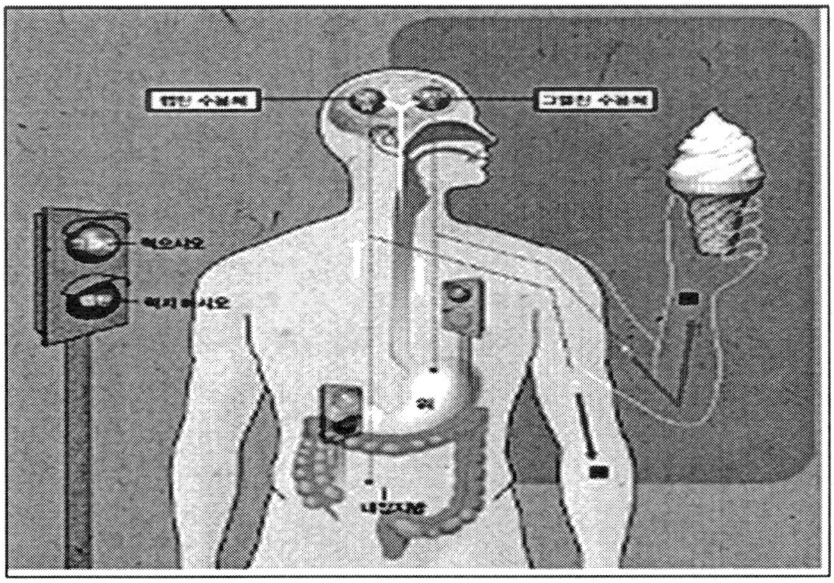

공복감 증대 및 억제 신호체계

위 그림에서 leptin 수용체는 지방세포에서 나오는 호르몬으로 공복감을 감소시켜(배가 부를 경우) 식욕을 억제한다. 반대로 Ghrelin 수용체는 음식을 보면 분비되는 호르몬으로 공복감을 증대시켜 결국 식욕을 증대한다. 이는 혈당 센서가 협조하여 먹을 것인지 아닌지를 결정하여 체중에 영향을 미칠 수 있는 대표적인 신호체계라 하겠다.

저지방식

이 식사는 특별히 에너지제한을 강조하지 않고 지방섭취를 줄임으로써 1일 총 에너지 섭취량을 줄이는 방법이다. 특히 평소 고지방식사를 하는 환자의 경우 적합하다. 지방섭취량을 제한하는 방법은 장기간의 체중유지에 매우 효과적이다. 일부 연구에서는 지방으로 섭취하는 에너지를 10%정도 감소 시켰을 때, 5kg 정도 체중을 감량시키는 효과가 있음이 보고되고 있다. 지방제한식은 심혈관계 위험요인이 있는 환자의 경우 상당한 이점이 있으며, 비만 치료 초기에 강도 높게 에너지를 제한하여, 어느 정도 체중이 감소된 환자들의 감소된 체중을 유지할 수 있도록 하기 위한 프로그램으로 사용할 수 있다. 일단 체중이 어느 정도 감소된 후에는 저지방식을 자유롭게 섭취하는 방법이 효과가 있음이 보고되었다.

그런데 식이요법에만 의한 장기적인 체중조절 방법은 적절히 이뤄지면 효과적일 수 있으나 성공률은 일반적으로 20%이하 수준으로 알려져 있다. 단식에 가까운 식사조절에 의한 지방량 감소와 더불어 단백질 섭취 부족으로 근육량도 감소될 뿐 아니라 생체에 필요한 미량 영양소들의 결핍으로 인한 영양실조와 기초

대사 저하를 초래하여 무기력하여지는 등 생리적으로 많은 문제를 유발시킬 수 있기 때문에 식이요법만으로는 체중을 감량하는데 비효과적일 수 있다.

식사와 운동의 이상적인 조합방법으로 권장할 수 있는 것은 감량할 조직의 50%를 유산소운동에 의해서, 그리고 나머지 50%를 식사조절에 의해서 감량하는 것이다. 예를 들어 1주일에 1kg의 체지방을 감량한다면 0.5kg의 지방조직을 식사조절로서 감량하고, 나머지 0.5kg은 유산소운동으로 감량하는 것이다. 그러면 2,000kcal 정도는 섭취할 수 있어 보통 식사 수준에도 크게 접근하게 된다.

참고문헌

승정자(2003). 식사요법 이론 및 실습. 광문각. p151-160.

이정실 외(2002). 식사요법. 교문사. p137-152.

강정옥, 김군자, 정효숙(2001). 식사요법. 형설출판사. p249-250.

김미진(2007). 비만도에 따른 식품영양표시에 대한 이해도와 이용실태 및 식습관 비교연구. 경희대 교육대학원 석사학위 논문. p3.

백광현(2005). 기초 운동영양·식사학. 성신여자대학교 출판부. p351-354.

운동과 칼슘

칼슘(Calcium: Ca)은 체내에 가장 많이 존재하는 무기질이다. 체내 칼슘의 대부분을 차지하는 98%는 calcium phosphate와 같은 염을 형성하여 골격의 강도를 유지한다. 1%는 치아 형성을 위해 사용되고 나머지는 이온상태로, 또는 단백질과 결합하여 인체대사에 상당한 역할을 한다. Ca^{2+}은 모든 종류의 근육, 심장, 골격근육과 동맥과 같은 혈관의 평활근 등의 수축에 관여한다. 칼슘은 효소를 활성화한다. 이것은 근글리코겐과 간글리코겐의 합성과 분해에 있어서 중추적인 역할을 한다. 또한 칼슘은 신경자극전달, 혈액응고와 호르몬의 분비를 조절하는 역할을 한다. 주지해야 할 것은 골격에 존재하는 칼슘은 활성을 나타내지 않는다는 것이다. 신경자극전달과 같은 칼슘의 생리적 기능은 골격조직 형성에 선행하여 우선적으로 이루어진다. 단기간에 칼슘 섭취가 부족하게 되면 신체는 부갑상선호르몬과 호르몬 형태인 비타민 D의 작용으로 골격으로부터 칼슘을 동원하여 이온 형태의 적절한 칼슘 수준을 유지한다(이명천 등, 2003).

칼슘대사와 운동

육체활동의 증가는 칼슘 이용률을 증가시켜 뼈의 형성과 강도를 유지하는 데 매우 중요하다. 사춘기 이전의 어린이에게 칼슘 보충제를 섭취하게 한 결과 골질량의 많은 증가를 보였고 적절한 칼슘 섭취는 사춘기 학생들에게도 역시 중요하다. 걷기나 조깅과 같은 체중부하 운동은 엉덩이와 척추에 충격을 가하면서 골무기질화를 촉진시키고 근력 운동이나 푸시업도 척추나 손목뼈에 우수한 운동종목이다(이명천 등, 2003). 그러나 젊은 여자 달리기선수의 경우 칼슘 대사 장애가 심한 것으로 나타났으며 특히 지구성 운동선수와 체중조절을 위해 식이섭취를 제한하는 운동종목의 선수들에게서 더욱 심한 것으로 조사되었다. 칼슘 섭취가 낮은 경우 여자선수들은 에스트로겐이나 다른 성호르몬 생성에 장애가 온다. 무월경 증세가 있는 젊은 여자 달리기선수들은 낮은 에스트로겐 농도와 낮은 칼슘 섭취로 인해 골질량이 손실될 위험이 있고 뼈에 대한 운동효과가 감소될 수 있으며 골밀도는 감소된다. 즉 체중 조절을 위한 식사조절로 칼슘 섭취가 감소되고 심한 훈련으로 인한 스트레스는 성호르몬 분비를 방해하여 생리를 불규칙하게 하거나 중단시킬 수 있다. 불규칙한 생리를 하는 운동선수의 경우 정상적인 선수나 일반인에 비해 척수의 골밀도가 낮았고 이것은 골다공증으로의 위험을 증가시킨다. 뼈의 골밀도를 정상으로 유지하기 위해서는 정상적인 생리가 중요하다. 골밀도를 회복하기 위한 가장 효과적인 방법은 정상적인 생리의 회복이며 1일 1500㎎의 칼슘 섭취가 권장된다(김현숙 등, 2001).

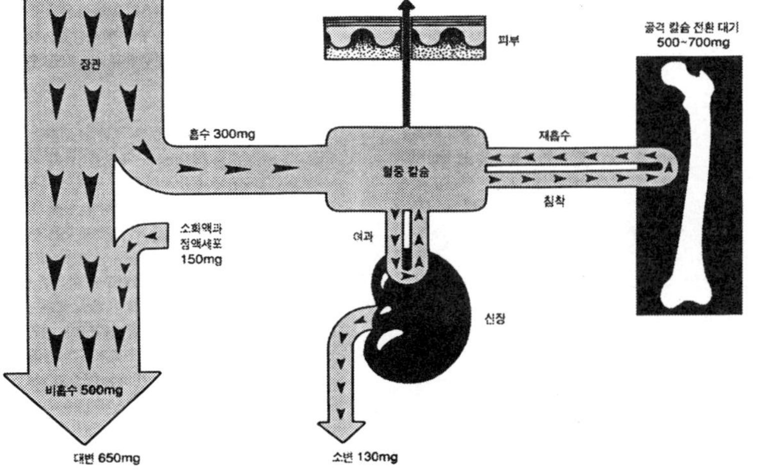

하루 800mg을 필요로 하는 성인의 Ca균형

800mg의 섭취량 중에서 단 300mg이 체내에 흡수되며 나머지 500mg는 대변으로 배출된다. Ca균형을 유지하는데 있어 300mg이 배출되며, 이는 대변으로 150mg, 신장을 통해 소변으로 130mg, 그리고 20mg의 땀이 배출되는 것을 포함한다(이명천 등, 2003). 손상된 칼슘대사와 관련된 가장 중요한 건강문제는 골격과 관련된 질병이다. 골격의 형성 무기질화와 연관된 요인들로는 운동과 같은 기계적 충격, 부갑상선호르몬, 칼시토닌, 비타민D(calcitriol)및 에스트로겐과 같은 호르몬, 그리고 식이칼슘 등 다양하다. 이들 요인들 중 하나라도 불균형하게 되면 골격 탈무기질화가 초래되고 어린이에게는 구루병, 성인에게는 골다공증이 유발된다(이명천 등, 2003).

칼슘 보충제의 운동능력 향상효과

칼슘 보충제는 제품에 따라 50~600㎎정도로 매우 다르기 때문에 제품 표시를 보고 확인하는 것이 중요하다. 하루에 걸쳐서 골고루 섭취될 때 더 많은 칼슘이 흡수되기 때문에 칼슘 보충제를 원하는 사람들은 한 번에 600㎎을 섭취하는 것보다 하루에 3회 간식이나 식사와 함께 200㎎ 정도씩 섭취하는 것이 좋다. 또한 보충제가 음식과 함께 섭취되면 위산과 장 흡수속도 지연으로 인해 칼슘 흡수가 촉진된다. 하루 총 600㎎의 칼슘 보충제가 식사 중의 500~600㎎의 칼슘과 합해지면 대부분의 사람들에게 충분한 칼슘 영양을 제공할 수 있다. 그러나 분명히 강조되어야 할 것은 칼슘이 풍부한 식품을 주의 깊게 선택함으로써 보충제의 필요없이 하루에 요구되는 칼슘 양을 보충하는 것이다(이명천 등, 2003). 신체활동의 증가는 칼슘의 이용효율을 증가시키고 적절한 골밀도 및 뼈의 힘을 유지하는데 중요하다. 그러나 칼슘 보충제에 대한 운동능력 향상효과가 증명되지 않았으므로 운동수행능력을 증가시키기 위한 칼슘 보충은 널리 시행되지는 않고 있는 실정이다. 칼슘 보충을 위한 방법으로 고칼슘 식사는 칼슘 외에 많은 다른 영양소를 함유하므로 영양상태를 향상시키는 데 바람직하나 칼슘 약제의 복용은 오직 칼슘 이온만을 함유하므로 바람직하지 않다. 다량의 칼슘제 섭취는 일부 사람에게 비정상적인 심장수축 장애, 신장결석 등을 유발시킬 수 있으며 철, 아연 , 마그네슘 등 무기질 흡수를 방해한다(김현숙 등, 2001).

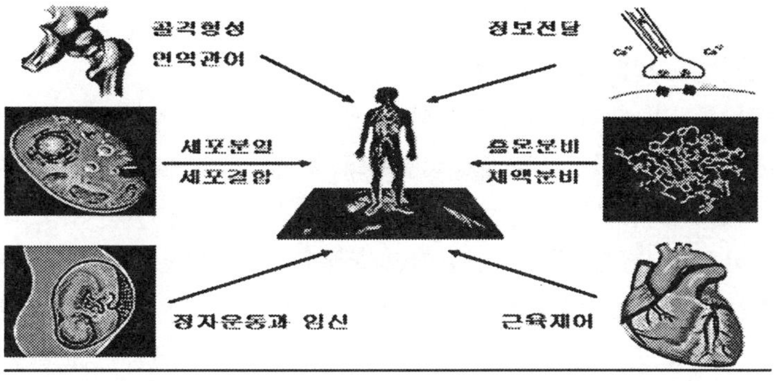

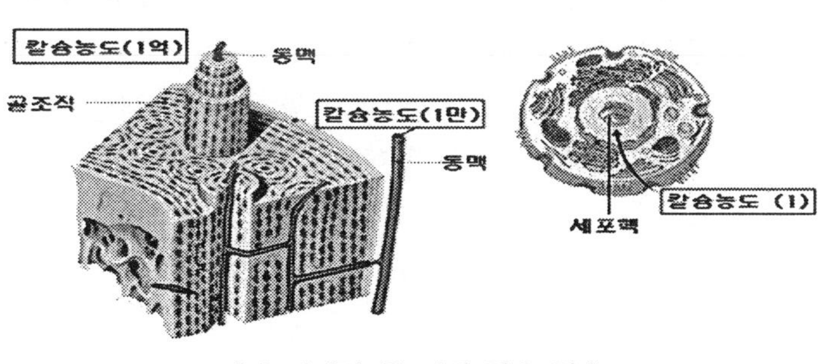

체내 미네랄 중 가장 많은 칼슘

한국 사람의 식단에서 가장 부족한 영양소가 바로 칼슘이다. 체내 무기질(미네랄) 가운데 가장 많은 양(약 83%)을 차지하고 있다. 칼슘은 체중의 약 2% 정도를 차지하여 70kg의 남성이라면 약 1.4kg의 칼슘을 가지고 있으며 대부분 뼈 속에 들어 있다.

칼슘은 뼈 안에만 있는 것이 아니며 인체를 구성하는 모든 세포(60조개)와 혈액 안에도 있다. 뼈 안에 있는 칼슘과 혈액에 있는 칼슘(세포외액)과 세포내액에 있는 칼슘은 그 역할이 전부 다르며 서로 균형을 이루면서 기능적으로 상호협력을 하고 있다. 체내의 칼슘은 뼈와 치아의 형성, 세포분열과 결합과 증식, 세포대사활동, 혈관수축운동, 신경과 근육활동, 면역기능, 지혈작용, 산-알칼리평형조절활동, 전기적인 신경흥분전달, 체액과 호르몬 분비, 기억활동 등에 관여하고 있다. 혈액에 흡수된 칼슘은 뼈, 세포외액, 세포내액이라는 장소를 찾아서 이동하며 서로 분포농도의 균형을 유지하면서 필요한 곳에 동원된다. 체내 칼슘은 뼈와 혈액(혈장, 세포외액)과 세포내액 사이에서 1억 : 1만 : 1이라는 일정한 분포농도로 균형을 이루고 있다. 칼슘분포 농도가 균형이 무너지게 되면 각종 질환이 일어난다. 예를 들면, 생명 유지와 가장 직접 관련이 있는 칼슘은 혈중(혈장, 세포외액) 칼슘과 세포내액에 있는 칼슘이다. 모든 근육(심근, 혈관근, 내장근, 골격근, 안근 등)은 근육에너지에 의해서 수축과 이완을 반복하는 과정에 그 수축력을 조절하는데 있어서 조절물질로 반드시 칼슘이 동원된다. 심근과 혈관근은 단 1초로 쉬지 않고 끊임없이 수축과 이완의 동작을 반복해주어야 혈액순환을 할 수 있다. 수축과 이완동작을 반복하기 위하여 탄수화물, 지방, 단백질이라는 에너지영양소가 동원되며, 이러한 에너지영양소를 적절하게 조절해 주는 물질이 바로 칼슘이다. 따라서 뼛속에 있는 다량 들어 있는 칼슘은 필요할 때 호르몬이라는 열쇠에 의하여 언제든지 혈액으로 빠져나갈 수 있다. 칼슘 섭취가 부족한 가운데 체내의 칼슘이 계속 빠져나가기만 하면 당연히 뼈 속이 비게 될 것이다. 이것이 바로 골다공증이 되는 과정이다.

칼슘농도가 혈관근육세포에서 급격하게 증가하면 혈관은 강하게 수축하여 혈압을 상승시켜 고혈압과 심근경색과 뇌경색을 유발하는 일도 있다. 따라서 체내에 분포되어 있는 칼슘이 자기 임무를 다하기 위하여 끊임없이 움직이지만 분명한 질서가 있도록 조절하는 시스템이 체내에 있다. 칼슘의 농도를 적절하게 조절하는 역할을 하는 물질이 바로 호르몬이다. 혈중 칼슘이 부족할 때 뼈에서 칼슘을 끌고 오는 역할을 부갑상선호르몬이 하며 흡수된 칼슘을 뼛속으로 들어가도록 하는 호르몬이 칼시토닌과 비타민 D이다(주기환, 2008).

운동이 칼슘 기능(골밀도)에 미치는 영향

이준혜(2001)에 의하면 성장기 흰쥐에게 달리기와 수영, 저항운동을 시켰을 때 대퇴 골량과 칼슘 및 인의 함량이 저항 운동군에서 높게 나타났고 칼슘섭취량의 차이가 없었음에도 불구하고 운동군이 대조군에 비해 체내 칼슘보유량이 높음을 관찰하였다(김광민, 2002). 또한 Aloia(1978) 등에 의하면 평균연령 53세인 9명의 폐경기 여성을 대상으로 1년간 주당 3회씩 러닝 운동을 실시한 결과 비교집단에 비해 운동집단에 인체 총 칼슘량이 증가되었다고 보고하였다(장기주, 2008). 달리기나 무용, 체조와 같은 충격부하 훈련은 수영과 같은 활동부하 훈련 보다 골밀도가 높게 나타나, 고강도의 충격 운동은 골밀도와 근육수행을 자발적으로 증가시키는데도 적합하여 근육을 강화시키고 골밀도를 증가시키는 데도 효과적이다(이채형, 2007). 결국 이러한 점을 종합해 볼 때 운동은 골격건강유지 및 증진에 있어서 대단히 중요하다. 또한 운동의 효과는 신체 각 부위에 있어서 부분적인 효과에도 기여한다는 것을 알 수 있다. 이외의 여러 연구에서도 육체적 활동량의 증가로 골 손실을 상당히 막을 수 있다고 하였다(장기주, 2008).

참고문헌

김광민(2002). 운동형태가 신체구성 및 골밀도에 미치는 영향. 석사학위논문. p18.

김현숙 외(2001). 21세기 스포츠 영양. 교문사. p173-175.

이명천 외(2003). 스포츠 영양학. 라이프사이언스. p264-270.

이채형(2007). 성장기 여중생의 체중 부하 운동형태가 골밀도와 골대사 지표에 미치는 영향. 석사학위논문. p27.

장기주(2008). 운동유형에 따른 중년여성의 신체조성, 혈중지질 및 골밀도 분석. 석사학위논문. p14, p15.

정희영(2004). 여대생의 운동경험에 따른 골밀도와 신체구성차이. 석사학위논문. p53.

운동과 마그네슘

마그네슘magnesium이란 은백색의 가벼운 금속 원소의 하나이다. 산(酸)에 잘 녹고, 수소를 발생하며, 전성(展性)이 좋다. 천연으로는 탄산염 · 황산염 · 규산염 따위로 광물 속에 섞 황산거나 바닷물이나 광천, 동 · 식물의 몸 안에 들ㅋ 황산으며, 주로 소금물의 전기 분해로 얻는다. 티탄 · 우라늄 제조의 환원 환사진술 따위에 쓴다. 원자 속호는 Mg, 원자 번호는 12, 원자량은 24.31이라탄 · 정의하탄 · 이나 광展性)마그네슘Mg은 체중 1kg당 0.5g으로 Na, K에 이ㅋ 황4번째로 많은 금속이며 체내총량인 21g(20~28g) 중 11g이 골에 함유되ㅋ 황산으며 골격근의 신경-근육전도에 관여하는 전해질 작용, 세포내 효소반응의 Co-factor 등의 작용을 하고 있다(김대관, 1991).

체내 마그네슘(magnesium ; Mg)의 약 70%는 칼륨, 인과 결합하여 골격의 표면을 구성하며, 골격의 강직성 유지를 돕는다. 나머지는 거의 모두 세포 내에 존재하며, 2% 정도만이 세포외액에 함유되어 있다. 마그네슘은 산화적 인산화과정oxidative phosphorylation에서 ATP와 ADP간 상호 전환과정에 효소의 촉매로서 필요하다(정일규, 1998).

또한 마그네슘은 중요한 대사에 작용한다. ATP에 복합체로 포함되어 있는 마그네슘(ATP complexed to magnesium)은 근육 수축과 이완muscle contraction and relaxation의 효소 작용의 기질substrate로서 근육 긴장muscle tension의 중요한 조절제이다. 세포내 마그네슘의 역할에 관한 연구에서 이온화 마그네슘과 마그네슘 아데닌 뉴클레오타이드 복합체magnesium-adenine nucleotide complex 농도에 약간의 변화가 근육 세포의 수축 기능에 큰 영향을 준다. 마그네슘은 또한 세포의 에너지 전환 반응 energy-transferring reaction과 산화oxidation, 합성synthesis과 이동transport의 보조 인자cofactor로 작용한다(홍치욱, 1996). 아래 그림은 마그네슘이 ATP합성에 참여하는 마그네슘(Mg)의 역할을 보여주고 있다.

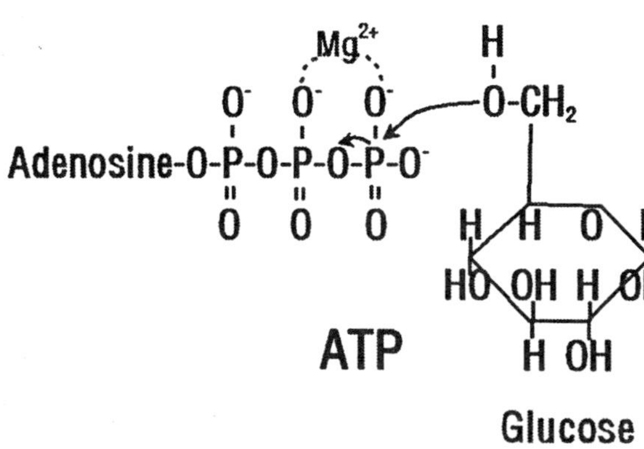

글루코스 해당과정

몸에는 생체 대사를 조절하는 400종의 효소가 마그네슘을 포함하고 있다. 마그네슘은 혈당으로부터 근육 및 간의 글리코겐 합성을 도와주는 중요한 역할을 한다. 생체의 마그네슘 중 20~30g은 포도당, 지방산 및 아미노산이 에너지 대사 과정에서 분해될 때 보조인자로 작용한다. 또한 마그네슘은 지질 및 단백질 합성에 관여하고, 신경근육계가 적당한 기능을 할 수 있도록 도와준다. 마그네슘은 나트륨이나 칼륨과 함께 전해질 형태로 혈압 조절에 관여한다. 땀을 흘리면 비교적 소량의 마그네슘이 손실된다. 마그네슘은 DNA 및 RNA 합성과 구조를 조절하며, 이에 따라 세포성장, 재생, 생체막 구조 조절에도 관여한다. 또한 마그네슘은 칼슘통로 차단자로 작용한다(장경태 등, 2006).

우리 신체는 약 50-60%의 마그네슘을 골격계에 저장하고 이는 단기간의 식이 결핍 중에 보유고로서의 역할을 한다. Sojka와 Weaver는 마그네슘은 골격 대사에 영향을 주고 골격 연화를 예방하는데 돕는는 단기간한다고 하였다. 소량이 혈청에 존재하며 나머지는 300여개의 효소를 구성하여 근육과 같은 연조직에 존재한다. 신체간활동이 많은 사람들에게 중요한 신경근육, 심혈관과 호르몬 기능 등 여러 다양한 신체 대사에 중심적인 역할을 한다. 예를 들어 ATPase의 일부로서 근육 수축과 에너지 급원으로 ATP를 동반하는 모든 신체 기능에 관여한다(이명찬 등, 2001).

이러한 마그네슘의 결핍으로 혈청 마그네슘이 저하되면 신경자극의 전달과 근육의 수축 · 이완이 정상적으로 조절되지 않아 신경흥분 및 근경련tremors이 일어난다. 알콜의 과량섭취는 마그네슘의 체외 배설을 촉진하므로 알콜 중독증의 전형적인 증세로서 수전증이 나타나게 된다. 연구들에 의하면, 장시간 운동 시 혈청 마그네슘의 수치가 저하된다고 보고되고 있다. 땀을 통한 마그네슘의 배출과 그로 인한 혈청 마그네슘의 저하가 무더운 환경에서 운동수행 중 발생하는 근경련의 한 가지 원인으로 제시되고 있으나 현재로서는 불명확하다(정일규, 1998). 또한 무감각, 근육허약, 근육경련, 전율, 심 부정맥 등이 나타난다. 근육 관련 증상은 낮은 수준의 마그네슘이 근육 수축에 있어서 칼슘의 자극적인 영향을 차단시키지 못하기 때문에 발생한다. 이러한 의미에서 마그네슘 결핍은 고혈압과 관련되는데 그 이유는 과량의 칼슘은 동맥의 근육이 압축되게 하기 때문이다(이명찬 등, 2001).

미국 인구의 많은 수가 불충분한 마그네슘 섭취를 하고 있지만 NRC에서는 마그네슘 결핍은 드물다고 보고한다. 다양한 식품에 널리 존재하고 신장과 장에서 효율적으로 보존되는 체계를 갖고 골격 조직에 상당량 저장되기 때문에 정상적인 식사를 섭취하는 사람들에게 있어서 단순한 마그네슘 결핍은 찾아보기 힘들다. 이뇨제의 사용이나 과량의 알콜 섭취는 물론 신장 기능 이상이나 지속적인 설사와 같은 특이 상황에서는 결핍 상태가 발현될 수 있다(이명찬 등, 2001).

이런 마그네슘의 결핍을 보충함으로써 나타나는 운동능력에 대한 변화 실험이 있었다. Brilla와 Haley의 연구에서는 훈련되지 않은 남자와 여자를 대상으로 7주 동안 근력훈련을 시키면서 체중 kg당 8mg의 마그네슘을 섭취하도록 정상식사에 포함하여 섭취하게 하고 위약과 비교하였다. 등속성 운동기구에 의해 quadriceps torque를 기록하며 실험 전 후의 근력을 측정하였다. 근력훈련에 의해 두 그룹 다 근력은 증가하였지만 보충 그룹에서는 위약과 비교하여 유의적으로 큰 증가를 보였다. 그러나 더 최근의 연구에서는 근력을 크게 향상시키지 못하였다. 이렇듯 마그네슘 보충의 기능향상 효과를 지지하기에는 자료나 너무 미비하기 때문에 잘 수행된 연구들이 더 많이 입증해야 할 필요가 있다(이명찬 등, 2001).

다른 연구로는 6주 동안의 마그네슘 보충은 마라톤을 한 후, 대퇴의 사두근 근력이나 피로회복에 도움이 되지 않았다고 한다. 또한 4주 동안 매일 212mg의 산화마그네슘을 보충하였더니 휴식기 마그네슘 농도는 증가하였으나, 위약군과 비교하였을 때, 유산소 또는 무산소 운동 능력은 변화가 없었다(장경태 등, 2006).

마그네슘에 대한 개괄적인 내용은 다음 표를 통해 볼 수 있다(이명찬 등, 2001).

	주요 식품 급원	신체 주요 기능	결핍 증상	과잉 증상
Mg	우유와 요거트, 견과류, 전곡류, 과일 및 채소류 (특히 녹엽채소)	같은 물질의 구성 요소, 단백질 합성, 금속 효소, 2,3-DPG 형성, 당질 대사	드물다. 근육 허약, 냉담 및 무신경apathy, 근육경련, 심부정맥, 평활근 수축, 골격 형성	구토, 설사

운동선수들의 마그네슘 섭취는 거의 권장수준 정도로 섭취하고 있으나, 여성 무용수와 체조선수는 부족하게 섭취하는 실정이다. 녹색 채소, 콩, 견과류, 바나나, 버섯과 통곡류 식품은 마그네슘의 좋은 급원 식품이다. 마그네슘 보충제 섭취는 권하지 않으며, 이는 마그네슘을 종종 고토 석회나 대리석에서 추출하다보니, 종종 수은이나 납 등의 독성물질이 섞이기 때문이다(장경태 등, 2006). 마그네슘은 대두, 곡류, 채소류 등 식물성 식품에 풍부하게 함유되어 있다. 따라서 채소를 많이 섭취하는 우리나라 사람들은 마그네슘 결핍증을 가지고 올 우려가 거의 없으며, 대부분의 연구에서도 마그네슘 보충제의 섭취는 불필요한 것으로 결론짓고 있다(운동과 건강생활편찬회, 1999). 아래의 그림은 마그네슘이 함유되어 있는 식품들을 보여주고 있다.

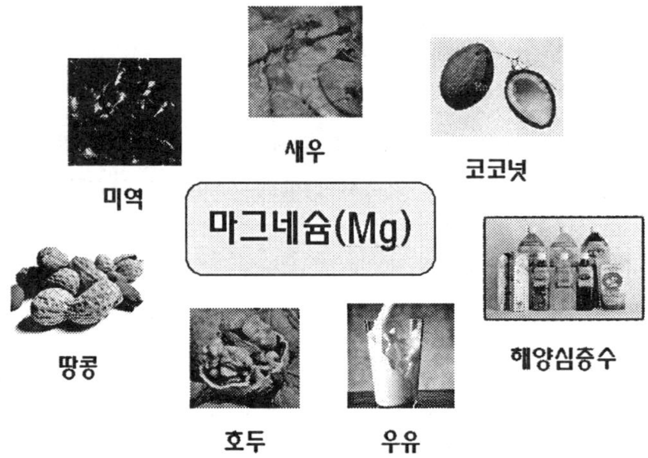

마그네슘 공급원

신체적으로 활동적인 사람들은 마그네슘이 풍부한 식품을 함유하는 식사를 통하여 충분한 양의 마그네슘을 섭취해야 한다. 시합을 위하여 체중을 감량해야 하는 사람들을 위해서는 RDA(recommended daily allowance, 일일 권장량)를 함유하는 마그네슘 보충제가 권장된다. 부작용이 있는 사람은 다량 섭취가 필요하지 않다(이명찬 등, 2001).

이처럼 마그네슘이 체내에서 중요한 작용을 하는 무기질임을 알 수 있다. 운동 능력의 향상과 직접적인 작용이 있는지는 아직 확실히 밝혀지지 않았지만, 꼭 필요하고 없어서는 안되는 영양소임은 확실하다. 마그네슘은 우리 몸의 소화, 혈액, 근육 등 영향력이 없는 곳이 없으며, 적은 양이지만 균형적으로 섭취하는 것이 중요하다.

참고문헌

정일규(1998). 운동과 영양학. 도서출판 대경. p173-174.

장경태 등(2006). 스포츠 영양학. 도서출판 한미의학. p67.

이명찬 등(2001). 스포츠 영양학. 라이프사이언스. p208, 215-216.

운동과 건강생활편찬회(1999). 운동과 건강생활. 정림사. p143-144.

김대관(1991). 골절이 혈중 칼슘, 마그네슘의 농도에 미치는 영향에 관한 연구. 부산대학교대학원. 석사학위논문. p9.

홍치욱(1996). 관상 관류액내 마그네슘 농도에 따른 심근 보호 효과. 경희대학교 대학원. 석사학위논문. p12.

운동과 철분

철분iron은 세포호흡 과정에서 일어나는 전자전달계electron transport system의 산화-환원 반응을 매개할 뿐 아니라 DNA의 합성에 관여하는 필수적인 효소의 보조인자로서의 역할을 수행하고 순환계에서 산소운반을 담당하는 헤모글로빈hemoglobin과 미오글로빈myoglobin을 구성하는 성분으로서도 핵심적인 역할을 수행하는 중요한 미량원소들 중의 하나이다. 철분대사의 항상성 조절은 운동수행능력, 특히 유산소 운동수행능력에 커다란 영향을 미치는데 이는 운동수행능력이 순환계에서의 원활한 산소 운반과 말초조직을 구성하는 세포내에 존재하는 미토콘드리아에서 일어나는 산화적 인산화 반응에 의한 ATP 생성에 의해 지배를 받을 수밖에 없으며, 이러한 모든 과정에서 철분이 핵심적인 역할을 수행하기 때문이다(김은정, 2008).

철분의 체내 주요 기능은 산소의 운반과 이용에 필수적인 물질을 형성하는 것이다. 철분은 인간의 산소 이용에 매우 중요하므로 유산소성 지구력 운동 종목에 관련된 선수들이 적절한 식이철분을 섭취하는 것은 매우 중요하다.

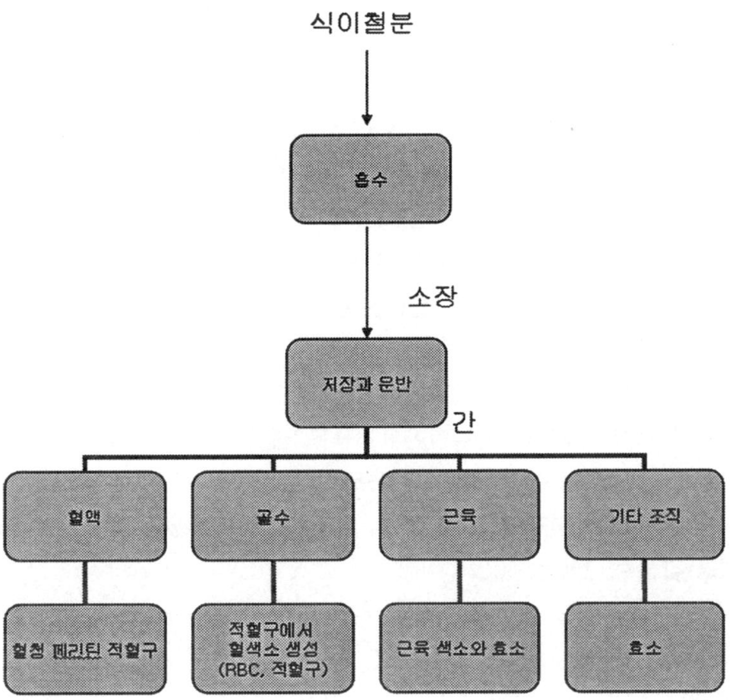

인체 철분 대사

위 그림은 인체 철분 대사에 관한 요약이다. 대부분이 혈색소(폐에서 체조직으로 산소를 운반하는 RBC의 단백질-철분 물질)를 형성하는 데 사용된다. 다른 철분 함유 물질은 근육색소myoglobin, 시토크롬cytochrome과 크렙스 회로 금속 효소들이다. 체내 철분의 나머지는 주로 단백질 복합 물질인 페리틴ferritin 형태로 조직에 저장된다. 혈액 철분, 혈청 철분은 트랜스페린transferrin, 프로토포르피린protoporphyrin과 헤모글로빈 같은 다른 많은 지표들처럼 신체 철분 저장의 기준으로 사용된다. 다른 주요 저장 부위는 간, 비장, 골수 등이다. 간에서 페리틴 수준이 초과되면 철분은 불용성인 혈철소hemosiderin로 저장된다. 대략 체내 철분의 30%가 저장 형태이고 나머지 70%는 산소 대사에 이용된다. 소화 후 철분은 혈색소, 근육 색소와 특정 세포의 효소들을 형성하는 데 사용되며 이들 모두 체내 산소 운반에 필수적이다(Melvin, 2008).

성인남자와 폐경기의 여성은 1일 12mg, 가임여성과 성장기 남자(13~19세)는 18mg의 철분섭취가 권장되고 있다. 특히, 학령기 이전의 아동, 임산부, 청소년기 아동에 있어서 철분 결핍이 흔하게 나타난다. 철분결핍은 철분결핍성 빈혈iron deficiency anemia을 초래하는데, 철분결핍성 빈혈이란 철분결핍에 의해 혈중 헤모글로빈 농도와 적혈구수 등이 저하되는 것을 말한다.

이러한 철분결핍상태가 지속되면 결국 골수에서의 조혈작용에 영향을 주게 되어 빈혈anemia이 초래하게 된다. 철분결핍의 주된 증세는 산소운반과 이용에 관련된 기능의 저하로 발생하며, 창백한 피부, 호흡가쁨, 무기력, 현기증, 식욕부진 등을 들 수 있다.

심한 지구성 훈련은 땀을 통한 철분의 손실을 증가시킴으로써, 운동선수의 체내 철분요구량을 증가시킨다고 생각된다. 100ml의 땀에는 약 30~40㎍의 철분이 포함되어 있으므로, 이들은 대변, 피부박리, 뇨 등을 통해 일상적으로 손실되는 1~1.5㎎의 철분 이외에도 약 0.3~1.2㎎의 철분을 추가로 손실하게 된다. 이것은 철분흡수율이 2~10% 정도인 것을 고려하면, 하루에 적어도 2.4~12㎎의 철분을 추가적으로 섭취할 필요가 있음을 말해준다.

땀을 통한 철분손실 이외에도 장거리 달리기 중 발바닥과 지면과의 반복적인 충격에 의한 적혈구의 기계적인 파열로 인해 뇨중으로 헤모글로빈이 배출되거나, 일부선수들이 장거리 달리기 중 위장출혈 등의 현상을 보이는 것이 운동 중 철분손실의 요인으로서 제기되고 있다(정일규, 1997).

철분결핍은 경제수준과 무관하게 전 세계적으로 심각한 영양문제로 대두되고 있는 한편, 적정수준의 운동은 조혈작용을 자극하여 철 수준에 관여한다고 알려져 있다. 그러나 지나친 고강도의 운동은 철분의 손실량을 증가시켜 운동이 철분의 수준과 깊은 관련이 있음을 알 수 있다.

운동에 의해 발생되는 빈혈의 주원인은 식사로부터 철 섭취부족과 더불어 운동에 의한 철 손실이다. 운동선수는 훈련 시 조직으로의 산소공급을 위해 많은 양의 헤모글로빈이 방출되므로 철분이 부족해질 가능성이 크다. 또한 신체활동으로 인한 땀으로의 철분손실, 적혈구 세포의 파괴, 소화관을 통한 소량의 혈액 손실이 초래되기 때문이다(최지영, 2005).

20~21살의 여대생 50명을 대상으로 철분 충분 집단과 철분 고갈 집단으로 나누어 운동 수행 능력을 측정한 연구에서, 환기 역차량에서 유의적인 차이가 나타나 철분 저장 상태에 따른 운동 수행능력의 차이가 나올 수 있음을 알아냈다. 남, 여 농구선수들을 대상으로 6주간의 하계트레이닝과정에서 발생되는 혈액성분 및 운동 수행 능력의 변화에 대한 연구에서, 훈련 후 체내 철분 저장량과 중성지방triglycerid의 감소가 현저하게 일어남을 보였다(김성수, 1987).

한편, 남자축구 선수와 여자핸드볼 선수를 임의로 실험 군과 비교 군으로 분류하여 9주간 철분제를 투여하여 전후의 변화를 살펴본 연구에서, SeFe2+, %TS가 유의적으로 증가하였으며 운동시간이 향상되었다고 보고하였다(위승두, 1988).

또한, 철 결핍 흰쥐에게 철 보충식을 먹이며 철분관련 지표와 운동 수행력을 알아본 연구에서, 철분 보충 후 철분관련 지표가 정상 수준으로 회복되고, 주행시간과 최대속도가 유의적으로 증가하였음을 보였다(Davies, 1982).

선행 연구들의 내용을 종합해 보면, 철 결핍은 근조직에서의 호기적 과정에 장애를 입혀 지구성 운동능력 저하를 초래하였고, 철분을 보충하면 철분관련 지표가 정상 수준으로 회복되고 운동 수행 능력이 개선되는 것으로 나타나, 철분과 운동의 관계는 서로 상관관계에 있음을 알 수 있다(최지영, 2005).

철분은 필수영양소이지만 세포에 잠재적인 독성을 주는 해로운 성분이기도 하다. 만약 철분 보충을 원한다면 반드시 혈청 페리틴 수준을 체크해야 한다. 철분 보충으로 인해 체내 과량의 철분이 존재하게 되면 위험하기 때문이다. 지속적인 과량의 섭취는 어떤 사람들에게는 철분 대사의 교란을 발생시킨다. 과량의 철분은 혈철소로 간에 축적되기 쉬우며, 유전적 소인이 있는 사람에게는 혈색소 침착증hemochromatosis을 발생시킬 수 있다. 이러한 상태는 간 기능의 파괴를 초래한다. 철분의 과잉 섭취는 구리와 같은 다른 무기질의 흡수를 방해한다. 과량의 철분 보충은 아동에게 더욱 위험하다.

남자 청소년들과 모든 연령의 여자들은 식이 중의 철분 함량을 주시하는 것이 현명하다. 지구력 선수들은 비록 많은 칼로리 필요량을 만족시키기 위해 추가로 섭취하는 칼로리를 통해 필요한 철분을 제공받을 수 있지만, 이들에게는 더욱 중요하다. 활동량이 많은 모든 남자와 여자들은 저지방 붉은 살 육류와 같은 철이 풍부한 식품을 섭취하도록 하는 것이 중요하며, 이를 하루 중의 식사에 반드시 포함시키고, 적어도 1주일에 2~3번의 섭취를 하는 것이 바람직하다(Melvin, 2008).

참고문헌

김은정(2008). 운동선수군에서 미토콘드리아 DNA의 D-loop region에 존재하는 유전적 변이가 철분 대사에 미치는 영향. 석사학위논문. p1-2.

정일규(1997). 최신 운동영양학. 도서출판 대경. p179-182.

최지영(2005). 식이 철분 수준과 규칙적인 운동이 흰쥐의 적혈구 생합성과 면역능에 미치는 영향. 석사학위논문. p1. 4-5.

Melvin H. williams(2008). 운동영양학. 라이프 사이언스. p302. 307-308.

운동과 요오드

요오드(I; Iodine)는 요오드는 원자번호 53이고 원자량은 126.904이다. 물에 잘 녹지 않으나 분자 상 요오드는 요오드 화합물과 결합하여 다요오드 화합물을 형성하며 이것은 물에 잘 녹는다. 인체 내의 요오드는 약 25mg이 함유되어 있으며 이 중 2/3 정도가 갑상선에 있으며 약 40ng/dl 정도가 농축되어 있다. 갑상선에 존재하는 요오드는 90%는 유기물과 결합되어 있는 thyroglobuline으로서 분자량은 67,000이고 0.2~0.9%의 I를 함유한다. 분해산물로는 monoiodotyrosine(I, Tyr)과 diiodotyronine(I2, Tyr) 그리고 이들에게서 형성되는 두 호르몬인 트리요오드티로닌(triiodothyronine: T3)과 테트라요오드티로닌(tetraiodothyronine: T4: 티록신)이 있다.

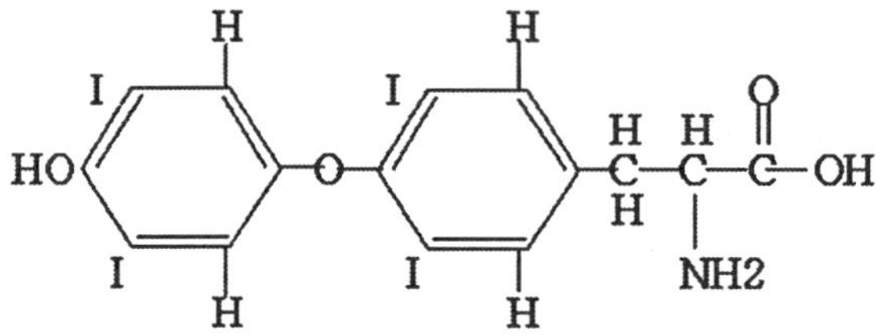

티록신의 구조

요오드의 흡수와 이동, 저장, 배설

요오드는 물이나 음식으로 체내에 공급되고 무기성분으로서 요오드 또는 생체에서 유리형으로 형성할 수 있는 유기 화합물의 구성성분으로 섭취된다. 무기의 요오드와 유기체로부터 유리된 요오드는 요소화물로 환원되어 1시간 이내에 거의 정량적으로 대부분 소장에서 빠른 속도로 흡수되나 소량은 위에서 직접 혈관으로 빠른 속도로 흡수된다. 혈류로 흡수된 후에는 이온 형태와 단백질과 결합하여 갑상선으로 이동한다. 갑상선의 혈중농도가 저하되면 뇌하수체에서 갑상선 자극 호르몬이 분비되어 갑상선이 요오드를 받아들이도록 자극한다(이경영, 2008).

소변중의 요오드의 배설은 혈중의 요오드 농도와 식이내의 요오드 량에 따라서 달라질 수 있으나 신장은 요오드를 보존하는 기능이 없으므로 배설되는 요오드 중에서 80~90%를 신장이 배설시킨다. 대변으로는 총 배설 요오드의 20% 이하가 배설되는데 그 양은 매일 6.7~42.1㎍ 정도가 되며, 땀이 많이 나는 경우에는 요오드가 땀으로도 배설된다(최경순 등, 2007).

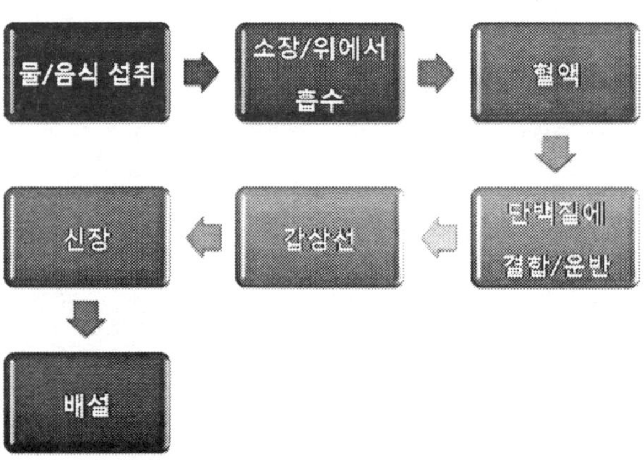

요오드의 배설 과정

요오드의 경로

요소화물의 흡수율은 티록신 호르몬 순환 수준에 의존하며 낮은 양의 티록신 호르몬에 의해 흡수가 증가한다. 그리고 순환 시 대부분은 갑상선에 축적되고 갑상선 호르몬 생성에 사용된다. 갑상선 세포는 혈장으로부터 흡수된 요오드의 1/4을 받아 혈장 농도의 20~50배 정도로 농축시켜 지니고 있어 건강한 성인은 요오드를 섭취하지 않아도 약 2개월 정도는 정상상태를 유지할 수 있다. 신장은 요오드 배설의 주된 경로이다. 소변에 존재하는 요오드의 양은 요오드의 혈중 농도와 함께 요오드 섭취 상태에 대한 충분한 지표가 된다.

요오드의 기능

갑상선 호르몬의 합성은 식품과 물의 섭취로 얻어지는 요오드를 재료로 이루어지며, 토양 중의 요오드량이 크게 영향을 미친다. 갑상선 호르몬의 작용은 거의 모든 조직에서 대사를 조절하는 중요한 역할을 하며 신진 대사율을 30%나 증대시켜 체내 산소 소비량을 증가시키고 조직의 성장 및 성숙에 영향을 미친다. 또한 갑상선 호르몬의 활동은 뇌의 정상적인 발달에 필수적이다.

요오드가 부족한 경우(hypothyroidism), 뇌 발달에 손상이 와서 뇌 기능이 심각한 장애를 가져오게 된다. 갑상선 호르몬은 일반적인 대사 속도를 조절할 뿐만 아니라 카로틴을 비타민 A로 바꾸거나, 단백질의 합성, 탄수화물의 흡수에도 관여하다. 또한 갑상선 호르몬이 부족할 경우에는 혈청 콜레스테롤의 수준이 높아지고, 호르몬이 과다 분비될 경우에는 콜레스테롤의 수준이 비정상적으로 낮아진다고 한다. 갑상선호르몬은 생식을 위해서도 꼭 필요한 것으로 알려져 있다

특히 지방조직에서 지방산을 동원하고 심장 비대를 촉진하는 작용이 있는데, 이는 장시간 운동에 따른 신체요구에 쉽게 적응하는 데 도움을 줄 것으로 생각된다. 티록신(T4)은 특히 6~7일간의 반감기를 갖고 있어서 운동 스트레스에 대한 인체의 장기적인 적응에 중요한 역할을 할 것으로 생각된다.

단련자의 휴식 시 총 티록신 농도는 약간 감소하는 반면, 유리티록신 농도는 다소 증가되는 양상을 보인다. 그러나 단련자와 일반인간의 기초대사율에 차이가 나타나지 않기 때문에 아직 그 생리적 의미는 불명확하다(정일규, 윤진환 2006).

요오드의 권장량과 급원식품

갑상선 호르몬은 사람, 동물에게 있어서 꼭 필요한 필수 성분이다. 요오드 요구량은 성장, 체중, 성, 연령, 기후, 질병 등에 의해 영향을 받는다. 성인 1일 체중 1kg당 약 1~2㎍이 필요하며 1일 0.15~0.3㎍이 바람직하다. 우리나라의 건강한 성인은 95㎍의 요오드가 필요하며, 임신부나 수유부의 경우 각각 65㎍, 130㎍를 추가로 보충해 주는 것이 권장되고 있다.

우리나라 정상인의 요오드 평균 섭취량은 478.6㎍이었으며 성별, 연령에 따라 유의적인 차이는 없다고 한다. 주요 급원 식품으로는 해조류인 다시마, 미역, 김 순으로 나타났으며 다음으로는 우유, 유제품, 생선 류 순으로 나타났다. 한국 정상 성인의 요오드 섭취량 및 요오드 배설량은 다른 나라에 비해 높으며 요오드 과다 섭취의 위험성이 있는 사람은 3% 정도로 나타났다.

요오드가 가장 풍부한 것은 해산물이며 특히 간유, 대구, 굴, 해초 등이다. 그러나 바닷물로 만든 식염의 요오드 함량은 대단히 적다. 왜냐하면 NaCl을 결정화 한 후 염화마그네슘(MgCl2) 침전을 방지하기 위해 모든 요오드를 포함하고 있는 용액이 제외되기 때문이다. 요오드 강화염 1/2 작은 술(약 2g)은 성인 권장량에 해당하는 요오드를 공급한다. 미국에서 강화된 실제 양은 소금 1g당 76㎍이다.

우유와 계란에 농축되어 있으며, 해산물 다음으로 큰 요오드 급원이다. 동물이 요오드가 풍부한 사료를 먹고 자랄 때는 그 동물에게서 가공되는 버터, 치즈, 달걀, 고기 등에서 요오드의 함량이 높다.

한국인 영양 섭취 기준-요오드

성별	연령	망간(mg/일)				요오드(μg/일)				셀레늄(μg/일)				몰리브덴(μg/일)			
		평균필요량	권장섭취량	충분섭취량	상한섭취량	평균필요량	권장섭취량	충분섭취량	상한섭취량	평균필요량	권장섭취량	충분섭취량	상한섭취량	평균필요량	권장섭취량	충분섭취량	상한섭취량
영아	0~5월			0.008				130				8.5	45				
	6~11			0.8				170				11	60				
유아	1~2세			1.2	2	55	80			16	20		85				100
	3~5			2.0	3	65	90			18	25		100				150
남자	6~8			2.5	4	75	100			24	30		150				200
	9~11			3.0	5	85	120			32	40		200				300
	12~14			3.3	7	90	130			41	50		250				400
	15~19			3.5	9	95	140			47	60		300				500
	20~29			3.5	11	95	150		3000	42	50		400				600
	30~49			3.5	11	95	150		3000	42	50		400				600
	50~64			3.5	11	95	150		3000	42	50		400				600
	65~74			3.5	11	95	150		3000	42	50		400				600
	75 이상			3.5	11	95	150		3000	42	50		400				600
여자	6~8			2.3	4	75	100			24	30		150				200
	9~11			2.5	5	85	120			32	40		200				300
	12~14			2.8	7	90	130			41	50		250				400
	15~19			3.0	9	95	140			47	60		300				500
	20~29			3.0	11	95	150		3000	42	50		400				600
	30~49			3.0	11	95	150		3000	42	50		400				600
	50~64			3.0	11	95	150		3000	42	50		400				600
	65~74			3.0	11	95	150		3000	42	50		400				600
	75 이상			3.0	11	95	150		3000	42	50		400				600
임산부				+0	11	+65	+90			+3	+4		400				600
수유부				+0	11	+130	+180			+9	+11		400				600

요오드 급원 식품과 함유량(μg)

Food Sources of Iodide	
Food Item and Amount	Iodide (μg)
Table salt ½ tsp	195
Plain yogurt 1 cup	87
Buttermilk 1 cup	60
1% fat milk 1 cup	59
Luna bar 1	38
Soy protein bar 1	38
Egg 1 large	35
1% cottage cheese ½ cup	28
Mozzarella cheese 1 oz	10
Adult RDA 150μg	

참고문헌

정일규, 윤진환(2006). 휴먼 퍼포먼스와 운동생리학. 대경북스. p93.

최경순 등(2007). 기초 영양학. 태학원. p270.

이경영(2008). 다이어트 영양학. 대한미디어. p221.

운동과 인

인은 인산염 또는 인산 에스테르의 형태로 핵산 · 인단백질 · 인지질 등 생체의 주요 구성성분을 형성한다. 고에너지 인산결합을 만들어 에너지 운반체의 구실을 하는 등, 생화학상 중요한 역할을 한다.

운동을 하기위해서는 에너지가 필요하다. 에너지를 얻는 과정에서 인이 주요한 효소나 중간체로 작용하기 때문에 운동을 위해서는 인이 필요하다고 할 수 있다. 인의 작용이 이루어지는 중성지방 합성, 해당작용, ATP생성, 고 인산 결합에 대해서 살펴보면 다음과 같다.

중성지방 합성에서 인의 작용

중성지방 합성 체내에서 합성되거나 섭취한 지방산은 대부분 에너지의 저장을 위해 TG로 들어가든Å에 너아니면 phospholipid로 들어가게 된다. 성장이 왕성할 때는 막의 phospholipid의 합성이 요구되 저 충분한 음식물이 공급되 활발한 성장을 하지 않을 때에 저지방산은 저장 지방질로 들어가게 되고, 필요한 때에 연료로 이용한다.

TG합성의 2가지 방법 중 간과 지방조직 세포의 세포질 내에서, 해당과정 중 합성된 dihydroxyacetetone phosphate가 NAD-linked glycerol-3-phosphate dehydrogenase의 촉매반응에 의해서 glycerol 3-phosphate로 환원되는 경로에서 인산이 작용한다.

우선 glycerol 3-phosphate에 있는 2개의 hydroxy기가 2분자의 fatty acyl-CoA에 의해서 acyl화 되어, phosphatidate라 불리는 diacylglycerol-3-phosphate로 합성된다. phosphatidate는 세포내에 극소량만이 생성되나, 지방산 합성의 중요한 중간체가 되며, triglycerie이 되는 경로에서 phosphatidate는 phosphatidate phosphatase에 의해서 가수분해되어 diacylglycerol이 된다. 이렇게 생성된 diacylglycerol에 3번째의 fatty acyl-CoA가 trans ester화 되면, 최종적으로 TG가 생성된다(백일영, 2006).

해당작용Glycolysis에서의 인의 작용

Glycolysis는 glucose가 에너지를 생성하기 위한 10단계의 연쇄반응을 거쳐 pyruvate로 전환되는 과정을 총칭하는 용어이다. 해당 작용에서 주요 효소로 인산이 작용한다.

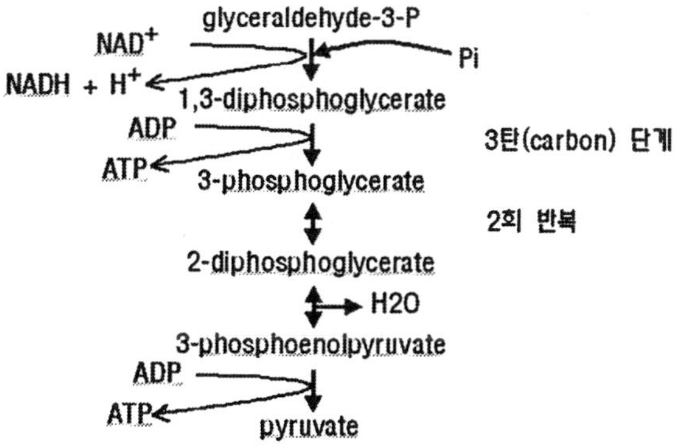

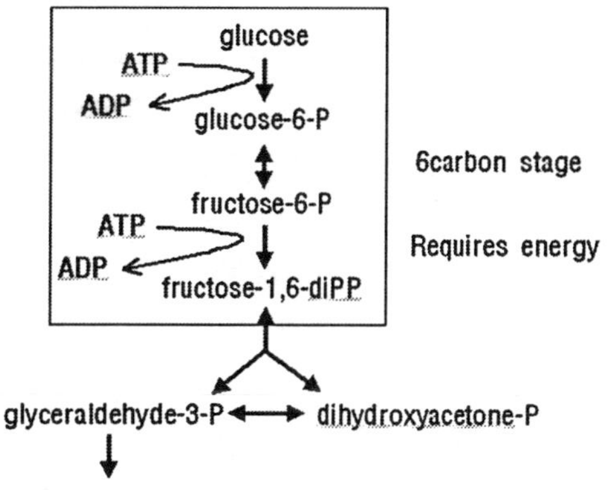

운동이 시작되면 근육에서의 에너지 요구에 의해 세포의 ATP는 감소되고 ADP와 AMP는 증가하게 되는데, 동시에 에너지 요구를 충족시키기 위해 glucose가 분해되고, 증가된 F-6-P는 효소 PFK-2에 의해 F2, 6BP로 전환된다. 그리고 전환된 F2, 6BP는 다른 자리 입체성 조절을 통해 PFK-1을 활성하고 동시에

fructose-2,6-bisphosphatase의 활성을 억제하여, 전체적으로 glycolysis 경로가 활성화되고 운동에 atas 에너지를 공급하게 된다. 반면에 간에서는 PFK-2의 활성이 억제되고, fructose-2,6-bisphosphatase가 활성 됨에 따라 F2, 6BP 농도가 감소되며 따라서 F2, 6BP가 억제하던 gluconeogenesis 경로에 주요한 fructose-1, 6-bisphosphatase가 활성화되어 간에서는 gluconeogenesis가 일어나게 된다(백일영, 2006).

고 인산 결합에서의 인의 작용ATPadenosine triphosphate

화학반응 안에서 에너지 변화의 기본적 원리와 세포가 자유에너지라고 하는 화학 반응 안에서의 에너지 변화를 영양소의 분리 과정인 이화 작용을 통해서 얻는 것에서 인의 역할이 필요하다. 그 자유에너지는 정상적인 세포의 기능에 꼭 필요한 동화 작용이라던가 에너지의 공급을 필요로 하는 다른 여러 가지 과정에 에너지를 공급하는 공급원의 역할을 하게 되는데, 인산무수phosphate anhydride 결합의 ATP 형태로 에너지를 공급한다는 것이다.

또한 ATP 가수분해로 생겨난 ADP+Pi는 다시 ATP라고 하는 높은 에너지원의 고 인산 결합 형태로 돌아갈 때 에너지가 필요로 하게 되는데, 바로 영양소들의 이화 작용에서 얻어진 자유에너지가 ATP 재합성에 사용되게 되는 것이다. 그러므로 ATP는 에너지의 저장 형태라고 할 수 있고, 세포에서 에너지 방출반응과 에너지 요구 반응 사이를 연결하는 중재자 역할을 한다고 할 수 있다.

ATP에서 γ 인산기가 가수분해에 의해서 떨어져서 ADP와 인산이 형성될 때 이 반응은 지극히 에너지 방출적으로 -7.3kcal/mol의 생화학적 표준 자유에너지를 방출한다. 또한 인산무수결합으로 연결된 α 와 β 인산도 가수분해 될 때, -7.3kcal/mol의 생화학적 표준 자유에너지를 방출한다. 그러나 아데노신과 α 인산이 결합된 연결은 인산 에스테르phosphate ester로 특질 상 인산무수결합 보다 현저히 적은 양의 자유에너지를 갖고 있다. 따라서 AMP가 가수분해에 의해서 아데노신과 인산으로 분해될 때 -3.4kcal/mol의 에너지를 방출한다. 그러므로 인산 결합에도 높은 에너지와 낮은 에너지 결합이 있다는 것을 확인할 수 있다(백일영, 2006).

CP(Creatine phosphate)

CP로부터의 에너지 전달은 짧은 시간 동안의 고강도와 같은 운동을 시작할 때 즉, 에너지 요구가 저장된 거대 영양소의 분해로부터 제공되는 것 보다 많을 때 중요하다. 세포내 CP의 농도는 ATP의 약 4배에서 6배 정도이다. 따라서 CP는 고-에너지 인산의 '저장소' 라고 간주된다.

CP 분자는 ATP와 비슷하며, creatine과 phosphate 분자 사이의 결합이 끊어질 때, 많은 양의 자유에너지가 방출된다. CP는 가수분해되는 동안 ATP보다 더 많은 자유에너지를 생성하기 때문에, CP 가수분해 creatine kinase라는 효소에 의해 촉매)는 ADP의 인산화phosphorylatila를 이끈다. 만일 에너지가 충만하다면, creatine과 phosphate는 CP 형태로 재형성될 수 있다. 이는 ATP의 경우와 같다.

Spinting 달리기와 같은 강도 높은 근육 활동 시 처음 몇 초 동안에는 비교적 일정한 ATP 수준을 유지하지만, CP 수준은 서서히 감소하는데, 그 이유는 CP가 소모된 ATP를 재생성하는데 사용되기 때문이다. 그러나 시간이 경화함에 따라 ATP와 CP 수준이 모두 낮아져, 근육활동을 위하여 에너지를 더 이상 공급할 수 없게 된다. ATP와 CP 저장량은 고강도 운동의 경우 3~15초 정도 에너지를 제공한다. CP로부터 ATP 수준을 유지하는데는 한계가 있으므로, 이후에는 다른 에너지 system이 이용된다(백일영, 2006).

운동 후 인의 상관관계

운동 전에 인이 에너지를 공급하는데 효소역할을 했다면 운동 후에는 운동의 방해요소로 작용하여 축적 시 피로를 유발하며 근수축을 유발하게 한다. 이번에는 운동 후 인이 인체에 어떠한 영향을 미치는지 살펴보자.

무기 인산염

무기 인산염의 측정은 주로 부갑상선과 신장의 질병 그리고 비타민 D의 불균형 상태를 진단하는데 사용되며, 또한 운동 중 무기 인산염의 축적은 근 수축 기전에 장해 요인으로 작용하여 운동피로와 밀접한 관련성을 가지고 있는 물질이라고 할 수 있다.

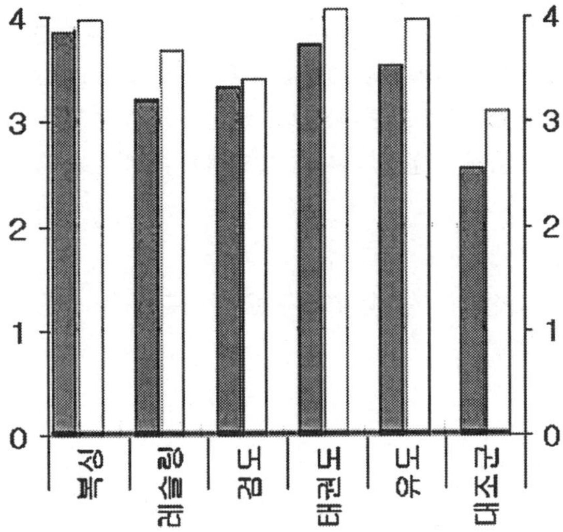

무산소성 운동 전, 후 무기인산염의 변화

현재까지 알려져 있는 생리학적 피로 유발 요인들 중 피로의 진전을 가장 잘 반영하고 있는 요인의 하나가 세포내 무기인산의 축적이라고 할 수 있다(Guth & Potter, 1987). 세포내 무기인산 축적은 세포내 에너지 수준의 저하를 의미하고, 마이오신myosin과 액틴actin의 친화력을 높이는 단계에서 ATP가 가수분해되며 방출되는 것이라고 볼 수 있다. 이 단계에서 근수축력을 위한 cross-bridge의 비율을 감소시키게 되고, 약하게 결합된 상태가 힘 생성을 약화시키는 작용을 한다. 또한, 무기인산 농도가 증가하게 되면 장력발생 시 칼슘에 대한 민감성을 감소시켜 같은 힘의 생성을 위해 더 많은 칼슘이 요구된다. 그러므로 근육의 장력발생에 영향을 미치게 된다. 따라서 세포내에서의 무기인산 축적은 힘 생성 기전에 영향을 미쳐 피로의 요소로 작용한다고 볼 수 있으며, 근세포 내에서의 힘의 발현을 감소시키는 결과를 초래하게 되는 생리적 특성을 가지고 있다.

참고문헌

김행미(2001). 투기종목 선수들의 무산소성 운동능력 및 운동직후 혈중 피로물질 연구. p35.

백일영(2006). 운동과 에너지 대사. 대한미디어. p100-112, p195-196 .482-483. 553-556.

이연숙 등(2009). 이해하기 쉬운 인체생리학. 파워북. p365.

이하영(2000). Pyruvate와 Carnitine 투여가 장시간 운동시 혈중 피로물질과 지질성분에 미치는 영향. p16.

운동과 칼륨

칼륨(potassium:K)은 포타슘potassium으로도 알려진 무기질 원소이며, 나트륨과 같이 체조직에 이온형태로 존재한다. 성인의 체내에는 약 245g 함유되어 있다. 약 97%가 세포내액에 있고 농도가 가장 높은 곳은 근육조직이며, 뇌, 적혈구 내에 많고, 혈장, 임파액에 적은 양이 들어있다. 약 90%는 세포내에 인산염과 단백질 결합물로 존재하고 대부분 칼륨은 제지방조직lean body tissue 세포내에 존재하므로, 체내 칼륨양을 측정하여 제지방량lean body tissue과 지방함량을 추정한다. 그리고 칼륨은 소장 상부에서 흡수되어 소변으로 배출되며 대변으로 배출되는 것은 대단히 적다. 부신피질 호르몬인 aldosterone은 신장에서 칼륨의 배설을 증가시켜 세포내외의 나트륨과 칼륨이 비율이 일정하게 유지토록 조절한다(박영철, 2002).

수분과 전해질의 평형유지

칼륨은 세포내액의 주된 양이온으로, 세포외액의 주된 양이온인 소디움과 함께 체액의 삼투압과 수분평형의 유지에 관여한다(최혜미, 2006).

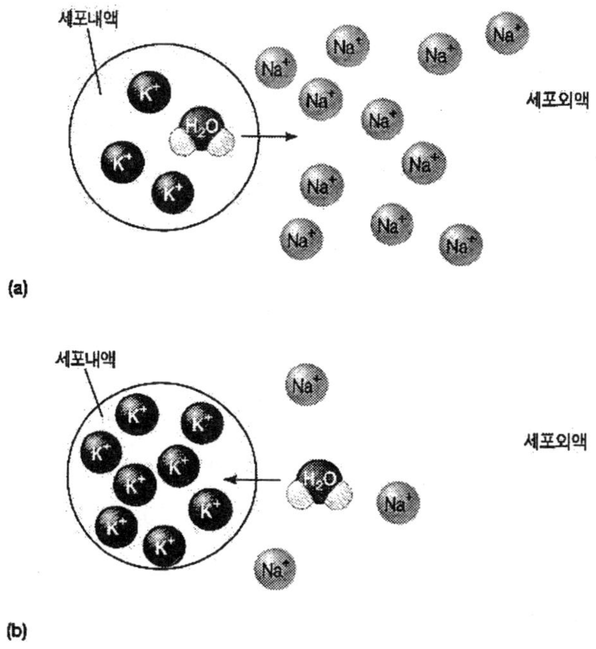

삼투성과 긴장상태

(a)세포외액이 다른 체액보다 더 많은 전해질을 함유하면 이는 세포내액보다 고장성hypertonic임을 나타낸다. 이 경우 수분은 세포 내부로부터 외부나 더 삼투압이 높은 곳으로 이동하게 된다. (b) 세포내액이 더 많은 전해질을 함유하거나 삼투압이 높아지면 수분은 세포외액으로부터 세포 안으로 이동한다(이명천 등, 2008).

산, 염기의 평형유지

칼륨이온은 소디움, 수소 이온과 함께 산과 염기의 평형에 영향을 미친다(최혜미, 2006).

막 전위 유지

칼륨은 나트륨과 함께 막 전위를 형성하여 신경전도, 근육수축, 심장기능의 유지에 필수적인 역할을 한다. 칼륨은 근육을 이완시키므로 칼륨의 농도가 너무 높으면 심장근육이 지나치게 이완되어 심장마비를 일으킬 수 있다(장유경 등, 2006). 세포막을 중심으로 안과 밖의 전위차는 세포내와 세포외의 칼륨농도 차이에 대한 관계방정식으로 표현할 수 있다.

> Nernst의 방정식
>
> $$Ei = \frac{60}{Z} \log \frac{Co}{Ci}$$
>
> Ei = 전위차, Z = 전하량, Co = 세포 밖의 농도, Ci = 세포 안의 농도
>
> 예) 물질A의 세포 안 농도: 10mM, 물질A의 세포 밖 농도: 1mM. (A는 +1가의 양이온)
>
> Ei = 60/1 x log(1/10) = - 60mV 즉, A이온의 이동이 일어난 후(전류가 흐른 뒤)에 측정된 세포 내의 전압이 -60mV 이므로, 세포 안에서 세포 밖으로 A이온이 이동하려는 힘은 60mV이다.

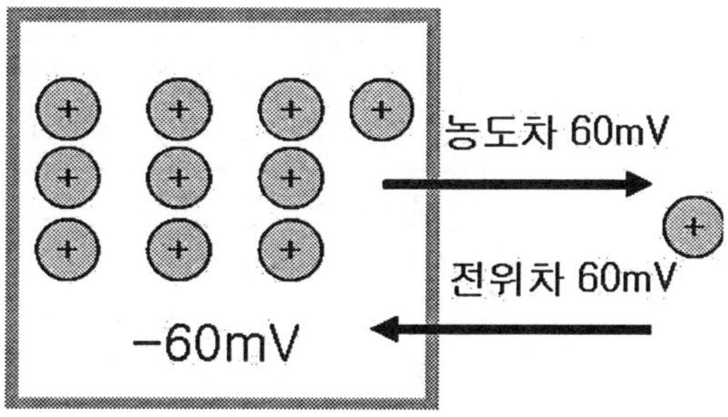

막 전위 유지

세포막 전위 -60mV는 양이온을 세포 안에 잡아두려 하고, 농도차이는 60mV의 힘으로 A이온을 세포 밖으로 이동시키려고 하면서 서로 상쇄한다. 그러므로 A이온은 이동이 일어나지 않는다.

단백질 합성에 관여

칼륨은 근육단백질과 세포단백질 내에 질소를 저장하기 위해 필요하다. 조직이 파괴될 때 칼륨은 질소와 함께 상실된다(최혜미, 2006).

당질대사에 관여

혈당이 글리코겐으로 전환될 때 글리코겐은 포타슘을 저장한다. 글리코겐이 빠른 속도로 생성되고 저장될 때 혈장으로부터 포타슘이 유입되므로 이 때 적절한 포타슘을 공급하지 않으면 '저포타슘혈증' 이 초래될 수 있다(최혜미, 2006).

칼륨 결핍증

건강한 상태에서는 칼륨의 결핍증이 나타나진 않지만, 지속적인 구토와 설사, 장기간의 칼륨 제한 식사, 알코올 중독증, 이뇨제 복용, 심각한 영양실조, 수술 등에 의해 칼륨이 결핍되면 저칼륨혈증과 칼륨 결핍증이 발생할 수 있다. 저칼륨혈증 시에는 근육 약화, 호흡기능 약화, 복부 팽창, 소화기능 약화, 심장 이상 등

의 증세가 나타난다. 심한 저칼륨 혈증은 근육 이완에 장애를 가져와 근육마비나 부정맥을 유발시킬 수 있다(장유경 등, 2006). 뇌졸중, 무기력증, 부정맥, 심부전, 식욕부진, 변비, 방광마비, 근육 약화, 손발저림, 경련이 나타날 수 있다(윤방부, 2006).

칼륨 과잉증

신장기능이 정상이면 일상 식사에서 섭취하는 정도로는 칼륨의 과잉증이 나타나지 않으나 신장 질환 시에는 혈중 칼륨의 농도가 상승하여 고칼륨혈증이 나타날 수 있다. 고칼륨혈증 시 심장박동이 느려지므로 부정맥을 일으키게 되어 심부전을 일으킬 수 있다.

이온음료의 성분

보통 나트륨과 칼륨의 조화가 깨지기 쉬운 것이 운동 후에 쉽게 발생한다. 운동을 얼마나 했느냐에 따라 갈증정도와 근육의 피로정도가 다르겠지만 평균적으로 각 회사의 이온음료들의 성분들을 살펴보면 나트륨과 칼륨이 꼭 들어가 있는 것을 볼 수 있다(김석환 등, 1999).

이온음료	성분
C회사 P.R제품	구연산, 말토덱스트린, 구연산칼륨, Nacl, 폴리인산나트륨, 제삼인삼칼륨, 제삼인산칼슘
H회사 N.S제품	설탕, 말토덱스트린, 구연산, Nacl, 구연산나트륨, 염화칼륨, 젖산칼슘
D회사 P.S제품	Na^{+}, K^{+}, Ca^{++}, Mg^{++}, Cl^{-}
L회사 M.D제품	액상과당, 탄산가스, 구연산, 구연산나트륨, 안신향산나트륨
Ch회사 G.G제품	액상과당, 설탕, 엑소시춰, 구연산, 구연산나트륨

사람의 몸무게 중 수분이 차지하는 비율은 매우 크다. 흔히 쉽게 마시는 물과 음료수는 우리가 단지 마시고 싶어서 그러는 것이 아니라 신진대사과정에서 이상이 발생했을 경우의 행동이라는 것을 기억해야 한다. 우리가 느끼는 갈증 및 근육피로 등은 이온들의 매우 중요한 역할에서 오는 것이다. 칼륨은 우리가 무시할 수도 있으나 심박동을 일정하게 유지하고 당질대사와 단백질 합성에 관여하며 근육단백질과 세포단백질 내에 질소의 저장을 위해 필요한 성분이다. 또한 삼투압과 수분 평형 조절에 관여하며, 산과 알칼리의 균형 유지에도 필수적인 요소이다. 그러나 이렇게 중요한 영양소인 칼륨도 신장 기능이 저하된 사람에게는 생명을 빼앗아갈 수 있는 독이 될 수 있다. 칼륨의 과다한 섭취는 신장 기능이 저하된 사람에게 고칼륨혈증을 초래할 수 있기 때문이다.

참고문헌

윤방부(2006). 영양소 백과사전. 동도원. p101.

이명천 등(2008). 운동영양학. 라이프사이언스. p329, 333.

장유경 등(2006). 기초영양학. 교문사. p302-303.

최혜미(2006). 21세기 영양학. 교문사. p323-326.

김석환, 류광렬, 허창우(1999). 이온농도 변화에 따른 뉴런의 전위발생과 전달특성에 관한 연구. 목원대학교 한국해양정보통신학회 1999년도 추계종합학술대회. p510-511.

박영철(2002). 운동선수들의 훈련 전·후 혈액 성분 변화에 관한 연구. 제주대학교 교육대학원 학위논문. p12-13.

요약하기:

운동과 면역성 질환

요약하기:

운동과 심장질환

심장은 순환계의 중추기관으로 산소와 영양소를 함유한 혈액을 온몸의 조직과 장기에 보내고 순환시키는 펌프 같은 작용을 한다. 인체의 모든 기관은 혈액을 공급받지 못하면 활동을 멈추기 때문에 심장은 인간이 생명을 유지하는 데 가장 중요한 기관이라 할 수 있으며(나인수, 2004), 따라서 심장질환은 인간의 생명에 큰 위협이 될 수 있다.

심장질환의 종류를 살펴보면 먼저 태아기에 심장 발육이 늦거나 장애를 받음으로서 생기는 심장의 발육 이상이나 기형인 선천성 심장병이 있다. 기형의 종류는 크게 동맥피와 정맥피가 섞여 혈관에 산소 공급이 잘 되지 않는 청색증 심장병과 동 · 정맥 구조가 정상에 가까워 혈액에 산소 공급은 잘되는 비(非)청색증으로 나뉘며 발병 부위에 따라 심방중격 결손증, 심실중격 결손증, 폐동맥판 협착증, 동맥관개존증, 폐동맥 협착증, 팔로4징증, 대혈관전위증 등으로 구분된다. 다음으로 혈액의 흐름을 조절하는 판막에 이상이 생겨 기능이 불완전한 상태가 되는 심장판막증이 있다. 발병 부위와 원인에 따라 승모판 협착증, 승모판 폐쇄부전증, 대동맥판 협착증, 대동맥판 폐쇄부전증, 삼첨판 폐쇄부전증으로 나뉜다. 세 번째로는 허혈성 심장병이 있는데 이는 관상동맥 질환이라고도 하며 관상동맥의 이상에 의해 협심증, 심근경색이 발생한다. 네 번째로 심장에 병이 생겨 극도로 약해질 때 보이는 여러 가지 질병 증상인 심부전증이 있는데 심장병이 아닌 몸 안의 다른 질병 때문에 발생할 수도 있으며 급성 심부전증, 만성 울혈성 심부전증이 있다. 이 밖에도 맥박이 정상 이하 또는 이상으로 뛰는 부정맥, 심내막에 삼출성 · 증식성 염증이 있는 심내막염, 심낭에 물이 차서 심장을 죄는 심막염 등이 있다(태웅 건강연구회, 2002).

심장질환에는 직 · 간접적인 요인들이 복합적으로 작용하고 있다. 직접적인 요인으로는 고혈압, 고콜레스테롤증, 당뇨병, 흡연 등이 있다. 고혈압은 수축기 혈압이 160mmHg 이상, 확장기 혈압이 95mmHg 이상일 때를 말하는데, 이것이 계속되면 동맥경화를 촉진시키고 심부전과 협심증을 일으키기 쉽다. 콜레스테롤은 혈액 속의 지방질 중 하나로 우리 몸에 없어서는 안 되는 중요한 요소이기도 하지만 저밀도지단백LDL과 결합한 '나쁜 콜레스테롤'은 동맥경화를 일으켜 결과적으로 심장병을 유발하는 요인이 된다(태웅 건강연구회, 2002). 아래의 그림은 콜레스테롤로 인한 심장질환 발생과정을 나타낸 것이다.

당뇨병은 동맥경화를 진행시키고 심장병이 합병되기도 하는데 특히 허혈성 심질환을 일으키는 원인이 되고 있다. 흡연은 고혈압, 고지혈증과 함께 심장병의 3대 주요 원인으로 흡연자는 비흡연자에 비해 허혈성 환자가 2배, 돌연사를 하는 사람은 4배나 된다. 그 이유는 담배 속 니코틴이 몸에 들어가면 카테콜아민 Catecholamine의 분비가 촉진되어 혈관 내의 혈액을 굳혀 혈전을 이루게 되는데, 이 혈전으로 인해 혈관이 막혀 심근경색이 일어나기 때문이다. 이 밖에 다른 간접적인 원인으로는 흡연과 마찬가지로 카테콜아민을 자극하는 스트레스나 기타 정신적 요인, 가족력 등이 있다(태웅 건강연구회, 2002).

이러한 심장질환과 운동은 어떤 관계에 있을까? 과거에는 일반적으로 장기적인 신체 훈련을 하면 심장비대, 부정맥 발생, ECG 소견의 이상 등이 진단되어 운동이 심장 질환을 야기하는 것으로 여겨졌으나 최근에는 그러한 인식이 거의 바뀌었다(김창규, 고성경, 1994).

운동은 혈액 속 콜레스테롤을 간장으로 보내 주는 이로운 콜레스테롤을 증가시키는 효과가 있어 적당한 운동을 계속한다면 협심증이나 심근경색이 발병할 위험성이 적어진다. 또한 동맥경화가 진행되어 관동맥 혈관이 막혔거나 혈액 순환이 원활하지 못한 사람이 적당한 운동을 계속하면 측부혈행로라는 바이패스가 만들어진다(나인수, 2004).

그렇기 때문에 심장질환을 극복하기 위해서 규칙적이고 적당한 운동이 필요한데 수영, 조깅, 자전거 타기 등의 유산소 운동을 권장하고 있다. 유산소성 운동은 심장의 관상동맥에 혈류를 증가시켜 심장근육에 산소와 영양소 공급을 원활하게 하여 심장 기능을 증가시키고, 심박출량을 증가시켜 심장질환의 예방과 치료에 영향을 미치기 때문이다(태웅 건강연구회, 2002).

유산소운동이 심장질환에 미치는 영향에 대한 자세한 내용을 다음 연구를 통해 살펴보자. 이 연구에서는 유산소운동 운동트레이닝을 통하여 심장병환자들의 운동수행능력과 심전도를 분석하기 위해 연령이 평균 50.6세, 병력이 평균 20.6개월인 남성 심장질환자로 뉴욕 심장학회의 심장상태 기능적 분류 Class Ⅰ, Ⅱ에 속하며 심장질환 이외에는 다른 질환이 없는 7명을 무작위로 선정, 트레드밀을 이용하여 최대 심박수 70%의 운동 강도, 운동빈도는 주당 2~3회를 6주 동안 실시하였다. 그 결과는 다음과 같다. 1) 트레이닝 전·중·후의 평균 최대 수축기 혈압은 통계적 유의성이 없었으나 회복기 서있는 1분간과 누워있는 자세 3분간의 이완기 평균혈압은 유의성이 있었다. 2) 심박수비는 유의성이 없었다. 3) 대사지수는 유의성이 있었으나 자각적 운동 강도는 유의성이 없었다. 4) TS분절은 통계적 유의성이 없었다.

따라서 결과적으로 유산소 운동은 자각적 운동 강도RPE와 대사지수METS로 평가한 운동수행능력과 심장기능을 향상시키고 운동 후 혈압 회복에 효과적인 것으로 볼 수 있다(여남희, 김상수, 2001).

이번에는 여성을 대상으로 한 연구를 살펴보자. 이 연구에서는 뉴욕 심장협회의 기능적 분류 Class Ⅰ, Ⅱ로 진단된 평소 운동 습관이 없는 60대의 여성 허혈성 심장질환자 8명을 대상자로 선발하여 총 60분의 운동시간 동안 준비운동과 정리운동으로 각각 15분 동안 유연체조와 스트레칭을, 주운동으로 에어로빅스를 1회 30분간 주 3회, 12주간 실시하였고 결과는 다음과 같다. 1) 최대산소섭취량은 증가하고 심근산소소비량이 감소하여 심장에 대한 부담을 경감시키는 것으로 나타났다. 2) 좌심실 확장말기 용량, 좌심실 수축말기 용량, 좌심실 구혈률, 내경 단축율은 유의한 차이를 나타내지 않아 유산소운동이 좌심실기능에 주요한 변화를 나타내지 않는다는 선행연구와 일치하였다. 3) 유산소성 트레이닝 실시기간 전·후 동맥경화지수AI가 27.66%의 유의한 감소를 나타내어 혈압조절 및 동맥경화 예방에 영향을 미치고 있는 것으로 보인다. 따라서 유산소운동은 좌심실기능에서 유의한 변화를 나타내지는 않았지만, 심폐기능을 향상시키고 혈청지질성분을 개선시켜 심장질환의 치료와 예방에 효과적인 것으로 보인다(박재현, 윤미숙, 박상갑, 2001).

그렇다면 무산소 운동은 유산소 운동과 비교하였을 때 심장에 어떠한 영향을 미칠까? 이 연구는 혈액 내 염증반응인자인 백혈구, C-반응성 단백CRP, 알부민 농도에 유산소성 운동과 무산소성 운동이 어떠한 영향을 미치는가를 알아보고, 어떤 종류의 운동이 심장혈관계 질환의 위험을 증가시키는지를 밝히는데 목적이 있다. 따라서 신체적, 정신적으로 결함이 없고 실험 1주일 전부터 어떠한 의약품도 사용하지 않았으며 24-25세의 규칙적인 신체 운동을 실시하지 않은 일반학생 12명을 대상으로 각각 6명씩 유산소 운동 집단과 무산소 운동 집단으로 구분하여 실험한 결과는 다음과 같다. 1)백혈구의 경우 무산소성 운동보다 유산소성 운동에 의해 더 많은 영향을 받은 것으로 나타났다. 2)알부민이 운동 직후와 30분간의 회복 후에 안정시보다 증가하였음을 알 수 있는데, 만약 알부민의 농도가 낮아졌다면 심장혈관계 질환의 위험이 증가되었을 것이다. 이러한 알부민의 수준은 평소 무산소 운동보다는 유산소 운동을 통해 증가될 수 있을 것으로 보인다. 3)유산소성 운동에 비해 무산소성 운동 직후가 더 많은 상승을 보이고 있다. 그러나 운동 후 30분 내에 안정 시 상태로 돌아온 것으로 보아 일회성의 무산소 운동 후에는 빠른 시간에 회복이 된다는 것을 알 수 있지만 오랫동안 반복적인 무산소 운동을 실시한다면 심장혈관계 질환에 많은 영향을 미칠 것으로 보인다.

결론적으로 유·무산소성의 운동종류에 따라 염증반응인자에는 큰 차이가 없었으나, CRP의 경우 중등강도의 유산소성 운동이 무산소성 운동보다는 심혈관계 질환의 위험인자에 영향을 적게 미치는 것으로 나타나 중등도의 유산소 운동이 무산소 운동보다 심장에 더 좋은 영향을 미칠 것으로 보인다(변재철, 2003).

참고문헌

나인수(2004). 심장질환. 신원문화사. p16-18. 115.

태웅 건강연구회(2002). 심장병클리닉. 태웅출판사. p45-102. 219-220.

김창규, 고성경(1994). 심장 질환의 운동 적응에 대한 고찰. 스포츠과학연구소논총. 제13호. p13.

여남희, 김상수(2001). 유산소 운동 트레이닝이 심장질환자들의 혈압과 심전도에 미치는 영향. 운동과학. 제10권 제1호. p32-40.

박재현, 윤미숙, 박상갑(2001). 유산소운동이 심장질환자의 좌심실기능과 혈청지질에 미치는 영향. 대한스포츠의학회지. 제19권 2호. p238-246.

변재철(2003). 일회성의 유·무산소 운동이 심장혈관계질환 위험인자에 미치는 영향. 한국 스포츠리서치. 제14권 제4호. p1288-1293.

운동과 동맥경화

동맥경화란 말은 구체적 병명이 아니고 동맥의 병적변화를 말하는 의학적 용어이다. 원래 동맥벽은 탄력성이 많고 내면이 매끈하여 심장 박동에 따르는 피의 흐름이 효과적으로 이루어지도록 되어 있다. 이런 동맥벽이 굳어져서 탄력성이 감소하고 내면에 군데군데 기름기가 끼고, 이상 조직이 증식하여 내경이 좁아지는 현상을 동맥경화라 한다. 즉, 동맥벽이 전반적으로 탄력성을 잃는 현상을 협의의 동맥경화증이라고 말하고, 비교적 큰 동맥 내면에 국소적으로 기름기가 끼고 병적인 이상 조직이 증식하는 현상을 죽상경화증이라고 한다. 큰 동맥 내면에 끼인 기름기가 마치 죽과 같다하여 죽상경화증이란 이름이 붙게 되었다. 그러나 위에 말한 두 가지 종류의 퇴행성 변화를 통틀어서 동맥경화라고 부른다(정성림, 2007).

동맥경화증Atherosclerosis은 동맥내벽이 두꺼워지고 굳어지며 동맥의 탄력성이 감소하여 약해지거나 콜레스테롤과 같은 물질이 침착되어 혈관의 내강이 좁아지거나 막히는 병태를 총칭한다. 즉 동맥 내막의 세포에 콜레스테롤 등의 지방이 괴거나 섬유, 다당류, 칼슘 등이 늘면서 동맥이 탄력을 잃거나 굳어지는 상태이다(장봉우 등, 2009)

이처럼 혈관이 터져버려 세포를 마비시키는 것이 동맥경화, 고혈압의 문제점이며, 이같은 출혈이 뇌에서 일어나면 뇌출혈에 의한 뇌졸중이라 하고, 심장근육에서 일어나면 관상동맥경화증에 의한 관부전이라 하며 콩팥에서 일어나면 세동맥 경화에 의한 신부전이라 하며, 눈에서 일어나면 동맥경화에 의한 망막증이라고 한다. 그러나 동맥경화는 혈관구멍이 75%가 막혀버릴 때까지는 아무런 증세가 없지만 75% 이상이 막히게 되면 여러 가지 증세가 나타난다(강충식 등, 2000).

발병 위험인자

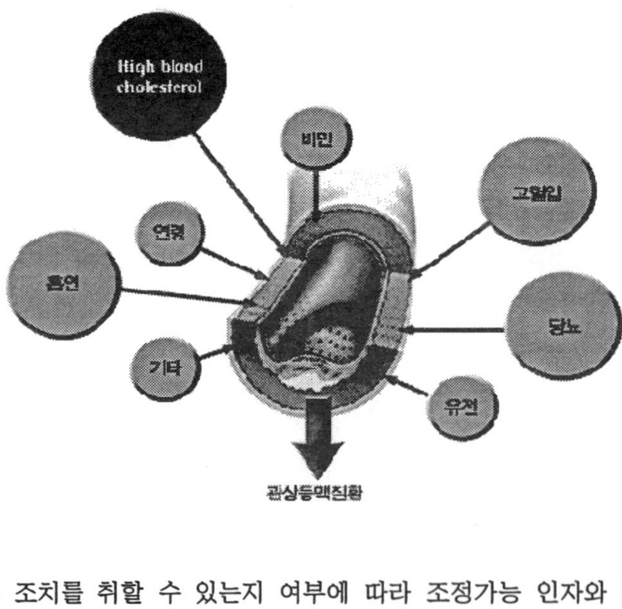

동맥경화의 위험인자는 조치를 취할 수 있는지 여부에 따라 조정가능 인자와 조정불가능 인자로 구분한다. 동맥경화를 일으키는 가장 중요한 네 가지 요인은 고혈압, 고콜레스테롤혈증(고지혈증), 당뇨병, 흡연을 들 수 있으며, 이 밖에 비만, 운동부족, 스트레스 등도 동맥경화를 유발하는 요인이며, 실제로 발병 시에는 이런 인자들이 복합적으로 작용함이 알려지고 있다(장봉우 등, 2009).

동맥경화의 진행과정

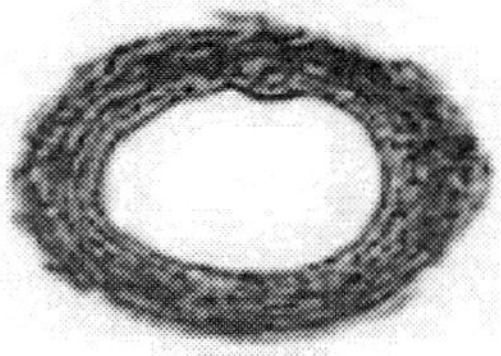

① 혈관내부의 작은 상처에 지방질이 쌓이기 시작한다.

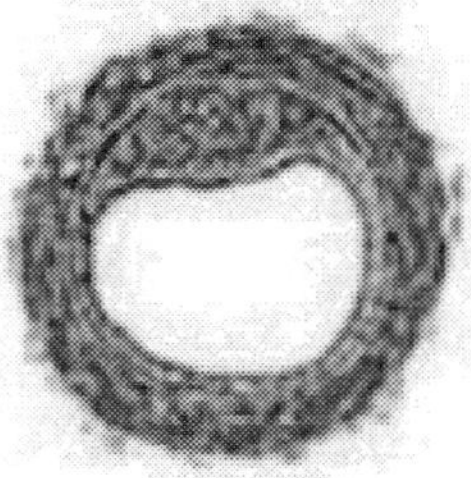

② 지방질이 더욱 많이 쌓여가면서 혈관조직들이 파괴되기 시작한다.

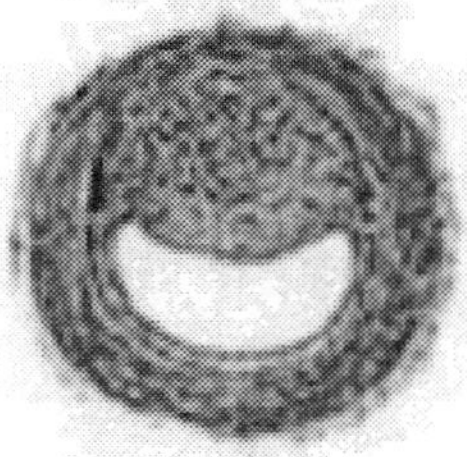

③ 파괴된 조직 자리를 메우기 위해 새로운 섬유조직이 생겨나며 가느다란 실핏줄도 나타난다. 그 위로 지방질이 계속 쌓여간다.

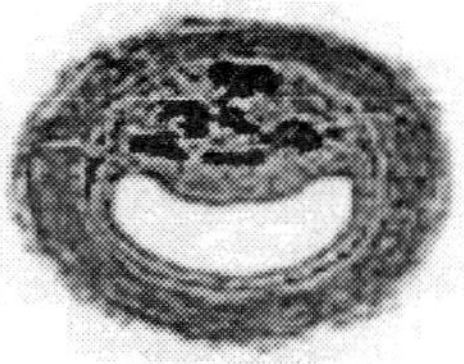

④ 섬유화된 자리에 칼슘성분이 모여들어 혈관은 탄력을 잃고 굳어진다.

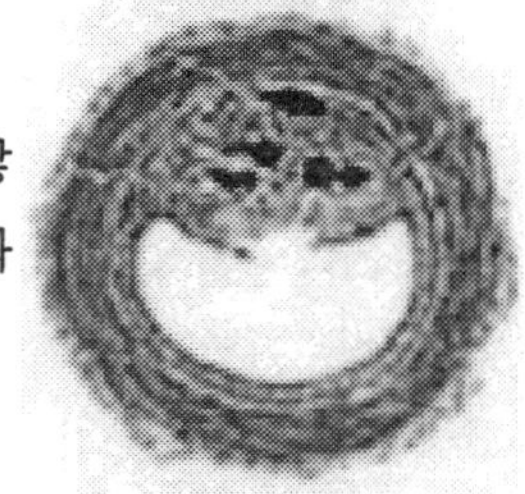

⑤ 혈관벽이 터져 지방덩어리들이 혈액내로 흘러 나와 혈액을 타고 흐르다가 가느다란 모세혈관에 이르면 혈관을 막아버린다.

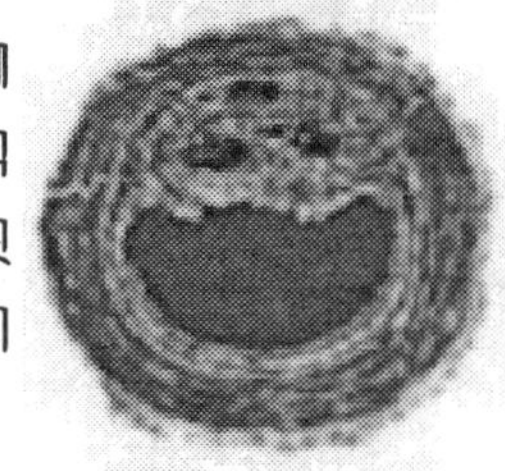

⑥ 또한 지방질이 많아 마치 풀처럼 된 혈액이 흐르다가 갑자기 굳어져 혈관을 통째로 막아버린다.

(강충식 등, 2000)

위 그림은 동맥경화의 진행과정을 나타내는 것으로 콜레스테롤이 높아짐에 따라 혈관내의 조직이 파괴되고 그 자리에 지방질이 점점 축적되어 혈관이 탄력을 잃고 굳어지며 그 결과 혈액이 흐르다가 갑자기 굳어져 혈관을 통째로 막아버리게 된다.

임상실험

동맥경화증은 동맥 내강이 좁아지고 이로 인해 관류의 감소가 초래된다. 게다가 탄성의 감소로 인해 파열이 쉬워지고 한편 혈전의 형성이 잘 일어난다. 동맥경화증은 전신의 혈관을 침범하는 광범위한 전신 질환이라고 볼 수 있는데 임상 증상은 동맥경화증의 침범 범위에 따라서 뇌졸중, 관상동맥 질환, 허혈성 신장 질환 그리고 각종 말초 혈관질환의 형태로 나타난다. 구체적으로 동맥 경화증에 의한 심한 혈관 안지름 협착이 뇌로 가는 혈관에 생기면 뇌졸중, 즉 중풍이 생기는 것이고, 협착이이 관상동맥에 생기면 협심증이나 심근경색증을 만들게 된다. 또 다리에 피를 공급하는 혈관에 생겨 혈관 안지름이 심하게 좁아지면 걸을 때 다리가 아프거나 저린 증세가 나타나고, 심한 경우 다리를 절단해야 할 수 있는 혈관 질환에 걸리게 된다. 동맥경화증은 혈관 안지름을 좁힐 뿐만 아니라 때로는 혈관을 병적으로 크게 확장시키는 경우도 있다. 예를 들면, 복부 대동맥은 동맥경화증에 의해서 혈관이 막히기도 하지만 때로는 혈관이 크게 늘어나서 복부 대동맥류를 만들기도 하는데, 이 질환 역시 일종의 동맥경화증에 의한 질환으로 볼 수 있다(장봉우 등, 2009).

운동의 효과

동맥경화와 관련된 혈청 지단백은 관상동맥 질환에 대한 위험요소로서 동맥경화 예후인자인 TG/HDL 비율이나 중성지방의 증가에 의해 특징 지워진다. 또한 TC/HDL 비율은 전 세대에 걸쳐 심혈관계 질환에 대한 유력한 지질 예측인자 중의 하나이다. Sorensen 등(1990)에 의하면 1년간 다이어트와 운동이 심혈관계 질환 위험 요소를 보유한 219명의 중년 남성과 여성들에 있어서 운동 참여 집단은 TC/HDL등 건강관련 변인에서 운동 프로그램 후에 유의하게 감소되었다고 하였고, 3년간 장기간 추적 연구에서 중정도의 신체활동은 심각한 심혈관계 질환으로 진전되는 위험도를 50~60% 감소시켜 주었다고 보고하였다(Bauman, 2004) 비만군이 정상군에 비해 동맥경화 예후인자들의 모든 수치가 높게 나타났으며, 유의한 차이가 나타났다. 유산소 운동의 효과인 동맥경화 예방에 긍정적인 영향을 미친다는 것을 확인할 수 있다. 운동기간이 장기화되고 규칙적으로 실시된다면 운동을 통한 TG 감소와 더불어 HDL-C의 증가로 인한 혈청지질의 개선으로 동맥경화의 예후인자들의 수치가 낮아져 결국 심혈관계 질환위험을 감소시키는데 긍정적인 효과를 나타낼 것으로 사료된다(정재선, 2008).

장기간 지속적인 유산소 운동은 심폐기능을 향상시켜주어 혈액 순환이 원활히 이루어 질 수 있도록 도와주며 혈관내의 콜레스테롤 수치를 낮춰주므로 동맥경화 및 유사 질병을 예방할 수 있는 운동방법 중 하나이다. 운동의 효과로는 혈압이 낮아지고 체중조절이 되며 스트레스 해소, 최대산소 섭취량 증진, 콜레스테롤 증가, 지방연소, 체중감소, 체지방비율 감소 등의 효과를 볼 수 있다.

동맥경화 예방에 좋은 운동

운동은 강도 높은 운동을 짧은 시간 하는 것보다 강도 낮은 운동을 오래 하는 것이 좋으며 특히 유산소성 운동을 하는 것이 좋다. 유산소성 운동은 심장의 관상동맥에 혈류를 증가시켜 심장근육에 산소와 영양소 공급을 원활하게 하여 심장 기능을 증가시키고, 심박출량을 증가시켜 심질환의 예방과 치료에 절대적인 영향을 미친다. 종류는 수영, 조깅, 자전거 타기, 에어로빅 등이 있으며 줄넘기도 유산소성 운동의 좋은 예이다(장봉우 등, 2009).

운동 처방 유의점

동맥경화가 진행되고 있음에도 불구하고 심한 운동을 한 결과, 혈압이 올라 발작이 일어난 예도 있다. 그러므로 운동에 의한 처방을 시작하기에 앞서 의사와 상의해 운동부하 검사를 받고 자신에게 맞는 목표맥박수를 정해 반드시 '목표맥박수'를 유지하면서 운동해야 한다.

참고문헌

강충식 등(2000). 운동해부학. 교학연구사. p167-169.

장봉우 등(2009). 신체활동과 스트레스. 한양출판사. p308. 310-311.

정성림(2007). 순환 운동과 유산소 운동이 비만 중년여성의 대사성 증후군 위험 인자, 동맥경화 지수 및 혈관 염증지표 변화에 미치는 영향. p16-17.

정재선(2008). 12주간 유산소 운동이 비만초등학생의 심혈관질환위험요인과 항산화체계에 미치는 영향. p31. 42-43.

운동과 혈압

순환계 회로

골격계를 축으로 해서 근육계가 골격계를 감싸고 있으며, 이 근육의 활동을 지배하는 신경계가 있다. 그리고 근육의 활동에 필요한 에너지를 만들어 내고 처리를 하는 기관이 따로 준비가 되어 있다. 이것이 바로 호흡과 순환의 기능이다(김정행, 1996).

순환계는 우 심장-폐-좌 심장을 주축으로 하는 폐쇄된 회로이다. 좌 심장에서 박출된 혈액이 여러 개의 병렬 순환 로에 분배관류 된 후 다시 모여서 우 심장으로 돌아가는 회로가 체순환systemic circulation이며, 우 심장에서 병렬 순환로 없이 좌 심장으로 들어가는 회로가 폐순환pulmonary circulation이다. 체순환은 좌심실, 동맥, 모세혈관, 정맥, 우심방으로 구성되는 대순환 계를 말하며 폐순환은 우심실로부터 폐동맥, 모세혈관, 폐정맥, 좌심방으로 연결되는 소순환 계를 가리킨다. 이 두 순환은 직렬로 연결된 폐쇄 회로로 되어 있는 것이 구조상의 특성이다.

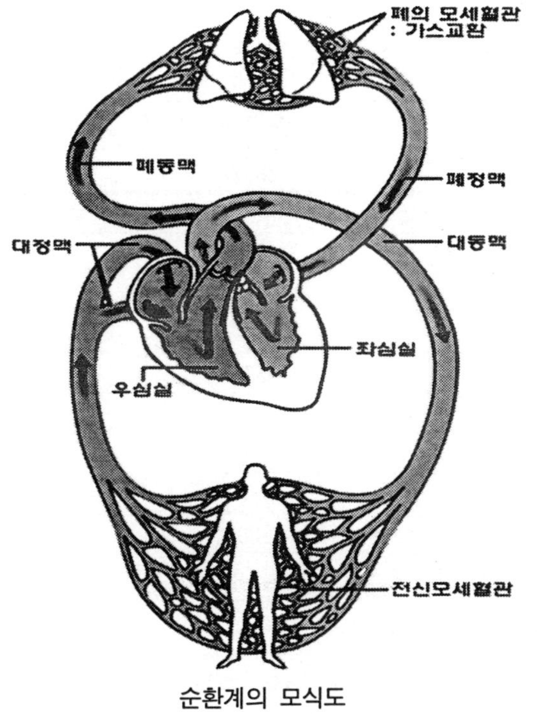

순환계의 모식도

혈액순환을 가능하게 하는 원동력은 심장수축(펌프작용)으로 생기는 혈압인데 소순환 계와 대순환계의 혈류저항이 5배 이상의 차이가 있어 우심실의 수축기와 확장기 혈압은 25/0 mmHg의 높은 압력을 냄으로써 순환을 시킬 수 있다. 좌심실에서 박출되어 나온 혈액은 일반적으로 대동맥aorta, 동맥artery 및 소동맥arteriole을 거쳐서 모세혈관 capillary을 지나서 소정맥venule, 정맥vein 및 대정맥vena cava을 거쳐 우심방으로 되돌아오게 된다(강호율, 1999).

혈류량과 혈압과의 관계

혈류량F은 혈압P에 비례하고 혈류저항R에 반비례한다. 즉 혈압이 높아질수록 혈류량이 늘어나고 혈류저항이 커질수록 혈류량은 줄어든다.

혈관계는 동맥에서 모세혈관으로 나아감에 따라 많은 가지로 나누어지며 정맥으로 이어지면서 이들 가지가 다시 모여진다. 그리고 근육과 탄성조직이 섞인 혈관 벽이 확장하기도 하고 수축하기도 하여 혈액순환은 물이 관속을 흐르듯 단순하지는 않다.

혈관계에서 혈류의 운동력은 심장의 박동이다. 이것이 혈압을 발생시키고 또 혈액이 흐름으로써 혈류저항이 있게 된다. 혈액이 흐르다가 큰 저항을 만나면 그곳에서 혈압은 크게 떨어지고 저항이 작으면 혈압은 별로 떨어지지 않는다. 혈액이 흐르면서 가장 큰 저항을 받는 곳은 소동맥과 모세혈관이다. 여기서 혈관이 많은 가지를 치며 혈관의 내경이 좁아지기 때문이다. 이에 대해 동맥과 정맥에서는 혈류저항이 작아서 혈압이 그리 크게 떨어지지 않는다. 순환계 전체의 혈류량은 곧 심박출량 으로서 매분 5가 여러 장기에 알맞게 나누어져 흐르게 된다. 그런데 각 장기로의 혈류량이 언제나 일정한 것은 아니다. 앞서 혈류량은 혈압에 비례하고 혈류저항에 반비례한다고 하였지만 순환계 전체에서 보면 혈관은 병렬로 각 장기에 이르고 있으며 동맥, 장기마다 혈류저항이 다르다. 따라서 혈류량도 각각 다르다. 이를테면 위장 관에 매분 1400mL, 골격근에 1200mL, 신장에 1100mL, 대뇌에는 750mL의 혈액이 흐른다. 그러다가 근운동을 하게 되면 근혈관은 확장하고, 식사 후에는 장내혈관이 확장하여 혈류저항은 크게 떨어진다. 그리하여 이곳으로 많은 혈액이 흐르게 되어 근운동과 소화흡수를 뒷받침해 준다(강호율, 1999).

안정 시와 운동 시 각 장기의 혈류량(강호율, 1999)

신체 \ 운동조건	안 정 시	가벼운 운동 시	중정도의 운동 시	최대 운동 시
	140	400	1200	2000
			관류량(ml/분)	
위 장 관	1400	1100	600	300
신 장	1100	900	900	250
뇌	750	750	750	750
심 장	250	350	750	1000
골 격 근	1200	4500	12500	22000
피 부	500	1500	1900	600
기 타	600	400	400	100
심박출량	5800	9500	17500	25000

혈관운동 조절Vasomotor regulation

조직으로 가는 혈류량은 조직에 따라 다르고 같은 조직이라도 환경의 변화에 따라 수시로 변동하게 된다. 운동 중인 근육이나 소화 중인 소화관 등 활동하고 있는 조직을 관류하는 혈액량은 활동정도에 비례해서 증가하며 체온이 상승하면 피부를 관류하는 혈액량이 증가하여 체열발산을 촉진하게 된다. 이와 같이 상황의 변동에 맞추어 각 조직으로 운반되는 혈류량이 적절히 조절되는 것은 혈관 운동을 통해 혈류의 분포, 순환 혈액량 및 혈압이 변동되기 때문이다.

혈관 수축을 일으키는 신경은 교감신경으로 교감신경 절후섬유의 말단에서 노르에피네프린(일부는 에피네프린)을 유리하여 기능을 수행하고 있는데 안 정시에도 매초 1~3개의 흥분을 발사하여 현관의 긴장성 수축 상태basal tone를 유지하고 있으며 흥분 시에는 흥분 발사 빈도가 증가된다. 조직에 따라 교감신경의 분포 밀도에는 차이가 있다. 골격근에 분포하는 혈관의 경우에는 교감신경의 분포 밀도가 중간 정도 이지만 그 분포하는 부위가 크고, 또 안정 상태에서의 basal tone이 비교적 높게 유지되기 때문에 혈압유지에 중요한 역할을 하다. 즉, 골격근의 혈관이 수축하면 혈압이 상승하고 확장할 때는 혈압이 하강하게 된다(김정행, 1996).

운동과 혈압의 변화

운동 강도에 의한 평균 혈압변화에는 유의한 차이가 없었으나, 운동 실시 전과 실시 후의 회복 시간에 따른 평균 혈압 변화는 유의한 차이가 나타난다(김숙이, 2008).

유산소 운동은 혈압을 낮추는데 매우 중요한 역할을 한다고 보고하였고, 고혈압 환자의 혈압을 낮추기 위해 주 5일, 30분 이상, 빠른 걸음 정도의 강도로 운동할 것을 권장하고 있으며, 신체활동량이 많을수록, 그리고 체력이 좋을수록 고혈압이 유발될 확률은 낮아진다고 보고하였다. 규칙적인 유산소 운동은 혈관에 긍정적인 영향을 미쳐 심장질환으로 인한 사망률을 감소시키므로 심혈관계 질환을 예방하는 중요한 전략 중 하나라고 할 수 있다. 또한, 지구성 운동 트레이닝endurance exercise training은 고혈압환자에게 5mmHg~10mmHg의 혈압을 낮추는 효과가 있다고 하였으며, 안정 시 혈압이 높은 사람일수록 운동으로 인한 감소폭이 크다고 보고하였다.

이처럼 혈압 감소는 장기간의 트레이닝에 의해서 뿐만 아니라 일회성 운동 후에도 혈압 감소 현상이 나타나는데, 장기간의 트레이닝을 통한 혈압의 감소는 이와 같은 일회성 운동 후 저혈압 현상이 반복적으로 나타나는 현상이다. 운동 후 저혈압은 일회성 운동 직후 몇 분 이내에 시작되며, 고혈압 환자의 경우 22시간 동안 지속된다. 그러나 운동 후 저혈압은 모든 대상자가 경험할 수 있는 것은 아니며, 고혈압 환자의 25%는 운동 후 저혈압 현상이 나타나지 않는다고 하였다(홍광석, 2008).

저항성 운동에 따른 혈압의 예방과 극복

혈압 관리를 위한 비 약물적인 치료법으로서 운동요법을 사용하기 위해서는 운동 후 저혈압을 유발할 수 있는 적절한 운동방법을 찾아야 하며 고혈압의 예방 및 치료에 있어 가장 중요한 것은 운동강도와 시간이다. 고혈압 발병률은 연령의 증가와 함께 높아진다. 이와 더불어 노인의 경우 활동량의 감소와 함께 근육량 감소, 근력 약화, 평형성 감소 등으로 낙상을 경험하여 대사적 질환 외에도 심각한 정형 외과적 문제를 낳게 된다.

저항성 운동에 따른 혈압 감소의 대표적인 기전은 운동 후 혈장의 액체성분plasma liquid이 세포 간질로 이동함으로써 혈장량이 감소하여 일회박출량을 감소시키는 것이다. 감소한 일회박출량은 심장의 전부하preload 감소 및 후부하afterload를 증가시켜 심박출량을 감소시키기 때문에 혈압을 낮추게 된다. 이로써 저항성 운동은 노인들의 근력을 증가시켜 낙상을 예방함과 동시에 고혈압 예방 및 치료에 도움을 줄 수 있는 운동이다(홍광석, 2008).

참고문헌

김정행(1996). 체육원리. 태근문화사. p51-53.

강호율 등(1999). 운동과 건강. 경북대학교출판부. p14-21. 36.

홍광석(2008). 연속운동, 분할운동 및 저항성 운동이 고혈압 환자의 혈압, 혈관탄성 및 CRP에 미치는 영향 경희대학교 대학원 석사학위논문. p29. 33-34.

김숙이(2008). 운동 강도가 회복기 혈압에 미치는 영향 경북대학교 교육대학원 석사학위논문. p13-18.

운동과 류마티즘

'류마rheuma' 라는 희랍어에서 유래된 류마티스rheumatis라는 용어는 히포크라테스에 의해 '병을 일으키는 나쁜 액성 물질' 이라고 기술되었다. 즉, 류마가 머리에 있으면 두통을, 폐에 오면 폐병을, 관절에 있으면 관절통을 일으킨다고 설명하였다. 류마티스란 19세기까지도 유럽에서는 관절통뿐만 아니라 '질병에 의한 고통이나 통증' 의 의미로 사용되었으나, 지금은 류마티스 질환이란 관절통이나 관절염을 일으키는 질환을 통틀어 말한다(김호연, 1996). 구체적으로 말하자면, 전신결합조직, 특히 관절 및 근육 활액낭bursa, 힘줄tendon, 섬유조직 등의 염증, 변성, 대사 장애를 특징적으로 인정하는 질환으로서 그 부위의 통증, 경직, 운동제한을 수반한다. 관절에 한정된 류마티즘은 관절염으로 분류된다.

류마티스 증상

류마티스 관절염은 대개 전신이 피로하거나 쑤시고 저리며 뻣뻣해지는 것을 시작으로 점차 어느 한 관절이나 여러 관절이 통증, 후끈함, 압통과 함께 부어오르게 된다. 이러한 관절의 증상들이 갑자기 나타나기도 하지만, 대개 오전 시간에 몸이 뻣뻣한 증상이 지속되고 그 시간이 길어져 심한 경우 오후까지 가기도 한다. 이러한 관절 증상 이외에도 피부에 혹과 같은 결절 등이 나타날 수도 있고, 눈의 염증이나 심근염, 늑막염, 또는 빈혈이 생길 수도 있다. 그 밖에도 체중감소, 식욕부진, 허약감 등이 동반되기도 한다(장형석, 2009).

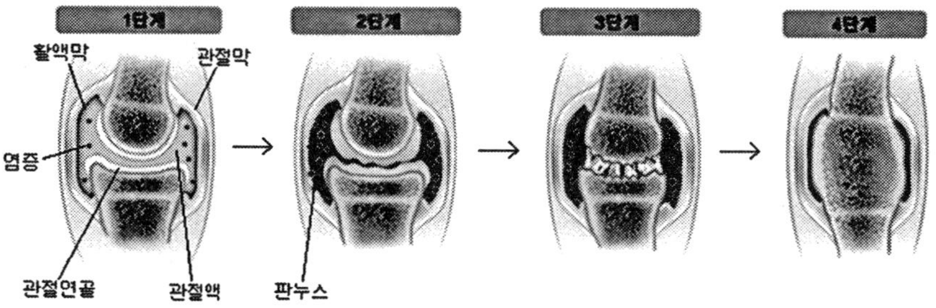

류마티스 관절염의 발전단계

초기에는 관절이 구부러진 채로 운동이 제한되는 정도지만 시간이 경과 하면 관절 주변의 조직이나 관절을 이루는 뼈가 완전히 굳어져서 강직현상을 일으킨다. 흔히, 양쪽 관절에 이러한 증상들이 나타나게 되는데, 손가락, 손목, 팔꿈치, 무릎, 발 같은 관절 등에 잘 발생한다(김호연, 1996). 위의 사진에서 보듯이, 1단계의 활막 염증tenosynovotis 초기에는 활막 부종 및 과잉 증식이 일어나고, 2단계는 판누스pannus가 연골을 파괴하는 단계로 비정상적으로 파괴된 판누스(주황색 부분)가 연골을 침범하여 연골, 뼈를 파괴하고 관절을 변형시킨다. 이 단계에서 염증 세포와 활막 세포에서 유리된 매개물질에 의한 골 파괴 작용으로 골다공증이 나타날 수 있다. 3단계는 섬유fibrous ankylosis연골이 파괴되고 섬유질의 판누스가 두 뼈를 연결해 버려 관절의 움직임이 제한된다. 4단계는 골성 강직bony ankylosis으로 완전히 움직일 수 없게 되고, 골다공증은 계속 진행된다(장형석, 2009).

류마티스 관절염의 원인

류마티스 관절염의 직접적인 원인은 아직 규명되어 있지 않다. 그러나 대부분의 학자들은 약 60-70%의 환경적인 요인들과 30-40%의 유전적인 소인들이 복합적으로 작용하여 발생한 것으로 추정하고 있다. 나이가 증가할수록 발생빈도가 증가하고, 30~50세에 가장 흔하며, 3~4:1 정도로 여성에게 더 많이 발생한다(김종훈, 2007). 류마티스 관절염의 원인으로 첫째는, 바이러스에 의한다는 설이다. 지금까지 오랜 기간 실험과 병원에서 연구를 거듭하였지만, 아직 어떤 바이러스가 이 질환을 발생시키는지 확실히 알아내지는 못하였다. 만약 바이러스에 의해 발생한다면 환자의 관절에서 바이러스를 발견할 수 있었을 것이지만 아직까지 발견된 바 없다. 두 번째는, 환자의 면역 방어 기전의 변화 때문에 발생한다는 설이다. 인체가 어떤 복잡한 과정에 의해 자신의 관절 조직에 대한 항체를 생산해 내어 면역 반응을 일으켜 만성 염증이 발생한다는 설이다. 자가 면역 기전은 아직 명확히 입증되고 않았지만 많은 과학자들에 의해 그 중요성이 인정되고 있다(김호연, 1996).

류마티스 관절염의 진단과 검사

류마티스 관절염의 진단은 1987년 미국 류마티스 학회에서 개정한 진단 기준을 이용하고 있다. 이 7가지 진단 기준 중에서 4가지 이상이 나타나고 관절 증상이 적어도 6주 이상 지속된 경우를 류마토이드 관절염 rheumatoid arthritis이라고 진단한다.

미국 류마티스 학회의 7가지 진단 기준

1. 조조 강직(아침 강직): 한 시간 이상 지속되는 경우
2. 세 부위 이상의 관절염: 의사에 의해 관찰되는 관절의 부종과 연부 조직의 종창
3. 손의 관절들에 관절염: 손목 관절, 중수-지간(MCP)관절 또는 근위지간(PIP)관절의 종창
4. 대창성 관절염: 양쪽에 같이 관절염이 있는 경우
5. 류마토이드 결절(rheumatoid nodule): 뼈 돌출부, 신전 부위 및 관절 주위의 피하 결절
6. 혈청 류마토이드 인자(RF): 피부 밑에 혹 같은 것이 만져지는 경우
7. 방사선적 변화: 손과 손목의 전후면 방사선 상 이환된 관절 주위에서의 골 침식과 골다공증 소견

다음과 같은 기준을 통해 임상적으로 류마티스를 진단하고 있지만 류마토이드 인자가 있다고 해서 모두 류마티스 환자는 아니며 류마토이드 인자가 없는 류마티스 환자도 있기 때문에 현대의학에서는 류마티스에 대한 명확한 진단기준을 내놓고 있지 못하고 있다. 다른 검사로는 적혈구의 침강 속도를 측정하는 것이다. 이 검사는 유리 시험관에서 적혈구가 바닥으로 가라앉는 속도를 측정하는 것으로, 만성 염증이 있을 경우에는 정상보다 더 빠른 속도로 침강하게 된다(김호연, 1996).

류마티스 관절염의 치료

류마티스 관절염의 예방법이나 관절염이 발병하였을 때 궁극적으로 관절염을 근절시키는 획기적인 방법은 아직 없다. 류마티스 관절염의 치료 목표는 통증과 염증을 억제하는데 두어야 하며 관절염의 만성 염증 현상을 억제하여 관절의 기능 소실을 차단하고 최소화하여 정상생활로의 복귀에 있다(유대현, 1998). 통증을 감소시켜 주는 재활치료에는 물리치료, 운동치료, 작업치료, 보조기 치료 등이 있으며, 물리치료에는 온열치료, 수치료hydrotheraphy, 한랭치료, 전기치료 등이 있다(박시복, 1998). 온열치료는 가장 흔히 사용되며, 가장 광범위하게 사용된다. 온열치료는 아픈 관절의 주위 근육을 이완시키고 관절이 뻣뻣해지는 것을 풀어 주는 효과적인 방법이다. 국소에 열을 가하면, 결체조직의 신장도가 증가하고, 관절의 경직이 완화되며, 진통 효과, 근경련의 감소, 혈류 증가 및 염증 반응, 부종 및 혈종의 흡수 촉진, 효소 및 대사 작용의 변화 등 여러 가지 생리적 효과가 나타난다. 이런 생리적 효과는 조직의 온도, 지속시간, 조직의 온도 상승 속도, 치료 부위의 크기에 따라 달라진다(박시복, 1998). 일반적으로 온열 치료의 효과는 40~45° C에서 약

20~30분 지속될 때 나타난다. 한랭치료는 혈류를 감소시키고, 신체 대사 활동을 감소시키며, 근육의 긴장도를 감소시키고, 경련성과 클로누스clonus를 억제시킨다. 또한 위장관의 운동성gastrointestinal motility을 증가시키고, 신경전도 속도를 느리게 하며, 진통효과를 나타낸다(박시복, 1998). 류마티스 관절염의 치료 약제는 다른 분류법이 제시되기는 하였지만 크게 3가지 범주, 소염진통제, 항 류마티스제제(disease modifying antirheumatic Drugs, DMARDs), 부신피질호르몬제재로 구분할 수 있다. 류마티스 관절염의 치료에 가장 널리 사용되는 약은 아스피린이다. 아스피린은 류마티스 관절염의 치료를 위해 개발된 약으로, 통증을 약화시키고 관절에 염증을 억제시키는 매우 유용한 약이다(김호연, 1996).

류마티즘과 운동

류마티스 관절염 환자는 오랫동안 운동을 하지 않을 경우 관절이 뻣뻣해지고 운동 장애를 일으키기 쉽다. 같은 자세로 오래 있으면 관절이 경직되고 관절통이 잘 생긴다. 관절 운동은 일정 시간을 두고 하루에 여러 번씩 규칙적으로 실시하는 것이 예방하는 데 도움이 된다(김호연, 1998). 류마티스 관절염에서 사용되는 운동은 크게 관절가동범위운동(ROM exercise), 근력강화운동, 유산소운동 등으로 분류할 수 있다. 관절가동범위를 증가시키거나 유지하기 위해서는 수동적, 능동적, 혹은 능동적 보조운동이 사용될 수 있다. 수동적 관절가동범위운동 프로그램은 다른 사람(물리치료사나 혹은 보호자)이나 기구가 사용된다. 일반적으로 이 운동은 슬관절knee joint, 인공관절 대치수술 후를 제외하면, 류마티스 관절염 환자에서 제한적으로 사용된다. 관절가동범위운동과 스트레칭운동은 류마티스 관절염 환자를 치료하는데 매우 중요한 요소이고, 환자 혼자서 시행할 수도 있고 치료사에 의해서 또는 환자의 보호자와 함께 시행될 수도 있다. 관절가동범위운동 프로그램은 근력강화 프로그램이 시작되기 전에 하는 것이 좋다. 근력강화 프로그램은 관절이 최대의 관절가동범위를 가지면서, 건과 근육의 구축이 없고, 통증이 없을 때 가장 잘 이루어진다. 근력강화운동에는 근육의 수축은 잘 일어나지만 부하load의 이동이 없고, 전체 근육의 길이가 변하지 않는 등척성운동isometric training이 있다. 이 운동은, 근섬유는 수축하지만 관절 운동이 없이 근수축이 이뤄지므로, 정적인 운동이라고 한다. 운동 범위의 처음부터 끝까지 운동 속도는 상관없이 일정한 무게의 부하load로 움직이는 등장성운동isotonic training은, 관절이 움직이고 근육의 길이가 변하더라도 근긴장력을 일정하게 유지하는 운동이다. 헬스클럽이나 스포츠센터에서 보는 대부분의 기구는 등장성 운동기구라고 보면 된다. 다음으로, 등속성 운동은 미리 정해진 각속도angular velocity로 움직이도록 고안된 특수한 기계를 통해 이루어지는 운동이며, 설정한 각속도보다 낮은 각속도로 움직이면 기계로부터 받는 저항은 전혀 없게 되고, 설정한 각속도 보다 빨리 움직이려고 하면 기계로부터 점차 큰 저항을 받게 된다. 대부분의 류마티스 관절염 환자들에게 유산소 운동이 효과가 좋다는 연구가 증명된 바 있다. 관절염환자 같은 경우 유산소 능력이 감소되고 있기에 무리한 트레이닝 보다는 실내의 평평한 지대에서 자전거타기와 같은 유산소 운동은 관절에 스트레스를 적게 주기에 많은 연구자들로부터 지지를 받고 있다. 그러나 달리기, 빨리 걷기, 실외 또는 언덕이나 거친 지형에서 자전거 타기와 같은 운동은 유산소 운동일지라도 충격이 심한 운동이므로 장려하지 않는다. 이 밖에도 수영장 안에서 물의 부력과 수온을 이용하여 진통 효과와 근이완을 얻고, 유산소 운동능력을 증진시키는 풀치료 운동도 있다(박시복, 1998).

참고문헌

김종훈(2007). 류마티스 관절염. 한국강구조학회지. 제19권 제1호. p168-169.

김호연(1996). 알고나면 쉬운 류마티스. 태림출판사. p.11. 155-166.

박시복(1998). 류마티스 관절염의 재활치료. 한양의대학술지. 제18권 1호. p33-42.

유대현(1998). 류마티스 관절염의 진단과 치료. 한양의대학술지. 제18권 1호. p1-9.

갑상선기능항진(저하)증

갑상선은 기관의 양옆에 놓여 있는 2개의 타원형 엽으로 이루어져 있으며 이 엽은 좁은 조직 대에 의해 서로 이어져 있다. 이 모든 부분은 수많은 작은 주머니로 이루어져 있는데 이것을 여포follicle라고 한다. 여포의 껍질은 서로 밀접하게 붙어 있는 세포로 구성되어 있고 그 바깥을 얇은 막이 싸고 있으며, 막 바깥에는 모세혈관이 그물처럼 빽빽이 덮고 있는데 이 모세혈관은 막을 통해서 세포에 언제나 충분한 혈장(혈액의 액체 성분)을 일정하게 공급해준다. 여포 속은 콜로이드라고 하는 끈적거리는 액체로 차 있는데 이 속에 갑상선호르몬이 티로글로불린이라는 단백질에 결합된 상태로 저장되어 있다. 단백호르몬인 부갑상선호르몬을 분비하며, 부갑상선호르몬은 혈중 인 농도를 낮추고 칼슘 농도를 증가시키는 것이 주 역할이다. 아래의 그림은 갑상선의 전면상이다.

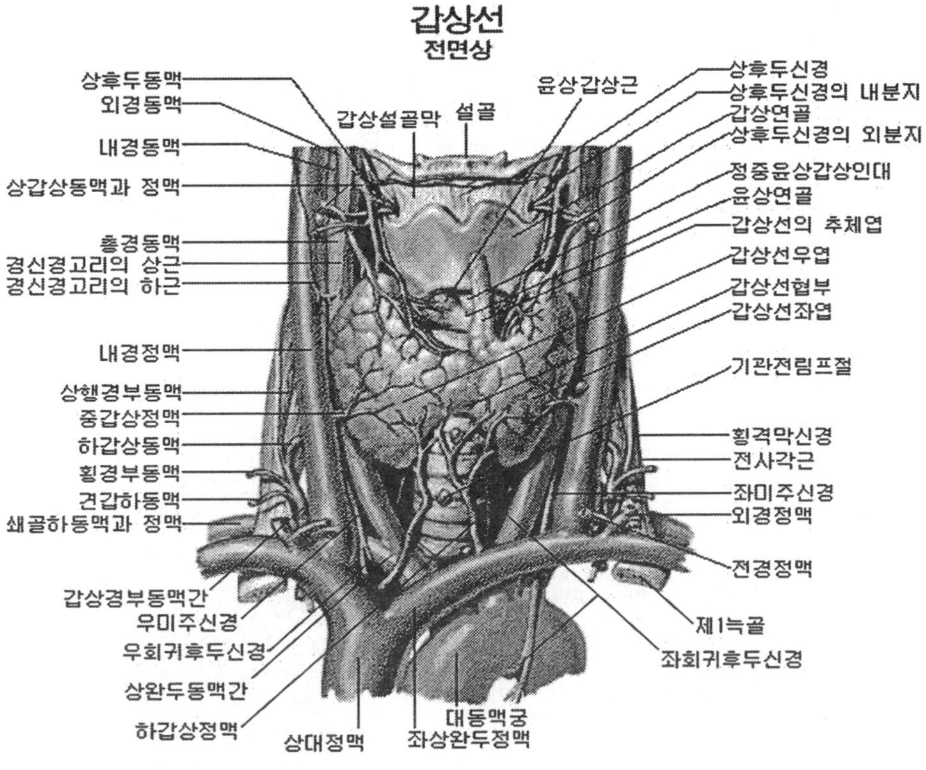

갑상선의 전면상

갑상선기능저하증의 원인은 다양하나 갑상선 호르몬의 결핍으로 인하여 나타나는 증상은 원인에 관계없이 같으며 주로 갑상선 기능 저하의 정도에 관계되나 환자의 연령, 동반된 다른 질환, 갑상선기능 저하증이 진행하는 속도에 따라 같은 정도의 갑상선 기능 저하 상태에서도 다양한 증상을 보일 수 있다. 일반적으로 빠른 속도로 갑상선 기능 저하증이 진행하면 서서히 진행하는 경우보다 뚜렷한 증상이 나타난다. 갑상선 기능 저하증은 원인 질환에 따라 일과성인 경우도 있고 영구적인 경우도 있으며 영구적인 갑상선 기능 저하증의 경우 모두 영구적으로 갑상선 호르몬의 치환요법을 필요로 한다(송영기, 오연상, 1995).

부갑상선 기능 저하증은 부갑상선이 자가 항체로 위축되거나 결손 되어 혈장 내 호르몬 농도가 낮고, 저칼슘 혈증을 보이는 질환이며, 가성부 갑상선 기능 저하증은 부갑상선 호르몬 분비는 정상이지만, 호르몬에 대한 골과 신장의 표적세포의 반응이상으로 인해 나타나는 대사질환으로 1942년 Albright에 의해 처음 소개되었다. 이 질환은 20번 염색체의 q13.11부위에서 GNAS1 gene의 변이로 인해 세포막의 G protein의 subunit이 양적 감소와 기능저하를 일으켜, 부갑상선 호르몬 수용기를 활성화하는 생화학적 경로의 기능이 마비되는 것이다. 가성부 갑상선 기능 저하증의 유형으로는 Gs alpha 단백질의 이상으로 나타나는 type Ia와 호르몬 수용기의 농도 이상으로 나타나는 type Ib가 있으며, type Ia는 우성유전이고, 전신적인 임상 증상이 심하며, type Ib는 유전 여부가 확실히 밝혀지지 않았다. 또한 typeⅡ는 cAMP의 2차 전령사에 대한 반응이상으로 인해 cAMP 유도가 감소되는 것이다(김성오, 홍은경, 최형준, 이제호, 손흥규, 2004).

갑상선기능 항진증과 갑상선기능 저하증을 비교한 표와 그림이다.

갑상선기능 항진증	갑상선기능 저하증
심장이 두근거리며 맥박이 빠르다	맥박이 느려진다
손이 떨린다	힘이 없고 무력증을 느낀다
성격이 예민해져 주위와 다툼이 잦다	장운동이 저하되어 변비가 온다
목 일부분이 볼록해진다	피부가 마르고 손톱이 쉽게 부서진다
모발이 쉽게 빠진다	생리 기간이 늘어나고 자주하며 양이 많다
안구돌출이 있다	불임, 유산의 가능성이 높아진다
	식욕이 없고 우울해진다.

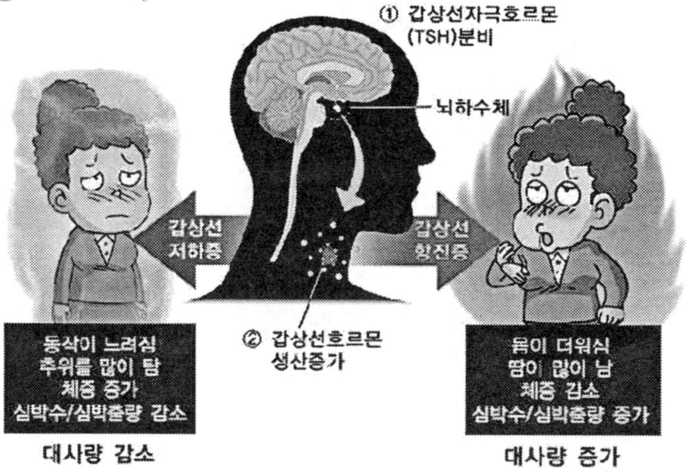

갑상선기능 항진증hyperthyroidism의 증상으로는 체중 감소와 열 불 내성(더위를 참지 못하는 증상), 안구돌출, 전신의 권태감, 피로감, 식욕이 왕성하나 항상 배가 고프고, 심계 항진(심박동이 두근거리는 것을 느끼는 현상)이나 운동 시 호흡 곤란, 손 떨림, 신경과민, 불안증, 발한 증가(땀이 많이 남), 하지 근육의 쇠약, 설사, 소양증(가려움증) 등 여러 가지 증상이 있다. 여성에서는 흔히 월경양이 줄고 불규칙해지며, 이에 희발 월경 또는 무월경이 흔히 관찰된다.

그러나 대개 배란은 유지되고 임신도 가능하지만 자연 유산 및 선천성 이상의 빈도가 증가한다. 환자의 약 1/3에서는 눈이 앞으로 튀어나오는 안구 돌출 증상도 있으며, 대장 운동이 항진 되어 배변 횟수가 증가하고, 때로는 설사를 하기도 한다. 드물게는 남자에서 유방 비대가 생기고 성욕의 감퇴 증상도 보이게 된다(유동준, 1998).

아래는 갑상선기능 항진증의 증상 사진이다.

FreeT4	0.93-1.7	6.82	Glucose	72-110	110
T3	80-200	380	AST	10-37	80
TSH	0.27-4.2?	0.005	ALT	10-37	90
ATA	0-115	845.2	ALP	42-128	180
AMA	0-34	61.93	T-Calcium	8.4-10.2	9.8
TSII	0-15	38			

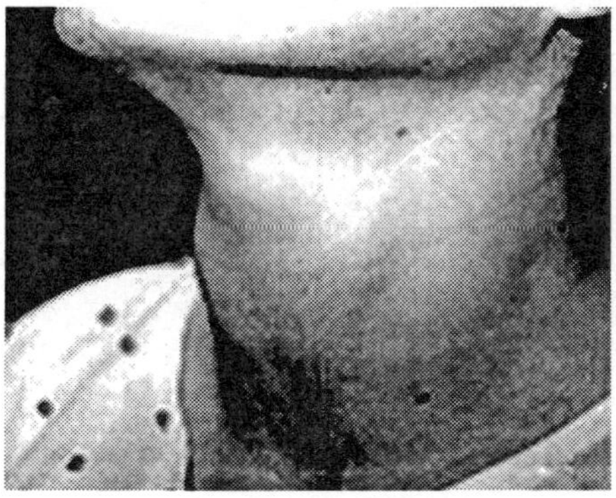

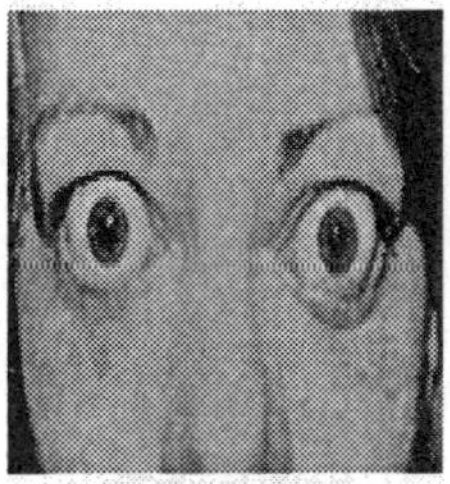

안구돌출증상

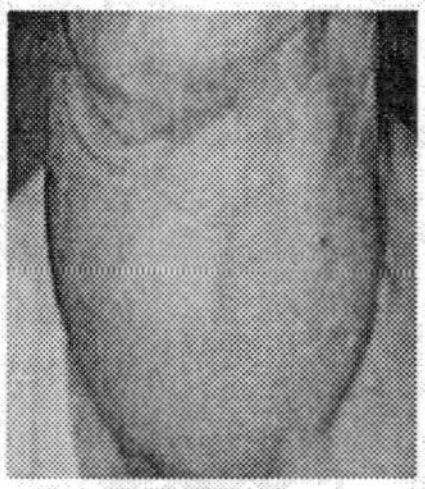

갑상선종

갑상선기능항진(저하증) 검사

시행하는 첫 번째 검사는 혈액을 이용한 갑상선 기능검사이다. 영국의 경우 연간 9백만 건 이상의 TSH 검사가 이루어진다고 보고 할 만큼 많이 시행되고 있다. 이상적인 갑상선 기능 검사는 갑상선 기능 이상에 의해 일정하게 변화하며, 갑상선 외의 인자에 영향을 받지 않으면서 갑상선 호르몬에 대한 말초 조직의 반응을 정확하게 반영해야 한다. 지난 20년간 괄목할 만한 진단기술의 발달로 말미암아 최근 진단 방법의 프로토콜이 다르긴 하지만 THS, FT4, T3, T4 등의 검사종목 중 민감도가 가장 높은 TSH 만을 사용하는 병원이 있는가 하면, 이중 TSH와 Free4를 포함하는 2가지 검사소견으로 갑상선 기능을 평가하거나, 혹은 3가지 이상으로 진단의 정확성을 기하는 실험실이 있다(홍세인, 2002).

갑상선기능저하증의 치료로는 원인에 관계없이 갑상선호르몬의 치환요법을 시행하게 된다. 초기에는 동물의 갑상선에서 추출한 제제를 사용하였으나 갑상선호르몬이 합성된 이후 합성한 T4를 투여하는 것이 가장 효과적임이 알려져 현재는 주로 합성된 T4를 치료에 사용하고 있다. 성인에서 갑상선에서의 T4생성은 하루에 80~100μ g 정도이지만 실제로는 개인차가 크므로 일일 100~300μ g 정도의 용량이 되며 개개인에 따라 용량을 결정하여야 한다. 갑상선기능 저하증의 치료는 점액 수종성 혼수를 제외하면 절대로 응급상황이 아니며 급하게 서둘러야 할 필요가 없다. 환자에게는 소량의 갑상선 호르몬을 투여하기 시작하면서 갑상선 상태가 완전히 교정되기 전부터 바로 임상적 증상의 완화가 나타나므로 심질환 등의 위험성이 있는 경우에는 절대로 서둘지 않도록 한다(송영기, 오연상, 1995).

갑상선기능 항진증 상태에서 운동을 실시할 때 환자가 느끼는 피곤함과 나른함이 더욱 악화되고, 심장에 부담을 주어 부정맥이나 심부전의 상태에 빠질 수 있고 이미 동맥경화가 어느 정도 진행이 되어 있던 환자라면 심근경색 등을 유발할 수 있다. 갑상선기능 항진증 환자가 운동을 실시할 때는 의사와 상의하여야 한다. 환자가 갑상선기능 저하증의 과거력이 있던지 증상으로 미루어 갑상선기능 저하증이 의심되면 사전에 갑상선 기능을 점검해보고 운동 치료를 실시하는 것이 바람직하다(우정익, 2000).

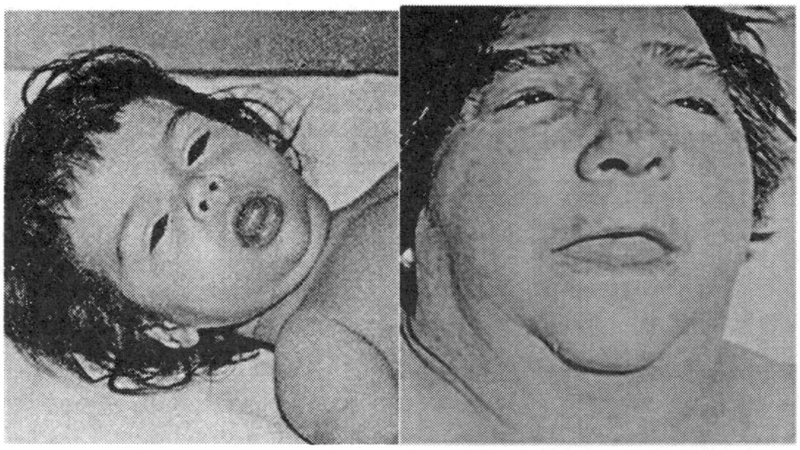

참고문헌

김성오, 홍은경, 최형준, 이제호, 손흥규(2004). 가성부갑상선 기능저하증 환아의 구강 증상. J Korean Acad Pediatr Dent 31(2). p262-266.

송영기, 오연상(1995). 갑상선학. 고려의학. p237-240.

우정익(2000). 대한운동사회 스포츠건강의학 학술지. 대한운동사회. p74-75.

유동준(1998). 갑상선백과. 서음출판사. p80-82.

홍세인(2002). 갑상선 질환에서 갑상선 기능검사의 효율적인 선택. 전남대학교 대학원 석사학위논문. p14-16.

파킨슨병과 운동

파킨슨병은 흑질의 도파민성 신경세포의 손실을 초래하여 운동 및 인지 장애를 일으키는 신경계 퇴행성 뇌질환이다. 안전 시 진전, 운동완서, 자세 불안정, 보행 장애 등을 특징으로 하며, 발생 연령은 주로 50대부터이고, 최고 발생률은 60대이다(김성렬 등, 2006; 박영례, 2006).

파킨슨병 환자들은 지적 능력은 대부분 정상이지만, 질병이 진행될수록 손과 발이 떨림이 심해지고 온몸이 경직되고 행동이 느려져 독립적인 일상생활을 수행하는데 어려우며, 보행 장애와 자세불안으로 자주 넘어져 혼자서는 외출이 불가능해 자신의 기본적인 요구조차 가족이나 다른 사람의 도움을 받아 해결해야 한다(이대희, 2003). 이러한 운동성 증상으로 인한 일상생활능력이나 사회활동의 제한 뿐 아니라 통증, 우울, 불안, 수면 장애 등과 같은 비운동성 증상(김성렬 등, 2006)은 파킨슨병 환자의 우울이나 삶의 질에 부정적인 영향을 미칠 수 있다.

발병원인

근본적인 원인은 아직까지 밝혀지지 않았지만 뇌의 명령이 잘 전달되지 않기 때문에 증상이 나타난다고 알려져 있다. 파킨슨병은 간단히 설명하면 뇌의 흑질에 이상이 생겨서 도파민이라고 하는 신경전달물질이 감소되어 일어나게 되는 뇌질환이다. 도파민이 감소하게 되면, 대뇌에 있는 선조체로부터의 명령이 잘 전달되지 않게 되므로 몸의 움직임이 자유스럽지 못하게 되어 특징적인 증상들이 나타나게 된다(사쿠타 마나부, 2007).

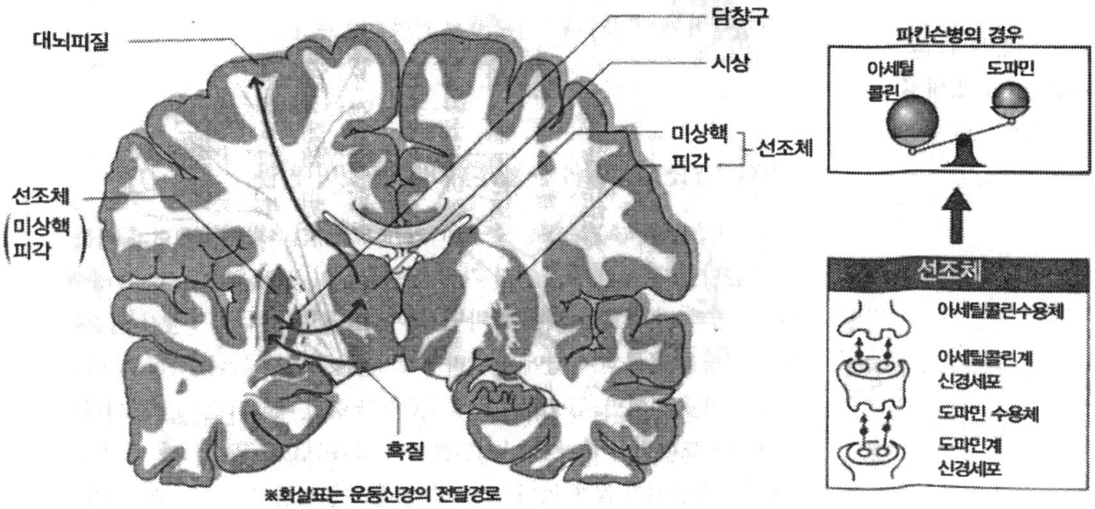

운동신경의 전달경로와 파킨슨병(사쿠타 마나부, 2007)

위 그림의 화살표는 운동신경의 전달경로를 나타낸다. 선조체는 여러 가지 신경물질이 모여 있는 조직으로 파킨슨병과 관계있는 것은 도파민과 아세틸콜린인데, 이 2가지의 균형이 유지되면 선조체로부터의 운동명령이 대뇌피질로 전달되게 된다. 파킨슨병의 경우 도파민의 양보다 아세틸콜린의 양이 상대적으로 많아져 운동명령이 잘 전달되지 않으므로 운동이 느려지거나 할 수 없게 되고 떨림이나 근육이 뻣뻣해지게 된다(사쿠타 마나부, 2007).

단계별 증상

파킨슨병의 증상은 크게 초기, 중기, 말기로 나뉠 수 있는데, 그 증상은 다음 표와 같다.

파킨슨병의 초기 징후와 증상	
얼굴 표정의 변화	
걸을 때 한쪽 팔을 내젓지 않음	
등 굽은 자세로 걸음	
동통성 견구축증	
한쪽 다리를 절뚝거리거나 질질 끔	
목이나 사지가 무감각하거나 쑤시고 불편함	
목소리가 낮아짐	
내부 진전을 주관적으로 느낌	
파킨슨병의 중기 징후와 증상	
T 진전	비자발적인 손발 떨림
R 경직	근육의 경직
A 무동증	운동의 부족 또는 운동을 시작하고 계속하는 데 느림
P 자세의 불안정	균형 잡기 어려움 및 보행 장애와 연관된 몸의 특징적인 구부림
파킨슨병의 말기 장애 증상	
인지 능력 감퇴와 행위 능력 문제	
의사소통의 장애	
배뇨 장애	
낙상	
일상생활 수행 장애	
성 기능 장애	
연하 장애	
보행과 균형 문제	
체중 감소	

파킨슨병의 단계별 증상(William, 2006)

중기 증상으로는 "TRAP"이라는 약어로, T는 진전tremor, R은 경직rigidity, A는 자발적인 운동과 유동적인 운동의 부족을 의미하는 무동증akinesia, P는 균형 잡는데 어려움을 느끼고 그로인한 자세의 불안정 postural instability을 나타낸다(William, 2006).

중증도 분류

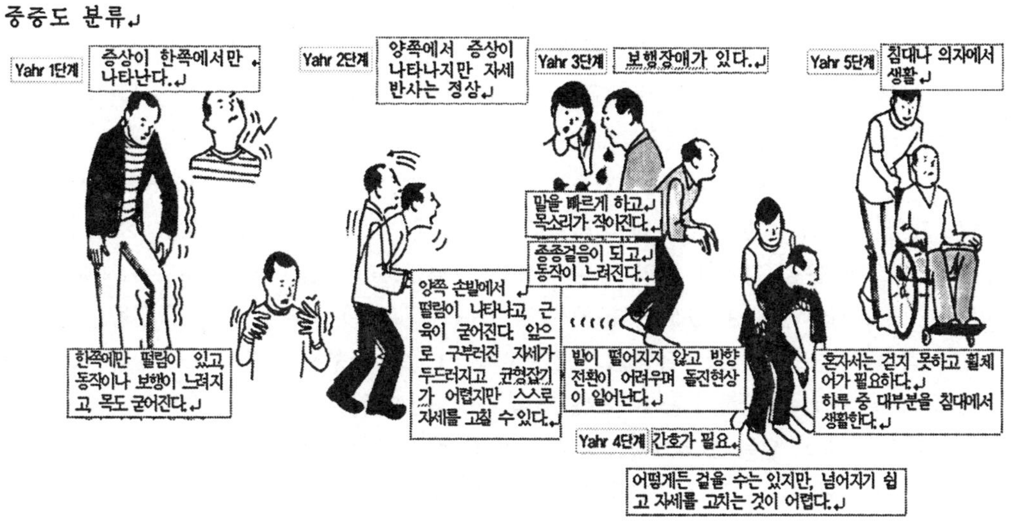

중증도 분류
Yahr 1단계
증상이 한쪽에서만 나타난다.
한쪽에만 떨림이 있고 동작이나 보행이 느려지고 목도 굳어진다.
Yahr 2단계
양쪽에서 증상이 나타나지만 자세 반사는 정상
양쪽 손발에서 떨림이 나타나고 근육이 굳어진다. 앞으로 구부러진 자세가 두드러지고 균형잡기가 어렵지만 스스로 자세를 고칠 수 있다.
Yahr 3단계
보행장애가 있다.
말을 빠르게 하고 목소리가 작아진다.
종종걸음이 되고 동작이 느려진다.
발이 떨어지지 않고 방향전환이 어려우며 돌진현상이 일어난다.
Yahr 4단계
간호가 필요.
어떻게든 걸을 수는 있지만, 넘어지기 쉽고 자세를 고치는 것이 어렵다.
Yahr 5단계
침대나 의자에서 생활
혼자서는 걷지 못하고 휠체어가 필요하다.
하루 중 대부분을 침대에서 생활한다.

파킨슨병의 중증도 분류(William, 2006)

위 그림은 파킨슨병의 중증도를 분류하는 Hoehn-Yahr(혼-야)분류법으로, 병의 진행정도에 따라서 어떤 증상이 나타나는지에 대해서 일정의 순서를 나타낸 것이다. 4단계 및 5단계까지 진행되는 환자는 드물고, 대부분이 2단계 또는 3단계에서 억제된다. 파킨슨병은 진행성 질환이지만 진행이 환자에 따라서 다르기 때문에 적절히 대처해 나가면 진행을 늦추고 증상이 개선되는 경우가 많다(사쿠타 마나부, 2007).

파킨슨병의 진단

파킨슨병의 진단은 생전에 부검이나 생체검사를 시행하기가 힘들며 혈액검사나 방사선 소견으로 진단할 수 없기 때문에 전적으로 임상적 증상 및 신경학적 검사 소견에 의존해야 한다. 따라서 많은 경우 중풍이나 근관절계 이상으로 잘못 진단되어 부적절한 치료를 받고 있기도 하기 때문에 정확한 진단이 요구된다(고성범, 2003). 파킨슨병의 진단순서는 다음 그림과 같다.

운동요법

여러 선행연구에서 운동요법이 파킨슨병 환자의 심폐기능, 근력, 유연성, 일상생활능력, 낙상 예방과 삶의 질 등에 긍정적인 영향을 미친다는 보고가 있듯이 운동은 파킨슨병 환자에게 꼭 필요한 치료요법이다.

그러나 사실상 파킨슨병 환자는 완치가 불가능하기 때문에, 치료의 초점이 질병의 진행억제나 증상의 완화에 있는데, 무엇보다도 중요한 것은 환자가 더 쉽게 움직일 수 있도록 해 주며, 장애를 최소화시키고 독립적인 삶을 영위할 수 있도록 하여 삶의 질을 향상시킬 수 있도록 하는 것이다. 또한 파킨슨병 환자는 사회에서 활동하기를 꺼려하고, 대인관계를 기피하는 경향이 있으므로 운동프로그램에 적극적으로 참여할 수 있도록 동기화시키는 것도 중요하다고 생각된다(성혜련 등, 2005).

주로 젊은 환자는 규칙적인 운동 프로그램에 참여하여 지속해야 하며 나이가 많은 환자는 파킨슨병의 경직 이외에도 관절염이나 골다공증과 같이 노인에게 흔한 문제들이 있으므로 이에 맞추어 특수하게 고안된 운동요법이 필요하다(이애영 역, 2000).

가장 일반적인 운동으로는 걷기가 있는데, 언제 어디서나 가벼운 마음으로 할 수 있는 운동으로 자세나 움직임을 신경 쓰면서 또박또박 걸으면 운동효과도 크게 향상된다. 특히 다리와 허리근육을 강화하는데 도움이 되며 변비의 예방이나 해소, 혈액순환에도 도움이 된다. 또한 어느 정도 걷는 것이 좋은가에 대해서는 거리가 아니고 시간을 목표로 하는 것이 좋다(사쿠타 마나부, 2007). 아래는 걷기의 5가지 포인트를 나타낸다.

걷기가 가장 보편적인 운동이기는 하지만, 진행이나 증상의 개인차가 많으며 일반인과는 달리 운동 시에 주의해야 할 사항들이 운동증상에 따라 다르게 나타나고 있어 운동을 실시할 때, 그 상황에 맞게 변화시켜야 할 필요성이 높아지고 있다(성혜련 등, 2005).

최근 연구들을 살펴보면 주로 근력, 운동기능, 자세 및 보행, 과제수행, 감각 반응력 등의 형태 기능적 연구와 고전적 재활 방법의 적용이 많은데, 그 외에도 부력에 의한 저항 감소, 운동 상해 방지, 열전도의 효과, 흥미 유발에 의한 운동 지속성 등의 장점이 있는 수중운동aquatic exercise도 효과적인 재활방법으로 추진되어지고 있으며(임인수 등, 2007), 운동 프로그램을 적용 시 박자에 맞춰서 운동의 개시와 종료를 확실하게 하고, 경직을 줄일 수 있는 유연성 프로그램과 진전의 멈춤에 도움이 되는 호흡법, 그리고 모든 움직임의 기본이 되는 근력을 강화시킬 수 있는 저항 운동을 함께하는 복합운동(성혜련 등, 2005), 상지와 하지, 체간을 이용한 다방향 운동 프로그램을 전통적인 운동을 한 환자들과 비교했을 때 전반적인 기능 회복 및 균형감에 관한 효과가 있다는 연구(안왕훈 등, 2009)등 다양한 연구들이 계속 되고 있다.

참고문헌

김성렬, 정선주, 성영희, 김미선, 이명종(2006). 파킨슨병 환자에서의 허리통증 특성. 대한신경과학회지. p452.

박영례(2006). 파킨슨병 환자의 적극적 삶의 추구과정. 대한간호학회지. p.710.

이대희 역(2003). 임상신경학 각론. 고려의학. p229.

사쿠타 마나부(2007). 전문의가 말하는 환자와 가족을 위한 파킨슨병 치료법. 법문사. p20-23. 44-45. 36-43. 122-123.

William J. Weiner(2006). 환자와 주치의가 함께 번역한 파킨슨병. 지식의 풍경. p4-5. 38. 81.

고성범(2003). 파킨슨병의 진단과 치료. 대한가정의학회지. p1059.

성혜련, 양점홍, 김미숙(2005). 복합운동이 파킨슨병 환자의 기능적 체력에 미치는 영향. 대한스포츠의학회지. p78-79.

이애영 역(2000). 파킨슨병과 파킨슨증후군. 군자출판사. p162.

임인수, 김병로(2007). 장기간 수중재활훈련이 파킨슨환자의 운동정보처리능력과 신경전달물질 농도에 미치는 영향. 한국체육학회지. p582-583.

안왕훈, 안준수, 박은경(2009). 다방향 운동을 통한 파킨슨병 환자의 기능적 효과. 한국사회체육학회지. p796-797.

알츠하이머병과 운동

알츠하이머병Alzheimer's disease은 치매를 일으키는 많은 질환들 중에 가장 흔한 것이다(이영실, 이윤로, 2009). Alois Alzheimer에 의해 1906년 최초로 보고되었다. 국소 신경학적 증후는 질환의 말기까지는 나타나지 않는다. 진단을 위해 MRI 나 CT에서는 광범위한 뇌위축 소견이 나타나며 특히, 측두엽과 두정엽에서 흔히 관찰된다. PET등 기능적 뇌영상에서는 비교적 초기부터 측두엽과 두정엽의 대사감소가 관찰된다. 이외에 특이적 소견은 없다. 점진적 발병 및 진행 양상을 보이면서 치매를 유발할 수 있는 다른 특이 원인을 동반하지 않는 경우에 임상적으로 진단할 수 있다. 그러나 최종적인 진단을 위해서는 뇌의 조직병리적 소견이 필요하다. 65세 이전에 발병하는 경우 '조발성' 으로 분류되며 경과가 더 빠른 것으로 알려져 있다(김용식, 이정균, 2000). 65세에서 85세 범위 내에서는 나이가 5세 증가할 때마다 알츠하이머병의 발병률이 2배씩 높아진다. 알츠하이머병은 일단 발병하면 계속 진행되고 근본적인 치료법이 없으며 연령대별 정상군에 비해 평균기대수명이 단축된다. 알츠하이머병은 아밀로이드와 같은 신경 독성물질의 축적으로 인한 양측 측두엽의 기능 저하로 시작되고, 점차 비정상적으로 뭉쳐있는 특징적인 단백질 덩어리 즉, 노인판(신경세포 밖에 베타 아밀로이드가 쌓여 있음)과 신경섬유농축체(신경세포 안에 비정상적인 타우단백질이 실타래처럼 꼬여있음) 등이 전반적인 뇌의 피질부로 확산되면서 병이 진행된다(채선일, 2009).

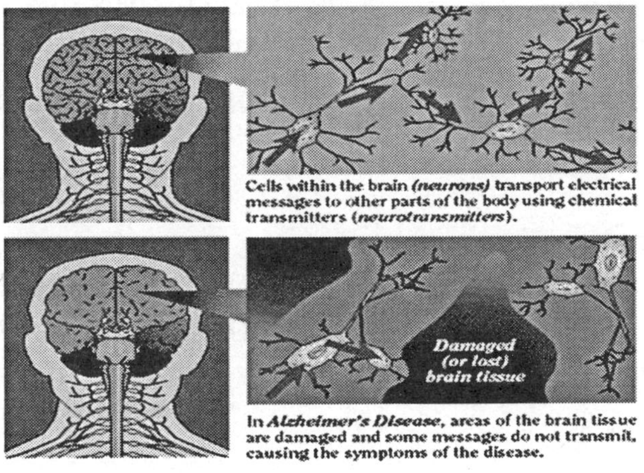

알츠하이머병의 원인

위의 그림은 알츠하이머병의 원인을 설명해주는 그림이다. 뇌의 뉴런들은 전기적 신호를 화학적으로 변환하여 몸의 다른 부분으로 전달하는데, 알츠하이머병은 세포조직이 상처를 입어 신호를 변환하여 보내지 못하여, 병의 징후를 보인다. 알츠하이머형 치매의 원인은 첫째, 기억, 사고 및 행동에 장애를 초래하는 뇌의 진행성과 뇌세포 특히 내측 측두엽(Meynett 기저핵)의 퇴행성 병변이 있는데 이 Causes of Alzheimer' s Disease로 인해 피질의 아세틸콜린계 활성이 감소되고 둘째, 뇌조직에서의 알루미늄 농도가 증가하며 셋째, 베타 아밀로이드 단백질과 아밀로이드 전구단백질이 병적으로 축적되는 것 때문이다(이영실, 이윤로, 2009). 알츠하이머형 치매환자의 40%에서 가족력이 있으며 쌍생아에서 이란성 쌍생아보다 일치율이 높다는 사실은 알츠하이머형 치매의 발병에 유전적 요소가 영향을 준다는 사실을 시사한다. 알츠하이머형 치매환자의 약5%에서는 대부분 40~50대에 발병하는 조발성 알츠하이머병이다. 현재까지 알츠하이머병과 직접적인 관련을 가진 유전자로는 β-amyloid precursor protein(APP;21번 염색체), presenilin-2(PS2;1번 염색체) 등이 있는데, 이들 유전자의 돌연변이가 알츠하이머병 발병과 관련된다. 21

번 염색체 이상과 관련된 다운 증후군 환자의 경우 40세 이상 사는 경우 거의 대부분에서 알츠하이머병 양상을 보인다. 이외에 Apolipoprotein E 유전자의 ε4 대립유전자가 알츠하이머형 치매의 유전적 위험요인으로 작용하는 것이 밝혀져 있다(김용식, 이정균, 2000).

알츠하이머병과 관련된 유전자들

염색체	유전자 결손	발병 연령	비 고
21	APP*돌연변이	50대	Down증후군과 관련
14	Presenilin 1 돌연변이	40~50대	
1	Presenilin 2 돌연변이	50대	
19	apoε4 다형성	60대 이상(60대 이전에도 관련된다는 보고	현재 임상적용 가능한 유전적 위험요인 인자

APP=β -amyloid precursor protein(김용식, 이정균, 2000)

연령과 성별, 교육수준

일반적으로 치매의 유병률은 60세 이후 급격히 증가한다고 하여 매 5.1년마다 거의 두 배로 증가한다고 한다(65-74세에는 3%, 75-84세에는 19%, 85세 이상에서는 47%). 성별에 따른 유병률은 원인을 고려치 않고 여성에서 더 많이 나타난다고 하여 위험요인으로 생각되어 왔으나, 여자의 평균수명이 남자보다 훨씬 길고 연령에 따라 치매의 빈도가 증가함을 고려하면 그 해석이 달라질 수도 있다. 교육수준이 낮을수록 알츠하이머형 치매의 빈도가 높다고 한다.

가족력, 출생 시 부모연령

알츠하이머형 치매는 가족력이 있는 경우 3-4배 높으며 직계 가족에서 발병률이 높다고 되어있다. 특히 65세 이후에 발생한 알츠하이머형 치매에서 그 이전에 발생한 경우보다 치매의 가족력이 있을 가능성이 더 높다고 한다. 그리고 치매환자의 출생 시 어머니의 연령이 높은 경우(40세 이상)에 알츠하이머형 치매의 발병과 연관이 높다는 보고가 있다.

두부 외상

두부 외상은 혈관 뇌 장벽의 투과력을 증가시켜 독소나 바이러스에 대한 방어력의 저하로 상당한 정도의 신경세포를 손상시켜 알츠하이머형 치매를 일으킬 가능성이 높아 그 위험 요인으로 인정되고 있다.

Down증후군의 가족력

Down증후군 환자는 30세 내지 40세 이후까지 생존하는 경우 알츠하이머형 치매완자의 신경병리적 소견과 거의 일치되는 소견을 사후의 뇌 조직에서 보인다는 연구결과에 따라 21번 염색체 삼체성 형성이 알츠하이머형 치매를 일으키는 위험요인이 된다고 보고된 바가 있다(이영실, 이윤로, 2009).

알츠하이머병의 특징

알츠하이머병의 또 다른 특징은 신경원의 손실이다. 신피질에 분포하는 신경원들이 많이 손상되는데, 그 중 측두엽에서의 손상이 가장 심하며, 뇌간핵에서는 기저 신경핵절basal nucleus과 청반locus coeruleus에서 특히 심한 손상이 관찰되고 있다(김두라. 1997).

부검 및 뇌 영상학적 소견 상 두정엽·측두엽 중심의 뇌 위축이 관찰 된다(suclcus의 확장, 등). 조직병리학 으로는 아밀로이드 침착이 비교적 특이적 소견이다. 이외에 뉴런의 감소, 과립공포퇴행변성 grnulovacuolar degeneration 등의 소견이 보인다. 뉴런의 감소는 특히 전뇌 기저부의 아세틸콜린성 뉴런에서 잘 나타난다.

알츠하이머병의 발생과정

알츠하이머형 치매는 2-5년에 걸쳐 만성 진행형으로 경과하는데 초기에는 건망증과 경도치매 및 감정, 의욕 장애가 주가 된 성격장애를 보이며 점차 심해지면 실인, 실행, 실어증 등 대뇌 국소 증상도 새로 나타나며 말기에는 심한 인격붕괴상태에 이르고 침상에 눕게 되는 수가 많다. 알츠하이머병의 첫 번째 증상은 아주 가벼운 건망증이다. 그 이후에 병이 진행하면서 언어 구사력, 이해력, 읽고 쓰기 능력 등의 장애를 가지고 오게 된다. 결국 알츠하이머병에 걸린 환자들은 불안해하기도 하고, 매우 공격적이 될 수도 있으며, 집을 나와서 길을 잃어버리고 거리를 방황할 수도 있다(이영실, 이윤로, 2009). 식사나 몸단장 등 기본적인 일상생활마저 타인의 도움을 받아야만 가능하고 성격이 황폐해진다. 대변실금, 요실금이 생기며 쇠약감이 심해지고 면역력이 저하되어 감염에 취약해진다. 마지막 단계의 알츠하이머병 환자는 전혀 움직일 수 없게 되어 침상에 계속 누워 있어야 하고, 결국에는 몸이 매우 쇠약해져 요로감염, 폐렴, 욕창 등의 합병증이 발생하여 사망에 이르게 된다(채선일, 2009).

운동과 알츠하이머병

운동은 노인들의 치매에 의해서 나타나는 인지력의 저하를 예방하는데 중요한 역할을 한다고 보고되고 있으며, 이것은 치료상의 방법이며, 합병증을 감소시키는 역할을 한다.

또한 혈중 β-amyloid는 콜레스테롤과 높은 관계가 있다고 보고되고 있는데, 치매를 가지지 않은 자에 비해 치매환자는 낮은 HDL-C와 높은 총콜레스테롤을 나타낸다고 보고하였으며, 혈청 콜레스테롤은 β-secretase 분비를 증가시키고, 그로 인해 혈중 베타 아밀로이드 분비를 증진시키며, 낮은 총 콜레스테롤은 베타아밀로이드의 분비를 감소시킨다.

최근 치매를 예방하고 치료하기 위한 운동요법이 실시되고 있는데, Cho 등은 NSE/PS2m-transgenic mice를 대상으로 3개월간 트레드밀 운동을 매일 초당 22cm를 달리는 속도로 30분간 실시하여 대조군에서는 차이가 없었으나 운동군에서는 β-amyloid가 유의하게 감소한 것으로 나타나 치매를 치료하는데 운동방법이 효과적인 하나의 방법이라고 제시하였으며, 몇몇 엄격한 장기간의 연구 그리고 메타분석에서는 유산소 능력과 인지능력에 긍정적인 관계가 있다고 보고하였으며, 유산소 운동은 뇌유도신경 인자, 세로토닌, 모세혈관 밀도를 증가시키고, 신경발생을 증가시켜 뇌가 더욱 더 변화에 잘 적응하게 되었다고 하였다.

노화로 인해 유발되는 치매를 예방하기 위해서는 평상시 운동을 실시하는 습관을 가져야 하며, 단일 운동을 실시하는 것보다는 여러 가지 운동을 복합적으로 실시하는 것이 효과적이라고 시사되며, 특히, 유전자 다형이 Apo E4형인 사람은 더욱 더 생활습관을 개선시키는데 노력해야 할 것이다(권유찬 등, 2004).

참고문헌

김두라(1997). 파킨슨병 환자와 알츠하이머병 환자의 시공간 기능 비교. 문학 석사학위논문. p5-6.

김용식, 이정균(2000). 정신의학 제 4판. 일조각. p179-181.

이영실, 이윤로(2009). 정신건강론. 창지사. p383-387.

채선일(2009). 알츠하이머병(Alzheimer's disease).

권유찬, 김우규, 박상갑(2004). 운동이 노인성 및 알쯔하이머 치매에 미치는 영향. 스포츠科學硏究論文集. p29-30.

다운증후군과 운동

다운증후군Down Syndrome은 주로 21번 염색체가 3개가 존재함으로써 발생하는 대표적 산과 유전질환의 하나이다. 다운증후군 환자의 약 4-6%가 정신지체 증상을 보이는 것으로 추정되고 있으며, 다운증후군 유아의 출생은 유전, 난산, 기타 여러 가지 건강상의 문제 등에서 비롯된다.

다운증후군을 가진 사람들은 독특한 외모를 지니고 있으며 심장 이상, 시각 장애, 호흡기 질환, 백혈병, 비만, 목 부위 척추 이상(Atlantoaxial instability, AAI), 근육긴장저하Hypotonia 및 근운동감각 이상과 같은 건강상의 문제를 함께 지니고 있는 경우가 많다. 특히, 다운증후군 아동들의 80%가 보행 문제를 겪고 있는데, 보행의 시작이 정상 아이들보다 평균 18개월 정도 늦고, 걸음걸이를 학습하는 평균 나이는 4.2세라고 한다. 다운증후군 환자들에게서 나타나는 증상 가운데서 지나치게 유연한 관절 및 근력의 약화는 다운증후군과 관련된 가장 일반적이며 중요하게 고려해야 할 증상이라고 보고되고 있다(임비오, 2007).

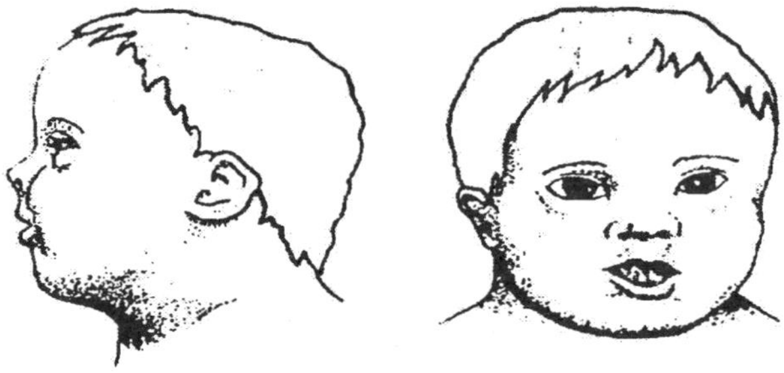

다운증후군 환자의 외모

다운증후군의 발병 형태

다운증후군의 발병형태는 크게 3가지로 구분할 수 있는데, 그 중 첫 번째는 '21번 염색체 삼체성 Trisomy 21'이다. 사람의 유전자를 구성하는 염색체의 개수는 총 23쌍인데, Trisomy 21형 다운증후군환자는 21번 염색체의 개수가 3개이다. 감수분열시의 비분리 현상meiotic nondisjunction에 의해 나타나는데, 대부분의 경우 정자보다는 난자에 의해 나타나는 현상이다. 전체 발병의 92.5%가 이 21번 염색체의 삼체성 현상 때문에 나타난다.

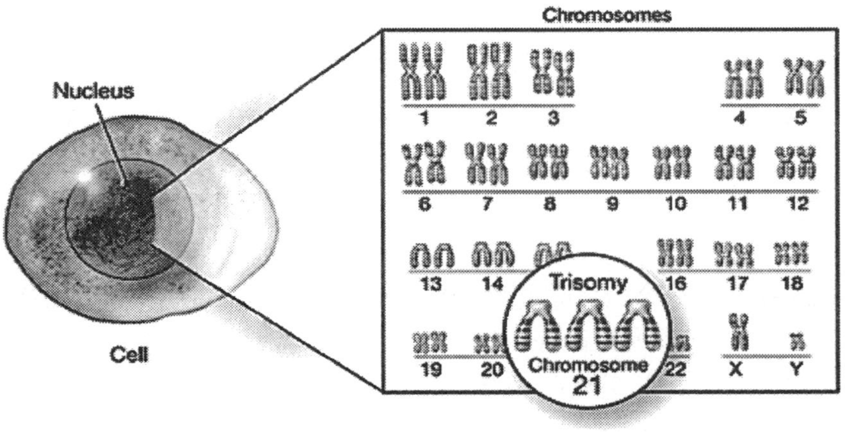

삼체성 다운증후군 환자의 유전자 형태

그 다음으로 지목되는 형태는 전좌형Translocation type으로서, 발병원인은 14번 또는 18번 염색체의 일부가 떨어져 나와 21번 염색체에 융합되는 것을 말한다. 전체 발병의 4.8%를 차지한다.

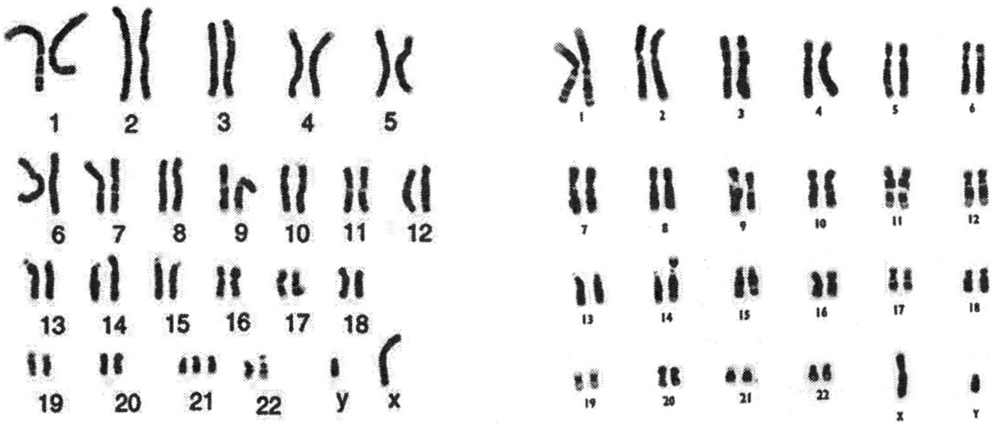

Trisomy 21형과 Translocation형 유전자 형태 비교

마지막으로 모자익형Mosaicism을 설명하면, 아래 그림에서도 볼 수 있듯이 정상적인 유전자 형태를 가진 세포와 비정상적인 유전자형태의 세포가 혼재하는 형태로서 초기 세포분열 과정에서 일부 세포만이 기형을 일으킨 경우이다. 이 경우 비교적 지능발달이나 신체발달이 양호한 모습을 보인다(문신용 등, 1997).

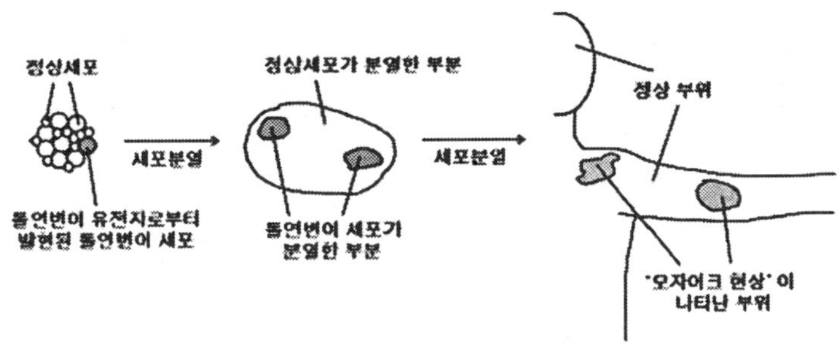

모자익형 질환의 원리

위에 나열한 발병 원인과는 별개로 산모의 연령이 높아질수록 태아에게 다운증후군이 발병할 확률도 높아진다. 미국 애리조나의 Fetal & Woman's Center에서는 산모의 연령과 다운증후군 발병율의 상관관계 통계수치를 표로 볼 수 있다. 아래의 표에서 가로는 임신기간이며 세로는 산모의 연령인데, 해당하는 숫자는 발병률로서 1:XXX이다. 즉, 30세의 여성이 임신 16주차이면 태아의 다운증후군 발병률은 1:703이다.

다운증후군의 약물치료

약물을 통하여 다운증후군을 치료하기 위한 시도는 1980년대부터 있어왔는데, 대표적으로 5-hydroxytryptophan과 pyridoxine을 환자에게 직접 투여하여 감소되어있는 신경전달물질인 세로토닌의 혈중농도를 높여 근력을 강화시키고 지능과 운동기능, 사회성 등을 증진시키고자 한 시도가 있었지만, 별다른 치료 효과는 발견할 수 없었다. 이 밖에도 양이나 토끼의 태아세포 및 항생제, 백혈병치료제 등을 투여하는 실험도 있었지만, 효과 면에서 아주 미약한 반면 독성과 부작용은 더 심하게 나타나 실효를 거둘 수는 없었다.

다운증후군 환자들을 치료하기 위한 또 다른 시도는 뇌기능 개선효과가 있는 Piracetam을 환자에게 직접 투여하는 것이었는데, 이 또한 의미 있는 결과는 얻을 수 없었다. Piracetam은 중추신경계에 작용하는 약물로 벨기에의 UCB 제약회사에서 개발하여 유럽과 일본에서 국소빈혈, 근육경련, 두부손상, 또는 수술 후유증, 알코올중독, 뇌혈관손상으로 인한 뇌기능장애 등의 치료에 이용하고 있으나 치매치료효과는 아직 논란이 많은 상태의 약으로 국내에서도 몇몇 제약회사들이 판매하고 있는 중이다.

한편 다운증후군 환자에게서 학습, 기억력과 밀접한 관계가 있는 콜린성 신경계의 기능저하가 있음이 밝혀지기도 했는데, 이는 Piracetam이 고친화성 ACh uptake 활성을 저용량에서 높여주어 아세틸콜린(ACh)의 합성과 유리를 증가시켜주는 작용이 있으나 다운증후군에서 보이는 ChAT의 활성저하를 개선시켜주는 효과는 없다는 것을 이론적으로 밝혀낸 것이었으며, 때문에 관련 약물의 뇌세포 손상을 막아주는 효과는 더 이상 기대할 수 없는 상태다. 그러므로 이 약물이 일부 인지기능의 장애증상을 호전시켜줄 수는 있으나, 정신지체장애로 인한 심각한 인지기능의 저하 및 치매에는 아무런 효과가 없다고 할 수 있다.

또한 이 약물이 도파민계와 아드레날린 신경계의 손상을 완화시킬 수 있는 가능성이 제기된 바 있는데, 쥐에게 고용량의 piracetam 투여로 도파민 합성과 분비를 증가시켜 노르아드레날린의 합성을 증가시켜주는 효과를 확인한 바 있으나, 매우 높은 용량(600mg/kg)에서만 효과가 나타나기 때문에 실제로 임상 사용시에 과도한 용량이 큰 문제가 되며, 마찬가지로 적정량의 piracetam을 환자에게 투여하였을 때 정신지체, 운동기능 및 행동이상 등의 개선을 기대하기는 어려운 상황이다. 특히 이 약물의 부작용으로는 불면증, 졸림, 체중증가, 불안초조, 우울증, 설사와 발작 등이 알려져 있다.

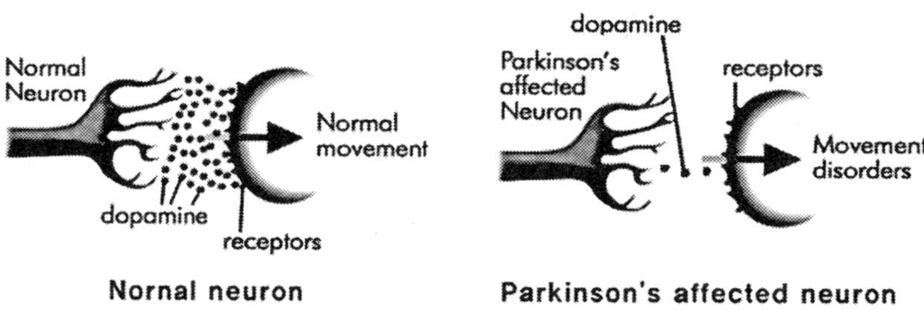

정상 뉴런과 파킨슨병 증상 뉴런간의 도파민 수치 차이

이 질환으로 인하여 발생하게 되는 심장질환과 같은 합병증들은 수술, 항생제 투여, 주기적인 건강 검진, 정기 예방접종 등과 같은 직접적인 치료방법으로 해결해야 한다(유헌, 2000).

다운증후군과 운동

2000년대에 이르러 학술지 Nature에 영국의 Hannan그룹이 매우 이례적인 실험결과를 발표하였다. 비록 다운 신드롬은 아니지만 유사한 유전성질환Huntington's disease을 일으킨 동물실험에서 동물의 주변 환경이 질환의 진행에 매우 중요한 영향을 미친다는 연구결과를 발표한 것이었다. 주요한 내용은, 이상적인 환경에서 자란 헌팅턴 질환 동물에게서는 체중감소와 같은 병의 증세가 나타나지 않았고, 나타난다 해도 진행이 여타의 다른 동물들보다 현저히 늦어진다는 것이었다. 주목해야 할 것은 신경계의 문제로 인한 여러 가지 문제들이 주변 환경의 영향을 크게 받는다는 것인데, 이것은 다운증후군 환자들도 양육환경이나 교육환경의 상태에 따라 질병의 발병이 지연될 수 있으며 어쩌면 치료도 가능하다는 것을 말해주고 있는 것이다.

위와 같은 이유로 다운증후군 환자들의 증세를 호전시키는 방법으로 약물치료가 궁극적인 방법이 될 수 없으며, 오히려 다양한 신체활동을 통해서 주변 환경과 상호 교류하는 것이 환자의 체력이나 면역력, 지능, 감성에 더 긍정적 영향을 미칠 수 있다는 것은 약리학자들 사이에서도 인정되고 있는 사실이다.

다운증후군 환자들은 근육의 긴장도가 낮은 편이어서 몸이 축 늘어진 것처럼 보이며, 키는 평균보다 작은 편이고 몸이 비만해지는 경우가 많다. 건강상의 문제도 함께 지니고 있는 경우가 많아 정상인에 비해 심장 기형이 발생할 확률과 시각 장애, 호흡기 질환, 백혈병 등이 발생할 확률이 높은데, 이러한 문제들은 다운증후군 환자의 기대 수명을 낮추는 요인이 된다.

이러한 신체적 특징 가운데 특히 과도한 관절의 유연성, 저장력Hypotonia 및 낮은 근력은 다운증후군과 관련된 가장 일반적이며 중요하게 고려해야 할 증상들로 인식되고 있다.

여기서 살펴보게 될 근력이란 7가지 주요 체력요소 가운데 하나로 모든 대근운동의 수행에 필수적인 요소인데, 다시 말하면 개별 근육이나 동질 근육군이 그 부착 부위에서 골격계에 발휘되는 힘의 크기라고 말할 수 있다. 또한 힘의 크기란 활성화된 운동단위 수와 패턴, 활성빈도 뿐 아니라 신경자극의 양에 의해 결정된다. 근육이 완전히 활성화되면 근육의 힘은 근육 길이와 근육 수축 속도를 변화시키게 된다. 또한 이러한 근육의 능력은 언어 및 담화 기술의 발달과 학습에도 영향을 미칠 수 있다. 왜냐하면 얼굴 및 혀의 움직임 또한 근육에 의해 움직이기 때문이다.

조직화된 신체 활동은 장애인과 일반인 모두에게 움직임 수행과 근력의 증가를 가져오는데, 이러한 사실은 다운증후군 환자들에게도 예외가 아니다. Skrobak-Kaczynski와 Vavik(1980)은 시설에 거주하는 다운증후군 환자들이 신체 훈련 프로그램에 참가한 후에 유의한 체중 감소, 근력과 산소섭취량 향상 그리고 보다 긍정적인 심리적 효과가 있었다고 보고하였다.

이러한 결과는 Davis와 Sinning의 실험(1987), Morris의 실험(1982), Weber와 French의 실험(1988), Jansma와 French의 실험(1994), Sayer의 실험(1996)에서도 마찬가지의 결과로 드러났으며, 이러한 향상은 독립 직립 이동의 습득의 위해 근력과 평형성을 필수 조건으로 제시한 Bobath와 Bobath(1964), Bril과 Brenier(1993), Clark, Whitall 그리고 Philips(1988), Murray(1967), Sutherland(1980), Thelen(1986), Thelen과 Cooke(1987), Thelen(1989)의 연구 결과와 일치하는 것이다.

다운증후군 환자의 근력 훈련에 관한 국내의 연구는 매우 부족한 편인데, 그 가운데 한동기의 연구(2002)에서 6가지 근력 훈련 종목(스쿼트, 레그 컬, 레그 익스텐션, 토 레이즈, 윗몸일으키기, 하이퍼익스텐션)을 점증부하의 원리를 적용하여 총 8주간 행한 실험을 통해, 다운증후군을 가진 아동 및 청소년의 운동효과가 일반인에 비해 낮지 않고 오히려 높다는 것이 증명되었다.

즉, 다운증후군 환자의 연령에 관계없이 근력 훈련 프로그램에 규칙적으로 참가하는 것이 건강의 여러 가지 측정 가능한 척도에 영향을 미쳐 뼈를 강하게 하고 체중 조절을 촉진시키며 심혈관계의 위험을 줄이는데 도움을 준다는 것은 국내와 해외의 연구를 통해 자명하게 증명된 사실이다(이계영 등, 2005).

다운증후군이란 일종의 유전질환이기 때문에 현재로서는 그 어떤 약물로도 증상을 일시적으로 완화시킬 수 있을 뿐, 근본적인 치료는 불가능한 병이다. 또한 약물에 의존한 치료는 여러 생각지 못했던 부작용들을 초래할 수 있으며, 그 효과 또한 약물의 투여 중단과 함께 사라지게 된다. 때문에 가장 이상적인 치료는 보다 폭넓은 신체활동을 통해 환자의 두뇌와 신체를 자극하여, 지능과 감성, 면역력, 운동능력 등을 증진시키는 것이다.

참고문헌

임비오, 최치선, 최범권(2007). 다운증후군 아동의 보행 향상을 위한 근육활동 규명. 체육과학연구. p9-10.

정정진(1998). 다운증후군 아동의 조기교육 효과분석. 인문과학논집. p22.

유헌(2000). 다운증후군의 약리학. 성심월보. p1-2.

문신용 등(1997). 다운증후군의 세포유전학적 연구. 대한생식의학회지. p204-208.

이계영, 한재덕(2005). 다운증후군의 근력 특성 및 근력 훈련 효과 고찰. 진리논단. p611-621.

아디손 병

1855년 Thomas Addison에 의해 최초로 기술된 질환으로서, 부신피질이 점차적으로 변성 또는 파괴되어 나타나는 만성 부신피질 기능 저하증으로, 부신피질 호르몬을 신체에서 필요로 하는 만큼 형성하지 못하면서, 전신 무력감, 체중 감소, 위장관 장애, 피부 착색, 저혈압 등 임상적 증상을 나타내는 질환이다(김종호 등, 1985).

주로 자기면역기전에 의할 것으로 추정되는 특발성 부신피질 기능 저하증과 결핵에 의해 발병되며, 빈도는 낮으나 출혈성 경색, 전이암, 유육종증, 진균증 등에 의해서도 발병될 수 있다(엄재호 등, 1992).

발생빈도는 유럽의 경우 인구 10만 명당 4-6명으로 보고된 드문 질환이다. 주로 20대에서 50대 사이의 연령층에서 발병하는데, 진단 시 평균 연령은 30대로 알려져 있고, 남녀 간에 발생빈도의 차이는 없는 것으로 알려져 있다. Addison's 병은 지속적인 부신피질의 파괴에 의하여 나타나는데, 임상적으로 관찰 가능한 부신피질 기능저하의 증상이 나타나려면 적어도 90% 이상 파괴가 되어야 하는 것으로 알려져 있다(엄재호 등, 1992).

아디손Addison's 병의 원인

과거에는 가장 흔한 원인이 결핵이었으나 최근 들어 화학요법의 발달로 결핵이 감소됨에 따라 서구에서는 자가면역 질환에 의한 것이 가장 많은 원인으로 보고되고 있다. 그러나 국내의 경우는 아직도 전 인구의 1.8%가 결핵에 감염되어 있으며, 따라서 우리나라의 경우 아직도 부신피질 기능 저하증의 가장 많은 원인으로 고려되고 있는 것은 결핵이다(송영진 등, 1994).

부신 파괴의 원인으로는 자가 면역기전으로 추정되는 특발성 위축과 결핵의 빈도가 높고, 그 외의 원인으로는 출혈성 경색, 전이암, 유전분증, 유육종증과 histoplasmosis, coccidioi domycosis, cryptococcosis같은 진균성 질환이 있다. 구미 지역의 보고에 의하면 과거에는 Addison병 환자의 부검 소견에서 결핵이 70~90%를 차지할 정도로 가장 흔한 원인이었으나, 현재는 특발성 위축이 약 80%를 점하여 가장 흔한 원인으로 알려져 있다. 특발성 위축은 조직학적 검사에서 부신피질의 임파구 침윤, 섬유화 및 위축이 관찰되며 부신수질은 파괴되지 않는다. 이러한 병리소견은 자가 면역기전에 의할 것으로 추정되는데, 특히 체액성 면역이 중요한 역할을 할 것으로 생각되고 있다.

결핵성 부신피질 기능 저하증은 혈행성 감염에 의하며, 전신적인 결핵 감염 시에 발병한다. 부신이 건락성 괴사에 의하여 파괴, 대체되며, 크기가 커지고 후에 석회화된다. 이 경우 40~50%에서 복부 X-선 촬영에서 석회화를 관찰할 수 있다(엄재호 등, 1992).

아디손Addison's 병의 증상

Addison병의 주요 임상 소견은 당류코르티코이드의 부족에 의한 것과 염류코르티코이드의 부족에 의한 것으로 크게 나눌 수 있다. 당류코르티코이드의 부족에 의한 소견으로는 색소과다침착, 만성 피로감과 식욕 감퇴, 오심, 구토, 복통 등의 위장관 증상 등을 들 수 있는데, 이 중 색소과다침착은 Addison병의 매우 특징적인 소견이다. 피부와 점막에서 모두 관찰되며, 멜라닌의 축적에 의한 것인데, 부신피질 자극 호르몬 혹은 베타-리포트로핀이 멜라닌 세포를 자극하여 나타나는 현상으로 이해되고 있다. 특히 잘 발생하는 부위로는 햇빛 노출 부위, 관절, 손금, 조갑주위피부, 구강점막, 구순, 치은, 유두 등이 있다(엄재호 등, 1992). Aldosterone의 결핍으로는 전해질의 불균형을 초래하는데, 혈중 Na 농도의 감소로 혈액량 감소, 혈압 하강, 심 박출량 감소, 심장 크기의 감소를 초래하고, 혈중 K 농도는 상승한다(김종호 등, 1985).

혈청 전해질 농도의 이상으로 인해 흔히 관찰되는 현상으로 저나트륨혈증, 고칼륨혈증, 고칼슘혈증, 저마그네슘혈증이 있다. 전해질 농도의 이상은 주로 염류코르티코이드의 부족에 의해 나타나나, 당류코르티코이드의 부족도 일부 관여한다. 염류코르티코이드 부족의 경우 저나트륨혈증과 고칼륨혈증이 나타난다. 이 경우 고칼륨혈증에 비하여 저나트륨혈증은 경미하게 나타나는 경향이 있으며, 특히 식사를 통한 나트륨의 섭취가 충분한 경우 저나트륨혈증이 없을 수도 있다. 당류코르티코이드 부족의 경우 free water excretion의 장애가 발생하여 저나트륨혈증이 발생할 수 있다. Addison병에서 저나트륨혈증이 8r , 고칼륨혈증이 64%의 빈도로 발생한다고 보고된 바 있으며, 고칼륨혈증의 경우 대부분 potassium 농도가 경미하게 상승된 경우가 대부분이나, 드물게는 심한 고칼륨혈증을 보여 심장 및 신경근육 증상이 나타날 수 있다(엄재호 등, 1992).

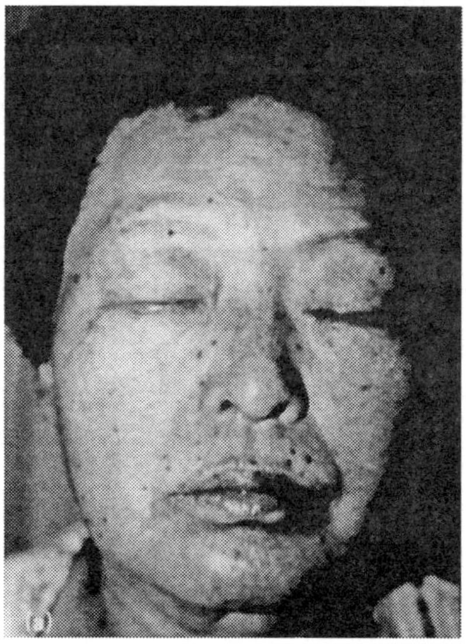

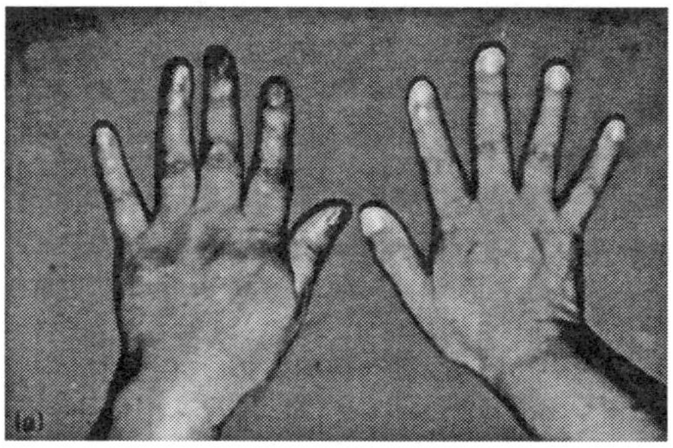

Addison병으로 인해 얼굴과 손에 색소가 과다 침착된 모습(유지홍 등, 1995).

아디손Addison's 병의 진단

Addison병의 진단은 부신피질 자극 호르몬 급속 자극검사를 시행하여 부신피질의 예비능을 평가함으로써 할 수 있다. 부신피질 호르몬 합성제제인 cosyntropin 0.25mg을 정맥주사하고 기저치, 20분, 60분에 채혈하여 혈청 코르티솔을 측정하는데 기저치에 대한 최대치의 증가 정도가 7ug/dL이상이면 정상의 예비능을 보인다고 평가한다(엄재호 등, 1992).

운동과 부신 호르몬

운동에 대한 코르티솔의 반응을 명확히 설명하기란 매우 어렵다. 코르티솔은 운동 이외의 요인에 의해 영향을 많이 받기 때문인데, 특히 운동 중에는 운동에 참여하는 사람의 불안 및 각성 수준에 의해 영향을 받게 된다. 실험상황에서의 불편이나 혈액 채취 등도 그 원인으로 작용하므로 계속되는 연구에도 불구하고 결론의 차이가 많다.

일반적으로 운동 강도가 증가할수록 혈장 코르티솔의 농도가 증가한다. 한 시간 정도의 운동을 하는 경우에는 운동 강도에 따라 각기 다른 양상을 보이기도 한다. 즉, 운동 강도가 낮은 경우(40%VO2max)에는 혈장 코르티솔 농도가 감소하는 것을 볼 수 있고 운동 강도가 높은 경우(80%VO2max)에는 혈장 코르티솔 농도가 휴식시보다 증가하는 것을 볼 수 있다. 대략 최대산소섭취량의 60% 이상의 운동 강도일 때 혈장 코르티솔의 농도가 휴식시보다 증가하는 것으로 나타난 연구도 있다. 저강도 운동 시 나타나는 혈장 코르티솔 농도의 감소는 부신피질에서의 코르티솔 분비 속도보다 분해 속도가 더 빠르기 때문이다. 그러나 고강도 운동 시에는 분해속도보다 분비속도가 더 빨라 혈장 코르티솔의 농도가 높게 나타난다.

운동 중의 코르티솔 분비는 에너지 동원, 즉 혈당량 유지를 위한 지방산의 동원이나 당 생산 과정에 참여하기보다는 경기 시의 조직 손상에 더 관여하는 것으로 알려지고 있다. 운동 중 코르티솔 분비의 최우선 과제는 조직의 재생에 있다고 할 수 있다(장봉우 등, 2009).

참고문헌

송영진 등(1994). 결핵에 의한 Addison씨 질환 1예 보고. 충북대학교 의과대학 충북대학교 의학연구소. p113.

엄재호 등(1992). 의식 소실 및 심정지로 발현된 Addison병 1례. 충북대학교 의과대학 충북대학교의학연구소. p87. 90-91.

김종호 등(1985). Addison씨병 1예 보고. 인제대학교. p145. 147.

유지홍 등(1995). 아디손병 (Addison`s Disease) 1예. 대한피부과학회. p1149.

장봉우 등(2009). 신체활동과 스트레스. 한양출판사. p222-223.

쿠싱증후군

코르티솔Cortisol의 만성 과잉증으로서 당의 생산과 단백이화가 촉진되며, 보름달 모양의 얼굴, 중심성비만(체간의 피하에 지방침착이 현저하고 사지는 가늘다), 물소뿔 어깨(물소와 같이 어깨에 지방침착이 나타난다), 당뇨, 고혈압, 위축성 피부 선조, 무월경, 정신장애, 피부의 색소침착 등 다양한 증상이 나타나며 감염이 쉽게 일어난다(정한솔 등, 2009).

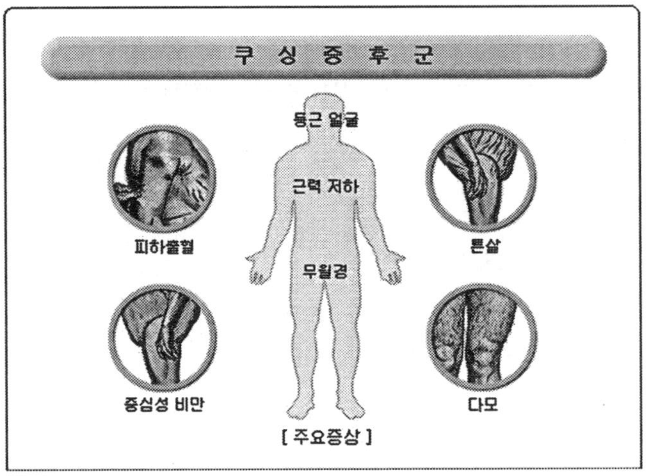

쿠싱증후군의 주요증상

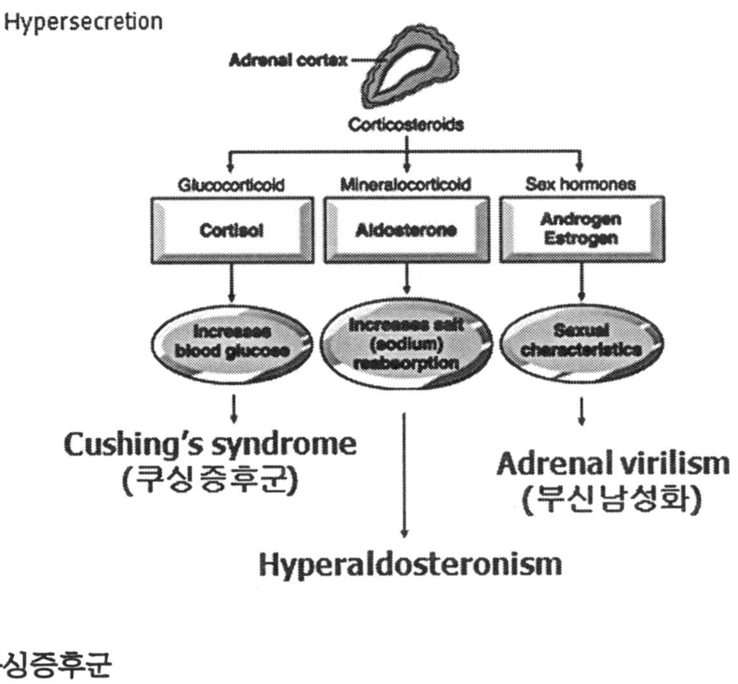

ACTH의존성 쿠싱증후군

ACTH 과다 분비에 의해 양측성 부신증식증과 코르티솔 과잉 분비가 초래된다. 이 중 대부분이 쿠싱병 Cushing' s syndrome으로서 쿠싱병은 전체 쿠싱증후군의 약 70%에 해당하며 대부분이 ACTH를 분비하는 뇌하수체 미세선종microadenoma에 의해 발생한다. 일부는 이소성 ACTH증후군(ectopic ACTH syndrome)으로서 이소성으로 ACTH 분비 과다에 의해 나타나며 소세포폐암, 기관지 및 흉선 카르시노이드carcinoid등이 주된 원인질환이다.

ACTH 비의존성 쿠싱증후군

부신 종양 혹은 원발성 결정성(거대 혹은 미세결절) 증식증(드묾)에 의해 나타나며 부신의 코르티솔 과다 분비에 의해 뇌하수체 ACTH분비는 억제 된다.

의인성(iatrogenic 혹은 exogenous) 쿠싱증후군

임상적으로 매우 흔하며 장기간 다량 스테로이드(혹은 ACTH) 사용 후에 나타난다.

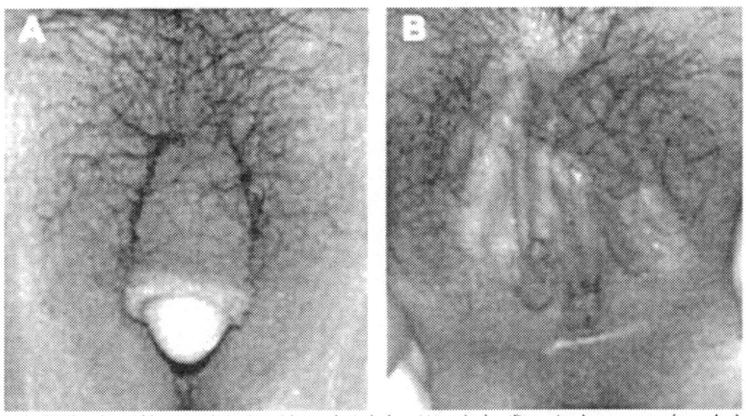

Figure 2 - External genitalia of patient with congenital adrenal hyperplasia before (A) and after (B) genitoplasty - cosmetic result classified as good

부신 남성화Adrenal virilism

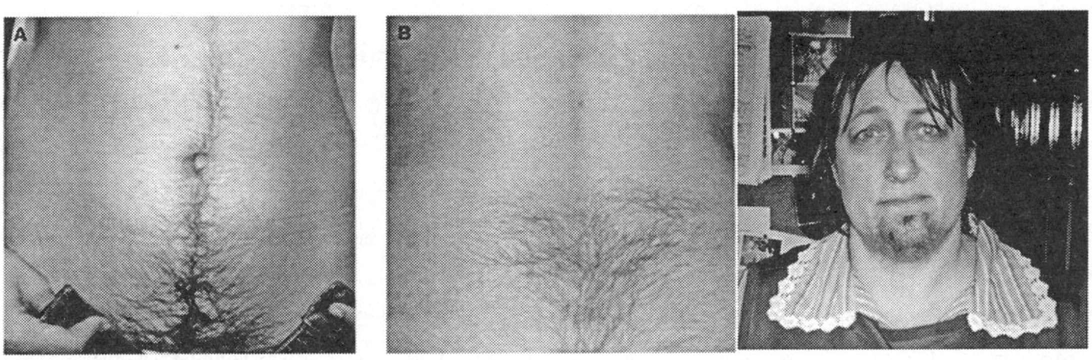

발병 빈도

젊은 여자(20~30대)에서 흔하나 이소성 ACTH증후군인 경우 소세포폐암이 주된 원인질환이므로 중년 이상의 남자(40~60대)에서 나타난다. 원발성 미세결절성micronodular 증식증은 드물며 주로 소아와 젊은 성인에서 발생한다(서울대학교 의과대학, 2005).

임상증상 및 검사실 소견

쿠싱증후군의 환자들의 임상 증상은 대부분 글루코코르티코이드의 작용으로 나타난다. 말초 지지 조직의 동원으로 인해 근무력, 피로감, 골다공증, 피부 선조, 쉽게 멍이 드는 것 등이 나타난다. 후자의 두 증상은 지피 내 교원섬유의 약화와 파열로 인해 이차적으로 나타나는 징후이다. 골다공증의 경우 심하면 척추체골절과 다른 뼈의 병적골절이 유발된다. 골형성 감소는 소아에서 더 심하다. 간의 포도당신합성과 인슐린저항성의 증가로 인해 내당능장애가 일어난다. 20%이하의 환자는 현성 당뇨병으로 진행하기도 하며, 이러한 경우는 당뇨병에 이환될 경향이 높은 가족력이 있는 환자들이 해당되는 것으로 추정되고 있다. 고코르티솔

혈증에서는 특징적인 부위에 지방조직의 축적이 일어나는데, 특히 안면상부에 월상안moon face, 견갑골 사이에 물소 혹buffalo hump, 장간막에 전형적인 중심성비반 등이 나타난다.

쿠싱증후군의 증상과 징후의 빈도(%)

전형적인 체형	97
체중증가	94
피로 및 무력감	87
고혈압(>150/90)	82
다모증	80
무월경	77
피부선조	67
성격변화	66
반상출혈	65
근위성 근병증	62
부종	62
다뇨, 다음	23
음핵비대	19

드물게 지방축적으로 인해 상흉골 지방종이나 종격동비대의 소견이 나타난다. 이러한 지방조직의 독특한 재배치는 그 원인이 잘 알려져 있지 않지만, 인슐린 저항성 및 고인슐린혈증과 연관이 있는 것으로 생각된다. 얼굴은 적혈구의 증가 없이도 다혈성plethoric으로 보인다. 고혈압이 흔하며 과민성, 정서적 불안정에서부터 심한 우울증, 정신착란 또는 심지어 뚜렷한 정신병까지 심한 정서변화의 증상을 동반한다. 여성에서는 부신의 안드로겐 분비증가로 인해 여드름, 다모증, 과소월경, 무월경 등이 있을 수 있다. 고코르티솔 혈증에서 흔히 나타나는 증상과 징후인 비만, 고혈압, 골다공증, 당뇨병 등은 비 특이적이므로 진단에 크게 도움이 되지 않는다. 반면에, 쉽게 멍이 드는 징후나 특징적인 선조, 근병증, 안드로겐효과(흔하지는 않지만)가 나타나면 쿠싱증후군의 가능성이 더 크다.

의인성 쿠싱증후군을 제외하고 혈장과 소변의 코르티솔 농도가 증가된다. 때때로 저포타슘혈증, 저염소혈증, 대사성 알칼리증이 나타나는데, 특히 이소성 ACTH 분비가 있는 환자에서 잘 나타난다(대한내과학회, 2005).

병리소견

부신의 병리소견은 원인에 따라 다르다. 광범위 증식이 가장 흔하며 70%의 쿠싱증후군에서 볼 수 있고, 양측 부신이 모두 커지며 무게는 25~40gm까지 나갈 수 있다. 그 외 결절성증식, 샘종, 암종, 겉질 위축을 볼 수 있다. 뇌하수체에는 ACTH를 분비하는 세포의 크루크 초자양 변화Crooke's hyaline change가 가장 흔히 나타난다(대한병리학회 대구·경북지부학회, 2004).

진 단

의인성 쿠싱증후군을 병력(혹은 검사)에서 배제하고 코르티솔 과잉분비를 증명한 후 코르티솔 분비의 정상 일교차 상실 혹은 시상하부-뇌하수체-부신 축의 음성 되먹임 기전의 소실 등을 확인한다.

24시간 요중 유리 코르티솔(혹은 17-OHCS, 17-KS)이 증가되어 있거나, 하룻밤 1mg 덱사메타손 억제검사에서 억제되지 않거나, 혈중 코르티솔 일교차가 상실되어 있으면 쿠싱증후군을 의심하며 확진을 위해 저용량

덱사메타손 억제검사를 시행한다. 이 검사에서 코르티솔 분비가 억제되지 않으면 쿠싱증후군으로 확진한다. 실제 특정적인 임상소견과 4시간 요중 유리 코르티솔이 매우 높아져 있으면 억제검사 없이 확진이 가능하다.

치료 방법

1) 쿠싱병

경접형골 선종절제술transsphenoidal adenomectomy과 글루코코르티코이드 보충이 가장 바람직한 치료법이며 수술 후 완치되지 않거나 재발될 때 혹은 수술이 불가능할 때 방사선 치료를 시행할 수 있다. 내과적 약물 치료는 수술과 방사선 치료의 보조요법으로 사용하며 임상에서는 코르티솔 합성을 억제하는 케토코나졸ketoconazole을 가장 많이 사용한다. 또한 과거에 자주 사용하였거나 넬슨nelson 증후군 등의 부작용이 많아 현재 드물게 사용되는 양측 부신절제술을 시행할 수 있다.

2) 부신 종양

선종인 경우 수술(주로 복강경 선종절제술)을 시행하며 수술 중과 직후 및 수술 후 장기간 글루코코르티코이드 보충이 필요하다. 암인 경우 가능한 수술로 종양을 제거하고 필요하면 항암요법, o'p'-DDD 등을 사용할 수 있으나 수술로 완전히 제거할 수 없으면 예후는 불량하다(서울대학교 의과대학, 2005).

운동에 대한 코르티솔의 반응

운동에 대한 코르티솔의 반응은 명확히 설명하기 매우 어렵다. 코르티솔은 운동 이외의 요인에 의해 영향을 받기 때문인데, 특히 운동 중에서는 운동에 참여한 사람의 불안 및 각성 수준에 의해 영향을 받게 된다.

저강도 운동 시 나타나는 혈장 코르티솔 농도의 감소는 부신피질에서 코르티솔 분비 속도보다 분해 속도가 더 빠르기 때문이다. 그러나 고강도 운동 시에는 분해 속도보다 분비 속도가 더 빨라 혈장 코르티솔의 농도가 높게 나타난다.

운동중의 코르티솔 분비는 에너지 동원, 즉 혈당량 유지를 위한 지방산의 동원이나 당신생과정에 참여하기보다는 경기시의 조직 손상에 더 관여하는 것으로 알려지고 있다. 운동 중 코르티솔분비의 최우선 과제는 조직의 재생에 있다고 할 수 있다.

운동 및 훈련에 대한 부신피질 자극 호르몬의 작용

단일 운동에 대한 부신피질 자극 호르몬(ACTH)의 반응은 운동 강도 및 운동시간에 비례한다. 특히 운동 강도와 혈장 부신피질 자극 호르몬(ACTH)의 농도가 밀접한 관계를 갖는데, 최대산소섭취량의 60%이상의 운동 강도에서는 현저한 증가를 보인다. 동일한 운동 강도에서는 운동시간이 길어질수록 혈중 ACTH농도가 더 높다. 이러한 운동에 대한 ACTH분비 증가는 ACTH가 지방조직에서 중성지방의 분해 및 지방산의 혈액으로의 분비를 촉진시키는 효과가 있기 때문이다. 또한ACTH는 분비된 지 1~2분 이내에 부신에 작용하여 코르티솔cortisol의 분비를 촉진시켜 신체적 스트레스에 인체가 적응할 수 있도록 돕는 작용을 한다.

훈련에 대한 ACTH반응은 안정 시에는 변화가 없고 운동 중에는 변화가 있다. 동일한 상대운동의 경우에는 훈련 후에 혈중 ACTH농도가 더 높게 나타나지만 동일한 절대운동에서는 훈련 후에 더 낮게 나타나는 것으로 알려져 있다(임완기 등, 2000).

참고문헌

서울대학교 의과대학(2005). 내분비학. 서울대학교출판부. p246. 248-249.

대한병리학회 대구 · 경북지부학회(2004). 간추린 병리학. 정문각. p342.

대한내과학회(2005). 내과학. 도서출판 MIP. p2159.

정한솔 등(2009). 기초병리학. 메디컬코리아. p273.

임완기 등(2000). 운동생리학. 도서출판 홍경. p278-279. 292-293.

|저|자|

장 봉 우

충북대학교 졸업

서울대학교·한국교원대학교 석사·박사

대표저술	1997년 고등학교 교과서, 중학교 체육교과서 및 체육교사용 지도서
	2001년 운동이 성장 및 남성호르몬 분비에 미치는 영향의 메타분석
	2008년 신체활동과 정신건강
	2009년 운동심리신경면역학Psychoneuroimmunology of Exercise
	2010년 신체활동과 스트레스

신체활동과 스트레스

|저 자| 장 봉 우

|발행처| 충북대학교 출판부

|발행인| 김 승 택

|등록번호| 제1983-2001-7호

|초판1쇄| 2010년 6월 30일

|인 쇄 처| 한양정판사 · 출판사 043)256-8903

(361-763) 충북 청주시 흥덕구 성봉로 410

전 화 : 043) 261-2952, 3014

팩 스 : 043) 274-1256

이메일 :presscbu@chungbuk.ac.kr

이 저서는 2008년도 충북대학교 학술연구지원사업에 의하여 발행되었음

(This work was supported by the research grant of the Chungbuk National University in 2008).

ISBN 978-89-7295-168-1 93690

값 20,000원